Wolfgang E. Milch
Hans-Jürgen Wirth (Hg.)
Psychosomatik und Kleinkindforschung

Die Herausgeber:
Dr. med Wolfgang Milch, Priv.-Doz., ist Psychoanalytiker (DPV) sowie Facharzt für Psychotherapeutische Medizin und für Neurologie und Psychiatrie. Er arbeitet als leitender Oberarzt in der Klinik für Psychosomatik und Psychotherapie der Justus-Liebig-Universität Gießen.
Wolfgang Milch im Psychosozial-Verlag:
Wolfgang Milch und Hans-Peter Hartmann(Hg):
Die Deutung im therapeutischen Prozeß (1999)
Übertragung und Gegenübertragung (2001)

Dr. Hans-Jürgen Wirth, Priv.-Doz., Dipl.-Psych., ist Psychologischer Psychotherapeut und arbeitet als Psychoanalytiker (DPV) in eigener Praxis in Gießen; z. Zt. ist er Privat-Dozent an der Universität Bremen. Er ist Verleger des Psychosozial-Verlages.
Hans-Jürgen Wirth im Psychosozial-Verlag:
Hans-Jürgen Wirth (Hg):
Angst, Apathie und ziviler Ungehorsam (1999)
Hitlers Enkel oder Kinder der Demokratie? (2001)
Hans-Jürgen Wirth:
Narzissmus und Macht (2002)

edition psychosozial

Wolfgang E. Milch
Hans-Jürgen Wirth (Hg.)

Psychosomatik und Kleinkindforschung

Psychosozial-Verlag

Bibliografische Information der Deutschen Bibliothek
Die Deutsche Bibliothek verzeichnet diese Publikation in der Deutschen
Nationalbibliografie; detaillierte bibliografische Daten sind im Internet
über <http://dnb.ddb.de> abrufbar.

© 2002 Psychosozial-Verlag
E-Mail: info@psychosozial-verlag.de
www.psychosozial-verlag.de
Überarbeitete und korrigierte Neuauflage
der Ausgabe von 2001 © Psychosozial-Verlag
Alle Rechte, insbesondere das des auszugsweisen Abdrucks
und das der fotomechanischen Wiedergabe, vorbehalten.
Umschlagabbildung: Egon Schiele: Mutter und Kind, 1912.
Umschlaggestaltung: Christof Röhl nach Entwürfen des
Ateliers Warminski, Büdingen
Satz: Christof Röhl/Mirjam Juli
Printed in Germany
ISBN 978-3-89806-213-8

Inhalt

Einleitung

Wolfgang Milch und Hans-Jürgen Wirth

Der Körper als Ausdruck psychischen Geschehens hat schon immer das Interesse von Psychoanalytikern hervorgerufen, ohne dass das Geheimnis der Verbindung von Körper und Seele letztlich gelüftet werden konnte, das Freud als rätselhaften Sprung vom Seelischen ins Körperliche bezeichnete. Den Ursprung seelischer Prozesse vermutete Freud körpernah. »Das Ich ist vor allem ein körperliches«, formulierte Freud (1923, S. 253) und siedelte den Ursprung der Triebe an der Grenze zum Biologischen an. Seither haben sich Generationen von Analytikern mit diesem Problemkreis beschäftigt und daraus ein neues Arbeitsfeld entwickelt: die psychoanalytische Psychosomatik.

In ihren ätiologischen Vorstellungen über die Entstehung körperlicher Störungen hat sich die psychoanalytische Psychosomatik während der letzten Jahre zunehmend von den neurotischen Konflikten abgewandt. In ihr Blickfeld sind mehr und mehr defizitäre Interaktionen, frühe Verlusterlebnisse und traumatisierende Beziehungserfahrungen getreten. Die psychoanalytische Psychosomatik folgt dabei einen Trend, der in der gesamten Psychoanalyse zu beobachten ist (vgl. Wolff 1996). Realen Traumatisierungen wird eine größere Bedeutung bei der Entstehung schwerer Störungen – zu denen auch die psychosomatischen Krankheiten zu rechnen sind – eingeräumt als fantasierten unbewussten Konflikten. Damit bekommen die frühen realen Interaktionserfahrungen als Wegbereiter späterer Entwicklungen ein größeres Gewicht. Die Objektbeziehungen wirken sich auf den Organismus aus, so dass ihre internalisierten Repräsentanzen Einfluss auf innere Regulationen haben (vgl. Damasio 2000). Psychopathologie entsteht dort, wo die inneren Regulatoren nicht ausreichen und äußere regulierende Objektbeziehungen (Selbstobjekte) fehlen, um die Anforderungen der Umwelt oder der körperlich-seelischen Prozesse zu bewältigen.

Da generalisierte Repräsentanzen von Interaktionserfahrungen (Stern 1992) bereits in der frühen Kindheit gebildet werden, gewinnt die Säuglings- und Kleinkindforschung auch für die psychoanalytische Psychosomatik zunehmend an Bedeutung. Über die systematische Kinderbeobachtung hinaus, lässt sich das kindliche Verhalten mit Videogeräten gleichsam mikroskopisch genau beobachten und zwar sowohl unter naturalistischen Bedingungen wie im häuslichen

Umfeld, als auch unter den ganz spezifischen Bedingungen im Videolabor, wo das Kind mit seinem Verhalten Antworten auf die Fragen der Untersucher gibt. Dieses rasch expandierende Forschungsfeld führte zu einer Fülle neuer Erkenntnisse, die dazu zwangen, verschiedene traditionelle Annahmen der psychoanalytischen Theorie zu überdenken und in Frage zustellen. Dazu gehören u. a. Vorstellungen von einer grundsätzlichen Passivität des Säuglings, einer autistischen Entwicklungsphase, der halluzinatorischen Wunscherfüllung, der Entstehung psychischer Fähigkeiten aus dem Mangel an realer Befriedigung und der Abnahme primärprozesshaften Funktionierens zugunsten des Sekundärprozesses im Laufe der Entwicklung, um nur einige zu nennen (vgl. Stern 2000).

Frühere Interaktionserfahrungen kommen in der therapeutischen Situation in Form von Inszenierungen, Enactments oder Modellszenen (vgl. Lichtenberg 1989) zum Ausdruck. Auch körperliche Symptome können auf frühe negative Interaktionserfahrungen hinweisen. Wenn diese traumatischen Charakter hatten, sind die Körpersymptome häufig als Spuren der im Psychischen sehr wirksam verdrängten oder dissoziierten unerträglichen realen Erfahrungen zu verstehen. Diese Körpersymptome sind Teil des »Körpergedächtnisses«, die besonders bei interaktiven Reinszenierungen aktiviert werden.

In seinem Artikel von 1970 beschrieb Hans Müller-Braunschweig die Behandlung einer in der Kindheit traumatisierten Patientin mit schwerer, auch körperlicher Symptomatik. In einer späteren Arbeit (1975) untersuchte er mittels Beobachtung das Interaktionsverhalten eines gesunden Säuglings, eine für die damalige Zeit pionierhafte Forschungstätigkeit, die nach ihrer Veröffentlichung eine rasche Verbreitung erfuhr und im deutschsprachigen Raum zu einer veränderten Sichtweise der frühen Kindheit in der Psychosomatik beitrug. Das Kernstück dieser Untersuchung wird in der Arbeit von 1980 dargestellt, die in diesem Band enthalten ist. Mit diesen und verschiedenen anderen Arbeiten förderte Hans Müller-Braunschweig die Entwicklung der psychoanalytischen Psychosomatik und regte eine Anzahl von Schülern und Kollegen an, sich therapeutisch und forschend mit psychosomatischen Krankheiten zu befassen. Der 75. Geburtstag von Hans Müller-Braunschweig war nun Anlass für die hier versammelten Autoren, ihre Gedanken zum Thema psychoanalytische Psychosomatik und Kleinkindforschung zu formulieren. Als gemeinsamer Bezugspunkt dienten die beiden 1970 und 1980 erschienen Publikationen von Müller-Braunschweig. Die Autoren waren gehalten, Unterschiede und Gemeinsamkeiten zu ihren eigenen heutigen Ansätzen und denen von Müller-Braunschweig kenntlich zu machen. Die Artikel dieses Buches gliedern sich in zwei Teile. Im ersten finden sich theoretische und empirische Untersuchungen zu Psychosomatik und Kleinkindforschung und im zweiten Teil Arbeiten, die sich mit den praktischen Konsequenzen für die Behandlung frühgestörter psychosomatischer Patienten befassen. Das Spektrum der Beiträge ist breit gestreut und umfasst Themen wie empirische Ergebnisse der Kleinkind- und Bindungsforschung, Körperpsychotherapie, Mutter-Kind-Behandlung, philosophische Ansätze zum Leib-Seele-Problem und Überlegungen zu den frühen Wurzeln der Kreativität. Abschließend nimmt Hans Müller-Braunschweig zu den unterschiedlichen Beiträgen Stellung und legt seine eigene derzeitige Sichtweise psychosomatischer Störungen in Bezug auf frühe Traumatisierungen und Kleinkindforschung dar.

Im Folgenden möchten wir noch einige Hinweise zu den einzelnen Artikeln geben:

Nach den erwähnten beiden Arbeiten von Müller-Braunschweig behandelt Milch das zentrale Thema des Buches anhand neuerer Untersuchungsergebnisse und weist auf den oben erwähnten zentralen Aspekt der frühkindlichen Interaktion und seine Auswirkungen auf die innere und äußere psychische und somatische Regulationsfähigkeit und auf die Art der entstehenden Beziehungen zum Anderen hin, die die Neigung zur Somatisierung beeinflusst. Letzteres betrifft besonders die Art der Bindung.

Brähler, Gunzelmann, Schmidt und Strauß stellen in ihrer breit angelegten empirischen Untersuchung eine gesicherte Verbindung zwischen dem früh entstehenden Bindungstyp und der späteren psychosomatischen Störung fest. Neben anderem wird auch das Kohärenzerleben in die Untersuchung einbezogen.

Die prägende Wirkung der frühen Mutter-Kind-Interaktion auf die Art der späteren Bindung zeigt sich auch in der Arbeit von Hartmann über die Mutter-Kind-Behandlung in der Psychiatrie. Durch die stationäre Aufnahme psychisch erkrankter Mütter zusammen mit ihren Säuglingen konnte die Interaktion und die Entwicklung der Kinder über längere Zeit beobachtet werden, ebenso wie die Auswirkungen, die die Behandlung der Mütter auf das Befinden ihrer Kinder hatte.

Um die Folgen früher Einwirkung geht es auch in der Untersuchung von Beckmann über Frühgeborene. Diese haben weniger Möglichkeiten als andere Kinder, ihre Grundaffekte interaktiv auszuleben. Dadurch entsteht die Tendenz, den Grad der Erregung von jeweiligen sozialen Situation abzukoppeln. Das erhöht wiederum die Neigung zur Somatisierung.

Brosig weist an einem Einzelfall nach, dass die Stärke der Immunreaktion eng mit der jeweiligen psychischen Belastung verbunden sein kann, u. a. mit einer Trennungssituation. Die Verbindung von psychischer Reaktion und Immunlage konnte exakt nachgewiesen werden.

Die multifaktorielle Genese der Neurodermitis und die starke Belastung der Mutter-Kind-Interaktion durch die mit Juckreiz und Schmerzen verbundenen Pflegehandlungen werden von Gieler und Brosig dargestellt, die auch Hinweise zum somatischen und psychischen Umgang mit diesen Schwierigkeiten geben.

Die folgenden Arbeiten kreisen um die Frage der Anwendung der neuen Einsichten bei der Behandlung psychosomatisch Erkrankter. Da die in der frühen Interaktion entstandenen Repräsentanzen wesentliche Elemente der präsymbolischen Beziehung enthalten, müssen diese Erlebnis- und Beziehungsformen auch in der Therapie beachtet werden. Das betrifft u. a. das Feld der präverbalen Kommunikation und das Körpererleben. Die frühen Eindrücke aus der Umgebung, besonders die Zuwendung der Pflegepersonen, sind enger als im späteren Leben mit den eigenen Körpereindrücken (Propriozeption) verbunden. Emotionen wie Angst, Spannung, Freude etc. finden unmittelbaren körperlichen Ausdruck. Sensomotorik, Visualität und akustische Eindrücke sind für den Säugling kaum vom begleitenden Geschehen zu trennen.

Ausgehend von den einleitenden theoretischen Ausführungen Müller-Braunschweigs zur Genese der Ich-Störungen beschreiben Milch und Putzke an einem Fallbeispiel die notwendigen Veränderungen einer analytisch orientierten Psychotherapie bei der Behandlung präsymbolischer Störungen.

Volz schildert die psychoanalytische Behandlung einer frühtraumatisierten Patientin und thematisiert die spezifischen Probleme, die sich in der Therapie traumatisierter Patienten stellen. Unter anderem reflektiert sie in subtiler Weise die Notwendigkeit, ihre psychischen und körperlichen Gegenübertragungsreaktionen zu beachten.

Heisterkamp schlägt in seinen Ausführungen eine Brücke von der verbalen zur körperbezogenen Psychotherapie, wenn er auf die besondere Rolle von Szene und Enactment in der heutigen Psychoanalyse hinweist. Der Weg von der Beachtung einer in der Therapie auftauchenden Szene (vgl. Milch und Putzke) zu deren aktiver Inszenierung ist nicht ganz so weit, wie viele glauben mögen. Der Autor geht auch auf die Behandlung der schwer gestörten Patientin ein, die in der Publikation von Müller-Braunschweig (1970) dargestellt wurde, und diskutiert die Frage, ob mit Hilfe körperpsychotherapeutischer Interventionen dieser Patientin noch besser hätte geholfen werden können.

In einer ausführlichen Falldarstellung zeigt von Arnim die Anwendung der Funktionellen Entspannung nach Fuchs bei einer schwer traumatisierten Patientin. In diesem Zusammenhang ist eine Überlegung von Adler (1996) von Interesse:

>»Die Anwendung der Psychoanalyse und des psychoanalytischen Denkens hat bei der Entstehung psychosomatischer Konzepte, vor allem die Bedeutung der psychischen Entwicklung und die Beziehung zwischen dem Individuum und seiner Umwelt, zu erhellen vermocht. Die Frage, wie soziale und psychische Vorgänge mit denen auf den somatischen Ebenen absteigend und aufsteigend verknüpft sind, beantwortet sie jedoch nicht.«

Uexküll und Wesiak (1996) haben versucht, dieser Schwierigkeit u. a. mit einem systemtheoretischen Modell zu begegnen: Mit jeweils neuen Systemen treten auf einer höheren Ebene auch sprunghaft neue Phänomene auf, z. B. beim Übergang von biologischen zu psychischen Systemen (Emergenz). Ein weiteres Konzept der Autoren, das dem Thema dieses Buches näher steht, ist die Semiotik, die Zeichenlehre. So wie schon zwischen den Zellen eines Organismus Zeichen ausgetauscht werden und jeweils für deren Funktion wichtig sind, wirken Zeichen auch zwischen Organen, wirken nonverbal zwischen Mutter und Kind und schließlich auch symbolisch in der Sprache.[1] Die *nonverbale* Zeichenebene spielt auch in der Therapie frühgestörter Patienten eine zentrale Rolle. Dieses Modell ist als Hintergrund für eine integrierte Medizin von großer Bedeutung. Allerdings wird die einleitend erwähnte Frage nach dem »Sprung vom Seelischen ins Körperliche« auch von diesem Modell nicht beantwortet, und es ist offen, ob sie je beantwortet werden kann (vgl. den Hinweis auf den Neurowissenschaftler Singer im Beitrag von Hardt in diesem Band).

Den Abschluss der körperorientierten Arbeiten bildet Heide Müller-Braunschweigs Beitrag, in dem sie eine Episode aus der Konzentrativen Bewegungstherapie darstellt. Die KBT hat sich u. a. in der Therapie schwer traumatisierter Patienten bewährt, spielt aber auch bei der Behandlung psychosomatisch erkrankter Patienten (u. a. durch die Verwendung der Sensomotorik) in ca. 70 Psychosomatischen Kliniken in Deutschland und Österreich eine wichtige Rolle.

---

[1] Wir folgen hier einem Hinweis von H. Müller-Braunschweig.

Philosophische Überlegungen von Hardt über Descartes und Reflexionen von Wirth zur Frage der Kreativität schließen den Band ab. Hardt findet bei näherer Betrachtung der Schriften von Descartes, dass dieser nicht nur ein Vertreter der radikalen Trennung zwischen Körper und Seele war, sondern auch das Konzept entwickelte, Seele, Körper und die Einheit von Körper und Seele als Grundbegriffe zu betrachten, die unabhängig und selbständig voneinander zu denken seien.

Wirth untersucht in seinem Beitrag die impliziten anthropologischen Voraussetzungen, die dem Menschenbild der Psychoanalyse zugrunde liegen und die sowohl die Theoriebildung als auch die Behandlungstechnik prägen. Das Welt- und Menschenbild der Psychoanalyse erweist sich als ambivalent: Einerseits betrachtet sie den Menschen als ein von seinen Trieben, dem Wiederholungszwang und den »himmlischen Mächten« (Freud 1930) – Eros und Todestrieb – determiniertes Wesen, andererseits sieht sie den Menschen als Schöpfer seines eigenen Lebens an, zu dessen Grundausstattung die Kreativität gehört, die ihn befähigt, einen Weg aus Neurose und psychischer Krankheit zu finden.

Der Band wird abgerundet durch ein Interview, das Wolfgang Milch mit Hans Müller-Braunschweig kurz vor dessen 75. Geburtstag geführt hat, in dem der Jubilar u. a. über seinen ungewöhnlichen Weg zur Psychoanalyse berichtet.

Literatur

Adler, R.H. (1996): Psychoanalyse als Verständniskonzept. Der Beitrag der Psychoanalyse zur Entwicklung der Psychosomatik. In: Adler, R. H., Herrmann, J. M., Schonecke, O. W., Uexküll, Th. v. & Wesiak, W. (Hg.): Psychosomatische Medizin. Kap.12. 5. Auflg. (6. Auflg. 2002). München (Urban & Schwarzenberg).

Damasio, A.R. (2000): Ich fühle, also bin ich. München (List).

Freud, S. (1923): Das Ich und das Es. In: GW, Bd. XIII, S. 237–289.

Freud, S. (1930): Das Unbehagen in der Kultur. In: GW, Bd. XIV, S. 419–506.

Lichtenberg, J.D. (1989): Psychoanalysis and Motivation. Hillsdale NJ (Analytic Press).

Müller-Braunschweig, H. (1970): Zur Genese der Ich-Störungen. Psyche 42, S. 657–677.

Müller-Braunschweig, H. (1975): Die Wirkung der frühen Erfahrung. Das erste Lebensjahr und seine Bedeutung für die psychische Entwicklung. Stuttgart (Klett).

Müller-Braunschweig, H. (1980): Gedanken zum Einfluss der frühen Mutter-Kind-Beziehung auf die Disposition zur psychosomatischen Erkrankung. Psychotherapie und Med. Psychologie 30, S. 48–59.

Stern, D.N. (1992): Die Lebenserfahrung des Säuglings. Stuttgart (Klett-Cotta).

Stern, D.N. (2000): Zur Bedeutung der empirischen Säuglingsforschung für die psychoanalytische Theorie und Praxis. Zeitschr. f. psychoanalyt. Theorie und Praxis XV,4, S. 467–483.

Uexküll, Th. v. & Wesiak, W. (1996): Wissenschaftstheorie: ein bio-psycho-soziales Modell. In: Adler, R. H., Uexküll, Th. v. et al. (Hg.): Psychosomatische Medizin. Kap.1. 5. Auflg. München (Urban & Schwarzenberg).

Wolff, P. H. (1996): The Irrelevance of Infant Observations for Psychoanalysis. JAPA 44, S. 369–392.

Zur Genese der Ich-Störungen[1]

Hans Müller-Braunschweig

Übersicht: Frühkindliche pathogene Interaktionen mit den Eltern führen häufig zur Internalisierung spannungsvoller Introjekte, die die Integrations- und Kontrollfunktionen des Ichs permanent überfordern. Eine ausführlich mitgeteilte Fallgeschichte illustriert, wie es infolge traumatischer Stimulierung durch die Mutter zur Entstehung eines archaischen Subsystems im Ich kommt, das frühe, primitive Ich-Zustände konserviert. Das mit starker affektiver Valenz besetzte Mutter-Introjekt kann nicht integriert werden, sondern wird isoliert. Mehr noch: eine ganze Reihe von Interaktionen, Affekten und Situationen wird zu einem nicht-integrierten »Programm« verbunden. In bestimmten Situationen, die eine Stimulierung des isolierten Systems mit sich bringen (Partnerbe-ziehungen oder Übertragungssituationen in der Analyse), kommt es zu verstärkten Abwehrversuchen des geschwächten Ichs bzw. zu Regressionen, die vor allem die Grenze zwischen Selbst und Objekt undeutlich werden lassen.

I

Der Begriff der Ich-Störung wird in der klinischen Praxis in unterschiedlichem Sinn verwandt. In der klassischen psychiatrischen Terminologie werden Beein-flussungserlebnisse oder Depersonalisationsphänomene als Störungen des Ich-*Gefühls* bezeichnet, als Störung des Erlebnisses, daß etwas zu »mir« gehört oder von »mir« gewollt wird.

Auch die Psychoanalyse spricht von Störungen der »Ich-Identität«. Der Terminus bezeichnet die Schwierigkeit oder Unmöglichkeit, verschiedene Anteile der psychischen Person zu integrieren. Die Betroffenen erleben sich als inkonstant, uneinheitlich und »zerrissen«.

Diese Auffassung steht bereits einer Betrachtungsweise näher, die das Ich im Hinblick auf seine *Funktionen* beschreibt. In der psychoanalytischen Ich-

---

1 Erweiterte Fassung eines Vortrages auf der Internen Arbeitstagung der Deutschen Gesell-schaft für Psychotherapie und Tiefenpsychologie am 11. April 1970 in Berlin. Erstpublika-tion in: Psyche 9, 1970.

Psychologie ist diese Auffassung in Erweiterung der Freudschen Arbeiten (Freud 1940) besonders von Hartmann (1950) weiter ausgeführt worden. Das Ich ist hier eine Substruktur der Persönlichkeit, eine steuernde, vermittelnde Instanz zwischen den Anforderungen der inneren und äußeren Realität. Sandler (1969) spricht vom Ich als einer »Summe von Kontrollstrukturen«.

Wir können die Tendenz beobachten, das »Arbeitskonzept Ich« (Beres 1956) zu entpersonifizieren und zu differenzieren. In diesem Sinne forderte auch Rangell (1960) ein »Inventar der Ich-Funktionen«.

Das Ich soll in den folgenden Ausführungen im Sinne Sandlers als eine Kontrollstruktur angesehen werden, die u. a. äußere und innere Reize integriert. Die gelungene Integration wird von einem Gefühl der Sicherheit begleitet (Sandler 1960). Zu diesen Aufgaben gehört auch die Integration der verschiedenen Selbst- und Objektrepräsentanzen im »psychischen Binnenraum« (vgl. Loch 1968; Joffe 1967).

Diese Integration kann erschwert werden, wenn es sich um Repräsentanzen handelt, die aus Identifizierungen mit sehr gegensätzlichen Partnern hervorgehen. Identifiziert sich beispielsweise ein Kind mit zerstrittenen Eltern, so kann sich die in der Außenwelt erlebte Spannung zwischen den Partnern im Selbst des Kindes fortsetzen. Auch die Identifikation mit einem Partner, der ein abrupt wechselndes Verhalten zeigt, kann ähnliche Folgen haben. Diese Erschwerung der integrativen Aufgaben des Ichs soll später an einem Fallbeispiel im einzelnen betrachtet werden. Zunächst ist festzuhalten, daß der Erfolg kontrollierender und integrierender Maßnahmen des Ichs eng mit der Eigenart der erfahrenen Objektbeziehungen und den damit verbundenen Internalisierungen zusammenhängt. Spannungsvolle Internalisierungen führen häufig zur Überforderung der integrierenden Funktionen des Ichs, damit auch zu Unsicherheit.[2]

Neben den integrativen Fähigkeiten können auch andere regulative Funktionen beeinträchtigt werden. So zeigt sich die Störung der Abwehrfunktionen beispielsweise in der Überflutung eines Patienten durch verdrängtes Material schon zu Beginn der Behandlung, wie es häufig in der Analyse von Grenzfällen zu beobachten ist. Auch Impulsdurchbrüche zeigen die Schwäche der Funktionen an, die mit Regulation und Aufschub zu tun haben.

---

[2] Das Ich als kontrollierende Funktion steht damit einem Bereich gegenüber, der in der neueren analytischen Terminologie häufig als das »Selbst« bezeichnet wird. »Selbst« und »Ich-Identität« werden auch synonym verwandt (vgl. Levin, D. C. (1969): The Self. In: Int. J. Psycho-Anal. 50, 41).

Es können auch Funktionen versagen, die äußere und innere Wahrnehmung trennen. Die Realität wird dann durch die unkontrollierte Vermischung unbewußter Phantasien mit Daten der Außenwelt verzerrt. Diese Beeinträchtigung der Realitätsprüfung kann etwa zur Ausbildung einer Wahnidee führen.

Kehren wir zur Störung der Integration der Person zurück. Es gibt Patienten, die durch unberechenbare Änderungen des Verhaltens gekennzeichnet sind, Patienten, die zuweilen wie zwei oder mehrere Personen wirken. Kernberg (1966) hat diesen abrupten Wechsel bei Borderlinefällen beobachtet. Jede dieser Verhaltensweisen entsprach einer früheren Objektbeziehung, die internalisiert wurde, aber in dem oben geschilderten Sinne nicht integriert werden konnte.

Es handelte sich in diesen Fällen häufig um Beziehungen zu pathologischen Partnern, die ihrerseits durch abrupten Wechsel des Verhaltens gekennzeichnet waren. Die verschiedenen Bilder des Partners mußten voneinander isoliert werden und wirkten als relativ selbständige Anteile in der Psyche weiter.

Es sind vor allem die beiden zuletzt erwähnten Phänomene: Die Beeinträchtigung der Realitätsprüfung durch unkontrollierte Vermischung eines »Phantasiedenkens« (Arlow 1969) mit den Daten der Außenwelt und das Versagen der integrativen Fähigkeiten, die mit dem Wort »Ich-Störung« bezeichnet werden.

Sind diese Phänomene bei einer Neurose (neben anderen pathologischen Merkmalen) stärker ausgeprägt, so wird diese im allgemeinen als »schwer« bezeichnet. Ein Beispiel wäre die von Easer und Lesser (1965) vorgenommene Einteilung in leichte und schwere Formen hysterischer Erkrankungen. Man kann die jeweilige Schwächung der Realitätsprüfung, insbesondere die Vermischung innerer und äußerer Wahrnehmung und die stärker werdende Isolierung von Persönlichkeitsanteilen als ein Kontinuum betrachten, das von der Neurose über die »Grenzfälle« bis zur Psychose eine jeweils stärkere Ausprägung zeigt (vgl. auch Freud 1937; Eissler 1953; Arlow & Brenner 1969).

Unter den vielfältigen Ursachen der Ich-Störung soll in dieser Arbeit besonders die Integrationsstörung als Folge früher pathogener Interaktionen behandelt werden.

II

Das Beispiel der Handlungsweisen zwangsneurotischer Mütter und ihrer Einwirkungen auf das Kind, besonders in der analen Phase, scheint in diesem

Zusammenhang instruktiv. Die Entwicklung von Regulations- und Kontroll-
mechanismen sowie die Entwicklung derjenigen Funktionen, die später im
Sekundärprozeß eine wichtige Rolle spielen (Sprache, Denken) können in dieser
Phase in spezifischer Weise gestört werden.

*Eine Patientin mit Zwangssymptomen berichtet von häufig auftretenden
aggressiven Impulsen gegenüber ihrem zweijährigen Kind. Diese ambivalente
Einstellung findet u. a. in jäh wechselndem, oft schroffen Verhalten Ausdruck.
Sieht sie das Kind abends schlafend im Bett, hat sie plötzlich starke Schuldgefühle
und den Eindruck, sofort etwas gutmachen zu müssen. Sie reißt das schlafende
Kind aus dem Bett und überschüttet es mit Zärtlichkeiten.*

Man kann mit einiger Sicherheit annehmen, daß das betroffene Kind die Handlung der Mutter als plötzlichen Einbruch erlebt, der Schreck, Unlust und Angst
auslöst. Man kann weiter annehmen, daß die Mutter mit dieser Handlungsweise
den Reizschutz (Freud 1920) des Kindes durchbricht und eine Reihe traumatisch
wirkender Handlungen vollführt, in denen das Kind von Erregungen überflutet
wird, die es nicht bewältigen kann. Außenreiz Mutter und innere Erregung bilden
eine Einheit, die um so enger ist, je früher derartige Handlungen auf das Kind
einwirken. Man kann bereits bei diesem Beispiel an eine Schädigung der sich
entwickelnden Kontrollfunktionen denken, die die Trennung zwischen innen und
außen, Selbst und Objekt bewirken, da die Abgrenzung Mutter-Kind immer
wieder von seiten der Mutter durchbrochen wird (vgl. Boyer 1956; Fleck et al.
1959). Es geht aber nicht nur um traumatische Einwirkungen. Die Mutter, die ihre
eigene aggressive Problematik nicht bewältigt hat, schwankt zwischen echter
Zuwendung, einengender Überfürsorge und offen aggressivem Verhalten. Das
Kind erlebt einen verwirrenden Wechsel. Es erlebt insbesondere, daß unter der
bewußt fürsorglichen Haltung der Mutter eine andere Einstellung verborgen ist.
Weder die Mutter noch gar das Kind können diese Haltung und ihre Auswirkungen verstehen und kontrollieren, und d. h. integrieren. Insbesondere die
Unmöglichkeit einer Verbalisierung verhindert in dieser Phase eine Integration in
steuernde Strukturen, eine wachsende Kontrolle im Sinne des Sekundärprozesses. Soweit aggressive Impulse davon betroffen sind, kommt es also später eher zu
Impulsdurchbrüchen oder Reaktionsbildungen als zu »gekonnter« Aggressivität.
Die verwirrenden und »hintergründigen« Wahrnehmungsprozesse beeinträchtigen aber auch den Vorgang wachsender Sicherheit gegenüber der äußeren Realität,
die auf Handlungen des Kindes mit nicht voraussehbaren Reizen antwortet.

Die widersprüchlichen Haltungen der Eltern oder eines Elternteils können
sich auch auf bewußte oder unbewußte normative Einstellungen auswirken. Das

Überich kann dann den aggressiven Impulsen gegenüber sowohl eine verbietende als auch eine gewährende Haltung einnehmen. (Auf die unbewußte Stimulierung destruktiver Impulse durch die Eltern dissozialer Jugendlicher hat u. a. Cameron (1963) hingewiesen.)

Diese Verhaltensweisen der Erziehungspersonen müssen keine Störungen von psychotischem Ausmaß hervorrufen. Mütter mit leichten Zwangszügen verfügen über eine Reihe intakter Ich-Funktionen und relativ ungestörter Möglichkeiten echter Zuwendung zum Kind. Auf Grund dieser Einwirkungen, in denen auch Lernvorgänge eine bedeutende Rolle spielen, kommt es beim Kind zu einem gleichzeitigen Auftreten verschiedener Entwicklungsstadien. Um bei unserem Beispiel zu bleiben: Die allmähliche Umwandlung magischer in realitätsadäquatere Denkweisen beim Kinde wird durch die stärkere Betonung magischer Denkweisen durch eine solche Mutter *partiell* gestört, das magische Denken behält auch in der weiteren Entwicklung größeres Gewicht. So äußerte die oben erwähnte Patientin ihrem Kind gegenüber beim Treppensteigen: »Wenn wir nicht oben sind, bis das Licht ausgeht, wird etwas Schreckliches passieren.« Die durch derartige Äußerungen verstärkten magischen Denkweisen werden dann beim Kinde zwar in der weiteren Entwicklung überformt, in Belastungssituationen wird das Ich aber eher auf diese früher verstärkten und in gewisser Weise hypertrophierten Bewältigungsversuche zurückgreifen (Sandler 1965). Das bedeutet, daß immer dort, wo auch später die Strukturierung und Bewältigung einer konflikthaften Situation nicht möglich ist, bietet sich vorzugsweise das frühere Modell magischen Denkens an, dort, wo wiederum Ohnmacht erlebt wird, die Allmachtsphantasie.

Es geht also hier um *partielle* Ich-Regressionen im Bereich des Denkens und anderer mit Steuerung und Triebaufschub befaßter Funktionen. So beobachten wir in der Zwangsneurose magische neben realitätsadäquaten Denkweisen.

III

Je diffuser, widersprüchlicher und unkontrollierter nun derartige Mütter oder Familien sind, desto stärker werden Lernprozesse gestört und wird eine eindeutige Orientierung verhindert. Das Kind erlebt eine Fülle widersprüchlicher Eindrücke, denen es ohnmächtig ausgeliefert ist. Je größer also der pathologische Anteil der Mutter, desto stärker die Auswirkungen auf die steuernden Funktionen des Kindes, desto pathologischer und ausgedehnter auch die widersprüchlichen Internalisierungsprozesse. Frosch (1960) und Gitelson (1960) haben u. a.

19

von realen, nicht phantasierten, traumatischen Erfahrungen in der Genese von Grenzfällen gesprochen. Lidz (1959) spricht u. a. von realen inzestuösen Handlungen, die die Grenzen zwischen den Generationen und damit auch die Abgrenzung Selbst – Objekt stören. Beres hat (1956) in einer Untersuchung an fünfzehn Kindern mit schweren Ich-Störungen fünf psychotische Elternteile und weitere zwei festgestellt, die reale sexuelle Stimulierungen der Kinder vornahmen.

Eine besondere Wirkung können in diesem Zusammenhang häufige traumatische Handlungen der Mutter haben, wie sie in dem oben angeführten Beispiel bereits angedeutet wurden. Nehmen diese Handlungen der Mutter stärkere, pathologische Ausmaße an, so kommt es beim Kind aus Abwehrgründen zu massiver Introjektion des erschreckenden Mutterbildes.

Unter einem Introjekt soll im Folgenden ein relativ strukturiertes psychisches System verstanden werden, das u. a. als Folge traumatischer Einwirkungen durch eine pathogene Partnerbeziehung entsteht. Dieses Introjekt steht einem steuernden, zentralen Ich-Bereich gegenüber, der auch erlebnismäßig als »zentral« und »zu mir gehörig« empfunden wird.

Im Falle der ambivalenten Mutter, die ihre feindseligen Impulse auch zeitweilig auslebt, kann das Kind die verschiedenen Verhaltensweisen der Mutter (die »gute« und »böse« Mutter) nicht integrieren. Das negative Mutterbild muß auf Grund seiner starken angsthaften oder aggressiven Valenzen isoliert werden. Das negative Bild kann damit auch nicht mit den sich entwickelnden Steuerungsfunktionen integriert werden. Dieses »Bild« enthält sowohl die Erinnerungen an bestimmte Verhaltensweisen der Mutter,als auch den dabei erlebten eigenen Gefühlszustand (Angst, Schrecken, Aggression). Es gehört dazu auch der Versuch der Bewältigung dieser Belastung von seiten des Kindes, der häufig in diffusen motorischen Entladungen oder regressiven Bewußtseinsveränderungen besteht. Es bildet sich somit ein bestimmtes Programm, ein System von Bildern, Affekten, Verhaltensweisen, das nicht integriert wird. Wir sprechen in diesen Fällen oft vom »malignen Introjekt«. Man könnte es auch als ein »Subsystem« (Gill & Brenman 1966) bezeichnen, in dem Triebimpulse, Affekte und primitive Steuerungsmechanismen der friihen Ich-Zustände erhalten bleiben.

In der normalen Entwicklung werden diese primitiven Strukturen von differenzierteren überlagert. Die Macht der primitiven Kontrollstrukturen bleibt eingeschränkt, da das Kind im Laufe der Entwicklung differenziertere Ausdrucksmöglichkeiten findet. (So können aggressive Impulse in spielerische, später sachbezogene Tätigkeiten »eingebunden« werden.) Zu starke negative Eindrücke im früheren Lebensalter können aber zur Bildung von Systemen führen, die auf Grund ihrer starken affektiven Valenz die differenzierteren Ich-Strukturen ständig bedrohen. Im Unterschied zu den am Beispiel der Zwangsneurosen beschriebenen partiellen Ich-Regressionen handelt es sich in diesem Fall um ein relativ geschlossenes System, das einen großen Anteil der psychischen Person einbezieht, ein primitiv strukturiertes Ich-System, das in bestimmten Situationen den Rest der Persönlichkeit okkupiert.

Wenn wir die Aufgabe des Ichs u. a. in der »Verminderung [...] der Diskrepanz der Repräsentanzen« sehen, »um dadurch einen Grundgefühlszustand des Wohlbefindens zu erlangen oder zu erhalten« (Joffe & Sandler 1967), wird deutlich, wie stark das Ich durch derartige Introjekte beeinflußt werden kann. Seine Kontrollfunktionen werden ständig überbeansprucht.

Je wirksamer und widersprüchlicher die Introjekte sind, desto extremer und gleichzeitig primitiver ist auch die Abwehr. So kann es zu Spaltungsvorgängen kommen, die sich in Depersonalisationsphänomenen äußern (vgl. Jacobson 1959). Das so beanspruchte Ich ist »schwach«, weil ein großer Teil seiner Energien gebunden ist. Es ist anfällig für regressive Prozesse. Kommt es zur Stimulierung eines derartigen Persönlichkeitsanteils (z. B. durch eine ähnlich gelagerte Partnerbeziehung oder durch die Übertragung in der analytischen Behandlung), so unternimmt das Ich verstärkte, oft extreme Abwehrversuche.

Der folgende Fall zeigt die Wirkung der oben beschriebenen pathogenen Verhaltensweisen, die Bildung eines malignen Introjekts und die verschiedenen Abwehrversuche des Ichs in der Behandlung, in deren Folge auffällige Regressionen weiter Ich-Bereiche auftraten. Er zeigt auch, wie verhängnisvoll spätere traumatische Einflüsse sein können, die frühe Phantasien des Kindes realisieren.

IV

Eine zu Beginn der Behandlung 35jährige Patientin suchte wegen tetanischer Anfälle und plötzlicher Blutdruckerhöhungen die Psychosomatische Klinik auf. Die Blutdruckschwankungen hatten wegen Verdachtes auf ein Phäochromozytom zu einem operativen Eingriff geführt, der jedoch keinen organischen Befund ergab.

In der bisher etwa 700stündigen Behandlung ergaben sich die folgenden anamnestischen Daten: Die Mutter war kurz nach der Geburt der Patientin wegen einer depressiven Verstimmung stationär aufgenommen worden. Sie kehrte nach etwa 3 Monaten zur Familie zurück und übernahm die Pflege des Kindes. Erinnerungen der Patientin an die Kleinkindzeit weisen auf pathologi-

sche Züge der Mutter hin. So erinnert die Patientin, wie die Mutter mit wirren Haaren in einem offenbar hysterieformen Zustand durch die Zimmer lief, an Schränke hämmerte, schrie und die Patientin zeitweilig aus dem Bett riß. Die Patientin reagierte darauf einige Male mit Bewußtseinsveränderungen: »Plötzlich wurde es dunkel, ich hörte die Stimme der Mutter nicht mehr.« Über die Reinlichkeitserziehung der Mutter habe der Vater später noch empört berichtet. Sie wurde so vorgenommen, daß die Patientin zeitweilig glaubte, man dürfe »eigentlich gar nicht defäzieren«. Es kam zum Zurückhalten des Stuhls und »explosionsartigem« Einkoten mit Erbrechen. Obstipationen wurden von der Mutter mit Klistieren behandelt. Eine besonders traumatisierende Verhaltensweise der Mutter wurde in der ersten Phase der Behandlung bereits in erregten Dämmerzuständen von der Patientin angedeutet. In diesen Dämmerzuständen sprach sie zunächst monoton, dann in steigender Erregung die Worte: »Hier sind meine Hände ... ich lege sie dir um den Hals ... « Dann warf sie plötzlich unter lautem Schreien ihre Handtasche ins Zimmer oder riß eine Leiste von der Wand. Etwa 400 Stunden später erinnerte sie mit heftiger Angst, daß die Mutter ihr in der frühen Kindheit mit unbewegtem Gesicht wiederholt die Hände um den Hals gelegt und wieder zurückgezogen habe. (Es handelte sich offenbar um durchbruchsartige Zwangsimpulse.) Diese Erinnerungen seien bereits in den Dämmerzuständen »wie Filmbilder« aufgetaucht.

Die Mutter cremte die Tochter bis zum 8. Lebensjahr ein und löste dabei sexuelle Erregungen aus. Die Mutter sei dabei auch in Erregung geraten. Ihr Gesicht habe sich häufig verzerrt. Die Patientin spricht von »orgasmusähnlichen Zuständen«, »es war wie eine Flamme durch meinen Körper«. Neben Angst und Erregung durch Stimulation zeigen sich früh auch Identitätsstörungen. Die Mutter habe zuweilen zu ihr gesagt: »Wenn du nicht artig bist, tauschen wir dich im Warenhaus um.« Die Patientin dachte häufig: »Bin ich nun noch dieselbe B... oder bin ich schon vertauscht?«

Der Vater bildete nur selten ein Gegengewicht. Er war ein versponnener Mensch, vielseitig begabt, mit narzißtischen Zügen. Er wollte von der Tochter seine Begabungen wiederholt sehen und überforderte sie. Gleichzeitig zeigte er zuweilen sadistische Züge: So habe er ihr einmal erzählt, daß er etwas mitgebracht habe und dann feierlich einen Rohrstock ausgewickelt. Mit diesem Rohrstock schlug sie sich in der Latenzzeit zuweilen selbst. Er sei oft mit ihr in Gemäldeausstellungen gegangen. Dann habe er völlig selbstvergessen neben ihr gestanden und sie nicht mehr beachtet. Die Patientin hatte das Gefühl, als ob sich zwischen dem Vater und dem betrachteten Bild ein besonderer Kontakt herstell-

te, als ob der Vater »in das Bild hineingezogen« würde. Auch wenn sie bei ihm auf dem Schoß saß, habe er monologisiert. Wenn sie ihn malend und nicht ansprechbar im Atelier erlebte, habe sie ihn zuweilen lange angestarrt und dabei das Gefühl gehabt, sich seiner zu bemächtigen. Sie konnte ihn durch konzentrierte Anstrengung optisch »verschwinden« lassen.

Beide Eltern seien in früher Kindheit – offenbar in einer Ehekrise – nicht ansprechbar gewesen. Aber: »Wenn man nicht im Bewußtsein der Eltern ist, ist man eigentlich gar nicht da.« In Angstträumen »trudelte« sie allein durch den Weltraum. Bis zum Alter von 3 Jahren war die Patientin ein sehr lebhaftes Kind mit häufigen Wutanfällen. Dann sei sie still und schüchtern geworden. Sie fühlte sich immer »schlecht«, wußte aber nicht warum.

Kurz vor Kriegsende kam sie mit 16 Jahren nach Hause zurück. Sie fand die Mutter verändert vor: Finster, unzugänglich, zuweilen verwirrt. Nach der Besetzung der Stadt redete die Mutter »monoton wie ein Tonband« auf sie ein, um sie von der Notwendigkeit eines gemeinsamen Suizids zu überzeugen. Die Patientin wehrte sich zunächst gegen diesen Vorschlag, erzählte aber niemandem davon. Eines Tages saß sie am Rand der mit Löschwasser gefüllten Badewanne und starrte in das unbewegte Wasser. Sie dachte über den Plan der Mutter nach. Dabei geriet sie in einen seltsam abwesenden Zustand. Als sie zu sich kam, war ihr Widerstand gegen den Suizid verschwunden. »Es war, als ob mein Ich beiseite rückte.« Und später: »Ich war der Mutter hörig.« In einer seltsam irrealen Atmosphäre aß die Familie alle Vorräte auf. Die Patientin half der Mutter, den mit Schlaftabletten betäubten Bruder in die Schlinge zu hängen. Dann sagte die Mutter plötzlich zur Patientin ein Kosewort aus früher Kindheit und fügte hinzu: »Wenn du es nicht kannst, dann laß es.« Danach erhängte sie sich. Die Patientin blieb unbeweglich stehen und barg später die Toten. Erst als diese ihr auf die Schulter fielen, sei ihr die furchtbare Wirklichkeit bewußt geworden. Dann habe aber sofort ein Zustand des »Abschaltens« begonnen, der eigentlich erst nach langer analytischer Behandlung nachließ.[3]

Nach der Rückkehr des Vaters traten Verwirrtheitszustände auf. Sie wurde 1947 unter der Diagnose »Hebephrenie« stationär behandelt und geschockt. 1953 lautete die Diagnose einer anderen Klinik »Hysterische Dämmerzustände bei schizoid-hysterischer Struktur«. Sie hatte dort erstmalig Gelegenheit zu

---

3 Die Selbstmordwelle, die nach der Besetzung der Stadt auftrat, war zum Zeitpunkt des Suizids bereits abgeklungen. Die Familie gehörte auch nicht zu den besonders engagierten Anhängern des NS-Regimes.

psychotherapeutisch orientierten Gesprächen.

Zu Beginn der Behandlung traten – besonders nach längeren Schweigepausen – die schon beschriebenen Dämmerzustände auf. Die Patientin sah in dieser Zeit häufig halluzinationsartig zwei Gesichter der Mutter an der Wand des Behandlungszimmers: ein böses, hexenhaftes und ein gutes.[4]

In einer weiteren Phase äußerte sie zunächst steigende Angst vor dem Therapeuten. Dann erklärte sie bewußtseinsklar und ichsynthon mit zeitweilig erregter, zeitweilig ruhiger Stimme, daß sie nur noch einen Wunsch habe: den Behandler zu töten. Da ich das Gefühl hatte, daß die Patientin von destruktiven Impulsen überschwemmt wurde, schlug ich ihr vor, die Behandlung im Sitzen weiterzuführen. Bei der ersten derartigen Sitzung erklärte sie, daß sie einen größeren Stein mitgebracht habe, um ihn von der Couch aus nach mir zu werfen. (Das gleiche hatte sie mit der Handtasche beim Vorbehandler ausgeführt.) »Da war ich ganz ich,« sagte sie später zu ihrem Wunsch.

Es traten dann im Sitzen stuporöse Dämmerzustände im Zusammenhang mit kurz bewußt werdenden positiven Gefühlen gegenüber dem Therapeuten auf, in denen die Patientin bis zu zehn Minuten maskenhaft unbeweglich wie hypnotisiert im Stuhl saß. Später wieder liegend: »Ich habe das Gefühl, als ob Sie ruhig weggehen könnten, ich habe Sie in mir.« »Ich kann Sie anzapfen, ohne daß Sie es merken.«

Ihr Gehör war überscharf. Sie behauptete (auf der Couch liegend), hören zu können, wie ich die Fingerspitzen zusammenlegte. Das traf tatsächlich zu, verschwand aber später, als Angst und Impulsdurchbrüche zurückgingen. Häufig rollte sie sich auf der Seite liegend auf der Couch zusammen, war nicht ansprechbar, die Erinnerung an die vorhergehenden Stunden war nicht mehr da.[5]

In langen Perioden erlebte sie den Analytiker als »gefühllosen Roboter« und konstellierte mit wachsendem Geschick Situationen, in denen der Therapeut ihrer Meinung nach sadistisch handelte. Später schilderte sie, daß sie ihn »hintergründig« erlebt habe, als ob er eine Maske trüge. Wenn sich ihr Bewußtseinszustand veränderte, veränderte der Behandler sich auch mit, wurde zu einem »nichtmenschlichen Wesen«. Sie schilderte sich in diesen Zuständen auch als »von einem Raum in den anderen fallend«. »Ich habe eigentlich nie genau gewußt, was andere meinten, wenn sie ›ich‹ sagten, das

---

4 Die Patientin sprach auch von »Masken«. Das Maskenhafte der Erscheinungen scheint mit der eingangs erwähnten »Hintergründigkeit« des mütterlichen Verhaltens und der Ungewißheit über das »eigentliche« Wesen der Mutter verbunden zu sein.
5 Herrn Professor Cremerius danke ich für wertvolle Hinweise in dieser Behandlungsphase.

war für mich nie etwas Festes.«
Mußte die Patientin einmal längere Zeit warten, traten wiederum Blutdruckerhöhungen auf. Diese Reaktion ging aber langsam zurück, als die Patientin bewußter die Wut spürte, die sie auf Grund des Wartens auf den Analytiker hatte.

Später kam es aber nach vorübergehender Besserung ihres Zustands bei geringfügigen Anlässen wiederum zu depressiven Zustandsbildern mit starker Gewichtsabnahme. Die Stimme der Mutter befahl ihr in diesen Zeiten »monoton wie ein Tonband«, Suizid zu begehen. Sie träumte den Therapeuten in dieser Zeit als Figur auf einer großen Schautafel, auf der ein Gehirn mit einer schwarzen und einer weißen Hälfte dargestellt war. Sie versuchte im Traum angestrengt, diese beiden Hälften voneinander zu trennen oder auch eine Brücke zwischen beiden zu finden.

Zweimal wurde sie wegen drohender Suizidgefahr stationär in der Psychiatrischen Klinik aufgenommen. Depressive Zustände traten nach der Entlassung aus der Psychiatrischen Klinik auch in der Stunde intensiv auf. Die Patientin weinte mir gegenübersitzend einmal stark, war dann sehr erschöpft. Ich bot ihr an, sich hinzulegen. Sie schlief auf der Couch ein, während ich mich an den Schreibtisch setzte. Sie wachte nach etwa 15 Minuten mit leichtem Schreck auf, verließ die Stunde aber sehr beruhigt. Nach diesem Ereignis war ihre Spannung in den folgenden Stunden wesentlich geringer, das Gefühl der Unheimlichkeit war lange Zeit verschwunden. Wie sehr häufig, kam es nach einiger Zeit wieder zur Verschlechterung des Zustands. Neue Übertragungsinhalte tauchten auf, damit auch erstmalig bewußte Erinnerungen an traumatische Ereignisse aus der Kindheit. So entwickelte sich im Zeitraum eines Jahres eine besonders dramatische Phase. Die Patientin stand einige Male von der Couch auf, kam mit halbgeschlossenen Augen auf mich zu, nahm die Schnur eines Elektrogeräts wie eine Schlinge in die Hand oder legte mir ihre Hände sekundenlang um den Hals. Ich sagte ihr u. a.: »Sie müssen mir die gleiche Angst einjagen und mich so behandeln, wie Sie die Mutter behandelt hat.« Daraufhin hatte die Patientin unter heftiger Affektentwicklung die oben erwähnte Erinnerung an die Würgegriffe der Mutter in der Kindheit.

Es trat dann das Gefühl auf, die Mutter zu verraten, es dürfe nicht besser gehen, sie dürfe keine Entspannung fühlen. Als später dahinterliegende Vorwürfe gegen die Mutter angesprochen wurden, hörte die Patientin sofort die Stimme der Mutter: »Bring dich um.« Es folgte dann ein stuporartiger Zustand, aus dem sie erwachte und mich haßerfüllt ansah. Sie krallte dabei die rechte Hand in ihren linken Oberarm. Dann stieß sie schließlich ruckartig an den Tisch, so daß *einige Bücher herunterfielen.* »*Ich war ganz starr, es war nur der Haß auf Sie da, aber meine Starre ist der einzige Schutz für Sie.*« *Diese Abfolge wiederholte sich einige Male in den folgenden Stunden. Die Patientin hörte wieder die Stimme der Mutter:* »*Du mußt dich töten.*« *Dann folgte:* »*Du mußt den Analytiker umbringen.*« *In diesen Stunden erlebte ich sehr stark, wie sich die Persönlichkeit der Patientin plötzlich ändern konnte: Zunächst relativ geordnet und ruhig, wurde sie nach einer Bemerkung von meiner Seite oder nach Pausen schweigsamer, der Gesichtsausdruck starrer, dumpfer und gespannter. Es folgte eine fast körperlich spürbare, aggressive Spannung, in der der Ausdruck der Patientin psychotisch verändert wirkte. Schließlich kam es zum Wegstoßen oder Umwerfen des Tisches. Am Schluß einer dieser Stunden kam es dann zu einem heftigen depressiven Zustand mit Weinen, wonach sie wiederum entspannt wegging.*

Als ich später noch einmal den Versuch machte, die Patientin in der Behandlung liegen zu lassen, sprang sie gegen Ende einer Stunde, als sie Stimmen im Flur hörte, auf, und versuchte minutenlang mit verzerrtem Gesicht ihren Knöchel in meine Kehle zu stoßen. Sie hatte von einer Bekannten gehört, daß man auf diese Weise das Zungenbein brechen kann. Ich mußte der recht kräftigen Patientin die Hände festhalten, bis sie sich plötzlich beruhigte, sich auf die Couch setzte und weinte.

Die Behandlung wird seitdem wieder durchgehend sitzend durchgeführt. Es ist zu keinen Ausbrüchen mehr gekommen, die Patientin fühlt sich eher subdepressiv und erinnert in ihren Klagen an die depressive Phase der Balintschen »*Grundstörung*«. *Nach ihren Worten ist die Erstarrung gewichen, sie wirkt integrierter. Die Berufstätigkeit wird weiter ausgeübt, sie hat einen Fortbildungskurs begonnen.*

V

Die Triebregression in allen Bereichen, bei der besonders die sadomasochistische Komponente auffällt, kann hier nicht näher behandelt werden. Anhand der Anamnese und des Verlaufs der Behandlung lassen sich einige der eingangs ausgeführten Gedankengänge erläutern:

Die Patientin erlebte früh erschreckende Handlungen und lustvolle Stimulationen von seiten einer überwältigend und unheimlich erscheinenden Mutterfigur (vgl. Boyer 1956). Die Mutter durchbrach den Reizschutz des Kindes, d. h. sie löste überwältigende Affekte aus, die für das Kind nicht regulierbar waren. Sie vermittelte dem Kind damit auch das Gefühl, daß es jederzeit von der Mutter überwältigt werden konnte, daß die Mutter jederzeit in das Kind eindringen konnte. Das geschah besonders kraß bei den sexuellen Stimulationen, in realer Weise durch die Klistiere. Die Grenze zwischen Mutter und Kind wurde verwischt, damit auch von seiten des Kindes die Entwicklung fester Ich-Grenzen beeinträchtigt (vgl. Fleck, Lidz et al. 1959). Hier wurden offenbar schon Ich-Strukturen in ihrer Entwicklung gestört.

Dieser Prozeß wurde nun besonders durch die Internalisierung des bedrohlichen Mutterbildes verstärkt. Bedrohende Mutter und eigene Aggression vereinten sich zu dem Bild der bösen Mutter, das zu einem organisierten und relativ triebnahen Anteil des Ich-Selbst wurde. Dieser Anteil erschien um so bedrohlicher, als auch die Patientin selbst in einer neuen Objektbeziehung vor der Gefahr destruktiven Handelns stand und damit die Wiederholung des Traumas drohte. »Wenn ich eine Beziehung aufnehme, ist es, als ob einer der beiden Partner sterben muß«, äußerte sie einmal im ersten Drittel der Behandlung. Der Einfluß dieses tötenden, aggressiven Subsystems zeigte sich in der Behandlung auch in den bösen und guten Bildern der Mutter, die die Patientin halluzinatorisch während der Behandlung sah und damit optisch externalisierte.

Von besonderer Bedeutung erscheint in diesem Zusammenhang die Szene an der Badewanne, die sich vor dem geplanten Suizid abspielte. Hier geriet die Patientin in einen hypnoseähnlichen Zustand, in dem sie wiederum unter die Herrschaft des bis dahin abgespaltenen mütterlichen Introjekts kam (vgl. Gill & Brenman 1966). Sie war danach mit der Mutter völlig identifiziert. »Es war, als ob mein Ich beiseite rückte.« Sie war eins mit der Mutter und konnte deshalb auch in manischer Verleugnung (Lewin 1951) den Suizid vorbereiten. Der Verlauf des Suizids mit der Tötung des Bruders und der widersprüchlichen Haltung der Mutter vertiefte die Kluft zwischen einem guten und einem zerstörerischen mütterlichen Introjekt. Der Suizid realisierte die frühen Ängste der Patientin.

Die irreale Stimmung vor dem Suizid war eine Verleugnung der vor der Patientin liegenden Realität. Die Patientin dachte nach ihren Worten nur daran, dieses Vorhaben gemeinsam mit der Mutter auszuführen. In ihren Phantasien bedeutete offenbar Tod die Verschmelzung mit der Mutter. Erst nach dem realen Tod der Mutter wurde diese Verleugnung abrupt unterbrochen, kurz darauf aber wiederhergestellt. Dieser Zustand sei dann wie ein ständiger »Schleier« gewesen, der alles verdeckte. Sie habe nichts mehr gefühlt. Sie hatte Depersonalisations- und Derealisationsphänomene. Der plötzlich realisierte Verlust der Mutter und die aktive Hilfe beim Erhängen des Bruders mußten wiederum verleugnet werden. Das stellte auch einen partiellen Bruch mit der Realität dar (Freud 1924). Diese Verleugnung wurde nun offenbar auch durch nochmalige Introjektionsvorgänge erleichtert. Die Patientin hatte die Mutter »in sich« und lebte weiter mit ihr. Gleichzeitig mußte sie aber diesen Anteil ihres Selbst abspalten – dissoziieren –, da Fühlen und Handeln wie die Mutter die erlebten furchtbaren Folgen haben konnte.

Damit war auch ein wesentlicher Anteil des Selbst den steuernden und wahrnehmenden Funktionen des Ichs entzogen. Die Patientin wurde in der Zeit nach dem Suizid extrem passiv und ließ alles mit sich geschehen. »Alles fiel mir aus der Hand.« Zugreifen, Aktivität, bedeutete auch tötende Aggression. Aber das mütterliche Introjekt bedrohte weiterhin das Ich. Die Abspaltung dieses Anteils beeinträchtigte die Funktionsfähigkeit der Persönlichkeit in weitaus stärkerem Maße als es die oben erwähnten partiellen Ich-Regressionen tun. Das mütterliche Introjekt nahm sozusagen größeren Raum ein, hatte stärkere Wirkung und zwang zu extremeren Abwehrmaßnahmen. Das ständige Gefühl der Unsicherheit und Doppelbödigkeit der eigenen Person wies auf die nur mühsam aufrechterhaltene Kontrolle durch das Ich hin. Die Rückkehr des Vaters verstärkte schließlich Schuldgefühle ödipaler Natur, die später in der Behandlung gleichfalls eine Rolle spielten. Es kam nach den Verwirrtheitszuständen zur ersten Klinikeinweisung.

In einer extrem asketischen Sekte befriedigte sie eine Zeitlang ihr übermächtiges Schuldgefühl. Dann war eine Berufsausbildung möglich, die ebenfalls wie »unter einem Schleier« durchgeführt wurde. Neben ständigen Derealisationserlebnissen zeigte sich die innere Spannung – offenbar vor allem die abgewehrte Aggressivität – in plötzlichen Blutdruckschwankungen. Diese Symptome führten schließlich zu dem erwähnten operativen Eingriff.

Die Behandlung zeigt nun vor allem die dramatische Wiederholung der Beziehung zur Mutter. Die analytische Situation – u. a. das Liegen – stimuliert aggressive und libidinöse Impulse, die wiederum mit dem Erlebnis der Ohnmacht, Demütigung, mit Angst und Tod verbunden sind. Sie können zunächst nur »wie Filmbilder« relativ ichfremd erlebt werden. Mit weiterer Stimulation des abgewehrten Introjekts und entsprechend gesteigerter Abwehranstrengung wird dann der abgespaltene Anteil des Selbst auf den Therapeuten projiziert, den sie als bedrohend, hintergründig, maskenhaft erlebt. Der nächste Schritt ist die Identifikation mit dem Aggressor (A. Freud 1952). Es handelt sich dabei sowohl um eine Identifikation mit den auf den Therapeuten projizierten Anteilen als auch um eine »Identifikation mit dem Introjekt« (Sandler

1960 b), d. h. die Distanz zu einem bedrohend (und lustvoll) erlebten Partner wird aufgehoben. Damit ist die Bedrohung beseitigt und eine symbiotische Verschmelzung erreicht. Die Patientin *ist* die tötende Mutter und kann ichsynthon unter offensichtlicher Billigung eines Überich-Anteils den Tötungswunsch verbalisieren. Der aggressive Anteil ist zugelassen, Kontrollfunktionen und wertende Instanzen ausgeschaltet worden, die Patientin hat das Gefühl, »ganz sie selbst« zu sein, d. h. sie kann die vorher unterdrückten aggressiven Selbst-Anteile schuldfrei erleben. Außerdem unternimmt sie die Wendung von der Passivität zur Aktivität (Freud 1920).

Es folgen stuporöse Zustände, in denen die Patientin in eine Art Schlafzustand versinkt. Im Gegenübersitzen erlebt sie mich, wie sie damals äußerte, »als Mensch«, und kann mich nicht angreifen. In erster Linie dienen diese Stuporzustände der Abwehr libidinöser Impulse und den damit verbundenen sadomasochistischen Phantasien, die wiederum die Angst vor tötenden Handlungen mobilisieren. Die Motorik ist – wie im Traum – gelähmt, die Patientin entgeht offensichtlich dadurch dem bewußten Konflikt zwischen Zuwendung und Destruktivität (vgl. S. Freud 1916). Gleichzeitig erlebt sie – ähnlich den früheren hypnoseähnlichen Verbindungen mit der Mutter – eine lustvolle Verschmelzung mit dem Analytiker.

Ein regressiver Rückgang auf frühere Ich-Zustände wird auch in der überscharfen Wahrnehmung deutlich, in der die Patientin das Zusammenlegen meiner Fingerspitzen hört (Fenichel 1945), und in den magischen und introjektiven Phantasien, den Analytiker in sich zu haben und »anzapfen« zu können. (Die überscharfe Wahrnehmung könnte auch mit einer angsthaften Überbesetzung der aufnehmenden Systeme zu tun haben (S. Freud 1920).) Wir erleben schließlich das eindrucksvolle Schwanken zwischen zwei Anteilen des Selbst, die sich in verschiedenem Verhalten manifestieren und in denen die Patientin wie eine völlig andere Persönlichkeit wirkt. Sie hatte im ersten Drittel der Behandlung selbst geäußert, daß sie sich »wie Dr. Jekyll und Mr. Hyde« fühle, »einer der beiden war doch ein Verbrecher«. Zu Beginn dieser Stunden zeigten sich Abwehrformen wie Isolierung und Reaktionsbildung, die Patientin wirkte schüchtern, dabei besonders freundlich und besonnen. Nach Schweigepausen setzte sich das aggressive Subsystem durch, Aggression und primitive, triebnahe Ich-Zustände gewannen die Führung. Es kam zu sofortiger Abfuhr. Man hatte hier den Eindruck, daß über den isolierten, aggressiven Impuls hinaus ein relativ geschlossenes System bestand, in das Ich-Funktionen wie Wahrnehmung, Denken, Motorik und Gedächtnis einbezogen waren. In diesen Momenten sah und erlebte die Patientin auch mich anders, »wie irgendein Tier, das man beschädigen könnte«. Den eigenen primitiven Ich-Anteilen entsprach die Wahrnehmung der Umwelt.

Sie wirkte in diesen Momenten auch manisch. Lewin hat (1951) den Zustand der Manie u. a. auf die phantasierte Verschmelzung mit der Mutter zurückgeführt. Es wurde schon auf die manische Verleugnung vor dem Suizid und das »Weiterleben der Mutter« als Introjekt hingewiesen. So äußerte die Patientin einmal, nachdem sie nach 15 Jahren erstmalig eine handwerkliche Arbeit begonnen hatte: »Wenn ich so eine Arbeit anfange, habe ich das Gefühl, die Mutter beobachtet mich und verbietet es mir. Ich muß es dann wieder zerstören.« Tatsächlich vernichtete sie die angefangene Arbeit. Die (aggressive) Mutter selbst zu sein, stellte aber auch einen rauschhaften Zustand früher Verbindung wieder her, so wie es die Patientin im hypnoseähnlichen Zustand vor dem Suizid erlebt hatte. Tötende Mutter und Patientin (Kind) wurden eins; damit wurde auch die für die Manie kennzeichnende Verschmelzung von Ich und Überich partiell erreicht.

Schließlich zeigt sich, daß die aggressiven Durchbrüche auch durch starke libidinöse Komponenten ausgelöst werden. Die Patientin äußerte später: »Als ich den Tisch umwarf oder auf Sie losging, da habe ich mich *wirklich gefühlt.*« »Auch Sie waren realer!« Man sieht, wie hier der Kontakt nur auf einer sadomasochistischen Ebene erlebt werden kann. Erst im Angreifen hat die Patientin Kontakt, fühlt sich selbst und den Partner. Auf recht frühe Erlebnisse von Kontaktarmut weisen Erzählungen über Streicheln des eigenen Gesichts in Kindheit und Gegenwart hin. In der kurzen Andeutung eines Würgegriffs gegenüber dem Therapeuten wurde versucht, auch diese Anteile zu befriedigen.

Auf eine nähere Beschreibung der Dynamik des Behandlungsablaufs muß hier verzichtet werden. Das Abklingen der auffälligsten Symptome (Blutdruckschwankungen, Dämmerzustände, Depersonalisationserscheinungen und aggressive Durchbrüche) ist u. a. auf das Erlebnis zurückzuführen, daß aggressive Handlungen ausgeführt wurden, aber nicht zur Wiederholung der damaligen Ereignisse führten. So träumte die Patientin in der aggressiven Phase einmal, daß sie mich mit einem Steinwurf tötete. Später sei ich aber doch wieder auferstanden. Es ging bei ihren aggressiven Durchbrüchen also offensichtlich um eine Wiederholung des Traumas, um den Versuch, die traumatischen ‚Eindrücke aufzuarbeiten, die »Reizbewältigung unter Angstentwicklung nachzuholen« (Freud 1920), d. h. die Angstentwicklung, die vor dem Suizid nicht aufgetreten war, zu wiederholen. Gleichzeitig sollte der Partner aber überleben und ihr die narzißtische Zufuhr geben, die ein libidinöses Gegengewicht gegen den aggressiv besetzten Selbstanteil darstellen konnte.[6] Diese ökonomischen Gesichtspunkte konnten in der vorwiegend von strukturellen Aspekten bestimmten Darstellung nicht eingehender behandelt werden. Die Notwendigkeit narzißtischer Zufuhr zeigte sich auch in den geschilderten depressiven Phasen, in denen sie ohne Angstspannung in der Stunde einschlafen konnte. Erst nach der Wiederholung aggressiver Aktionen ohne katastrophale Folgen und nach den depressiven Phasen in der Stunde löste sich die »Erstarrung«, d. h. auch der Zwang, die aggressiv besetzten Anteile des Selbst abspalten zu müssen. Die Patientin fühlt sich jetzt, wie schon erwähnt, weniger erstarrt, mehr als »ganze Person«. Sie sehnt sich aber zuweilen in die Zeit zurück, in der sie »abschalten« konnte. jetzt erlebe sie vieles bewußter und damit auch belastender.

Die Änderung des Persönlichkeitsprofils in einem Persönlichkeitstest ist in diesem Zusammenhang interessant (siehe Abbildung).

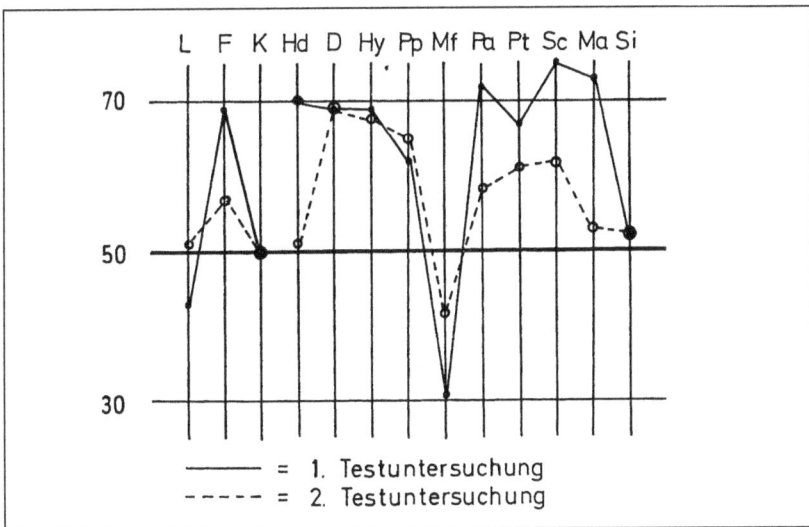

Abb. 1: Persönlichkeitstest (Erläuterungen auf den folgenden Seiten)

---

6 Das Überleben des Partners verminderte auch das Schuldgefühl der Patientin. Einige Male verbalisierte ich das Gefühl der Bedrohtheit, das ich zeitweilig sehr stark empfand. Diese Äußerungen entlasteten offenbar die Patientin und verminderten wiederum ihr Ohnmachtsgefühl und die daraus resultierende Aggressivität (vgl. auch: Parin, P. (1957): Die Abwehrmechanismen der Psychopathen. Psyche XV, S. 322).

Erläuterungen:

Testverfahren können psychoanalytische Annahmen über einen Behandlungsverlauf nicht unmittelbar verifizieren oder falsifizieren. Die Überprüfung mit unabhängigen Instrumenten wird aber – bei aller Problematik – an Bedeutung gewinnen. Diese MMPI-Profile wurden (unabhängig von der Behandlung) jeweils 4 und 5 1/2 Jahre nach Behandlungsbeginn gewonnen. Zwischen beiden Testuntersuchungen liegt die geschilderte dramatische Phase mit Impulsdurchbrüchen und schweren Depressionen. Die erste Kurve zeigt trotz langer Behandlung eine besondere Ausprägung der »Psychoseskalen«:

Sc (Schizophrenie), Pa (Paranoia) und Ma (Manie) liegen über der Norm. In der 2. Untersuchung sind diese Werte signifikant niedriger, während die sog. Neuroseskalen bis auf Hd (Hypochondrie) unverändert sind. Sc, Pa und Ma lagen mit F auf einem Faktor, den man (im klassisch-psychiatrischen Sinne) als psychotische Ich-Störung interpretieren könnte, Hd, D (Depression) und Hy (Hysterie) dagegen gemeinsam auf einem »Neurotizismus-Faktor«. Parallel mit der v. d. Pat. berichteten Auflösung der »Erstarrung« zeigt sich also eine auffallende Änderung der »Psychoseskalen«.

Für die Diskussion des MMPI-Profils danke ich Herrn Dr. Beckmann (vgl. auch: D. Beckmann, H. E. Richter, J. W. Scheer: Kontrolle von Psychotherapieresultaten 1969, Psyche 23, S. 805).

VI

Von diesem Fallbeispiel ausgehend können folgende Konstellationen als ich-schädigend angesehen werden:

1. Die frühe Überstimulation durchbricht den Reizschutz und führt zur Schädigung von Kontrollfunktionen, u. a. der Abgrenzung Selbst – Objekt und Innen – Außen.

So sah die Patientin zu Beginn einer neuen Behandlungsphase (Vaterübertragung) Möbel aus dem Atelier des Vaters im Behandlungszimmer, konnte aber sofort wieder Abstand gewinnen. Wenn sie Angst hatte, eine unheimliche Stimmung empfand, wurde das Behandlungszimmer »dunkel«. Zuweilen erlebte sie das Zimmer auch wie aufgeteilt: »In einem Teil bin ich, in dem anderen Teil sind Sie und in dem dritten die Mutter ...«

2. Das Verhalten der Mutter bot dem Kind keinen Anreiz, auf unmittelbare primitive Triebabfuhr zu verzichten und *Aufschub* ertragen zu lernen. Das zeigt sich in diesem Fall besonders deutlich in der Reinlichkeitserziehung (vgl. auch Rosenkötter 1969).

3. Durch die Internalisierungen einer in ihrem Verhalten kraß wechselnden Mutter wird auch der Grund für spätere Erlebnisse der Desintegration gelegt. Die Patientin drückte schon in der Kindheit dieses geschädigte Identitätsgefühl mit den Worten aus: »Bin ich noch dieselbe B ... oder bin ich schon vertauscht?«

4. Die Beziehung des Kindes zu einem überwältigenden, erschreckenden Objekt wurde internalisiert und setzte sich offenbar auch innerpsychisch fort. Ein primitiver Ich-Selbst-Anteil bedrohte den Rest der Persönlichkeit und führte zu ständigen, oft regressiven Abwehrmaßnahmen der Kontrollfunktionen und damit auch zu reversiblen Regressionen der Gesamtpersönlichkeit.

Ein derartiges Introjekt, in dem frühere psychische Zustände persistieren, kann als ein isolierter Ich-Anteil offenbar auch eher projiziert werden.

Darauf weisen die optischen Externalisierungen (die Bilder der »bösen« und »guten« Mutter an der Wand des Behandlungszimmers) und die fast wahnhafte Verkennung des Therapeuten hin. Die Mutter einer anderen Patientin (Müller-Braunschweig 1967) war ebenfalls durch abrupten Wechsel des Verhaltens gekennzeichnet. Sie massierte die Tochter nach längerer Krankheit schmerzhaft und löste dabei sexuelle Erregungen aus. In der Analyse fühlte sich die Patientin vom Therapeuten durch Fernhypnose sexuell beeinflußt und gequält. Auch in diesem Fall wurde also ein quälender und gleichzeitig lustvoller Anteil der Interaktion Mutter – Kind projiziert.

Das eingangs dargestellte Subsystem wäre damit in diesem Fall auch weitgehend durch Ich-Anteile der analen Phase (u. a. sadomasochistische Triebimpulse und magische Denkformen) bestimmt. In kurzen, allerdings reversiblen Regressionen veränderte sich das Ich-Überich-System der Patientin und zeigte die erwähnten Merkmale. Es handelt sich also um eine vorübergehende totale Regression im Unterschied zu den oben erwähnten partiellen Ich-Regressionen. Die reversible pathologische Regression ordnete Frosch (1960) dem »psychotischen Charakter« zu. Das Subsystem übt darüber hinaus durch seine lustvollen Qualitäten und die Verschmelzungs-Phantasien einen starken Sog aus.

Neben diesen zentralen Punkten ist auch auf die narzißtische Haltung der Eltern hinzuweisen. Derartige Eltern betrachten das Kind häufig als einen Teil ihres Selbst. Das Kind spürt, daß es keine eigenen Impulse haben darf, da von seiten der Eltern sonst Mißbilligung und Ablehnung droht (vgl. Richter 1967). Gerade in der Phase der Auflösung der symbiotischen Bindung durch die expansive Motorik werden von derartigen Müttern häufig Einschränkungen gesetzt. In diesem Fall engten beide Eltern das Kind in jeweils verschiedener Weise ein. Es hatte das Gefühl, sich anpassen zu müssen. »Ich erinnere mich, daß ich schon früh immer erst die Stimmung der Mutter abspürte.« Mit der Anpassung wird häufig auch die eingangs erwähnte Integration aggressiver Impulse in das Selbst verhindert.

Abschließend noch ein Wort zur Problematik der analytischen Situation in derartigen Fällen:

Die Situation der Analyse stellt für den Patienten eine narzißtische Kränkung dar. Das Liegen kann aber auch als Wiederholung einer früheren Situation der Ohnmacht erlebt werden. Schließlich werden in der Analyse die üblichen Außenreize ausgeschaltet, die Situation ähnelt damit auch den aus der experimentellen Psychiatrie bekannten Isolierungsversuchen. Wie wir wissen, schwächt die Reizausschaltung die kontrollierenden Sekundärprozesse und stimuliert primitivere Schichten. Das Ich dieser gestörten Patienten ist aber bereits durch die Abwehr innerer und äußerer Reize geschwächt. Es kommt so durch die analytische Situation zu erhöhter Spannung und zur Stimulierung primitiverer Ich-Systeme. Der Wechsel zwischen Sitzen und Liegen in dieser Behandlung hängt mit derartigen Problemen zusammen.

Frosch (1960) betont wohl auch aus diesem Grunde die übereinstimmende Empfehlung vieler Autoren, bei der Behandlung dieser Fälle Realitätsfaktoren einzuführen und die Realitätsprüfung zu stärken.

Der Verlauf der Behandlung zeigt außerdem ein häufig auftretendes Problem bei der Therapie früher Störungen: Die primitiven Ich-Systeme erschweren die Kommunikation auf der Ebene verbaler Verständigung. Es kommt zunächst zu aktiver Wiederholung früher Traumen (Würgen) und zu direktem Agieren, bevor das Ich des Patienten Aufschub ertragen lernt und die frühen Traumen verbalisieren kann.

Dieser Fall zeigte die Beeinträchtigung integrativer Funktionen durch ein Subsystem. G. S. Klein (1969) sah die Funktion des Ichs in doppelter Hinsicht:

1. Der Realität zu begegnen, sich ihr anzupassen oder entsprechend aktiv zu handeln,
2. die Selbstkontinuität zu bewahren, die Identität durch Assimilation und Integration neuer Erfahrungen in das Selbst aufrechtzuerhalten.

Diese Funktionen sind im vorliegenden Fall gestört. Das Ich kann weder das Gefühl vermitteln, Anteile des Selbst aktiv steuern zu können, noch kann es sich neuen Eindrücken elastisch anpassen. Sandler (1967) hat den interessanten Gedanken geäußert, daß das Ich bei der Begegnung mit einem Objekt (im Vorgang der Einfühlung) kurzfristig die Grenzen zwischen Subjekt und Objekt aufhebt und zu einem früheren Zustand zurückkehrt, der erst die unmittelbare Empathie ermöglicht.

Eine wesentliche Eigenschaft des Ichs wäre damit auch die Möglichkeit zu kurzer, »elastischer Regression«, um dann den vorhergehenden reifen Entwicklungszustand wiederherzustellen. In besonderen Spannungszuständen, zu denen auch die hier geschilderten Störungen gehören, geht dem Ich diese Möglichkeit offenbar verloren. Besonders die Bedrohung durch nicht integrierte, destruktive Anteile des Selbst macht die »gekonnte« Regression unmöglich, weil gefährlich. Wir sahen im Falle unserer Patientin zwar reversible, aber unkontrollierte Regressionen, die die Persönlichkeit stark beeinträchtigten.

In den Zuständen eines mühsam aufrechterhaltenen Gleichgewichts gibt es einerseits die Möglichkeit rigider Haltungen. Die Folge wäre, im Anschluß an das oben angeführte Beispiel, die *Unfähigkeit* zur Empathie. Das Gegenteil wäre die Überflutung durch Eindrücke von seiten des Partners, etwa in der übernormalen Einfühlung des Schizophrenen, die das Fehlen stabiler Ich-Grenzen anzeigt.

Das elastisch regredierende Ich könnte dagegen je nach Situation die angemessenen Ich-Funktionen auch früherer Entwicklungsstufen einsetzen. Das können im Fall der Empathie averbale Kommunikationsmöglichkeiten sein, in kreativen Prozessen auch Fähigkeiten zur Verdichtung und Verschiebung, die vom Ich angstfrei aufgenommen und verarbeitet werden.

Literatur

Arlow, J.A. (1969): Fantasy, Memory and Reality Testing.In: Psa. Quart. XXXVIII, 28. Dt.: Phantasie, Erinnerung und Realitätsprüfung. In: Psyche XXIII, S. 881.

Arlow, J.A. & Brenner, C. (1969): The Psychopathology of the Psychoses. A proposed Revision. In: Int. J. Psycho-Anal. 50, 5. Dt.: Zur Psychopathologie der Psychosen. In: Psyche XXII, S. 402.

Beres, D. (1956): Ego Deviation and the Concept of Schizophrenia. In: Psa. Study Child 11, S. 164.

Boyer, B. (1956): On Maternal Overstimulation and ego Defects. In: Psa. Study Child XI, S. 236.

Cameron, N. (1963): Personality Development and Psychopathology. Boston.

Easer, B.R. & Lesser, S.R. (1965): Hysterical personality. A re-evaluation. In: Psa. Quart. 34, S. 390.

Eissler, K.R. (1953): The Effect of the Structure of the Ego on Psychoanalytic Technique. In: J. Am. Psa. Ass. 1, S. 104.

Fenichel, O. (1945): The Psychoanalytic Theory of Neurosis. New York (Norton).

Fleck, S., Lidz, T., Cornelison, A., Schafer, S. & Terry, D. (1959): Incestuous and homosexual problems. Aus: Individual and Familial Dynamics. New York (Grune & Stratton). Dt: Inzestuöse und homosexuelle Problematik.In: Psyche XIII, S. 330.

Freud, A. (1936): Das Ich und die Abwehrmechanismen. London, 2. Aufl. 1952.

Freud, S. (1916): Metapsychologische Ergänzung zur Traumlehre. GW, X.

Freud, S. (1920): Jenseits des Lustprinzips. GW, XIII.

Freud, S. (1924): Der Realitätsverlust bei Neurose und Psychose. GW, XIII.

Freud, S. (1937): Die endliche und die unendliche Analyse. GW, XVI.

Freud, S. (1940): Abriß der Psychoanalyse. GW, XVII.

Frosch, J. (1960): An Examination of nosology according to psychoanalytic concepts. Reported by Nathaniel Ross, Midwinter Meeting, New York. J. Am. Psychoanal. Ass. 8, S. 535.

Gill, M. & Brenman, M. (1966): Hypnosis and Related States. New York.

Gitelson, M. (1960): An Examination of Nosology according to Psychoanalytic Concepts. Reported by Nathaniel Ross, Midwinter Meeting, New York. Journ. Am. Psychoanal. Ass. S. 8, 535.

Hartmann, H. (1950): Comments on the Psychoanalytic Theory of the Ego. Study Child V, 74. Dt.: Bemerkungen zur psychoanalytischen Theorie des Ichs. In: Psyche XVIII, S. 330.

Jacobson, E. (1959): Depersonalization. In: Journ. Am. Psa. Ass. 7.

Joffe, W. & J. Sandler (1967): Kommentare zur psychoanalytischen Anpassungspsychologie mit besonderem Bezug zur Rolle der Affekte und der Repräsentanzenwelt. In: Psyche XXI, S. 728.

Kernberg, J. (1966): Structural Derivates ot Object-Relationships. In: Int. J. Psycho-Anal. 47, S. 236.

Klein, G.S., zit. n. Noy, P. (1969): A Revision of the Psychoanalytic Theory of the Primary Process. In: Int. J. Psycho-Anal. 50, S. 155.

Levin, D.C. (1969): The Self. In: Int. J. Psycho-Anal. 50.

Lewin, B. (1951): The Psychoanalysis of Elation. London (Hogarth Press).

Loch, W. (1968): Identifikation – Introjektion. In: Psyche XXII, S. 271.

Müller-Braunschweig, H. (1967): Zur Bedeutung malerischer Produktion im psychoanalytischen Prozeß. In: Zeitschr. Psychoth. med. Psychol. 17, S. 8.

Rangell, L. (1960): An Examination of Nosology According to Psychoanalytic Concepts. Reported by Nathaniel Ross, Midwinter Meeting, New York. J. Am. Psychoanal. Ass. 8, S. 535.

Richter, H. E. (1967): Eltern, Kind und Neurose. Stuttgart (3. Auflage: rororo 6082/83, Reinbek 1970).

Rosenkötter, L. (1969): Das Problem des Narzißmus und seine Bedeutung für die psychoanalytische Behandlungstechnik. In: Jahrbuch d. Psychoanal. Vl.

Salomon, P. et al. (1961): Sensory Deprivation. Cambridge Mass. (Harvard Univ. Press).

Sandler, J. (1960 a): The Background of Safety. In: Int. J. Psycho-Anal. 41, 352. Dt.: Sicherheitsgefühl und Wahrnehmungsvorgang. In: Psyche XV, S. 124.

Sandler, J. (1960 b): On the Concept of Superego. In: Psychoanal. Study Child 15, 128. Dt.: Zum Begriff des Überichs 1, Psyche XVIII, S. 721.

Sandler, J. & Joffe, W.G. (1965): Notes on Obsessional Manifestations in Children. In: Psa. Study Child 20, S. 425.

Sandler, J. & Joffe, W.G. (1967): The Tendency to Persistence in Psychological Function and Development with Special Reference to the Processes of Fixation and Regression. In: Bull.

Menninger Clin. 31, S. 257. Dt.: Die Persistenz in der psychischen Funktion und Entwicklung mit besonderem Bezug auf die Prozesse der Fixierung und Regression. In: Psyche XXI, S. 138.

Sandler, J. & & Joffe, W.G. (1969): Towards a Basic Psychoanalytic model. In: Int. J. Psycho-Anal. 50, 79. Dt.: Auf dem Wege zu einem Grundmodell der Psychoanalyse. In: Psyche XXIII, S. 461.

Gedanken zum Einfluß der frühen Mutter-Kind-Beziehung auf die Disposition zur psychosomatischen Erkrankung[1]

Hans Müller-Braunschweig

Pathogene Einflüsse der frühesten Lebenszeit, insbesondere der frühen Mutter-Kind-Beziehung, werden von vielen psychoanalytischen Autoren als ein Faktor angesehen, der an dem späteren Auftreten psychosomatischer Erkrankungen einen wesentlichen Anteil hat (vgl. Biermann 1976, de Boor 1965, Dührssen 1976, Engel 1955, Mitscherlich 1950, 1961/62, Mushatt 1954, Richter u. Beckmann 1973, Schneider 1973, Schur 1955, Sperling 1946, Stephanos 1973, Wenar, Handlon u. Garner 1962), um nur einige zu nennen. Die psychosomatischen Erkrankungen bilden allerdings nur *eine* der möglichen Folgen einer gestörten frühen Objektbeziehung. Vorwiegend *psychisch* tritt die »frühe Störung« u. a. auch bei den Borderline-Fällen (vgl. Kernberg 1978), den narzißtischen Neurosen (Kohut 1973, Kernberg 1978) oder der sogenannten Grundstörung (Balint 1970) auf. M. Mahler (1972), M.R. Khan (1977), W. Loch (1972) und R. Spitz (1965) haben u. a. zu diesem Thema weitere wichtige Beiträge geliefert. Es wird angenommen, daß der averbale »Dialog« (Spitz) zwischen Mutter und Kind eine Grundlage für die weitere psychische Entwicklung legt, auf der sich u. a. die Ojektbeziehungen, die Realitätsprüfung und die Möglichkeit einer befriedigenden narzißtischen Regulation aufbauen.

Es ist nun auffallend, daß die Charakterisierung der Persönlichkeit der Mütter und der damit zusammenhängenden Interaktion zwischen Mutter und Kind sowohl im Zusammenhang mit späteren psychosomatischen Erkrankungen als auch mit vorwiegend *psychischen* Störungen, eine weitgehende Übereinstimmung aufweist. So stellte Mushatt (1954) fest, daß Mütter von Patienten mit Colitis Ulcerosa das Kind oft unbewußt ablehnen und es für *ihre eigenen*

---

1 Erweiterte Fassung der Antrittsvorlesung im Bereich Humanmedizin der Justus-Liebig-Universität, Gießen am 1. Juli 1977. Erstpublikation in: Psychother., Psychosom., Med. Psychol. 2,1980

Zwecke benutzen (Hervorherb. vom Autor). M. Sperling (1946) betont die Tendenz der Mütter von Colitispatienten, ihre Kinder in lebenslanger Abhängigkeit zu halten, um ihre (der Mütter) *eigenen Bedürfnisse zu* befriedigen, wobei aber gleichzeitig starke destruktive Tendenzen beständen. Ebenso erwähnt aber Kernberg (1978) als wichtigsten Faktor für die Genese *narzißtischer* Persönlichkeitsstörungen den »Einfluß dominierender, kalter, narzißtischer und zugleich überfürsorglicher Mutterfiguren«.

Wenar und Garner (1962) stellten wiederum bei psychosomatischen Patienten mit Asthma, Colitis, Ekzem und Ulkus einschränkende und rigide Erziehungsstile der Mütter fest. Die Interaktion tendierte dazu, auf die Erfüllung physiologischer Notwendigkeiten eingeschränkt zu werden. Max Schur schließlich weist (von dem Beispiel einer Patientin mit schwerer psychosomatischer Hauterkrankung ausgehend) auf eine *gemeinsame* Wurzel schwerer, vorwiegend psychisch oder psychosomatisch sich manifestierende Erkrankungen hin. Er betont, daß alle diese Hautkranken »ein ungewöhnliches Maß an frühkindlicher Traumatisierung« erlitten hätten. Er fährt fort: »Erinnern doch die schweren Ich-Defekte dieser Patienten eher an Zustände, die man heutzutage oft als Borderline-Syndrom bezeichnet« (Schur 1954, 1975).

In den folgenden Ausführungen soll der Eigenart und der möglichen Auswirkung der frühen Interaktion zwischen Mutter und Kind im Hinblick auf das spätere Entstehen psychosomatischer Erkrankungen nachgegangen werden. Es wurde dabei der Versuch gemacht, auch experimentell ausgerichtete Untersuchungen, die in einem anderen theoretischen Bezugsrahmen als die der o. g. psychoanalytischen Autoren stehen, zur Klärung heranzuziehen. Die Vertiefung der im eigentlichen Sinne psychoanalytischen Einsichten (in erster Linie durch Langzeitanalysen) wird weiterhin eine der wichtigsten Quellen psychoanalytischer Erkenntnis bleiben. Jedoch verlangt gerade die Psychosomatik, in der sich die Forschungsbereiche der »Physiologie, der vergleichenden Verhaltensforschung (...) der genetischen Psychologie und der psychodynamischen Psychologie« (Schneider 1973) treffen, häufig einen breiteren Ansatz. Auch dann, wenn es, wie im vorliegenden Fall, in erster Linie um die psychologische Bedeutung der frühen Mutter-Kind-Beziehung geht. Innerhalb der multifaktoriellen Genese der psychosomatisehen Erkrankungen bildet die frühe Mutter-Kind-Beziehung nur einen – in sich allerdings wiederum hochdifferenzierten – Kausalfaktor. Es wird in Zukunft notwendig sein, detailliertere Erkenntnisse über diese frühe Interaktion zu gewinnen. So spricht auch de Boor (1965) von wünschenswerten Längsschnittuntersuchungen bei Familien mit sogenannter allergischer Belastung, um

u. a. den Umgang der Mutter mit dem Säugling direkt beobachten zu können und Voraussagen über die weitere Entwicklung zu machen. Im gleichen Sinne forderte auch G. Engel bereits 1955 eine »mikroskopische Untersuchung der Mutter-Kind-Beziehung für die psychologische Erklärung der Colitis Ulcerosa«.

Wir können zunächst feststellen, daß bestimmte psychische Phänomene, die sich bereits in früher Kindheit zu entwickeln scheinen, bestimmten physiologischen Prozessen im Sinne einer »Gesamthaltung des Organismus« entsprechen (vgl. auch Bräutigam 1954/55). So weist M. Mahler (1972) darauf hin, daß bei einer gestörten Interaktion zwischen Mutter und Kind, der Säugling sogenannte »Erhaltungsmechanismen« (als Vorform der späteren Abwehrmechanismen) einsetzt, um eine traumatische Störung seines psychischen Gleichgewichtes zu verhindern. Diese Mechanismen können als autismusähnliche Zustände der Abschirmung gegen Außenreize auftreten oder auch als Spaltungsvorgänge, in denen positive und negative Erlebnisse in übermäßig scharfer Weise voneinander getrennt sind.

Bei späteren Belastungen wird das Kind evtl. auf diese frühen Mechanismen regredieren und eine autistische Haltung mit Ablehnung gegen die Außenwelt zeigen oder Spaltungsmechanismen einsetzen (u. a. mit Projektion »böser« Anteil in die Außenwelt). Als Folge kann eine entsprechende Realitätsverkennung mit paranoiden Zügen auftreten. In diesem Falle handelt es sich dann um ein vorwiegend *psychisches* Phänomen. Im *psychosomatischen* Bereich kann die Abwehr gegen unerwünschte Reize aber auch als körperliche Reaktion, z. B. bei asthmatischen Erkrankungen, auftreten. Die organischen Veränderungen beim Anfall (Bronchiolenspasmus, Umstellung der Atemmotorik und Hypersekretion) dienen ja ursprünglich der Abwehr unerwünschter Fremdkörper. Bräutigam und Christian (1974) erwähnen in diesem Zusammenhang, daß die drei Partialfunktionen im asthmatischen Anfall zu einem »Funktionsganzen« zusammentreten. Es liegt die Annahme nahe, daß – neben einem konstitutionellen Faktor, der die spastische Reaktion begünstigen mag – frühe Erlebnisse ständig wiederholter, störender, psychischer Reize, auch die *physiologische* Reaktion der »Abschließung« und »Ausstoßung« fördern. Wir kommen auf dieses Beispiel noch zurück.

Diese »unerwünschten Reize«, die abgewehrt werden, sind im Rahmen unserer Betrachtungen offenbar in erster Linie nicht empathische Reaktionen von seiten der nächsten Pflegeperson, die beispielsweise Gefühle des Kindes nicht erwidert, in unerwarteter Weise reagiert oder das Kind durch abrupte Handlungen traumatisiert.

Betrachten wir zunächst den Charakter der frühen Interaktion zwischen der Pflegeperson (meist der Mutter) und dem Kind.

1. Eigenart und mögliche Störung der frühen Interaktion

Bekannt ist der Hinweis von R. Spitz auf die unmittelbare averbale Kommunikation zwischen Mutter und Kind:

> »Die Zeichen und Signale, die vom Kind während der ersten Lebensmonate aufgenommen werden, gehören folgenden Kategorien an: Gleichgewicht, Spannungen (der Muskulatur und anderer Organe), Körperhaltung, Temperatur, Vibration, Haut- und Körperkontakte, Rhythmus, Tempo, Dauer, Tonskala Nuance der Töne, Klangfarbe und wahrscheinlich noch viele andere, die der Erwachsene kaum wahrnimmt ...« (Spitz 1960)

In seinen Äußerungen über »primäre Mütterlichkeit« weist auch W.D. Winnicott (1960) auf die Fähigkeit zum averbalen Verstehen des Kindes hin, das die Mutter in den letzten Monaten der Schwangerschaft erwirbt. Dieser frühe Dialog kann allerdings gestört werden. Es war wiederum Spitz, der davon sprach, daß in diesem Falle auf eine Aktion des Kindes keine entsprechende Reaktion erfolgt. Ein Beispiel einer »reibungslos verlaufenden Interaktion geben« Apell und David (1961), die die Kommunikation zwischen einem kleinen Kind und der betreuenden Schwester protokollierten »Die Schwester schaut nach dem Kind, weil es einen Laut abgibt – das Baby lächelt, die Schwester lächelt, nickt und spricht zu ihm« In diesem einfachen Beispiel sind die Aktion des Kindes, die »Einstimmung« der Schwester und die Re-Aktion des Kindes enthalten. Störungen der Empathie der frühen Pflegeperson – aus welchen Gründen auch immer – stören dieses Zusammenspiel, der Affekt des Kindes wird nicht aufgenommen und entsprechend zurückgespielt, damit entsteht auch kein dem Kind langsam vertraut werdendes Muster, das die Interaktion mit dem Betreuer überschaubar macht und ihn zum libidinös besetzten Objekt werden läßt. Störungen, die aus aktuellen äußeren Einflüssen oder (häufiger) aus ungelösten Problemen der Beziehungsperson stammen und die Empathie stören, können im Sinne einer »unzureichenden« oder »ungeeigneten« Zuwendung (Spitz) wirksam werden, also im Sinne einer fehlenden oder »unpassenden« Zuwendung (auf evtl. vom Kind ausgehende Störfaktoren kann in diesem Rahmen nicht eingegangen werden).

Die Auswirkung einer mangelnden Einfühlung, die sich in »falschen«, übermäßig zahlreichen oder *überstarken* Reizen ausdrückt, die auf das Kind einwirken, wird u. E. durch ein wiederum von Spitz (1976) erwähntes Experiment gut demonstriert. In einer seiner letzten Veröffentlichungen erwähnte Spitz die Untersuchung von Calhoun (1962) mit einer stark vergrößerten Bevölkerungsdichte bei Ratten. Diese übermäßige Bevölkerungsdichte bewirkte bei den Versuchstieren ein stark vom normalen Verhalten abweichendes pathologisches Verhaltensmuster, u. a. »fieberhafte Aktivität« oder »pathologischen Rückzug«, bei den Weibchen Störungen der Trächtigkeit. Spitz erklärt dieses veränderte Verhalten damit, daß die Versuchstiere daran gehindert wurden, die von ihrer Umgebung extensiv provozierten Reaktionen zu Ende zu führen. Jede angefangene Aktion eines Versuchstieres wurde im Rahmen dieser übermäßigen Bevölkerungsdichte sofort durch neue Reize unterbrochen, die festgelegten Phasen eines »Aktionszyklus« konnten nicht ungestört ablaufen.

Eine derartige weitgehende Festlegung auf bestimmte Abläufe ist bei Menschen nicht gegeben. Doch zeigt sich auch bei ihnen die Tendenz, eine »unerledigte Handlung« zu Ende zu führen (vgl. Zeigarnik 1927), die Tendenz der Bearbeitung von unerledigten Tagesresten im Traum (S. Freud 1900) und der pathogenen Wirkung der Verarbeitung bei Traumentzug (Fischer & Dement 1962). Es besteht also der Drang oder sogar Zwang, Handlungen abzuschließen. Als Folge unerledigter Handlungen bzw. Aktionszyklen bliebe ein »sich anhäufender Rückstand in der Psyche«, der pathogen wirkt (Spitz 1976).

Die Annahme eines psychophysiologischen Spannungszustandes, der beim Kleinkind aufgrund ständig unterbrochener Kommunikationsvorgänge, »Aktionszyklen« (Spitz 1976) oder »Sequenzen« (Müller-Braunschweig 1975) entstehen kann, liegt nahe. Diese Wirkung könnten auch unruhige Mütter haben, die aufgrund der eigenen Problematik das Kind ständig mit einem Übermaß von Reizen überschütten, in uneinfühlbarer Art begonnene Sequenzen abbrechen oder überfürsorglich das Kind »ersticken«.

Scherer (1970) beschreibt einen Versuch von Haggard und Isaacs 1966, in den Filmaufnahmen psychiatrischer Patienten während eines klinischen Interviews in verschiedenen Geschwindigkeiten ausgewertet wurden. Es konnten bei verlangsamter Darbietung Mikroverhaltensweisen der Mimik beobachtet werden, die sonst verloren gehen. So wurden innerhalb 1/8 Sekunde Veränderungen von einem Lächeln zu einer Grimasse und zurück zu einem Lächeln beobachtet. Diese raschen Veränderungen traten besonders in Konfliktsituationen auf.

Auch mit weniger gestörten Erwachsenen und Kleinkindern wurden bei Film-aufnahmen diese raschen, mimischen Wechsel beobachtet. Auch von diesen Versuchen her ist also anzunehmen, daß Kleinkinder in bestimmten Situationen mit einem »Trommelfeuer« von Reizen überschüttet werden, die sie – bei der oben beschriebenen engen Verbindung zur Mutter – zu einer raschen und notwendigerweise frustranten Reaktion zwingen. Auch unvermittelte Kontakt-abbrüche können in dieser Weise wirken. Man könnte dann von jeweils begrenzten traumatischen Einwirkungen sprechen, die an das »kumulative Trauma« M.R. Khan's erinnert (Khan 1964). Zu denken ist auch an eine Dispo-sition zur späteren Schwächung der Immunreaktion.

Einen empirischen Hinweis pathogener, psychischer Wirkungen bei eher *unzureichender* Zuwendung ergibt eine Untersuchung von Ainsworth und Bell (1972):

Die Autorinnen untersuchten, ob die Häufigkeit und Promptheit, mit der Mütter auf das Schreien ihrer Säuglinge reagieren, einen Einfluß auf deren Entwicklung hat. Kinder, die in den ersten Monaten viel Kontakt und Fürsor-ge erhielten, waren mit überraschend wenig physischem Kontakt am Ende des ersten Lebensjahres zufrieden. Diese Kinder waren offensichtlich befriedigt, wenn sie auf dem Arm gehalten wurden, sie zeigten sich aber auch relativ zufrie-den, wenn sie heruntergesetzt wurden und die Möglichkeit zur eigenen Fort-bewegung hatten. Die Kinder, die wenig Zuwendung erhalten hatten, waren ambivalenter. Sie reagierten weder eindeutig positiv, wenn sie auf dem Arm waren, noch dann, wenn sie heruntergesetzt wurden. Im letzteren Fall prote-stierten sie und entwickelten keine eindeutige Freude an der Möglichkeit der motorischen Erprobung ihrer Fähigkeiten (Laufen, Exploration der Umgebung usw.). Schließlich hatten die Säuglinge, die am Ende des 1. Lebensjahres häufi-ger schrien, auch weniger Möglichkeiten der differenzierten Kommunikation (Mimik, Gestik. Lautgebung usw.).

Deutlicher wird im Verhalten der Säuglinge eine gewisse Spannung und »Rastlosigkeit«, die u. a. (neben den wahrscheinlich parallel ablaufenden und auf Dauer gesehen, pathogenen physiologischen Prozessen) eine Erschwerung bei der Aufgabe darstellen, die undifferenzierten Kommunikationsweisen der frühs-ten Kindheit zu überwinden und Möglichkeiten symbolischer Kommunika-tion auszubauen, ein Faktor, der die somatische Abfuhr oder Darstellung psychischer Spannung begünstigen könnte.

Einen weiteren empirischen Hinweis auf »Grundbedürfnisse« des Säuglings, die in einer bestimmten Interaktion mit der Pflegeperson jeweils befriedigt oder nicht befriedigt werden, gab eine eigene Filmuntersuchung, die im Gießener Psychosomatischen Zentrum durchgeführt wurde. Sie wurde an anderer Stelle detailliert dargestellt (Müller-Braunschweig 1975), Wir filmten einen 3–5 Monate alten Säugling, etwa über einen Zeitraum von drei Monaten, in bestimmten Situationen. Für die folgenden Überlegungen wichtig erscheinen nun »Grunddimensionen« des kindlichen Verhaltens, wie sie sich aus detaillierter Verhaltensbeobachtung und einer qualitativen wie quantitativen Auswertung ergaben. Die nach einer Faktorenanalyse gewonnenen drei Faktoren wiesen auf die folgenden Dimensionen hin:

Faktor I

1. Ein Zustand der *Entspannung* mit Lächeln und relativ geringer körperlicher Bewegtheit (Sicherheit und Wohlbehagen nach Sandler), der vor allem dann auftrat, wenn die Mutter am Bett des Säuglings saß und freundlich mit ihm sprach (der ebenfalls elementar wichtige Hautkontakt konnte in dieser Untersuchung nicht besonders berücksichtigt werden).
2. Ein im Sozialbezug auftretender Spannungszustand mit Neigung zu *distanzierter Beobachtung« oder Verkrampfung,* der sich sehr deutlich in Mimik und Körperhaltung des Säuglings zeigte. In diesen Fällen hatte die Mutter u. a. einen fremdartigen Gegenstand in der Hand, der sofort die o. g. Entspannung störte.

Faktor II

Nach einem relativ abrupten Weggehen der Mutter schaute der Säugling häufig aktiv und offenbar suchend umher und zeigte damit eine relativ gezielte Reaktion nach dem Verschwinden des Objektes. Im Gegensatz dazu stand aber (2.) eine Art *»früher Regression«,* die darin bestand, daß der Säugling ziellose, dranghaft wirkende seitliche Kopfbewegungen durchführte, die wir als blinde Abfuhr von Erregung in einem plötzlich auftretenden Spannungszustand (nach plötzlichem Weggehen der Mutter) interpretierten.

Faktor III

Schließlich zeigte der Säugling in der o. e. vertrauten Situation (Mutter am Bett oder nach Auftauchen der Mutter), auch eine ausgesprochene *aktive* Zuwendung (Ausbreiten der Arme, Heben des Kopfes, Lächeln usw.). Demgegenüber stand die entgegengesetzte Situation der Abwendung und Abkehr, in einer relativ unnatürlichen und »gezwungenen« Situation mit der Mutter. (Sie hatte den Säugling in der Experimentalsituation auf den Arm zu nehmen und zu bewegen. Diese Versuchsanordnung paßte offensichtlich häufig nicht in die Gestimmtheit von Mutter und Säugling und führte zu einer Abwendung des Säuglings. Es wurde keinerlei Kontakt aufgenommen.

Der unter 1 genannte Zustand der *Entspannung* und die relativ *undifferenzierte, dranghafte Abfuhr* (»frühe Regression«), schließlich die zuletzt genannte *Abkehr,* erscheinen für die folgenden Gedankengänge besonders wichtig.

Wir sehen, daß Entspannung bei einer ungestörten Kommunikation möglich ist, daß das plötzliche und überraschende Verlassen des Kindes oder auch das »unechte Verhalten«, das auf die jeweilige Gestimmtheit des Säuglings keine Rücksicht nimmt, zu relativ undifferenzierteren Reaktionen führt oder auch Abwendung und Abschließung auslöst. Selbstverständlich kommen Frustrationen in jeder Erziehung vor, sind für die Entwicklung sogar notwendig. Entscheidend ist aber jeweils der Grad der Frustration, die Frage, ob sie sich zu fortgesetzten traumatischen Abläufen steigert.

Über kurzfristige Folgen eines experimentell durchgeführten Kontaktabbruchs berichtet auch Papousek (1975). Dieser, in letzter Zeit von einem kognitiven Ansatz ausgehende Autor, untersuchte zunächst, wie sich die Kinder verhalten, wenn ihre Mütter sie vorübergehend kurz verlassen, allerdings in einer Art, wie sie es auch zu Hause tun, d. h. in Form einer »abgestuften« Trennung mit Blickkontakt usw. Bei einer anderen Gruppe sollten die Mütter die Säuglinge aber bei ausgeschaltetem Licht verlassen, ohne diese darauf vorzubereiten. Bei dieser zuletzt genannten Gruppe lehnten die Säuglinge nach Rückkehr der Mütter den Kontakt mehr und mehr mit ihr ab. »Alles Bemühen der Mütter, den Kontakt zu erneuern, intensivierte nur die Ablehnung der Säuglinge«. Der Autor stellt fest, »daß die heftige Ablehnung, sowohl die Mütter als auch die Beobachter überraschte, und man mit Erleichterung feststellte, daß sich die Beziehung der Kinder zu ihren Müttern nach Beendigung der Untersuchung schnell wieder erholte«.

Das sind Hinweise auf frühe Reaktionen des Kindes, die experimentell gewonnen wurden. Es liegt nahe, sich als Gedankenexperiment die Wirkung vorzustellen, die eine Fortführung des zuletzt genannten Versuches hervorrufen würde. Es ist ein »Experiment«, das bei mangelnder Empathie der Pflegeperson in der Wirklichkeit leider nicht allzu selten ist. Eine schwere Störung der Mutter-Kind-Beziehung wird die Folge sein. Derartige Versuche können aus ethischen Gründen nicht planmäßig durchgeführt werden, und auch aus diesem Grunde fehlen wohl bis heute Messungen der begleitenden physiologischen Prozesse.

Die eben angeführten Beispiele lassen offen, ob eine Fortführung der beschriebenen negativen Einflüsse zu einer vorwiegend psychisch oder psychosomatisch auftretenden Krankheit führen würde. Es stellt sich deshalb die Frage, ob es mütterliche Verhaltensweisen gibt, die die »Weichenstellung« in Richtung der späteren psychosomatischen Störung begünstigen (vgl. auch Cremerius 1977).

2. Frühe Interaktion und die Frage der Spezifität

Eine Untersuchung von Coolidge gibt hier wichtige Hinweise. So untersuchte Coolidge 1956 drei Fälle, in denen jeweils Mutter und Kind asthmatisch erkrankt waren. Diese Mütter reagierten in auffälliger Weise auf jede Störung der kindlichen Atmung. »Das (Kind) nimmt schnell wahr, daß Störungen seiner Atmung das Zentrum der mütterlichen Ängste und Belohnungen sind.«

Hier erfolgte also eine »selektive Konditionierung«. Nach Lacey et al. (1953) reagieren die meisten Individuen bei Belastung mit einem mehr oder weniger stabilen, erworbenen individuumsspezifischen Erregungsmuster. Steingrüber (1974) bringt dieses Phänomen in Zusammenhang mit der Symptomwahl bei psychosomatischen Erkrankungen. Auch die Untersuchung von Coolidge gibt uns einen Hinweis auf das Entstehen von »mehr oder weniger stabilen« Erregungsmustern durch die frühe Mutter-Kind-Beziehung. Die besondere Aufmerksamkeit der Mutter bei jeder Abweichung im Bereich der Atmung beim Kind muß als »Verstärkung« wirksam werden. Psychodynamisch ist die Feststellung von Coolidge wichtig, daß sich keine der drei Mütter in ihrer Vergangenheit jemals als »ganze Persönlichkeit« fühlte. Diese Mütter brauchten das Kind als Vervollständigung ihres Selbstgefühls, also zum Ausfüllen einer narzißtischen Lücke. Hatte das Kind Asthma (wie sie selbst), waren sie »mit ihm eins«, so wie vor der Geburt. Auch das Kind lernte, daß intensive Zuwendung von der Mutter über die Atmungsfunktion hergestellt werden kann. Die gegenseitige Fokussierung auf die Atmung war der Weg, auf dem Mutter und Kind zu einem libidinösen Austausch gelangten.

In einer Diskussionsbemerkung zu den Ausführungen von Coolidge, sprach Melitta Sperling (1956) von einer »psychosomatischen Beziehung«. Sperling betonte, daß diese Mutterliebe und Fürsorge nur dem »kranken« Kind gilt, weil der Krankheitszustand des Kindes es der Mutter erlaubt, eigene prägenitale Wünsche auszuleben. Die Mütter könnten keine offenen, auf ein Objekt bezogene, erotische oder aggressive Impulse dulden. Sie könnten sie nur im psychosomatischen Symptom gratifizieren. Sperling beobachtete diese Art der Beziehung (gewöhnlich zu *einem* Kind in der Geschwisterreihe) besonders bei Hauterkrankungen. Dabei werden von der Autorin hereditäre Faktoren nicht ausgeschlossen, die gerade bei dem häufigen Auftreten von psychosomatischen Erkrankungen in einer Familie anzunehmen sind, sie weist aber gleichzeitig mit Nachdruck auf die beschriebene besondere Beziehung zwischen Mutter und Kind hin.[2]

Wenn von »selektiver Konditionierung vegetativer Funktionen« gesprochen wurde, die durch eine besondere Beziehung zwischen Mutter und Kind entstehen kann, so ist in diesem Zusammenhang auch die Biofeedback-Forschung zu erwähnen. Aus Tierversuchen wissen wir, daß Veränderungen der Herzfrequenz oder der Darmkontraktion, durch operantes Konditionieren gelernt werden können. Mit der Methode des Biofeedback lernten auch menschliche Versuchspersonen den Herzschlag (Shearn 1961), den Blutdruck (Schwartz 1972) oder auch das Muster von EEG-Ableitungen zu beeinflussen. So wurde den VPN gesagt, sie sollten versuchen, den Herzschlag zu verlangsamen, der Erfolg wurde jeweils durch ein akustisches Signal angezeigt, nach einiger Zeit erreichten die VPN eine gewisse Kontrolle über die vegetativen Vorgänge. Bei Versuchen des operanten Konditionierens im Bereich der Willkürmotorik waren Versuche mit Säuglingen ab dem 3. Lebenstag erfolgreich (Papousec 1967). Es wurde aber auch von Krachkovskaja (1967) bei acht Tage alten Kindern eine physiologische Konditionierung beobachtet. Ein Anstieg der Leukozyten, der im allgemeinen nach der Fütterung der Kinder erfolgte, war auch dann zu beobachten, wenn diese Fütterung ausgesetzt wurde.

---

2 Auf der Arbeitstagung »Analytische Familientherapie und Gesellschaft« Juni 1976 in Gießen äußerte E. Sperling, daß die späteren psychosomatisch erkrankten Patienten, in der Kindheit wiederholt in hoffnungslose affektive Situationen kommen. Gleichzeitig befindet sich in dieser Familie aber häufig eine Person, die die Kinder bei Erkrankungen sorgfältig pflegt. Diese Pflege stellt dann sozusagen eine Insel in einem sonst schwer gestörten Interaktionsfeld dar (Diskussionsbemerkung).

In diesem Alter können noch keine verbalen Instruktionen gegeben werden. Angermeier und Peters (1973) weisen nun in ihrem Bericht über die Arbeiten von Schwartz (1972), Engel und Chism (1977) und Engel und Hansen (1966) darauf hin, daß die VPN

>nicht über die genaue Natur der zu verändernden vegetativen Reaktion aufgeklärt wurden. Den VPN wurde lediglich mitgeteilt, daß das Erscheinen eines bestimmten Signals, die Veränderung einer vegetativen Reaktion in einer bestimmten Richtung anzeige. Beim Lernen am Erfolg vegetativer Reaktionen genügt der Hinweis, daß >irgend etwas< richtig gemacht wurde, um auf das >irgend etwas< verstärkend zu wirken. Die spezifische Natur des >irgend etwas< dringt dabei nicht in das Bewußtsein.« (Angermeier & Peters 1973)

Diese Art der *relativ unpräzisen Verstärkung* nähert sich den o. b. averbalen Verstärkungen, die von der Mutter in Form besonderer Zuwendung bei der »psychosomatischen« Beziehung gegeben wurde.

Einen weiteren Hinweis auf eine spezifische Pflegehaltung bei den Müttern später psychosomatisch erkrankter Kinder geben Wenar, Handlon & Garner (1962). Nach Ansicht der Autoren wird durch fehlerhafte Pflege der Mütter, sowohl physiologisch wie psychologisch, ein bestimmtes Reaktionsmuster etabliert. Bei späterem Streß besteht die Tendenz, mit heftiger physiologischer Aktivität zu antworten. Diese Muster bilden sich nach Ansicht der Verfasser wahrscheinlich sehr früh, noch vor Bildung von Objektrepräsentanzen.

Die Verfasser beobachteten die Mutter-Kind-Interaktionen bei »schwer gestörten Kindern« (vgl. die zu Beginn erwähnte Ich-Störung), bei psychosomatischen und bei neurotischen Kindern.

Nach den Ergebnissen ihrer Untersuchung lehnen die Mütter der psychosomatisch erkrankten Kinder ihre Kinder nicht ab, sondern nur bestimmte Felder der Körperpflege. Sie konzentrieren den Ausdruck negativer Gefühle auf große Gebiete der physiologischen Fürsorge. Sie haben wenig Vergnügen an der unmittelbaren Versorgung des Kindes bzw. weniger Vergnügen als andere Mütter an den spezifischen Aufgaben der Kinderpflege. Sie zeigen jedoch nicht so viele Zeichen einer negativen Haltung zum Kind, wie sie bei den Müttern der schwer gestörten Kinder zu beobachten ist.

Hier könnte auch eine Erklärung für die Tatsache liegen, daß bei den psychosomatischen Patienten – im Unterschied zu den Borderline oder Psychosefällen – bestimmte Ich-Funktionen (u. a. die Realitätsprüfung) weniger stark beeinträchtigt sind. Auch G. Engel ist der Meinung, daß der psychosomatisch (an Colitis Ulcerosa) erkrankte Patient, in der Kindheit eher die Möglichkeit hatte, eine Symbiose mit der Mutter herzustellen als das spätere psychotische Kind.

Es wäre auch in Betracht zu ziehen, ob nicht eine spezifische Art der Mutter, mit dem Atemrhythmus auf eigene Probleme oder bestimmte Außenreize zu reagieren, vom Kinde früh gespürt und z. T. imitativ übernommen wird. In ähnlicher Weise müssen sich Schwierigkeiten der Mutter, die bestimmte Organbereiche betreffen, auf den Umgang mit dem Kinde auswirken. Das würde die Art des Stillens oder des Fütterns bei mütterlichen Problemen im Bereich der Oralität betreffen, das Anfassen bei Problemen mit Nähe und Distanz, die Reinigungsprozeduren bei Problemen der Mutter im analen und genitalen Bereich. Statt Zuwendung und gelöster Umgang oder dem oft zitierten »Glanz im Auge der Mutter« (Kohut 1973), erlebt der Säugling in diesen Fällen wahrscheinlich eher Hast, betonte Gleichgültigkeit oder übertriebene Sorgfalt als Reaktionsbildung. Das sind Umgangsweisen, die den o. e. Zustand des Wohlbehagens nicht herstellen und den Dialog stören (vgl. auch Dührssen 1976).

Ziehen wir aus den angeführten Untersuchungen einige vorläufige Schlußfolgerungen, so kann festgestellt werden, daß unvollständige Aktionszyklen von seiten der frühen Pflegeperson wahrscheinlich eine Art von Dauerspannung hervorrufen, die schädliche psychische und auch schädliche physiologische Folgen hat. Abgebrochene Aktionszyklen, zu denen auch die massive Einwirkung äußerer ungeeigneter Reize gehören, könnten eine Tendenz zur Abschließung des Kindes gegenüber der Außenwelt auslösen. Sie fördern wahrscheinlich auch die Arretierung oder die Regression auf ein jeweils undifferenzierteres Organisationsniveau. Auf die sichtbaren Folgen von plötzlichen Beziehungsabbrüchen wurde bereits hingewiesen. (Engel et al. (1956) beobachteten bei einem kleinen Kind mit einer gastrischen Fistel eine grundlegende Veränderung der Reaktion auf Histamine während eines Objektverlustes.)

Psychoanalytisch gesehen haben derartige negative Einflüsse auch sekundären Narzißmus, d. h. die Abwendung von äußeren Liebesobjekten und die Hinwendung zur eigenen Person, einschließlich einer erhöhten Besetzung des eigenen Körpers zur Folge. Die Tendenz zur körperlichen Reaktion wird weiterhin durch die o. e. »psychosomatische Beziehung« verstärkt, die u. a. eine »selektive Konditionierung« bewirken kann. Körperliche Reaktionen werden dann in vielen Fällen häufiger auftreten als differenziertere symbolische Ausdrucksformen. Es entwickelt sich also eine Tendenz zur Verstärkung relativ undifferenzierter psychophysiologischer Reaktionssysteme.

Bisher war wenig von der bei Menschen gegenüber dem Tier ausgeprägten Fähigkeit zur Symbolisierung (Knapp 1975) die Rede. Die Bildung von Objekt- und Selbstrepräsentanzen beginnt in der hier besprochenen Zeit. Die Bildung der Objektrepräsentanzen mit jeweils »bösen« oder »guten« Anteilen, ihr gegenseitiges Verhältnis und schließlich ihre Integration, sind entscheidend für die weitere Entwicklung. Durch frühe negative Erlebnisse der geschilderten Art können u. a. die Frühform der Selbst- und Objektrepräsentanzen mit aggressiven Energien besetzt werden und u. a. die Tendenz zur Abschließung und Ausstoßung fördern. Sie fördern offenbar gleichzeitig die Tendenz des Kindes, an einem sehr frühen, weniger belastenden Zustand der Verschmelzung mit der Mutter festzuhalten, oder bei Belastungen zu dieser Frühform zurückzukehren (vgl. die im Faktor II festgestellte »blinde« Abfuhr von Erregung).

Bei einer problematischen Entwicklung der Beziehungsmodi im Bereich der oralen und analen Phase kann das Gefühl des »Verkettetseins« mit einer übermächtigen Mutterfigur, bei der gleichzeitigen Tendenz zu Abstand und Distanz, zu einer mit psychologischen Mitteln nicht mehr lösbaren Spannung führen. Der Rückgriff auf Partialfunktionen der Atemfunktion mit dem Ziel der Abwehr von »Fremdstoffen« bzw. psychisch als »schlecht« erlebter Einflüsse, kann dann z. B. zum Asthma führen. Das Ausstoßen des Atems kann im Sinne S. Freuds (1900) auch als eine magische Prozedur des Ausstoßens des bösen introjizierten Objektes angesehen werden. Dies Objekt muß aber gleichzeitig, wegen der lebenswichtigen symbiotischen Verbindung, festgehalten werden. Zur früh erlebten diffusen Spannung und zur libidinösen Besetzung der Atemfunktion im Sinne M. Sperlings kommen in diesen Fällen starke aggressive Impulse der genannten Entwicklungsstufen, die erst die ausgesprochen destruktive Qualität schwerer asthmatischer Erkrankungen verständlicher machen. Die erwähnte »Dauerspannung« könnte auch hier eine frühe Vorform dieser Zustände darstellen. So weist de Boor (1965) auf atomphysiologische Untersuchungen von Hildebrandt (1972) hin, der feststellte, daß seine Versuchspersonen in der »Inspirationsstellung des Thorax über eine erheblich kürzere Reaktionszeit verfügten als nach erfolgter Exspiration«. De Boor weist in diesem Zusammenhang auf die ständig *gespannte* Haltung von Asthmatikern hin (nach Aussagen eines Patienten ein »geistiger Sprung auf Marsch-Marsch-Stellung«), deren extreme Inspirationsstellung des Brustkorbes, wie das angemessene körperliche Korrelat wirke: »in dauernder Anspannung sind sie seelisch-körperlich auf rasches Reagieren gegenüber der (phantasierten) Gefahr vorbereitet.«

Ein Vorläufer dieser Haltung könnte auch eine ständig wiederholte Reaktion gespannter Distanz sein, wie sie sich beispielsweise in der »distanzierten Haltung« des Faktors 1 bei dem von uns untersuchten Säugling fand. Das »Anhalten des Atems« in Situationen, in denen Fremdes, Überraschendes oder Erschreckendes auftaucht, ist ja auch eine bekannte Ausdrucksgebärde.

Der begleitende psychische Konflikt wird in diesen Fällen im allgemeinen nicht mehr erlebt. Über den Charakter der frühen Phantasien, die zur Atmung, zur Nahrungsaufnahme und zu den Hauterlebnissen gehören, sagt de Boor (1965):

> »In diesen Phantasien (...) fehlt die mitteilbare Vorstellungsrepräsentanz völlig, es gibt keine Strukturierung im Sinne realisierbarer Vorstellungsinhalte. Allein der Affektbetrag, die energetische Besetzung, findet einen körperlichen Ausdruck; die Reaktionen können zu diesem frühen Zeitpunkt der kindlichen Entwicklung gar nicht anders als ›vegetativ‹ sein« – und, ein Zitat von Mitscherlich anschließend: »Das Kind antwortet (...) leibhaftig vom ersten Augenblick seines Daseins an – längst bevor es sich seiner Not bewußt wird« (Mitscherlich 1950)

P. B. Schneider betont: »(...) daß sich die Matrix der psychosomatischen Beschwerden in den ersten Lebensmonaten bildet, genau in der Periode der fehlenden oder ungenügenden Differenzierung zwischen dem Biologischen und dem Psychologischen.«

3. Das »psychosomatische Subsystem«

Wir haben diese Annahmen und ihre Auswirkungen für die spätere Entwicklung diskutiert. Wesentlich erscheint an dieser Stelle die »sprachlose Form« der frühesten Reaktionen. Der psychosomatisch Erkrankte leidet unter einem ihm fremd erscheinenden Geschehen, zu dem er in den meisten Fällen keinen erlebnishaften Zugang hat. Schneider beklagt in diesem Zusammenhang, daß auch die Psychoanalyse nicht wisse, was der Sprung vom Psychologischen zum Physiologischen eigentlich bedeutet. Er zitiert Marcel Proust:

> »In der Krankheit wird uns deutlich, daß wir nicht allein leben, sondern angekettet an ein Wesen, das einer anderen Herrschaft unterliegt, von dem Abgründe uns trennen, das uns nicht kennt und dem es unmöglich ist, uns zu verstehen: unser Körper. Irgendein Räuber, den wir auf unserem Weg treffen, können wir, wenn schon nicht für unser Unglück, so doch vielleicht für sein persönliches Interesse, empfänglich machen. Aber unser Körper

um Mitleid bitten, das hieße, vor einem Tintenfisch schwatzen, für den unsere Worte nicht mehr Bedeutung haben als das Geräusch des Wassers ...«

Marcel Proust hat als Asthmatiker sicher seinen Körper immer wieder als fremde und feindliche Macht erlebt. Der Psychoanalytiker wird allerdings die Wahl des Symbols »Tintenfisch«, mit seiner verschlingenden Qualität, nicht für zufällig halten. Eine diffus erlebte böse Mutterrepräsentanz scheint hier beschrieben. Auch die von Proust beklagte Vergeblichkeit, eine *Verständigung* mit seinem Körper zu erreichen, kann mit der schwierigen Beziehung, zu der mit dem Kind eng verbundenen Mutter zu tun haben, die später verinnerlicht wurde. Es ist darüber hinaus aber auch das Gefühl der Fremdheit und Hilflosigkeit anders organisierter psychophysiologischer Funktionskreise gegenüber angesprochen (vgl. Wesiak 1977), die in einer Belastungssituation stimuliert werden.

Diese Stimulation wurde auch bei einer Patientin beobachtet, die in der Kindheit und Jugend sehr schwere Traumatisierungen erlebt hatte. Sie litt u. a. an plötzlichen Blutdruckerhöhungen, die bereits wegen des Verdachtes auf ein Phäochromozytom zu einem operativen Eingriff geführt hatten, der keinen organischen Befund ergab. Auch in der Behandlung traten diese Blutdruckerhöhungen zunächst krisenhaft auf. Später gingen sie zurück, statt dessen zeigten sich in den Stunden Stuporzustände, einige Male auch ein plötzlicher Umschlag des gesamten Persönlichkeitsbildes. Die Patientin wurde in den zuletzt genannten Situationen extrem aggressiv, bis zu tätlichen Angriffen gegen den Therapeuten, mit dem Wunsch, ihn zu töten.

Sie hatte unter einer extrem pathologischen Mutter gelitten, die es bei Kriegsende fertig brachte, einen Teil der Familie zum gemeinsamen Suizid zu überreden. Die Patientin schloß sich im letzten Moment davon aus, erlebte aber den Suizid von Mutter und Bruder mit. Blutdruckerhöhungen und psychische Veränderungen traten offensichtlich in der Behandlung dann auf, wenn ein primitives psychophysiologisches System stimuliert wurde, das auch eng mit der introjizierten »tötenden« Mutter zusammenhing (Müller-Braunschweig 1970).

Cobliner (1965) spricht von einem Zustand zeitweiliger Desorganisation des Säuglings beim Verschwinden des libidinösen Objektes. Auf die in unserem Versuch auftretende vorübergehende Regression, nach dem Verschwinden der Mutter, wurde bereits hingewiesen. Sie entspricht offenbar einer ungesteuerten, auch ziellosen und relativ unintegrierten Erregungsabfuhr, die auch bei Reizüberflutung auftreten kann. Wir können annehmen, daß in den Fällen, in denen sich in der frühen Entwicklungszeit derartige belastende Situationen wiederholen, die desorganisierenden Charakter haben (Objektverlust, Reizüberflutung usw.), eine enge Verbindung zwischen traumatischem Außenreiz und sehr starker psychophysiologischer Reaktion hergestellt wird. Noch vor der Bildung eines kohärenten Ich würde eine Sensibilisierung gegenüber bestimmten Situationen (z. B. Objektverlust) geschaffen, auf die mit überwältigenden, überschießenden Maßnahmen geantwortet wird (vgl. die zitierte Stelle von Wenar, Handlon & Garner). Mit einer derartigen frühen Kopplung, die zunächst noch nicht mit klaren Selbst- und Objektrepräsentanzen verbunden sein kann, würde damit ein Ichsektor, ein »psychosomatisches Subsystem« geschaffen, in dem eine Frustrationssituation eng mit psychophysiologischen Abläufen verbunden ist. Diese Konstellation wird in den meisten Fällen (da das Kind gewöhnlich von der gleichen Erziehungsperson weiter betreut wird bzw. in der gleichen Umwelt bleibt) fortlaufend verstärkt werden und sich in der Folgezeit auch mit bestimmten Vorstellungsrepräsentanzen verbinden. In einer späteren Situation mit Wiederholungscharakter kann dieser Ichsektor stimuliert werden und dann eine entsprechend starke, aber dem Individuum selbst nicht zugängliche und nicht einfühlbare psychosomatische Reaktion hervorrufen. (Vgl. den »psychosomatischen Sektor, den Stephanos (1975) erwähnt oder die »psychosomatische Fixierungsstelle« bei Fain 1971)

Es kann in diesem Zusammenhang noch einmal darauf hingewiesen werden, daß die Tendenz zur Regression im Sinne unseres »Modellversuchs« bei *den* Kindern erhöht sein könnte, die »gelernt« haben, daß der Rückgang auf ein undifferenzierteres Niveau Erleichterung bringt.

Derartige Abwehrformen, mit denen Homöostase angestrebt wird, wandeln aber auch zunächst partiell das früher passiv Erlebte in eine aktive (wenn auch nicht bewußte) Handlung um. Diese Wendung des passiv Erlebten in ein aktives Abwehrverhalten – in vielen Lebensbereichen wichtig dürfte auch im Bereich der psychosomatischen Krankheit eine Rolle spielen. Die Tendenz dazu tritt schon in sehr früher Kindheit auf. Dazu nochmals ein Beispiel aus Lernversuchen an Säuglingen.

Der schon erwähnte Autor Papousec bot Säuglingen eine Lichtstimulation durch farbige Lampen. Diese aufleuchtenden Lampen riefen zwar Interesse und entsprechende Kopfbewegungen hervor. Dies Interesse ließ jedoch nach einigen Wiederholungen nach. Sobald jedoch die Säuglinge gelernt hatten, daß die Lichtstimulation durch eigene Kopfbewegungen eingeschaltet werden konnte, änderte sich ihr Verhalten nach Aussage des Autors »ganz dramatisch«. Die Reaktionen intensivierten sich, die Säuglinge wiederholten den Versuch immer wieder mit offensichtlicher Freude (Papousec 1975).

54

Die Tatsache, daß auch bei den Biofeedback-Versuchen keine eindeutige verbale Instruktion notwendig war, läßt es möglich erscheinen, daß Kinder in der von M. Sperling erwähnten »psychosomatischen Beziehung« eine entsprechende Änderung ihrer vegetativen Reaktionen (sozusagen dem Wunsch der Mutter folgend) vornehmen können. Überwiegt nun in einer derartigen frühen Beziehung die destruktive Tendenz, überwiegen die Erlebnisse von Angst und Spannung, dann wird auch die weitere Entwicklung eher im Sinne der rigiden Bildung von abgekapselten »psychophysiologischen Subsystemen« verlaufen, die auch eine Tendenz zur Chronifizierung des psychosomatischen Geschehens (Mitscherlich 1961/62) fördern.

Ist die frühe Einwirkung dagegen (etwa im Sinne der Untersuchung Wenar, Handlon & Garner) durch Spielräume gekennzeichnet, die dem Kinde trotz einer partiell belastenden Beziehung bleiben, so können die Formen psychosomatischer Spannungsabfuhr eher passager als eine vorübergehende, entlastende Aktivität eingesetzt werden. Diese Annahme würde auch der von Bräutigam (1954/55) erwähnten »Haltung« entsprechen, auf die bereits hingewiesen wurde. Menninger (1960) hat auf den Einsatz jeweils stärkerer psychischer Mechanismen (von der Neurose bis zur Psychose) gegen wachsenden Druck auf das Ich hingewiesen. Im Bereich der psychosomatischen Erkrankungen könnte eine ähnliche Tendenz dazu führen, durch *psychophysiologische* Abfuhr, zwecks Herstellung der Homöostase, ernstere Folgen zu vermeiden, die etwa durch den Abbruch des Kontaktes zur Außenwelt und die Schädigung der Realitätsprüfung gekennzeichnet wären (vgl. auch Overbeck 1977).

Derartige produktive (wenn auch »unteroptimale«) Lösungen, werden dann möglich sein, wenn ein Einsatz verschiedenartiger Mittel im Dienste des Gesamtorganismus, d. h. integriert, möglich ist. Eine Voraussetzung dazu wäre eine zumindest partiell gelungene frühe Mutter-Kind-Beziehung.

Die verschiedenartigen, therapeutischen Angebote an stationäre psychosomatische Patienten umfassen sowohl verbale als auch averbale Methoden. Gerade das Angebot auch averbaler Gestaltungsmöglichkeiten zeigt die Tendenz, dem Patienten den »Anschluß« an sprachlose Stufen der Entwicklung zu erleichtern. Auf diesen Themenkreis soll in einer späteren Arbeit näher eingegangen werden

Literatur

Angermeier, W.F. & Peters, M. (1973): Bedingte Reaktionen. Berlin-Heidelberg-New York (Springer).

Apell, G. & David, M.: A Study of Nursing Care and Nurse Infant Interactions. In: Foss, B.M. (Hg.) (1961): Determinants of Infant Behavior. New York (Wiley).

Balint, M. (1970): Therapeutische Aspekte der Regression. Die Theorie der Grundstörung. Stuttgart (Klett).

Bell, S.M. & Ainsworth, M.D.S.: Infant Crying and Maternal Responsiveness. In: Rebelsky, F. & Dormann, L. (Hg.) (1972): Child Development and Beliavior. New York (A. Knopf).

Biermann, G.: Die Psychotherapie des kindlichen Asthma bronchiale. In: Biermann, G. (Hg.) (1976): Handb. d. Kinderpsychotherapie. München-Basel (Reinhard).

Bräutigam, W (1954/55): Über die psychosomatische Spezität des Asthma bronchiale. Psyche 8, S. 482–523.

Bräutigam, W. & Christian, P. (1975): Psychosomatische Medizin. 2. Auflage. Stuttgart (Thieme).

Calhoun, J.B. (1962): Population Density and Social Pathology. In: Sci. American, S. 206.

Cobliner, H.G.: Die Genfer Schule der genetischen Psychologie und Psychoanalyse. Parallelen und Gegensätze. In: Spitz, R.A. (1965): Vom Säugling zum Kleinkind. Stuttgart (Klett).

Coolidge, J C. (1956): Asthma in Mother and Child as a Special Type of Intercommunication. In: Am. J.Orthopsychiat. 26, S. 165–176.

Cremerius, J. (1977): Kritik des Konzepts der »psychosomatischen Struktur«. In: Psyche 31, S. 293–317.

de Boor, C. (1965): Zur Psychosomatik der Allergie, insbesondere des Asthma bronchiale. Bern-Stuttgart (Huber/Klett).

Dührssen, A.: Die Bedeutung der frühen Kindheit für spätere Krankheitsentwicklung. In: Jores, A. (Hg.) (1976): Praktische Psychosomatik. Bern (Huber).

Engel, G. (1955): Untersuchungen über psychische Prozesse bei Patienten mit Colitis ulcerosa. In: Brede, K. (Hg.) (1974): Einführung i. d. psychosomatische Medizin. (Fischer-Athenäum).

Engel, B.T. & Hansen, S.P. (1966): Operant Conditioning of Heart Rate Slowing. In: Psychophysiol. 3, S. 176–187.

Engel, B.T. & Chism, R.A. (1967): Operant Conditioning of Cardiac Function: A Status Report. In: Psychophysiol. 3, S. 418–426.

Fain, M. (1966): Régression et Psychosomatique. In: Rev. france Psychoanal. 30, S. 451–456.

Fenichel, 0. (1967): Hysterien und Zwangsneurosen. Darmstadt (Wiss. Buchgesellschaft).

Fisher, C. & Dement, W. (1962): Manipulation Expérimental du Cycle Rêve-Sommeil par Rapport aux Etats Psychopathologiques. In: Rev. méd. Psychosomatique 4.

Freud, S. (1900): Die Traumdeutung. GW, Bd. II/III.

Freud, S. (1918): Aus der Geschichte einer infantilen Neurose. GW, Bd. XII.

Hildebrandt, G. & Engel, P. (1972): Über den Einfluß des Atemrhythmus auf die Reaktionszeit. Proceedings of the Intern. Union of Physiological Sciences, Bd. 11, XII. Int. Kongreß, Leiden, Abstract 1107.

Kernberg, O. (1978): Borderline-Störungen und pathologischer Narzißmus. Frankfurt/M. (Suhrkamp).

Khan, M.R. (1964): Ego Distortion, Cumulative Trauma, and the Role of the Reconstruction in the Analytic Situation. In: Int. J. Psychoanaly. 45, S. 272–279.

Knapp, P.H.: Current Theoretical Concepts in Psychophysiological Medicine. In: Freedman, A.M., Kaplan, H.I. & Sadock, B.J. (Hg.) (1975): Comprehensive Textbook of Psychiatry. Baltimore (Williams and Wilkins).

Kohut, H. (1973): Narzißmus. Eine Theorie der psychoanalytischen Behandlung narzißtischer Persönlichkeitsstörungen. Frankfurt/M. (Suhrkamp).

Lacey, J.I., Bateman, D.E. & Lehn, R. van (1953): Autonomic response specifity. In: Psychosom. Med., S. 15 8–21.

Loch, W. (1972): Studien zur Dyngmik, Genese und Therapie der frühen Objektbeziehungen. In: Zur Theorie, Technik und Therapie der Psychoanalyse; Conditio humana. Frankfurt/M. (Fischer).

Mahler, M. (1972): Symbiose und Individuation. Bd. 1. Stuttgart (Klett).

Menninger, K. (1954) 1960: Ichveränderungen unter schwerem Druck. In: Jahrbuch der Psychologie, Bd. 1.

Mitscherlich, A.: Psychosomatische Aspekte der Allergie. In: Intern. Arch. Allergy, Suppl. Vil. 1 (1950) 79.

Mitscherlich, A. (1961/62): Anmerkungen über die Chronifizierung psychosomatischen Geschehens. In: Psyche 15, S. 1–25.

Müller-Braunschweig, H. (1970): Zur Genese der Ichstörungen. In: Psyche 24, S. 657– 677.

Müller-Braunschweig, H. (1975): Die Wirkung der frühen Erfahrung. Das 1. Lebensjahr und seine Bedeutung für die psychische Entwicklung. Konzepte der Humanwissenschaften. Stuttgart (Klett).

Mushatt, C. (1954): Psychological Aspects of Non-Specific Ulcerative Colitis. In: Wittkower, E.D. & Cleghorn, R.A. (Hg.): Recent Developments in Psychosomatic Medicine. Philadelphia.

Overbeck, G. & Biebl, W. (1975): Zur Pathogenese der Ulcuskrankheit. In: Psyche 29, S. 542–567.

Overbeck, G. (1977): Das psychosomatische Symptom. Psychische Defizienzerscheinung oder generative Ichleistung? In: Psyche 31, S. 333–354.

Papousec, H.: Experimental Studies of Appetitional Behavior in Human Newborns and Infants. In: Stevenson, H.W., Hess, E. & Rheingold, H.L. (Hg.) (1967): Early Behavior Comparative and Development Approaches. New York (Wiley).

Papousec, H. (1975): Soziale Interaktion als Grundlage der kognitiven Frühentwicklung. In: Fortschritte der Sozialpädiatrie 2. Kindliche Sozialisation und Sozialentwicklung. München (Urban & Schwarzenberg).

Richter, H.E. & Beckmann, D. (1973): Herzneurose. Stuttgart (Thieme).

Schneider, P.B. (1973): Zum Verhältnis von Psychoanalyse und psychosomatischer Medizin. In: Psyche 27, S. 21–49.

Scherer, K.R. (1972): Non-verbale Kommunikation. Hamburg (H. Buske Verlag).

Schur, M.: Zur Metapsychologie der Somatisierung. In: Brede, K. (Hg.) (1974): Einführung in die Psychosomatische Medizin. (Fischer-Athenäum).

Schwartz, G.F. (1972): Voluntary Control of Human Cardiovascular Integration and Differentiation through Feedback and Reward. In: Science 175, S. 90–93.

Shearn, X.D. (1961) : Does the Heart Learn? In: Psychol. Bull. 58, S. 452–458.

Sperling, M. (1956): Diskussionsbemerkung auf dem Annual Meeting der American Orthopsychiatric Association. In: Americ. J. Orthopsychiat. 26, S. 176–178.

Spitz, R.A. (1960): Die Entstehung der ersten Objektbeziehungen. Stuttgart (Klett).

Spitz, R.A. (1965): Vom Säugling zum Kleinkind. Stuttgart (Klett).

Spitz, R.A. (1976): Vom Dialog. Stuttgart (Klett).

Steingrüber, H.J.: Die Grundlagen psychischer Störungen. In: Kerkjarko, M. v. (Hg.) (1974): Med. Psychologie. Berlin (Springer).

Stephanos, S. (1973): Analytisch-psychosornatische Therapie. Jb. Psychoanal. Beiheft 1. Bern (Huber).

Wenar, Ch., Handlon, M.W. & Garner, A. M. (1962): Origins of Psychosomatic and Emotional Disturbances. A Study of Mother-Child Relationsships. New York (P.A. Hoeber).

Wesiak, W.: Einführung in die psychosomatische Medizin. In: Loch, W. (Hg.) (1977): Die Krankheitslehre der Psychoanalyse. 2. Auflage. Stuttgart (S. Hirzel).

Winnicott, W.D. (1960/61): Primäre Mütterlichkeit. In: Psyche 14, S. 25–38.

Zeigarnik, B. (1927): Über das Behalten von erledigten und unerledigten Handlungen.

Zepf, S. (1976): Die Sozialisation des psychosomatisch Kranken. Frankfurt/M. (Campus).

Überlegungen zur Entstehung »präsymbolischer« psychosomatischer Störungen

Wolfgang Milch

In der Psychosomatischen Medizin werden Krankheiten als Störungen des bio-psycho-sozialen Zusammenhangs verstanden, die mit dem Modell der systemischen Wechselwirkungen erfasst werden, in dem der Organismus über soziale, psychische, physiologische und anorganische Vorgänge im Austausch mit der Umwelt steht. Die Disposition zu psychosomatischen Krankheiten kann in der frühen Kindheit erworben werden, wie Ergebnisse der modernen Kleinkindforschung immer wahrscheinlicher machen (Milch 2000). Müller-Braunschweig weist schon 1970 auf die frühe averbale Regulation in der Beziehung des Kindes mit seiner primären Bezugsperson hin. Für ihn ist die grundsätzliche Frage, »ob es mütterliche Verhaltensweisen gibt, die die ›Weichenstellung‹ in Richtung der späteren psychosomatischen Störung begünstigen« (Müller-Braunschweig 1980, S. 53). Lernprozesse beeinflussen die integrativen Funktionen des Ich (Selbst), die über die Introjektbildung als Niederschlag früher Beziehungserfahrungen zur Selbstregulation körperlicher Prozesse beitragen:

> »Frühkindliche pathogene Interaktionen mit den Eltern führen häufig zur Internalisierung spannungsvoller Introjekte, die die Integrations- und Kontrollfunktionen des Ichs permanent überfordern ... (und) ... identifiziert sich beispielsweise ein Kind mit zerstrittenen Eltern, so kann sich die in der Außenwelt erlebte Spannung zwischen den Partnern im Selbst des Kindes fortsetzen« (Müller-Braunschweig 1970, S. 657/658)

Eine depressive oder narzisstisch mit sich befasste Mutter kann nicht in einen spielerischen affektiven Austausch mit ihrem Kinde treten, ist zu einer Beziehungsregulation nur unzureichend in der Lage, so dass ihr Kind lediglich begrenzt mit ihr die Fähigkeit erwerben kann, Affekte zu erleben und sinnvoll in die soziale Kommunikation einzubauen.

Die Blindheit gegenüber der affektiven inneren Welt, die auch als »Alexithymie« bezeichnet wird, gilt als eine wesentliche Ursache für die Anfälligkeit für psychosomatische Krankheiten im späteren Leben (Sifneos et al. 1977). Nach Taylor (Taylor et al. 1997) entsteht die Alexithymie durch unzureichende affektive Austauschprozesse in der frühen Kindheit und führt zu einer Störung der affektiven und körperlichen Selbstregulation. Danach entstehen psychosomatische Störungen auf dem Hintergrund einer Disposition aufgrund von Fehlentwicklungen in den ersten beiden Lebensjahren, besonders dem Erwerb der Grundregulation. Es handelt sich um die Zeit vor dem Spracherwerb, so dass Erinnerungsspuren nicht sprachlich sondern körperlich oder im Sinne einer (nichtsymbolischen) Zeichen-Signalkommunikation erhalten bleiben (»averbaler Dialog«, Müller-Braunschweig 1980). Mit sprachlichen Mitteln sind solche Störungen im späteren Leben nicht oder nur schwer zu erreichen und verlangen in der Behandlung eine besondere Technik (Milch 1998, 2000). Ein solches Vorgehen entfernt sich allerdings von dem ursprünglich für Neurosen entwickelten therapeutischen Vorgehen mittels deutender Beeinflussung »partieller Ich-Regressionen im Bereich des Denkens und anderer mit Steuerung und Triebaufschub befasster Funktionen« (Müller-Braunschweig 1970, S. 661). Nonverbale, vorbewusste Interaktionsprozesse, prozeduraler Abläufe, die zur körperlichen und psychischen Selbstregulation beitragen, und die sich im Gelingen oder Misslingen der interaktiven regulatorischen Prozesse in der Behandlung niederschlagen, werden zunehmend fokussiert. Da der Beziehungsregulation in den affektiven Austauschprozessen für die »präverbalen« Störungen zunehmend Bedeutung beigemessen wird, hat sich der Behandlungsfokus vom Konflikt und der Ich-Schwäche hin zu szenisch ausgestalteten verbalen und nonverbalen Interaktionen verschoben.

Psychobiologische Regulationen und Affekte

Die Affekte wirken von Geburt an als primäre Motivatoren, die Gefahren signalisieren, über den Stand der jeweiligen Interaktion informieren, zu spielerischer Interaktion anregen oder neugierig auf die Entdeckung der Umgebung machen. Affekte und ihr körperlicher Ausdruck müssen in einem Kommunikationsprozess durch den anderen gespiegelt und validiert werden, um die Sprache der Affekte subjektiv nutzen zu können. Von Psychosomatikern (z. B. Taylor et al. 1997) wird angenommen, dass Menschen, die für ihre Gefühle »blind« sind, unter psychischen Belastungen zu Somatisierungen neigen.

Ein individuelles Profil des Affektausdrucks lässt sich für jeden Menschen und durch alle Erlebnisbereiche und Ausdrucksformen hindurch als Charakteristikum ausmachen. Die beobachtbaren Affekte gehen mit mimischen Muskelbewegungen und Reaktionsmustern des autonomen Nervensystems einher. Dabei wird der Körper zum wichtigsten Übermittler von Affekten (Jacobs 1973). Säuglinge sind bereits kurz nach der Geburt in der Lage, die Mimik der Erwachsenen zu imitieren. Dabei wird propriozeptiv das innerlich wahrgenommen, was das Kind auch sieht (Dornes 1997). Dieses Erspüren des inneren Zustandes des anderen via Mimik gilt nicht nur für das Kind, sondern auch für die Mutter[1], so dass dieser Mechanismus als eine Grundlage der Empathie angesehen werden kann. Auch Erwachsene nehmen auf diese Weise »automatisch« die Gestimmtheit eines Gegenübers wahr und können diese Wahrnehmungen bei entsprechender Offenheit nutzen (Milch 1997).

Unabdingbare Voraussetzung für die Strukturierung eines Selbstzustandes ist für das Selbst der Erwerb einer festen Vorstellung von der Verlässlichkeit eigener subjektiver Erfahrungen (Stolorow et al. 1987/1996). Die frühen Vorläufer für dieses Vertrauen werden durch die verlässliche Einstimmung der betreuenden Umgebung auf die Wahrnehmungen des Kindes und seiner Gefühlsreaktionen gefestigt. Wenn früh eine verlässliche Antwort (validating responsiveness) fehlte oder grob unzuverlässig war, bleibt das Vertrauen des Kindes in seine eigene subjektive Realität unvollkommen und von Auflösung bedroht, eine spezielle strukturelle Schwäche, die regelmäßig als Prädisposition für psychotische Zustände und schwere psychosomatische Krankheiten zu finden ist. Mit der Erfahrung des Affect-Attunements der Mutter ist für das Kind auch die Gewissheit verbunden, dass es innerlich nicht allein ist, sondern sich in Gemeinschaft mit einem anderen Menschen befindet (Köhler 1998).

Um mehr über die besondere Wirkweise des Spiegelns von Affekten für die kindliche Entwicklung zu erfahren, stellt sich die Frage, wie Kinder lernen, den eigenen Gefühlen eine Validität zu verleihen und ihnen vertrauen zu können. Wie können Kinder lernen, zwischen eigenen affektiven Zuständen und denen der Bezugsperson zu unterscheiden. Es ist eine schwierige Aufgabe, da Kinder nicht nur internale von externalen Stimuli differenzieren müssen, sondern sie müssen auch die authentischen Gefühle ihres Gegenübers von der Spiegelung der eigenen affektiven Zustände unterscheiden. Ein Ziel ist, verlässliche Repräsentanzen der Objekt- und Selbstimagines auszubilden, um eigene und fremde

---

1 Es wird immer von «Mutter» gesprochen, wenn die primäre Bezugsperson gemeint ist.

affektive Zustände in der Interaktion auseinander zu halten. Für diese wichtige Funktion, das Eigene im Fremden wiederzuerkennen, d. h. den Glanz im Auge der Mutter auf das eigene Tun beziehen zu können und nicht auf deren Stolz, scheinen mir zwei aus der Kleinkindforschung bekannte Kommunikationsabläufe von Bedeutung: Die transmodale affektive Kommunikation und die herausgehobene Betonung der gespiegelten Affekt-Signale der Bezugsperson.

Babys und Kleinkinder suchen in ihren Wahrnehmungen von Anfang an Kontingenzen, d. h. zusammenhängende Erfahrungen, aus denen sie Sicherheit schöpfen können und die ihnen ermöglichen, die Flut von Informationen zu reduzieren, so dass sie nur auf die für sie relevanten Bezug nehmen. Kinder scheinen »vorverdrahtet« zu sein, die wahrgenommenen Kontingenzen zunehmend zu maximieren. Wenn eine bereits gefundene, erwartete Kontingenz nicht eintritt, reagieren sie irritiert oder gestresst, z. B. wenn das von der Mutter über Monitor gezeigte Gesicht mit deren Sprache zeitverschoben dargestellt wird.

Schon Säuglinge können die Aktivitätskontur einer Sinneswahrnehmung unabhängig von der jeweiligen Wahrnehmungsmodalität wiedererkennen. Die Gestalt eines bestimmten Ablaufs wird invariant wahrgenommen, sei sie nun visuell, auditiv, sensuell oder propriozeptiv. Mit der transmodalen Wahrnehmung erfasst das Kind die zeitlichen Muster im Modus der Bewegung, der Mimik und der Sprache, so dass die unterschiedlichen Wahrnehmungsmodi koordiniert werden. Durch die Antwort der Mutter im anderen Modus kommt das zum Ausdruck, was hinter dem Verhalten steht, der Gefühlszustand, der geteilt wird. Aus dem Unterschied zwischen den eigenen Äußerungen und der Spiegelung des Gegenübers im anderen Wahrnehmungsmodus entsteht eine Spannung, die eine starke entwicklungsfördernde Potenz enthält und dazu verhilft, dass die Spannungen im Psychischen gehalten werden können und nicht somatisiert werden müssen. Erlebnisse und Gefühlszustände werden zu gemeinsamen Erfahrungen, die als generalisierte Repräsentanzen von Interaktionen das Kind im späteren Leben begleiten und die Basis für die spätere Kommunikation bilden.

Die Resonanz und das emotionale Echo anderer Menschen können nicht nur unser Wohlbefinden steigern – und das zeitlebens – sondern es ist ein essentiell menschlicher Zugang zur eigenen Selbsterkenntnis, denn häufig erhalten wir erst ein Gefühl für uns selbst und unserem inneren Zustand durch die Reaktion unseres Gegenübers. Der Spiegel des anderen, so wie er diesem ins Gesicht geschrieben steht oder wir ihm seinen Worten entnehmen, zeigt uns etwas über unser Innerstes. Philosophen ist das lange bekannt (siehe Fonagy et al. 2000). Auch eine Reihe psychoanalytischer Autoren befassten sich mit spiegelnden mütterlichen Funktionen, u. a. Balint, Winnicott, Kohut und Bion. Diese Ansätze stimmen m. E. darin überein, dass die frühe Beziehungsregulation die damit verbundenen affektiven Austauschprozesse ermöglicht, so dass später der Erwachsene Affekte verlässlich erleben und sinnvoll in der sozialen Kommunikation nutzen kann. Nach Meltzoff und Gopnik (1993) ist die Fähigkeit zum Nachahmen bestimmter Gesichtsausdrücke des Erwachsenen durch das Kind (wie Zunge herausstrecken und Mund öffnen) eine »vorverdrahtete« Fähigkeit, die eine bidirektionale Verbindung zwischen dem Emotionsausdruck im Gesicht und dem dazugehörigen unterschiedlichen physiologischen Emotionszustand ermöglicht. Der Gesichtsausdruck des Anderen bildet sich dann in der eigenen Mimik ab und stößt an entsprechendes eigenes Gefühl an. Alexithyme Patienten sind nach meiner eigenen klinischen Erfahrung nicht generell unfähig, über Gefühle zu verfügen, in ihrem häufig als maschinenhaft beschriebenen Umgang mit sich selbst fehlen ihnen aber die nötigen inneren Spielräume, um ihre Gefühle zuzulassen und für sich zu nutzen. Gefühlszustände führen deshalb schnell zu körperlichen Reaktionen als Zeichen der somatischen Erregung. Sie können nicht zwischen eigenen und »fremden« Gefühlen unterscheiden, die aus einer »Gefühlsansteckung« resultieren können und in längeren Therapien wird deutlich, dass sie sich die Gefühle von wichtigen Bezugspersonen zu eigen machen und verfügbare Selbstobjekte nicht nutzen können, um über deren Spiegelfunktion mehr über den eigenen Selbstzustand zu erfahren.

Von Geburt an entwickelt sich die Mutualität als affektive Abstimmung (affect attunement, Stern 1985/1992) zwischen Mutter und Kind. Die Mutter kann das, was das Kind für sie ausdrückt, in einem anderen Modus wiederaufnehmen. Als Beispiel kann sie den Rhythmus der Bewegungen des Kindes mit darauf abgestimmter rhythmischer Lautmalerei begleiten. Da die Antwort nicht im gleichen, sondern in einem anderen Modus erfolgt (cross modal), dabei etwas Gleiches ausgedrückt wird, also die Gefühlsqualität unabhängig von dem Kommunikationsmuster gleich bleibt, spricht Stern (1985/1992) von einer von dem jeweiligen Kommunikationsmodus unabhängigen Einstimmung auf den affektiven Zustand. Handelt es sich um eine Affektabstimmung in transmodaler Weise, d. h. kommuniziert der Eine auf einem bestimmten »Kanal« und erhält die Antwort in einem anderen, so ist für beide an diesem Prozess Beteiligten klar, dass der Affektzustand geteilt wurde. Steht aber nur ein Modus der Kommunikation zur Verfügung, stellt sich die Frage, wie das Kind zwischen dem eigenen, von der Bezugsperson gespiegelten und dem authentischen

Ausdruck eines eigenen Affekts der Bezugsperson unterscheiden lernt. Besonders wenn es sich um eine Mischung von beidem handelt, wie kann das Kind dann seine Wahrnehmung verbessern, um den gespiegelten Anteil immer klarer wahrzunehmen als einer wiederkehrenden, kontingenten Erfahrung über eigene Affektzustände. Gergely und Watson (1996) lösen diese Frage mit der Beobachtung, dass es eine perzeptuelle Eigenart in den Darstellungen des Affektausdrucks bei den Eltern gibt, die sie als eine »Betonung« (markedness) bezeichnen. Damit die Möglichkeit einer falschen Zuschreibung der Herkunft einer Emotion vermindert wird, werden Mütter instinktiv dazu motiviert, ihre Äußerung der Affektspiegelung so zu markieren, dass diese von ihrem eigenen, authentischen Emotionsausdruck vom Kind unterschieden werden kann. Diese Markierung wird üblicherweise dadurch erreicht, dass in einer überbetonten Weise gesprochen wird, häufig mit hoher Stimme, so dass das Kind diese »Baby-Sprache« erkennen kann mit ihren phonologischen und syntaktischen Veränderungen. Später findet sich eine ähnlich »markierte« Ausdrucksweise, wenn die Kinder im vorgestellten Spiel (pretend play) in einer »als-ob-Form« Emotionen darstellen. Die Unterscheidungsfähigkeit des Kindes zwischen gespiegelten Affekt und dem selbstempfunden Affekt des Erwachsenen nennen Gergely und Watson (1996) das »referentielle Entkoppeln« (referential decoupling), wobei sie sich auf Alan Leslie (1987, 1994) beziehen, der damit die referentiellen Eigenarten des Kommunikationsausdrucks im vorgestellten Spiel bezeichnete: die wahrgenommene Emotion wird dabei von seinen Referenten »abgekoppelt«. Da das Kind einen referentiellen Standpunkt benötigt, um eine Emotion auch einer Person zuzuordnen, schlägt der Autor vor, diesen Prozess als »referentielle Verankerung« zu bezeichnen, der durch das hohe Maß an kontingenter Beziehung zwischen der Affektäußerung der Eltern und dem Affektausdruck im Verhalten des Kindes determiniert wird. Die dem Kind angeborene Fähigkeit, Kontingenzen wahrzunehmen, befähigt es, zeitliche Zusammenhänge und cross-modale Gleichheit, sowie Ähnlichkeiten in den Mustern des Ausdrucks der Eltern und dem eigenen affektiv gefärbten Verhalten herauszufinden. Die Wahrnehmung dieser kontingenten Beziehungen legt die Grundlage für die referentielle Interpretation der affektiven Botschaften und die Entkoppelung des Affektausdrucks, so dass das Kind in seiner Bezogenheit über eine referentielle Verankerung verfügt, den markierten Spiegel-Stimulus als Ausdruck seines eigenen Selbstzustandes zu nutzen. Gergely und Watson (1996) vermuten, dass das Kind das »realistische« Affektverhalten der Bezugsperson und die markierten affektspiegelnden Äußerungen in unterschiedlichen strukturellen Repräsentanzen speichert. Wenn ein emotionaler Selbstzustand aufkommt, wird auf assoziative Weise eine »proto-symbolische«, sekundäre Emotionsrepräsentation aktiviert, die es dem Kind erlaubt, den geäußerten Emotionen einen Selbstzustand zuzuschreiben. Die spiegelnde Funktion der Bezugsperson unterstützt

- die unmittelbare homöostatische Regulation der dynamischen Affektzustandsveränderungen und
- ermöglicht Lernerfahrungen, die die Internalisierung der mütterlichen affektregulierenden Funktionen durch die Etablierung eines sekundären Repräsentantensystems der primären Emotionszustände des Kindes erlaubt.

Durch das Aufspüren von Zusammenhängen während der adaptiven Spiegelinteraktion erlebt das Kind ein Gefühl von starker kausaler Effikanz, das als infantile Omnipotenz interpretiert werden kann. Abweichende Stile der Affekt-Spiegelung können allerdings zu erheblichen Problemen bei der Affektverarbeitung führen. Die Funktion der »Markierung« des Affektausdrucks der Mutter kann unzureichend sein oder wird von dem Kind nicht wahrgenommen. Dann bekommen alle Affekte eine realistische Färbung, der gespiegelte Affekt kann von der Bezugsperson nicht entkoppelt werden und wird dieser immer zugeschrieben oder dient nicht als Verankerung der emotionalen Welt des Kindes, das daher auch kein sekundäres Repräsentantensystem aufbauen kann. Das Kind bekommt deshalb Mängel in der Selbstwahrnehmung und der eigenen Kontrolle von Affekten. Eigene negative Affekte, die es gespiegelt bekommt, werden aus Abwehrgründen dann der Außenwelt zugeschrieben und nicht sich selbst. Die Wahrnehmung einer entsprechenden »realistischen« negativen Emotion bei der Bezugsperson wird den negativen Zustand des Kindes noch steigern und nicht zur Beruhigung und »containment« führen. Eltern solcher Kinder sind häufig unsicher-ambivalent gebunden und sind unfähig, innere Zustände zu halten und fühlen sich von den negativen Gefühlen ihrer Kinder überschwemmt (siehe unten). Wenn die Affektspiegelung der Eltern zwar eine »Markierung« enthält, aber inkongruent oder kategorial verdreht ist, so sind fehlerhafte Zuschreibungen des inneren Zustandes die Folge. Als Beispiel führen Gergely und Watson (1996) ein Kind an, dessen erotisch gefärbte Erregung über den physischen Kontakt mit der Mutter Angst und defensiven Ärger erzeugt aufgrund ihrer eigenen intrapsychischen Konflikte wegen ihrer körperlichen Zartheit. Bei dem Kind kann das zu einer Verwechslung von libidinöser Erregung mit Aggression führen, weil das sekundäre Repräsentantensystem als Ausdruck des primären Affektzustandes uneindeutig und gestört ist.

Psychobiologische Regulationen und Bindung

In Tiermodellen wurden psychobiologische Regulationen bereits ausführlich untersucht. Aus der Fülle von Studien möchte ich nur die Arbeiten von Hofer (1987) erwähnen, der die duale Regulierung zwischen Rattenmüttern und ihren Jungen erforschte. Er stellte fest, dass die Jungen bestimmte Regulationssysteme nur dann herausbilden, wenn die Mütter verfügbar sind. Zu diesen Regulationssystemen gehört die Thermoregulation, die Herzfrequenz, der Wachstumshormonspiegel und der Schlaf-Wach-Rhythmus. Ratten mit »frühem Mutterentzug« reagieren im späteren Leben auf Stress mit verstärkter Ausschüttung von Stresshormonen und auch körperlichen Ausfällen. Trennungsversuche bei Affen zeigten, dass die Affenjungen vermehrt Cortisol ausschütteten, wenn sie von ihrer Mutter isoliert wurden. Der Cortisolanstieg fiel weniger stark aus, wenn sie über eine Verhaltensstrategie verfügten, um die Nähe zur Mutter wieder herzustellen (Spangler und Grossmann 1993).

Auch bei menschlichen Babys hat die Qualität der Bindung als Ausdruck der Selbstobjektfunktion der Bezugspersonen Einfluss auf die Entstehung körperlicher Fehlregulationen. Ein anschauliches Beispiel aus der Zeit nach der Geburt gibt Sander (1976): Zur Adoption freigegebene Neugeborene wurden zunächst zehn Tage lang auf einer Station im üblichem Schichtdienst versorgt. Sie konnten in dieser Zeit keine Tag-Nacht-Differenzierung und keine stabilen Schlaf-Wach-Muster herausbilden. Erst nach Verlegung auf eine Station mit kontinuierlicher, persönlicher Beziehung zu einer Krankenschwester konnten die Babys diese innere Regulation in den nächsten zehn Tagen entwickeln.

Die Voraussetzungen für die affektive Abstimmung und Bindung werden in den ersten beiden Lebensmonaten durch die *Einstimmung der Grundregulation* geschaffen. In der gegenseitigen, mutuellen Regulation zwischen Kind und primärer Bezugsperson bilden sich zunehmend beim Kind Muster aus, die die physiologischen Bedürfnisse und Körperprozesse steuern (z. B. Hunger, Durst, Schlaf-Wachrhythmus, Temperatur, Blutzucker, Wachstumshormone). Im 3. bis 6. Lebensmonat folgt die *Einstimmung im Spiel von Angesicht zu Angesicht*. Es ist die Zeit der Lächelspiele, bei denen sich normalerweise die Augen der beiden in einem vom Kind bestimmten Rhythmus treffen (Köhler 1996). Der Gesichtsausdruck wird vom jeweiligen Interaktionspartner gespiegelt, die

Bewegungen sind aufeinander abgestimmt. Sprachliche Muster geben rhythmisch und nach Intensitätscharakteristika das Gemeinsame der Interaktion wieder. Die Körpermotorik von Kind und Bezugsperson stellt sich aufeinander ein, so dass von einem »gemeinsamen Tanz« gesprochen wird. Die Selbstregulation des Kindes und späteren Erwachsenen ist davon abhängig, wie gut Mutter und Kind hinsichtlich des interpersonalen »Timing«, d. h. der Abstimmung im Zeitablauf, so zueinander passen, dass die Entwicklung des Kindes gefördert wird (Beebe u. Lachmann 1988). Im späteren Leben bildet diese frühe Erfahrung die Voraussetzung für die Fähigkeit, einen stabilen inneren Zustand wiederherzustellen (»Selfrighting« Lichtenberg 1989), so dass der innere Zustand reguliert werden kann und nicht in Angstanfällen oder psychosomatischen Störungen wie hypertonen Blutdruckwerten, Asthmaanfällen, Verspannungs- und Schmerzzuständen etc. münden muss.

Die Voraussage der Interaktion ermöglicht die *Bindung* an die Bezugsperson. Ab dem 6. Lebensmonat besteht ein konstantes Bindungsmuster und für viele Menschen bleibt diese Qualität der Bindung bis ins Erwachsenenalter erhalten und fließt in die therapeutische Beziehung mit ein (Köhler 1996). Besonders Kinder, die in der »Fremde-Situation« mit zwölf Monaten ein desorganisiertes Verhalten bei unsicher vermeidendem oder unsicher ambivalentem Bindungsstil aufwiesen, haben eine Prädisposition für psychische oder psychosomatische Störungen im späteren Leben (Ainsworth et al. 1978). Unsichervermeidende Kinder wirken zwar nach außen hin beherrscht und angepasst, innerlich stehen sie aber unter hohem Stress, wie aus dem Profil der Stresshormone abgelesen werden kann (Spangler u. Grossmann 1993).

Das Bindungsverhalten hat einen Einfluss auf verschiedene physiologische Parameter wie kardiovaskuläre, immunologische und endokrine Reaktionen (Schore 1994, Taylor et al. 1997). Physiologisch messbare Veränderungen nach Trennungen sind für Bindungsforscher besonders interessant. Eine sichere Bindung kann Kinder vor zu hohen Cortisolspiegeln schützen, und zwar besonders ängstlich-gehemmte Kinder (Strauß u. Schmidt 1997). Die als unsicher klassifizierten Kinder sind später anfälliger für phobische Störungen. Durch das Fehlen verlässlicher Selbstobjekte kann bei ihnen eine Dissoziation zwischen den physiologischen Begleiterscheinungen von Angst und deren psychischen Bedeutungsstrukturen angenommen werden, weil ihnen Repräsentanzen von Erfahrungen mit eben diesen Selbstobjekten fehlen (Liotti 1995). Danach verfügen unsicher gebundene Kinder nur über unzuverlässige und kraftraubende mentale Schemata, um bestimmte furchterregende Ereignisse zu meistern. Nach

Schore (1994) kann das Ausmaß bis zu dem die Mutter das Kind stimuliert oder ihre Fähigkeit, Zustände affektiver Erregung beim Kind zu modulieren, das fließende Gleichgewicht neuronaler Erregung zwischen sympathischen und parasympathischen Komponenten des autonomen Nervensystems beeinflussen. Während sicher gebundene Kinder vor extremer Über- oder Untererregung geschützt sind und eine gute Balance zwischen beiden autonomen Systemen erreichen, bekommen die unsicher-vermeidend gebundenen Kinder einen ständigen Überhang parasympathischer Erregung und die unsicher-ambivalent gebundenen Kinder einen solchen des sympathischen Systems.

Bindungsforscher, Emotionsforscher und Kognitionspsychologen unternehmen in den letzten Jahren große Anstrengungen, um integrierte Modelle zu entwickeln (Taylor et al. 1997). Zum Beispiel bezieht Crittenden (1994) eine geglückte Entwicklung der Affekte und deren Regulation auf die Erfahrung einer sicheren Bindungsbeziehung; diese ermöglicht es, eine positive Entwicklung affektiver Kommunikation vorauszusagen und erleichtert eine hinreichende Integration affektiver und kognitiver Informationen. Das Kind wird in die Lage versetzt, Kognitionen zu benutzen, um Affekte zu modulieren (ein Ansatz, den die Verhaltensmedizin verfolgt). Aber auch Affekte können ihrerseits dazu benutzt werden, um die Kognition zu verbessern (wie in der analytisch orientierten Psychotherapie). Crittenden stellte bei unsicher gebundenen Kindern eine Unfähigkeit unterschiedlichen Ausmaßes fest, Kognitionen und Affekte zu integrieren: unsicher-vermeidend gebundene Kinder misstrauen affektbestimmter Information und lernen, sich auf ihre Kognitionen zu verlassen, um das eigene Verhalten zu organisieren und die Affekte zu kontrollieren. Unsicher-ambivalent gebundene Kinder sind ebenfalls nicht in der Lage, sich auf ihr Gefühl zu verlassen, um die möglichen Folgen affektiver Kommunikation vorherzusagen. Bei ihnen entsteht darüber hinaus ein Misstrauen gegenüber kognitiv generierten Informationen, so dass ihr Verhalten auf unregulierten Affekten basiert. Obwohl die Kindheitserfahrungen sich durch die Sozialisierung im Laufe der Kindheit und der Adoleszenz verändern, hat die Qualität, in der Affekte, Kognitionen und Bindungserfahrungen in den ersten, prägenden Jahren integriert und psychisch repräsentiert werden, einen entscheidenden Einfluss auf die Persönlichkeitsorganisation und ist ausschlaggebend für wesentliche individuelle Persönlichkeitsunterschiede wie z. B. die Neigung zur Somatisierung im Erwachsenenleben (Taylor et al. 1997).

Die Bindung (2. Motivationssystem nach Lichtenberg 1989) erscheint daher in der psychosomatischen Praxis als eine wichtige Determinante für die Fähig-

keit oder Unfähigkeit der Patienten, Selbstzustände, Affekte und auch Körperprozesse zu repräsentieren, zu regulieren und als Teil intersubjektiver Erfahrungen zu verstehen. Durch Repräsentanzen der Interaktionen und der Bindung
werden Affekte, die das Selbst zu überfluten drohen und dann zu körperlicher
Erregung und funktionellen Symptomen, also somatisiert werden, in eine duale
Regulation eingebunden und desomatisiert.

Mentalisation

Das Empfinden für das eigene Innere wird durch einen intersubjektiven Prozess
ermöglicht, indem das Kind allmählich beginnt zu begreifen, dass der oder die
andere auch ein »Inneres« hat, und dass die innere Verfassung des anderen im
Augenblick die gleiche ist wie die eigene. Es ist dabei auch ohne Worte möglich,
mitzuteilen, was im eigenen Inneren vor sich geht und was man vom Inneren
des anderen wahrnimmt; dabei wird das Erleben von Intersubjektivität möglich
(Stern 1985/1992). Dieser Prozess beginnt im 5. Lebensmonat und dauert bis ins
4. Lebensjahr hinein. Er befähigt das Kind, über ein Konzept vom abgegrenz-
ten Mentalen der Mitmenschen zu verfügen (a theory of seperate minds).

Diese Funktion geht auf Vorstellungen von Main und Bretherton zurück, die
im Bindungsverhalten die Aufmerksamkeit auf den intentionalen Standpunkt
lenkten.[2] Wenn ein Kind das abweisende Verhalten der Mutter auf ihre Trauer
über einen Verlust zurückführen kann, muss es sich angesichts dieses
Zusammenhanges nicht mehr grundlos hilflos fühlen und wird dadurch vor
Konfusion und einer negativen Selbstsicht geschützt. Diese Fähigkeit, das eigene Verhalten und das von anderen Menschen in Begriffen von psychischen
Zuständen zu verstehen, wurde von Fonagy und Target (1997) als Mentalisation
oder reflektive Funktion bezeichnet. In diesem Modell sind die Erwartungen
des Kindes ursprünglich noch nicht mental, sondern basieren auf zielgerichte-
ten, *teleologischen Verhaltensmodellen*, die eine Antizipation der Verhaltensweisen wichtiger Bezugspersonen erlauben. Das bedeutet, dass das Verhalten
der Bezugspersonen in diesem Frühstadium der Entwicklung mehr nach dem

---

2 Der intentionale Standpunkt wurde bereits von dem Philosophen Dennett (1987) beschrie-
ben, der damit die menschliche Fähigkeit bezeichnete, sich selbst oder andere Menschen in
Vorstellungen von mentalen Zuständen, Gedanken und Gefühlen, Überzeugungen und
Wünschen zu verstehen und sie antizipieren zu können.

sichtbaren Ergebnis und weniger nach psychischen Hintergründen wie Wünsche oder Vorstellungen vom Kind eingeschätzt wird. Das teleologische Verständnis des Kindes von Aktionen verändert sich während des zweiten und dritten Lebensjahres. Mit achtzehn Monaten lässt sich ein mentales Verständnis von Wünschen beobachten, das dem Kind ermöglicht, das Verhalten anderer Menschen als Ausdruck eines Wunsches zu verstehen, der sich von dem eigenen unterscheidet. Während des zweiten Jahres können Kinder schon über eigenes Begehren und dasjenige von anderen sprechen und im dritten Jahr über ihre Meinung austauschen. Ein wesentlicher Wendepunkt in der Entwicklung des intentionalen Standpunktes ist die Fähigkeit des ungefähr drei oder vier jährigen Kindes herauszufinden, dass ein bestimmtes Verhalten auf eine falsche Vorstellung zurückgehen kann. In diesem Alter scheinen Kinder nicht nur auf das Verhalten einer anderen Person zu reagieren, sondern auch auf die Vorstellungen, Gefühle, Einstellungen, Wünsche, Hoffnungen, Wissen, Intentionen und Pläne anderer Menschen. Dadurch, dass dem psychischen Zustand Eigenschaften zugeschrieben werden können, erhält das Kind eine zweifellos nützliche Strategie, um menschliches Verhalten mit Bedeutung zu belegen und vorherzusagen. Dahinter steht die Fähigkeit des Kindes, eigenem psychischen Erleben eine Bedeutung zu geben und zu beschreiben. Aber auch später entwickelt sich diese für alle Objektbeziehungen, insbesondere für Empathie und Introspektion, wesentliche menschliche Fähigkeit weiter. Mit einer besonderen Auswertungsmethode kann die *selbstreflektive Funktion* im Erwachsenenbindungsinterview (AAI) bestimmt werden.

Wenn Eltern nur unzureichende innere Repräsentanzen von Beziehungen besitzen, so ist auch ihre Kapazität begrenzt, den momentanen Zustand des Kindes in ihrem Inneren empathisch zu erspüren, zu halten (containment) und zu reflektieren. So kann sich z. B. eine Mutter vor eigenen Affektstürmen schützen, indem sie auf Affekte ihres Kindes aversiv reagiert. Der Mangel an Mentalisation führt dazu, dass Affekte innerlich nicht gehalten werden können und eine körperliche Abfuhr erfahren.

Misshandlung behindert die Kapazität des Kindes, eine selbstreflektive Funktion und ein stabiles Gefühl für das Selbst aufzubauen. Da psychische Zustände bei Misshandlung nur unzureichend wahrgenommen werden können, erhöht sich der Disstress, gleichzeitig wird das Bindungssystem aktiviert. Das Bedürfnis nach Nähe bleibt deswegen, trotz des Missbrauchs bestehen und verstärkt sich vielleicht noch. Auf der psychischen Ebene sich anderen nahe zu fühlen wird dagegen unerträglich, so dass Bedürfnisse nach Nähe nur noch auf einer körperlichen Ebene ausgedrückt werden können. Paradoxerweise wird das Kind dadurch noch mehr in die Arme des missbrauchenden Erwachsenen getrieben. Alexithyme Patienten sind in der Regel nicht in der Lage, eine Vorstellung vom eigenen Inneren oder von demjenigen anderer Menschen verlässlich zu entwickeln, so dass ihnen eine Intimität und innere Abstimmung mit sich selbst fehlt (Taylor et al. 1997). Ein anderes Schicksal erfahren Kinder, deren Mütter trotz schwerer Deprivationen in der Lebensgeschichte die Fähigkeit zur Mentalisation erwerben konnten (z. B. durch eine Therapie): Diese Mütter entwickeln später die Fähigkeit, den psychischen Zustand von sich und anderen zu spüren und zu reflektieren; sie haben dadurch eine signifikant höhere Chance, eine Bindung zu ihrem Kind aufzubauen, die als sicher eingeschätzt werden kann (Fonagy et al. 1991).

Literatur

Ainsworth M., Blehar, M.C., Waters, E. & Walls, S. (1978): Patterns of Attachment. Hillsdale NJ (Erlbaum Associates).

Beebe B. & Lachmann, F.M. (1988): The Contribution of Mother-Infant Mutual Influence to the Origins of Self- and Object Representations. In: Psychoanal Psychol 5, S. 305–337.

Crittenden, P.M. (1994): Peering into the Black Box: An Exploratory Treatise on the Development of Self in Young Children. In: Cicchetti, D. & Toth, S. (Hg.): Rochester Symposium on Developmental Psychopathology, Vol 5: Disorders and Dysfunction of the Self. New York (Rochester Univ. Press), S. 79–148.

Dornes, M. (1997): Die frühe Kindheit. Entwicklungspsychologie der ersten Lebensjahre. Frankfurt/M. (Fischer).

Fonagy, P. & Target, M. (1997): Attachment and Reflective Function: Their Role in Selforganization. Development and Psychopathology 9. S. 679–700.

Fonagy, P., Steele, H. & Steele, M. (1991): Maternal Representations of Attachment during Pregnancy predict the Organization of Infant-Mother Attachment at One Year of Age. Child Devel. 62, S. 891–905.

Fonagy, P., Target, M. & Gergely, G. (2000): Attachment and Borderline Personality Disorder. The Psychiatric Clinics of North America 23/1, S. 103–122.

Gergely, G. & Watson, G.S. (1996): The Social Biofeedback Theory of Parental Affect-Mirroring. In: Int Journ. Psycho-Anal. 77, S. 1181–1212.

Hofer, M.A. (1987): Early Social Relationships: A Psychobiologist's View. Child Devel. 58, S. 633–647.

Jacobs, T. (1973): Posture, Gesture and Movement in the Analyst: Cues to Interpretation and Countertransference. In: Journ. Amer. Psychoanal. Assn. 21, S. 77–92.

Köhler, L. (1996): Entstehung von Beziehungen: Bindungstheorie. In: Adler, R.H., et al. (Hg.): Psychosomatische Medizin. 5. Aufl. München (Urbahn & Schwarzenberg), S. 220–230.

Köhler, L. (1998): Das Selbst im Säuglings- und Kleinkindalter. In: Hartmann, H.P., Milch, W., Paal, P. & Kutter, P. (Hg.): Das Selbst im Lebenszyklus. Frankfurt/M. (Suhrkamp), S. 26–

48.
Leslie, A.M. (1987): Pretense and Representation: The Origins of Theory of Mind. In: Psychol. Rev. 94, S. 412–426.

Leslie, A.M. (1994): ToMM, ToBy, and Agency: Core Architecture and Domain Specificity. In: Mapping the Mind: Domain Specificity in Cognition and Culture. New York (Cambridge Univ. Press), S. 119–148.

Lichtenberg, J.D. (1989): Psychoanalysis and Motivation. Hillsdale NJ (Analytic Press).

Liotti, G. (1995): Disorganized/Disoriented Attachment in the Psychotherapy of the Dissociative Disorders. In: Goldberg, S., Muir, R. & Kerr, J. (Hg.): Attachment Theory. Social, Developmental and Clinical Perspectives. Hillsdale NJ (Analytic Press), S. 343–366.

Meltzoff, A.N & Gopnik, A. (1993: The Role of Imitation in Understanding Persons and Developing a Theory of Mind. In: Baron-Cohren, S. et al. (Hg.): Understanding Other Minds: Perspectives from Autism. Oxford (Oxford Univ. Press), S. 335–365.

Milch, W. (1997): Kleinkindforschung und Erwachsenenbehandlung. Zur Bedeutung der modernen Säuglingsforschung für die Praxis der psychoanalytischen Selbstpsychologie. In: Forum Psychoanal. 13, S. 139–153.

Milch, W. (1998): Psychotherapy in Severely Disturbed Psychosomatic Patients with Hypertension. In: Psychoanalytic Inquiry 18, S. 445–468.

Milch, W. (2000): Kleinkindforschung und psychosomatische Störungen. Psychotherapeut 45, S. 18–24.

Müller-Braunschweig, H. (1970): Zur Genese der Ich-Störungen. Psyche 24, S. 657–677.

Müller-Braunschweig, H. (1980): Gedanken zum Einfluß der frühen Mutter-Kind-Beziehung auf die Disposition zur psychosomatischen Erkrankung. In: Psychother Med. Psychol. 30/2, S. 48–59.

Sander, L.W. (1976): Issues in Early Mother-Infant Interaction. In: Rexford, E., Sander, L. & Shapiro, T. (Hg.): Infant Psychiatry.New Haven CT (Yale Univ. Press), S. 127–147.

Schore, A.N. (1994): Affect Regulation and the Origin of the Self. Hillsdale NJ (Lawrence Erlbaum).

Sifneos, P.E., Apfel-Saritz, P. & Frankel, F.H. (1977): The Phenomenon of »Alexithymia«. In: Psychotherapy and Psychosomatics 28, S. 47–57.

Spangler, G. & Grossmann, K.G. (1993): Biobehavioral Organization in Securely and Insecurely Attached Infants. Child Devel. 64, S. 1439–1450.

Stern, D.N. (1985): The Interpersonal World of the Infant. New York (Basic Books). Dt. (1992): Die Lebenserfahrung des Säuglings. Stuttgart (Klett-Cotta).

Stolorow, R.D., Brandchaft, B. & Atwood, G. (1987): Psychoanalytic Treatment: An Intersubjective Approach. Hillsdale NJ (Analytic Press). Dt. (1996): Psychoanalytische Behandlung. Frankfurt/M. (Fischer).

Strauß, B. & Schmidt, S. (1997): Die Bindungstheorie und ihre Relevanz für die Psychotherapie, Teil 2: Mögliche Implikationen der Bindungstheorie für die Psychotherapie und Psychosomatik. In: Psychotherapeut 42, S. 1–16.

Taylor, G.J., Bagby, R.M. & Parker, J.D.A. (1997): Disorders of Affectregulation. Alexithymia in Medical and Psychiatric Illness. New York (Cambridge Univ. Press).

Uexküll, Th. v. (1996): Psychosomatische Medizin. 5. Aufl. München-Wien-Baltimore (Urban & Schwarzenberg).

Bindungsbezogene Selbstbeschreibung und körperliche Befindlichkeit

Elmar Brähler, Thomas Gunzelmann, Silke Schmidt, Bernhard Strauß

1. Einleitung

»Pathogene Einflüsse der frühesten Lebenszeit haben bereits viele psychoanalytische Autoren als einen Faktor angesehen, der an dem späteren Auftreten
psychosomatischer Erkrankungen eine wesentlichen Anteil hat« (Müller-
Braunschweig 1980, vgl. Müller-Braunschweig 1970).

Die Art und Weise, wie Menschen Bindungen zu anderen eingehen, wie viel
Vertrauen sie in Beziehungspartner haben, welche Ängste und Unsicherheiten
damit verbunden sind und wie viel Nähe sie wünschen bzw. tolerieren können,
gilt heute als wichtige Bedingung für psychisches und körperliches Befinden,
soziale Integration und den Erhalt sozialer Unterstützung (Schmidt & Strauß
1996). Mit der Bindungstheorie von John Bowlby (1969, 1973, 1980) wird postu-
liert, dass das Bindungsverhalten und das Vertrauen in andere Menschen, zu
denen eine engere Beziehung besteht (z. B. Eltern, Partner, Freunde) bereits in
der frühen Kindheit geprägt werden. Entscheidend ist dabei, wie die Mutter (oder
eine andere bedeutsame primäre Beziehungsperson) auf Wünsche nach Kontakt
und Nähe eingeht. Diese spezifische Bindung des Kindes an seine Bezugsperson
stellt eine wichtige Bedingung für die Persönlichkeitsentwicklung dar. Bindungs-
unsicherheit besitzt nach Bowlbys Bindungstheorie eine prognostische Bedeutung für die Entwicklung psychischer Beschwerden und Belastungen.

Die innere Repräsentanz, die das Kind von seinen prägenden frühen
Bindungserfahrungen entwickelt, wurde von Bowlby als »inneres Arbeitsmodell« bezeichnet. Dieses Modell, das sich auf der Basis realer Erfahrungen in der
Kindheit differenziert, beeinflusst die Erwartungen eines Menschen an Nähe
und Sicherheit eines Beziehungspartners und die Überzeugung, als Person der
Liebe und Zuwendung wert zu sein und damit Nähe zulassen zu können. Somit
sind die frühen Erfahrungen auch prägend für die Gestaltung späterer Beziehungen im Erwachsenenalter (Berman & Sperling 1994; Buchheim, Kächele &

Brisch 1998), auch wenn das »innere Arbeitsmodell« durch neue Erfahrungen, durch kritische Lebensereignisse oder durch Psychotherapie veränderbar ist.

Die Bindungstheorie hat vor diesem Hintergrund großes Gewicht für die psychologische Forschung im Erwachsenenalter erhalten, nicht nur in der Entwicklungs- und Persönlichkeitspsychologie (siehe z. B. in Bezug auf das Hilfesucheverhalten: Nadler 1997) sondern zunehmend auch in der klinischen Psychologie und Psychotherapieforschung (Strauß & Schmidt 1997; Buchheim et al. 1998, Cassidy & Shaver 1999; Strauß 2000a/b). Hinsichtlich des Verhaltens bzw. der Repräsentanz von Bindung werden üblicherweise verschiedene Bindungsstile unterschieden (z. B. sicher, vermeidend, ängstlich/ambivalent nach Hazan & Shaver 1987), die wiederum in verschiedenen Dimensionen angeordnet werden können (z. B. Nähe, Vertrauen und Angst nach Collins & Read 1990).

Insbesondere ein unsicheres oder vermeidendes Bindungsmuster sollte die Vulnerabilität für die Entwicklung psychopathologischer Störungen erhöhen (Buschkämper 1998) und Zusammenhänge mit psychischen und körperlichen Beschwerden und Störungen aufweisen.

So wurden Zusammenhänge unsicherer Bindung mit Angst, sozialer Inkompetenz, Depression, Gesundheit bzw. psychosomatischen Körperbeschwerden, Suizidalität, Alkoholabhängigkeit oder Essstörungen, Depression oder Borderline-Störungen nachgewiesen.

Zur Erfassung von Bindungsstilen bei Erwachsenen existiert eine Vielzahl unterschiedlicher Methoden (Buschkämper 1998; Höger 2001; Buchheim & Strauß 2001). Dabei ist zu beachten, dass diesen jeweils unterschiedliche Akzentsetzungen oder Konzepte für Bindung zugrundeliegen.

Mit *Interviewmethoden* (etwa dem Adult Attachment Interview AAI von George, Main & Kaplan 1985) werden Bindungsstile *indirekt* aus der Art der Reflexion einer Person über ihre Bindungserfahrungen erschlossen (Schmidt, Strauß, Höger & Brähler 2000).

Mit *Selbstbeurteilungsbögen* werden dagegen Dimensionen von Bindungsstilen konzeptionell als unmittelbar durch die Person selbst erfahrbare und mitteilbare bindungsrelevante *Einstellungen* erfasst. Die damit festgestellten quantitativen Dimensionen geben keine direkte Entsprechung der aus Interviews erschlossenen qualitativen Kategorien von Bindungsstilen (Höger 2001). Hinsichtlich der Erfassung von Dimensionen des Bindungsverhaltens mit Fragebögen ist mit Höger (2001) vielmehr kritisch festzuhalten, dass Bindungsmuster selbst bereits Einfluss auf die Wahrnehmung von bindungsrelevanten Erfahrungen, Gefühlen und Vorstellungen, auf ihre Organisation und Speicherung im Gedächtnis sowie auf ihren Abruf aus dem Gedächtnis und damit auf ihre Reproduktion im Fragebogen nehmen. Hinzu kommt die Frage, inwieweit die befragte Person in den Formulierungen des Fragebogens eine Entsprechung ihrer eigenen sprachlichen Repräsentation von subjektiven bindungsbezogenen Erfahrungen findet. Dennoch ist – nicht zuletzt aus ökonomischen Gründen – der Einsatz von Fragebogenmethoden zur Erfassung bindungsbezogener Selbstbeschreibungen nicht grundsätzlich abzulehnen.

Ein weit verbreitetes Fragebogenverfahren zur dimensionalen Erfassung von bindungsbezogenen Einstellungen stellt die Adult Attachment Scale AAS von Collins & Read (1990) dar. Die AAS repräsentiert drei bindungsrelevante Dimensionen. Diese werden bezeichnet als

– *Vertrauen* im Sinne von Vertrauen darauf, dass andere Menschen erreichbar sind, wenn die betreffende Person sie braucht;

– *Nähe*, womit ausgedrückt wird, wie sehr sich eine Person mit Nähe und Intimität wohlfühlt oder diese braucht;

– *Angst* davor, in einer Beziehung nicht geliebt oder alleine gelassen zu werden. Die AAS liegt in einer deutschsprachigen Version vor, die an unterschiedlichen nicht repräsentativen Stichproben von Büsselberg (1993) und Schwerdt (1994) teststatistisch überprüft wurde.

Im Rahmen der vorliegenden Arbeit wird der Zusammenhang zwischen den Dimensionen bindungsbezogener Selbstbeschreibungen (erfasst mit der Adult Attachment Scale AAS) und dem psychischen und körperlichen Befinden sowie der Lebensqualität untersucht. Erwartet wird hierbei, dass Personen mit unsicherer Bindung stärkere psychische und somatische Probleme erleben als Personen mit sicherer Bindung. Neben Angst und Depression als Merkmale des psychischen Befindens wird das Kohärenzgefühl (»sense of coherence«) in Beziehung zur Bindung gesetzt. Das Kohärenzgefühl gilt als wichtige Ressource für psychische Gesundheit. Deshalb wird ein positiver Zusammenhang mit den Bindungsdimensionen Nähe und Vertrauen und ein negativer Zusammenhang mit bindungsbezogener Angst erwartet. Im Hinblick auf somatische Probleme werden Zusammenhänge zwischen Bindung und subjektiven Körperbeschwerden untersucht. Stärker ausgeprägte Körperbeschwerden werden bei höheren Ausprägungen von bindungsbezogener Angst erwartet, geringere bei hohen Ausprägungen von Nähe und Vertrauen. Neben psychosomatisch (mit-) bedingten Körperbeschwerden wird die gesundheitsbezogene Lebensqualität berücksichtigt. Dabei werden insbesondere Energieverlust, Schlafprobleme, Einschränkungen der physischen Mobilität, soziale Isolation und depressive

Verstimmung als wesentliche Merkmale der Lebensqualität in Beziehung zu den Bindungsdimensionen gesetzt. Bei höherer bindungsbezogener Angst wird eine geringere Lebensqualität, bei hohen Ausprägungen auf den Dimensionen Nähe und Vertrauen eine höhere Lebensqualität erwartet. Dabei werden insbesondere Energieverlust, Schlafprobleme, Einschränkungen der physischen Mobilität, soziale Isolation und depressive Verstimmung als wesentliche Merkmale der Lebensqualität in Beziehung zu den Bindungsdimensionen gesetzt.

Insgesamt soll mit der vorliegenden Arbeit überprüft werden, welche Bedeutung Dimensionen der Bindung für das Erwachsenenalter haben, in welchem Ausmaß also aktuelles körperliches und psychisches Befinden durch die lebenslange Beziehungsgestaltung mitbestimmt wird.

2. Stichprobe

Die Datenbasis bildete eine Befragung an 2050 Probanden der gesamtdeutschen Bevölkerung im Rahmen einer Repräsentativerhebung. Die Datenerhebung erfolgte durch ein Meinungsforschungsinstitut in einer Mehrthemenumfrage. Haushalte wurden dabei nach dem Random-Route-Verfahren ausgewählt, die Zielperson ebenfalls über eine Zufallsauswahl bestimmt. Die Befragung erfolgte im Haushalt über »Face to Face Interviews«. Die jeweiligen Fragebögen wurden den Probanden während des Interviews vorgelegt. Die Repräsentativität wurde zum einen sichergestellt durch das Ziehen von ADM-Stichproben[1], zum anderen durch Vergleiche mit den Angaben des Statistischen Bundesamtes. Die Grundgesamtheit der Erhebung stellt die in Privathaushalten lebende deutsche Wohnbevölkerung ab 16 Jahren dar. Charakteristika der Stichprobe sind in Tabelle 1 gezeigt. In der Gesamtstichprobe waren 1146 Frauen und 904 Männer, die ihren Wohnsitz zu in etwa jeweils gleichen Anteilen in Ost-(1030) oder Westdeutschland(1020) hatten. Die Altersverteilung war balanciert. Weit mehr als die Hälfte der Befragten lebte mit einem Partner zusammen, wobei der Großteil verheiratet war.

---

[1] ADM steht für: Arbeitsgemeinschaft Deutsche Marktforschungsinstitute.

Alter	M	49.3
	SD	17.3
	Range	14 - 92
Altersgruppen	16-25 Jahre	189 (9.2%)
	26-35 Jahre	316 (15.4%)
	36-45 Jahre	407 (19.9%)
	46-55 Jahre	297 (14.5%)
	56-65 Jahre	435 (21.2%)
	66-75 Jahre	276 (13.5%)
	> 75 Jahre	140 (6.3%)
Wohnsitz	Ost	n = 1030
	West	n = 1020
Geschlecht	weiblich	1146 (55.9%)
	männlich	904 (44.1%)
Familienstand	verheiratet/zusammenlebend	1128 (55.0%)
	verheiratet/getrennt lebend	30 (1.5%)
	ledig	421 (20.5%)
	geschieden	193 (9.4%)
	verwitwet	278 (13.6%)
Partnerschaft	ja (=leben mit dem Partner)	1265 (61.7%)
	nein (= leben ohne Partner)	785 (38.3%)

Tabelle 1: Charakteristika der Strichprobe

3. Methoden und Datenauswertung – Bindungsbezogene Selbstbeschreibungen

Die bindungsbezogenen Selbstbeschreibungen wurden mittels der Adult Attachment Scale AAS (Collins & Read 1990) operationalisiert. Es wurde die deutschsprachige Version der AAS eingesetzt, die an der repräsentativen Bevölkerungsstichprobe von Schmidt et al. (2000) normiert und hinsichtlich der teststatistischen Kennwerte geprüft wurde. Die AAS umfasst ursprünglich 18

Items, die auf einer fünfstufigen Skala von »stimmt gar nicht« (1) bis »stimmt genau« (5) beantwortet werden. Die drei bereits genannten Skalen mit jeweils sechs Items repräsentieren folgende Bindungsdimensionen:

- *Nähe* (Beispielitem: »Es macht mich nervös, wenn mir jemand zu nahe ist«);
- *Vertrauen* (Beispielitem: »Ich bin mir nicht sicher, dass ich mich immer auf andere verlassen kann, wenn ich sie brauche«);
- *Angst* (Beispielitem: »Ich mache mir oft Sorgen, dass mein Partner mich nicht wirklich liebt«).

Höhere Skalenwerte repräsentieren jeweils eine größere Offenheit für Nähe, mehr Vertrauen in die Verfügbarkeit anderer Menschen und eine höhere Angst vor dem Verlassenwerden.

Aufgrund der Ergebnisse der teststatistischen Überprüfung der deutschsprachigen Version der AAS durch Schmidt et al. (2000) wurden einzelne Items für die Analyse entfernt. Anstelle von ursprünglich sechs umfasst deshalb jede Dimension lediglich noch fünf Items. Näheres zu den Itemkennwerten und zur Itemselektion findet sich bei Schmidt et al. (2000).

Kohärenzgefühl

Das Kohärenzgefühl wurde mittels der *Sense of Coherence Scale (SOC-Scale)* von Antonovsky (1983, 1987) in der deutschsprachigen Übersetzung von Abel, Kohlmann & Noack (1995) erhoben. Im Einzelnen umfasst das Kohärenzgefühl die folgenden miteinander verbundenen Komponenten: *Verstehbarkeit* im Sinne des Vertrauens einer Person darauf, dass Reize, Ereignisse oder Entwicklungen strukturiert, geordnet, erklärbar und vorhersehbar sind; *Handhabbarkeit* als Einschätzung der Person, ob sie über die notwendigen und geeigneten personalen und sozialen Ressourcen verfügt, um die inneren und äußeren Anforderungen bewältigen zu können; und *Sinnhaftigkeit*, womit das Ausmaß umschrieben ist, in dem eine Person Sinn in ihrem Leben entdecken kann und glaubt, dass die Anforderungen persönliches Engagement und Investitionen wert sind. Hohe Werte auf den Dimensionen repräsentieren jeweils eine hohe Ausprägung des Kohärenzgefühls.

Angst und Depression

Zur Erfassung von Angst und Depressivität wurde die Hospital Anxiety and Depression Scale HADS von Zigmond und Snaith (1993) in der deutschsprachigen Version von Herrmann, Buss und Snaith (1995) eingesetzt. Dieser Fragebogen umfasst 14 Items (je sieben angst- und depressionsbezogene Items), die auf einer vierstufigen Skala (0 bis 3) beantwortet werden. Ein höherer Wert entspricht jeweils einer stärkeren Symptomatik.

(Psycho-) Somatische Beschwerden
Zur Erfassung (psycho-)somatischer Beschwerden wurden der *Gießener Beschwerdebogen* in der Kurzversion mit 24 Items *GBB-24* (Brähler & Scheer 1995), das *Screening für Somatoforme Störungen (SOMS)* von Rief, Hiller & Heuser (1997), sowie die Kurzform des SCL, die *SCL-9* (Klaghofer & Brähler 2001) eingesetzt.
Mit dem GBB-24 werden subjektive Körperbeschwerden in Bezug auf Erschöpfung, Magenbeschwerden, Gliederschmerzen und Herzbeschwerden erfasst. Die Summe aus allen vier Skalen des GBB ergibt einen Gesamtwert im Sinne eines globalen Maßes für Körperbeschwerden.
Im *SOMS* werden alle körperlichen Symptome aufgelistet, die nach den Klassifikations- und Diagnosesystemen DSM-IV und ICD-10 für eine Somatisierungsstörung sowie für eine somatoforme autonome Funktionsstörung von Relevanz sind. Für die vorliegende Studie wurde ein »Beschwerdenindex Somatisierung« berechnet, der die 47 geschlechtsunspezifischen Körperbeschwerden des ersten Fragebogenteiles umfasst.
Ein höherer Wert in den drei Fragebögen GBB-24, SCL-9 und SOMS repräsentiert jeweils einen höheren Grad an Körperbeschwerden bzw. somatoformen Störungen.

Whiteley-Index
Der *Whiteley-Index* (Rief ,Hiller, Geissner & Fichter 1994) erfasst die hypochondrische Tendenz.

Gesundheitsbezogene Lebensqualität
Neben somatischen Beschwerden wurde in einem umfassenderen Sinne auch die gesundheitsbezogene Lebensqualität erfasst. Hierzu wurde das Nottingham Health Profile NHP (Hunt & McEwen 1980) in der von Kohlmann, Bullinger & Kirchberger-Blumstein (1997) entwickelten deutschsprachigen Version verwen-

79

det. Es besteht aus 38 Items, für die die Befragten angeben sollen, ob diese »zur Zeit« für sie zutreffen (»ja«) oder nicht (»nein«). Die Items sind den folgenden sechs Dimensionen zugeordnet: Energieverlust, Schmerzen, belastende emotionale Reaktionen, Schlafprobleme, soziale Isolation und physische Mobilität.

Die Items wurden so gepolt, dass ein höherer Wert jeweils einem höheren Ausmaß der jeweiligen Symptomatik entspricht.

4. Ergebnisse

Tabelle 2 enthält die Zusammenhänge der Werte in den Bindungsdimensionen mit den genannten Variablen zum psychischen Befinden und zu somatischen Beschwerden.

Die Zusammenhänge der bindungsbezogenen Einstellungen mit Körperbeschwerden zeigen, dass Menschen, die Nähe zu anderen Menschen als weniger angenehm empfinden, geringes Vertrauen in die Verfügbarkeit anderer Menschen haben und hohe Angst vor dem Verlassenwerden erleben, gleichzeitig höhere subjektive Körperbeschwerden und stärker ausgeprägte somatische Probleme aufweisen. In Bezug auf die gesundheitsbezogene Lebensqualität werden mehr Einschränkungen angegeben. Demnach besteht ein höheres Maß an belastenden emotionalen Reaktionen und an Schlafproblemen, die physische Mobilität ist stärker eingeschränkt (die Beziehung zur Dimension Nähe ist in dieser Hinsicht nicht signifikant) und die soziale Isolation ist stärker. Angst und Depression sind ebenfalls in höherem Grad ausgeprägt. Einen stärkeren Energieverlust empfinden jene Personen, die ein geringes Ausmaß an Vertrauen in die Verfügbarkeit anderer Menschen haben.

Darüber hinaus zeigen sich negative Korrelationen mit dem Kohärenzgefühl. Dies bedeutet, dass Menschen, welche die sie betreffenden Ereignisse als wenig erklärbar und vorhersehbar empfinden, die ihnen verfügbaren personalen und sozialen Ressourcen im Umgang mit inneren und äußeren Anforderungen als gering einschätzen und in ihrem Leben wenig Sinn finden können, auch wenig Nähe zu anderen Menschen eingehen, geringes Vertrauen in die Verfügbarkeit anderer haben und hohe Angst vor Verlassenwerden erleben.

	AAS 1: Nähe	AAS 2: Vertrauen	AAS 3: Angst
GBB-24			
Erschöpfung	-.17 *	-.22 *	.20 *
Magenbeschwerden	-.16 *	-.16 *	.15 *
Gliederschmerzen	-.18 *	-.16 *	.14 *
Herzbeschwerden	-.16 *	-.15 *	.15 *
SOMS	-.20 *	-.19 *	.20 *
Whiteley-Index	.16*	.21*	-.22*
SCL-9	-.25 *	-.32 *	.31 *
NHP**			
Energieverlust	-11*	-15*	10*
Schmerzen	-05	-10*	.06
emotionale Reaktion	-18*	-28*	23*
Schlaf	-12*	-18*	16*
soziale Isolation	-21*	-34*	.27*
physische Mobilität	-06	-11*	.07
HADS			
Angst	-.26 *	-.30 *	.30 *
Depression	-.22*	-.33 *	.21 *

Tabelle 2: Korrelationen der Bindungsdimensionen mit Körperbeschwerden, Lebensqualität, psychischem Befinden und Kohärenzgefühl

5. Diskussion

In der vorliegenden Arbeit wurden bindungsbezogene Einstellungen auf den Dimensionen Nähe, Vertrauen und Angst in einer repräsentativen Stichprobe untersucht und in Beziehung zum psychischen Befinden, zu somatischen bzw. psychosomatischen Beschwerden sowie zur gesundheitsbezogenen Lebensqualität gesetzt. Darüber hinaus wurde der Zusammenhang zwischen Bindungsdimensionen und dem Kohärenzgefühl untersucht, das als allgemeine Ressource für psychische Gesundheit gilt. Dabei konnte gezeigt werden, dass die Bindungsdimensionen Nähe, Vertrauen und Angst eine hohe Bedeutung für physisches und psychisches Wohlbefinden besitzen.

Im Hinblick auf Körperbeschwerden und Somatisierungsstörungen finden sich Zusammenhänge mit den Bindungsdimensionen in erwarteter Stärke. Geringe Offenheit für Nähe in Beziehungen, geringes Vertrauen in andere und Angst vor dem Verlassenwerden gehen mit höheren subjektiven Körperbeschwerden und Somatisierungsproblemen einher. Insgesamt ist bei jenen Personen, die problematische bindungsrelevante Einstellungen zeigen (hohe Angst, geringes Vertrauen, wenig Nähe) mit generellen Einschränkungen der gesundheitsbezogenen Lebensqualität zu rechnen. Neben Körperbeschwerden findet sich hier auch Schlafstörungen und Energieverlust. Somit erhält das Konzept der Bindung auch Relevanz für das körperliche Befinden im Erwachsenenalter. Als Erklärung für diese Zusammenhänge wird ein Wechselspiel zwischen physiologischen Prozessen und dem Bindungssystem diskutiert (Strauß & Schmidt 1997; Stuart & Noyes 1999; Mikail, Henderson und Tasca 1994). Nähere Untersuchungen zur Stützung dieser Vermutung liegen aber bislang kaum vor.

Die beobachteten Zusammenhänge zwischen Angst und Depression einerseits, geringer Offenheit gegenüber Nähe, bindungsbezogener Angst und mangelndem Vertrauen in andere bestätigen zudem, dass die Dimensionen der Bindung Bedeutung für das psychische Befinden im Erwachsenenalter haben. Positive bindungsrelevante Einstellungen (d. h. die Fähigkeit, Nähe einzugehen, anderen zu vertrauen und geringe Angst vor dem Verlassenwerden zu erleben) können somit als mögliche Ressourcen für psychische Gesundheit gelten.

Die Bedeutung der Bindungsdimensionen als ressourcenorientiertes Maß zeigt sich auch aufgrund der Zusammenhänge, die sich mit den Skalen der Sense of Coherence Scale finden. So zeigen sich die höchsten Zusammenhänge zwischen der Dimension Vertrauen und den SOC-Skalen »Handhabbarkeit« und »Verstehbarkeit«, während umgekehrt bei hoher bindungsbezogener Angst die Fähigkeit, äußere und innere Reize als sinnvoll zu verstehen und damit umzugehen, geringer ausgeprägt ist.

Höhere Coping-Ressourcen (i. S. von Handhabbarkeit und Verstehbarkeit) im Umgang mit Anforderungen finden sich also bei jenen Personen, die auch Vertrauen darin haben, dass ihnen andere Menschen bei Bedarf unterstützend zur Verfügung stehen, während Personen mit Angst vor dem Verlassenwerden (also auch dem Verlust vor sozialer Unterstützung) ihre Ressourcen für den Umgang mit Anforderungen als geringer einschätzen.

Literatur

Abel, T., Kohlmann, T. & Noack, H. (1995): SOC-Fragebogen. Abteilung für Gesundheits-
forschung des Instituts für Sozial- und Präventivmedizin. Universität Bern.

Antonovsky, A. (1983): The Sense of Coherence. Development of a Research Instrument. W.S.
Schwartz Research Center for Behavioral Medicine, Tel Aviv University, Newsletter and
Research Reports, 1, 1–11.

Antonovsky, A. (1987): Unraveling the Mystery of Health. How people Manage Stress and
Stay Well. San Francisco (Jossey-Bass).

Berman, W.H. & Sperling, M.B. (1994): The Structure and Function of Adult Attachment. In:
Sperling, M.B. & Berman, W.H. (Hg.): Attachment in Adults. New York-London (Guilford Press).

Block, J.H. (1984): Sex Role Identity and Ego Development. San Francisco (Jossey-Bass).

Bowlby, J. (1969): Attachment and Loss. Vol. 1: Attachment. New York (Basic Books).

Bowlby, J. (1973): Attachment and Loss. Vol. 2: Separation: Anxiety and Anger. New York
(Basic Books).

Bowlby, J. (1980): Attachment and Loss. Vol. 3: Loss, Sadness and Depression. New York
(Basic Books).

Brähler, E. & Scheer, J.W. (1995): Der Gießener Beschwerdebogen GBB. Testhandbuch. Bern
(Huber).

Buchheim, A., Kächele, H. & Brisch, K. (1998): Einführung in die Bindungstheorie. PPmP,
48, S. 128–138.

Buchheim, A. & Strauß, B. (2001): Interviewmethoden zur Bindungsdiagnostik. In: Strauß,
B., Buchheim, A. & Kächele, H. (Hg.): Klinische Bindungsforschung. Stuttgart (Schattauer).

Buschkämper, S. (1998): Entwicklung eines Fragebogens zur Erfassung des Bindungsstils
erwachsener Personen. Universität Bielefeld, Fakultät für Psychologie und Sportwissen-
schaften: unveröffentlichte Diplomarbeit.

Büsselberg, U. (1993): Untersuchungen zur deutschen Adaptation des »Feelings, Reaktions
and Beliefs Survey« (FRBS) von Cartwright, D., Bruin, J. de & Berg, S. Universität Bielefeld: Unveröffentlichte Diplomarbeit.

Cassidy, J. & Shaver, P.R. (1999): Handbook of Attachment. Theory, Research and Clinical
Applications. New York (Guilford Press).

Cicirelli, V.G. (1995): A Measure of CareGiving Daughters' Attachment to Elderly Mothers.
In: Journal of Family Psychology 9, S. 89–94.

Collins, W.A. & Read, S.J. (1990): Adult Attachment, Working Models and Relationship Quality in Dating Couples. In: Journal of Personality and Social Psychology 58, S. 644–663.

George, C., Main, M. & Kaplan, N. (1985): The Berkeley Adult Attachment Interview.
Unpubl. Manuscript. Berkeley (University of California).

Hazan, C. & Shaver, P. (1987): Romantic Love Conceptualized as an Attachment Process. In:
Journal of Personality and Social Psychology 52, S. 511–524.

Herrmann, C., Buss, U. & Snaith, R.P. (1995): HADS-D Hospital Anxiety and Depression
Scale – Deutsche Version. Ein Fragebogen zur Erfassung von Angst und Depressivität in
der somatischen Medizin. Testdokumentation und Handanweisung. Bern (Huber).

Höger, D. (2001): Fragebögen zur Erfassung von Bindungsstilen. In: Strauß, B., Buchheim,
A. & Kächele, H. (Hg.): Klinische Bindungsforschung. Stuttgart (Schattauer).

Hunt, S.M. & McEwen, J. (1980): The Development of a Subjective Health Indicator. In:
Sociology of Health and Illness 2, S. 231–246.

Klaghofer, R. & Brähler, E. (2001, im Druck): Konstruktion und teststatistische Prüfung einer Kurzform des SCL-90-R. In: Zeitschrift für Differentielle und diagnostische Psychologie.

Kohlmann, T., Bullinger, M. & Kirchberger-Blumstein, I. (1997): Die deutsche Version des Nottingham Health Profile (NHP): Übersetzungsmethodik und psychometrische Validierung. In: Sozial- und Präventivmedizin, 42, S. 175–185.

Mikail, S.F., Henderson, P.R. & Tasca, G.A. (1994): An Interpersonally Based Model of Chronic Pain: An Application of Attachment tTheory. In: Clinical Psychology Review, 14, S. 1–16.

Müller-Braunschweig, H. (1970): Zur Genese der Ich-Störungen. In: Psyche, 24, S. 657–677.

Müller-Braunschweig, H. (1980): Gedanken zur Einfluß der frühen Mutter-Kind-Beziehung auf die Disposition zur psychosomatischen Erkrankung. In: PPmP 30, S. 48–59.

Nadler, A.A.F. (1997): Personality and Help Seeking: Autonomous Versus Dependent Seeking of Help. In: Pierce, G.R., Lakey, B. et al. (Hg.): Sourcebook of Social Support and Personality. The Plenum Series in Social/Clinical Psychology. New York (Plenum Press), S. 379–407.

Rief, W., Hiller, W. & Heuser, J. (1997): Screening für Somatoforme Störungen (SOMS). Bern (Huber).

Rief, W., Hiller, W., Geissner, E. & Fichtner, M.N. (1994): Hypochondrie. Erfassung und erste klinische Ergebnisse. In: Zeitschrift für Klinische Psychologie 23, S. 34–42.

Rodeheaver, D. & Datan, N. (1985): Gender and the Vicissitudes of Motivation in Adult Life. In: Kleiber, D.C. & Maehr, M.L. (Hg.): Advances in Motivation and Achievement, Vol. 4. Greenwich (JAI Press), S. 169–187.

Schmidt, S. & Strauß, B. (1996): Die Bindungstheorie und ihre Relevanz für die Psychotherapie. Teil 1: Grundlagen und Methoden der Bindungsforschung. In: Psychotherapeut, 41, S. 139–150.

Schmidt, S., Strauß, B., Höger, D. & Brähler, E. (2000): Die Adult Attachment Scale (AAS) – Teststatistische Prüfung und Normierung der deutschen Version. Unveröffentlichtes Manuskript.

Schwerdt, E. (1994): Ausgewählte Aspekte der Beziehung erwachsener Kinder von Alkoholikern. Universität Osnabrück. Unveröffentlichte Diplomarbeit.

Strauß, B. & Schmidt, S. (1997): Die Bindungstheorie und ihre Relevanz für die Psychotherapie. Teil 2: Mögliche Implikationen der Bindungstheorie für die Psychotherapie und Psychosomatik. In: Psychotherapeut 42, S. 1–16.

Strauß, B. (2000a): Ist die therapeutische Arbeitsbeziehung eine Bindungsbeziehung? In: Verhaltensmedizin und Verhaltensmodifikation21, S. 381–398.

Strauß, B. (2000b): Attachment and Psychotherapy Research. In: Psychotherapy Research 10, S. 381–389.

Stuart, S. & Noyes, R. (1999): Attachment and Interpersonal Communication in Somatization. In: Psychosomatics 40, S. 34–43.

Zigmond, A.S. & Snaith, R.P. (1993): The Hospital Anxiety and Depression Scale. In: Acta Psychiatrica Scandinavica 67, S. 361–370.

Bindungstheorie und Mutter-Kind-Behandlung

Hans-Peter Hartmann

Beim erneuten Lesen der beiden Aufsätze von Hans Müller-Braunschweig (1970, 1980) stellte ich wieder fest, wie sehr ich mich seinem psychoanalytischen Denken und seinem Umgang mit Patienten verwandt fühle. Diese Verwandtschaft spürte ich bereits während der Supervision eines Ausbildungsfalles Mitte der achtziger Jahre, wo mir besonders sein spielerischer, assoziativer Umgang mit dem analytischen Material auffiel. Die Perspektive meiner Patientin ebenso wie meine eigenen Affekte kamen zwanglos ins Gespräch.

Ähnlich spielerische und kreative Züge finden sich auch in den erwähnten Publikationen. Vor allem wird deutlich, dass Hans Müller-Braunschweig nicht vor der Behandlung schwerer gestörter Patienten zurückgewichen ist. Wer sich allerdings für die frühe Beziehung zwischen Mutter und Kind interessiert, ist schnell mit deren späteren, meist schwerwiegenden Auswirkungen konfrontiert. Es nimmt daher auch nicht Wunder, wenn Müller-Braunschweig von Behandlungen psychosenaher und schwer psychosomatisch erkrankter Patienten berichtet. Wesentliches Anliegen sind ihm schon damals regulative Vorgänge zwischen Mutter und Kind bzw. zwischen Analytiker und Analysand. Wenn er über den Verlust von Kontrollfunktionen (des Ich) beim Patienten spricht, kommt damit schon das zum Vorschein, was man heutzutage als Empfinden eigener Urheberschaft (Stern 1985) bzw. als Effektanzbedürfnis (Wolf 1988) oder Kompetenz (White 1959) bezeichnet. Dieses Kontrollbedürfnis wird auch empirisch-psychologisch als existenziell angesehen. In den Fallschilderungen und theoretischen Erörterungen werden Problematiken beschrieben, die gegenwärtig im Rahmen einer Theorie des Mentalen (Fonagy 1991) konzeptualisiert würden und z. B. für das Verständnis des Umgangs psychotischer Mütter mit ihren Kindern von Bedeutung sind. Das nachfolgende Fallbeispiel verdeutlicht dies:

Frau Vr. (28 Jahre, verheiratet) kam sieben Tage nach Entbindung des zweiten Kindes wegen einer schizophrenen Wochenbettpsychose in unsere stationäre Behandlung. Nach Rücksprache mit ihrem Ehemann und der Patientin wurde einen Tag später der Säugling mitaufgenommen. Die Behandlung dauerte mit Säugling drei Monate und zehn Tage, eine erste Behandlung ohne Säugling verlief etwa gleich lang. Unter anderem wegen der Unsicherheiten im Umgang mit dem Säugling vereinbarten wir tägliche Kontakte mit einer Hebamme. Die psychopathologische Symptomatik von Frau Vr. war charakterisiert durch ein deutlich zerfahrenes Denken, Konzentrationsstörungen, schnell wechselnde Affekte sowie unüberlegte plötzliche Handlungen. Frau Vr. war im Umgang mit dem Säugling einerseits überaufmerksam, andererseits leicht ablenkbar, irritierbar. Wir hatten den Eindruck, dass sich Frau Vr. kein zutreffendes Bild vom Zustand ihres Kindes machen konnte und ihre Angst und Unsicherheit zumindest teilweise dadurch bedingt waren. In dieser Unsicherheit versuchte Frau Vr. alles zu regeln, fast panisch schien sie den Verlust der Beziehung zum Kind zu fürchten. Einer ihrer Standardsätze, den sie wie zur Selbstberuhigung häufig hintereinander, auch in Gegenwart von Mitarbeitern, äußerte, war: »Alles Routine, alles Routine«. Damit begleitete sie ihre Pflegehandlungen am Säugling. Die große Unsicherheit und Angst von Frau Vr. im Umgang mit ihrem Kind führte dazu, dass sie viel mehr mit vermeintlichen Gefahren für das Kind beschäftigt war, als an dessen Erleben teilzunehmen. Zerfahrenes Denken und Konzentrationsstörungen führten zeitweise dazu, dass Frau Vr. plötzlich den noch ungewickelten Säugling nackt auf dem Wickeltisch liegen ließ, aus dem Zimmer ging und sich, einer fixen Idee folgend, einer anderen Sache zuwandte. Aus diesem Grund konnte sie in den ersten drei bis vier Wochen nahezu nicht aus den Augen gelassen werden. Ständig musste eine Pflegeperson anwesend sein, um einerseits Gefahren für das Kind abwenden zu können, andererseits aber auch , um ganz konkret die Mutter im Sinne einer angemessenen Säuglingspflege anzuleiten. Trotz dieser lange bestehenden Unsicherheiten war Frau Vr. am Ende der stationären Behandlung in der Lage, selbständig ihr Kind zu versorgen, ohne es zu vernachlässigen oder Gefahren auszusetzen. 5 Jahre nach dieser Behandlung berichtete unsere ehemalige Patientin, dass sie die gemeinsame Aufnahme von Mutter und Kind als sehr entlastend für den Umgang mit dem Kind, als beziehungsstabilisierend und als gute Vorbereitung für den Alltag zu Hause empfunden habe. Auch sei die Beziehung zu diesem zweiten Kind, das nach Geburt habe bei ihr verbleiben können, wesentlich besser entwickelt als diejenige zum ersten Kind, bei dem sie postpartal ebenfalls an einer schizophrenen Wochenbettpsychose erkrankt aber ohne Säugling aufgenommen und behandelt worden war.

In diesem Beispiel ist es der Mutter kaum möglich, sich vorzustellen, dass ihr Baby eine von ihr unabhängige geistige Existenz hat und von ihr unabhängige eigene Bedürfnisse, die u. U. nicht mit den Bedürfnissen der Mutter in Übereinstimmung sind. Es ist ihr nicht möglich, ihre innerseelische Repräsentanz des Säuglings von dessen äußerer Realität abzukoppeln und sie nimmt ihm auf diese Weise seine eigene seelische Innenwelt weg.

Um solche schwierigen Beziehungsstörungen angemessen behandeln zu können, ist häufig eine gemeinsame Aufnahme von Mutter und Kind auf psychiatrischen, psychotherapeutischen oder psychosomatischen Stationen notwendig. Wesentliche Bedeutung während einer solchen stationären Behandlung kommt der Entlastung des Mutter-Kind-Systems von emotionaler Überforderung zu. Dabei wird besonders versucht darauf zu achten, dass zusätzliche, eventuell traumatisierende Erregungszustände beim Kind vermieden werden. Ebenso wird darauf geachtet, dass es nicht zu Regulationsüberforderungen sowohl im Hinblick auf die intrapsychische Selbstregulation des Kindes und der Mutter (Ängstlichkeit, Unsicherheit, Gefühl des Versagens) als auch im Hinblick auf die Regulation des Mutter-Kind-Systems, also interaktiv, kommt. Oft ist entscheidend, ob das Kind den entgleisten Dialog zwischen sich und seiner kranken Mutter wieder in Gang bringen und damit sein Effektanzgefühl steigern kann (vgl. Tronick & Field 1986).[1] Nur wenn die Versuche des Kindes, den Kontakt zur Mutter herzustellen über längere Zeit wirkungslos bleiben[2], erfährt es sich hilflos, steigt aus der interaktiven Regulationsbeziehung vorzeitig aus und versucht, sich über Selbstregulation zu stabilisieren (z. B. autistische Schaukelbewegungen, Kopf an die Wand schlagen, Versinken in Trance-Zustände, Daumenlutschen etc.). Auf diese Weise bemüht sich das Kind, innere Spannungen abzubauen bzw. zu kontrollieren. Bei wiederholter Hilflosigkeitserfahrung entwickelt sich häufig Rückzug von Beziehungen als Coping-Mechanismus.[3] Bei Kindern depressiver Mütter verbindet sich dabei

---

1 Das dort erwähnte still-face Experiment kann als Paradigma besonders für die Interaktion depressiver Müttern aber auch mutistisch reagierender schizophrener Mütter angesehen werden.

2 Auch in der normalen Mutter-Kind-Beziehung gibt es häufig Fehlabstimmungen, die zu 34 % beim ersten und zu 24 % beim zweiten Versuch korrigiert werden (Gianino u. Tronick 1988, Tronick 1989).

3 Kinder können allerdings auch noch auf andere Weise mit ihren psychotischen Müttern umgehen. Aus meiner Sicht ergeben sich mindestens drei Möglichkeiten: (a) die psychisch kranke Mutter behandeln (Rollenumkehr bzw. Parentifizierung), (b) gegen die psychotische Infizierung durch die Mutter gerichtete Kontrolle, entweder kontrollierend bestrafend oder kontrollierend fürsorglich (oft als Manipulation missverstanden und in der Bindungstheorie als D-Typus bekannt, vgl. Endres u. Hauser 2000), (c) aversiv auf die psychisch kranke Mutter reagieren, als stärkstes Mittel als eigenes Selbst wahrgenommen zu werden bzw. das eigene Selbst zu erhalten.

nicht selten ein positiver eigener Affekt mit negativen Reaktionen (der Mutter), Kinder schizophrener Mütter passen sich nach unseren Beobachtungen häufig völlig an die Anforderungen der Mutter an, die selbst nicht in der Lage ist, zwei Realitäten gleichzeitig aufrechtzuerhalten. Besonders in solchen Fällen, aber nicht nur da, konzentriert sich unser Hilfsangebot darauf, der Mutter zu vermitteln, sich weniger egozentrisch als altruistisch dem Säugling gegenüber zu verhalten.[4]

Mit Hilfe einer stützenden und bemutternden Umgebung (die Mutter bemuttern)[5] kann die psychisch kranke Mutter schrittweise die Säuglingspflege üben und lernt, die Belastung durch den Säugling zu steuern.[6] Dies geschieht durch das Angebot basaler Selbstobjektfunktionen (Wolf 1988)[7] auf der psychiatrischen Station (unter Einbeziehung aller Mitarbeiter), wodurch der Mutter Hilfe bei ihrer Affektregulation zuteil wird und – weil der Affekt die Handlung bahnt – auch angemessenere Reaktionen der Mutter gefördert werden.[8] Psychoanalytisch kann man diese Form der Beziehung zwischen Patientin und Team als Coaching-Übertragung bezeichnen (Tolpin 2000). Es handelt sich dabei um eine Mischung aus Elementen von Spiegelung, Idealisierung und Gleichsein in der Selbst-Selbstobjektbeziehung. Die Mutter wendet sich an die Therapeutin, um zu lernen wie bemuttert wird und wie es ist, sich bemuttern zu lassen. Dabei kommen häufig zwei Übertragungsangebote zum Ausdruck: im repetitiven Übertragungsmodus wird das unterstützende Angebot der Station und der zugehörigen Therapeutin zurückgewiesen und die selbst erfahrene frühe Hilflosigkeit wiederholt. Im Selbstobjektübertragungsmodus, d. h. dann wenn der Therapeut in der Übertragung eine das Selbst der Patientin erhaltende Funk-

---

[4] Wesentlich ist die Fähigkeit der Mutter, dem Kind seine geistige Existenz in ihrem eigenen Denken und Fühlen zeigen zu können. Das Stationsteam versucht also der Mutter die kindliche Perspektive zu vermitteln.

[5] Wird die Mutter nur dazu angehalten, auf die Äußerungen des Säuglings zu achten, kann dies zur Selbstschwächung der Mutter führen, da sie den Kontakt mit sich verlieren kann.

[6] Die haltende Umgebung der Station ist besonders postpartal wegen der zu dieser Zeit bei der Mutter ohnehin bestehenden physiologischen Ich-(Selbst-)Aufweichung von Bedeutung.

[7] Unter Selbstobjekt verstand Kohut (1971, 1977, 1984) diejenige Dimension unseres Erlebens eines Mitmenschen, die mit dessen Funktion als Stütze unseres Selbst verbunden ist. Das Selbstobjekt ist also der subjektive Aspekt einer das Selbst erhaltenden Funktion, zustande gekommen durch die Beziehung zwischen Selbst und Objekt.

[8] Nach Diethelm (1991) zeigen Kinder, die im Alter von zwei Mon. verstärkt erleben, dass während Pflegehandlungen ihre Verhaltensweisen prompt beantwortet wurden, am Ende des ersten Lebensjahres häufiger explorative Verhaltensweisen.

tion wahrnimmt, kann sich unter Umständen die beschriebene Coaching-Übertragung entwickeln und zur Wiederaufnahme einer (bis dahin) gehemmten Selbstentwicklung führen, verbunden mit der Erfahrung von Unterstützung und Halt.

Ausgehend von der Erfahrung des teilweise sehr problematischen Umgangs psychisch kranker Mütter mit ihren Neugeborenen, Säuglingen und Kleinkindern[9] stellt sich die Frage, wie dieser Umgang unter Berücksichtigung der bereits dargelegten Möglichkeiten weiter verbessert werden kann, bzw. was getan werden kann, um an die Bedürfnisse des Kindes einigermaßen angepasste Umweltreaktionen zu ermöglichen. Neugeborene, Säuglinge und Kleinkinder sind in der oben genannten Konstellation die gesunden Partner, aber je jünger sie sind, umso stärker sind auf angemessen reagierende Bezugspersonen angewiesen. Unter Berücksichtigung der verschiedenen Schutz- und Risikofaktoren für eine gesunde Entwicklung des Kindes beziehe ich mich bei den folgenden Ausführungen vor allem auf die Förderung der Bindungssicherheit. Wenn die psychisch kranke Mutter selbst weniger Angst vor der Überforderung durch ihr Kind hat, kann sie am ehesten auf ihre natürlichen Ressourcen der intuitiven Elternschaft zurückgreifen, die Bedürfnisse des Kindes besser erkennen und entsprechend angemessen darauf eingehen. Ist diese Voraussetzung geschaffen – und dies ist ein Prozess, der immer wieder in Gang gebracht werden muss – kann weitere Mutter-Kind-Therapie (konkret über gemeinsame Betrachtung von Videomaterial und auf der Repräsentanzenebene über tiefenpsychologisch fundierte/analytische Psychotherapie) Hindernisse in der Co-Evolution von Mutter und Kind beseitigen und die Entwicklung in Gang halten.

---

[9] Das Wahrnehmen eines nicht »perfekten« Umgangs der kranken Mutter mit ihrem Säugling löst gewöhnlich heftige Gegenübertragungsreaktionen im Stationsteam aus. Vielen, besonders Frauen, fällt es schwer, nicht sofort als »bessere« Mutter einzuspringen, sondern in einer haltenden Position zu bleiben. Nur ungern wird wahrgenommen, dass es auch nicht perfekte Mütter gibt, vielleicht weil dann das Bild der eigenen idealisierten Mutter ins Wanken kommt. Außerdem löst die Mutter-Säuglings-Konstellation bei manchen eine Identifizierung mit dem Säugling aus, verbunden mit dem Wunsch nach einer »besseren« Mutter. Schließlich kommt es auch nicht selten dazu, dass der Säugling angesichts mancher schwieriger und trostloser Perspektive im Umgang mit den sonstigen Patienten als Maskottchen der Station benutzt werden soll, um von aktuellen Problemen abzulenken und eine gewisse heile Ersatzwirklichkeit herzustellen. Aus Sicht der Patienten kann angebotene Unterstützung leicht als bedrohliche Einmischung erlebt werden. Wegen der obengenannten Gefühlsreaktionen ist dies gut nachvollziehbar.

Unter bindungstheoretischen Gesichtspunkten sind die Chancen einer entwicklungsfähigen Beziehung zwischen psychisch kranken Müttern und ihren Säuglingen u. a. abhängig

- von Art und Umfang der Krankheitsbewältigung der Mutter (günstig: Erkrankung weniger chronisch, später Beginn, ohne Einbeziehung der Kinder in psychotische Produktionen)
- von der Quantität und Qualität interpersoneller Beziehungen (günstig: stabile Paarbeziehung, sonstige stützende Bezugspersonen außerhalb der Familie)
- vom sozioökonomischen Status und
- von weiteren protektiven Faktoren (Resilienz) (vgl. Dornes 1997).

Weiterhin spielen folgende Punkte eine Rolle:
a) Temperament des Kindes (günstig: ausgeglichen)
b) kognitive Fähigkeiten (günstig: überdurchschnittlich entwickelt)
c) Entwicklung des Selbstwertgefühls (günstig: stabil positiv)
d) Äußere Attraktivität des Kindes
e) Geschlecht (bis zur Pubertät)
f) Sichere Bindung (d. h. dauerhafte gute Beziehung zu einer Bezugsperson)

Insgesamt handelt es sich also um eine Mischung aus biologischen, psychologischen und sozialen Faktoren.

Immerhin 10% später psychiatrisch auffälliger Patienten hatten psychotische Eltern (meist Mütter), erwartet würden 4–5%. Wegen des früheren Erkrankungsbeginns bei Männern haben sie kaum feste Beziehungen. Frauen sind wegen des späteren Erkrankungsbeginns längere Zeit stabiler und besser sozial integriert.

Bindung und mütterliche/väterliche Psychopathologie

Eine sichere Bindung spielt für die Emotionsregulierung eine wesentliche Rolle (Spangler 1999). Evolutionär bedeutsam ist es, Wahrnehmungen mit emotionaler Bedeutung zuversehen und damit Entscheidungen darüber treffen zu können, was Aufmerksamkeit verdient, was vermieden werden muss und wem oder was man sich annähern kann. Die Erfahrung der Regulation von Arousalzuständen des Babies durch die Mutter ist Voraussetzung für Prozesse gegenseitiger Regulation und der späteren Selbstregulationskapazität des Kleinkindes ohne Anwesenheit der Mutter (Stern 1994). Letztendlich hilft die Mutter dem Baby mit negativen Affekten umzugehen. Sie übernimmt eine »Container-Funktion« im Sinne Bions, d. h. negative Affekte werden nicht verleugnet und sie werden auch nicht als überwältigend erlebt. Sie werden mit äußerer Hilfe zumindest zeitweise ertragen. So entsteht ein Kompetenzgefühl gegenüber belastenden Situationen.

Wie verschiedene Untersuchungen gezeigt haben (Rutter 1990, Jones 1996, Dornes 1997) kann Bindungssicherheit die negativen Einflüsse von Risikofaktoren insbesondere auf die sozio-emotionale Entwicklung vermindern. Nur eine sichere Bindung ermöglicht auch eine spätere Trennung und Selbständigkeit.[10] Auf diese Weise trägt eine sichere Bindung zum gelingenden Umgang mit schwierigen Lebensumständen bei (Adaptation) und mindert so den Einfluss biologischer und/oder psychosozialer Risiken (Carlson & Sroufe 1995).

Interventionen, die die Entwicklung von Beziehung bei psychisch kranken Müttern und ihren Säuglingen verbessern sollen, müssen in das dynamische Feld drohender Entwicklungsbeeinträchtigung vs. Widerstandsfähigkeit so eingreifen, dass protektive Faktoren zum Tragen kommen können. Eine dieser Interventionsmöglichkeiten besteht darin, den Müttern mit ihren Kindern im Rahmen eines schützenden und stützenden stationären Rahmens die Entwicklung eines größeren Maßes an Bindungssicherheit zu ermöglichen. Man kann davon ausgehen, dass die fehlende psychologische Verfügbarkeit und/oder die wiederholte Erfahrung des Verlusts psychologischer Verfügbarkeit der Mutter (z. B. während depressiver oder psychotischer Episoden) in ihren Auswirkungen auf das Selbstbild des Kindes einer dauerhaften Trennung oder eines Verlusts (durch z. B. Tod) gleichkommt. Die meisten Untersuchungen weisen auf die Bedeutung von Feinfühligkeit, Responsivität und Kontinuität in der Versorgung von Neugeborenen und Säuglingen für die spätere psychische Gesundheit hin.

Es gibt viele Hinweise dafür, dass die Kinder psychisch kranker Mütter nur selten eine sichere Bindung entwickeln (Carlson & Sroufe 1995). Unsichere Bindungsmodelle stellen Abwehrprozesse dar, die verhindern sollen, dass unverträgliche Affekte und/oder Kognitionen wahrgenommen werden können (Crittenden 1995). Bei der unsicher-vermeidenden Bindung geht es beim Kind

---

10 Die forcierte Autonomieentwicklung bei Kindern mit unsicher-vermeidender Bindung gründet nicht auf echter Selbstständigkeit, da im Bedrohungsfall nicht auf die Mutter als sichere Basis zurückgegriffen wird.

hauptsächlich darum, die Bindungsperson belastende eigene Affekte zu verbergen, um in ihrer Nähe bleiben zu können (Compliance) (Köhler 1998). Das Zeigen solcher Affekte hatte in der Vergangenheit zu Erfahrungen von Zurückweisung durch die Bindungsperson geführt. Eltern mit unsicher-vermeidender Bindung können aufgrund ihrer Vermeidung von bindungsbezogenen Erinnerungen auf die Bindungsbedürfnisse ihres Kindes nicht feinfühlig und kontingent reagieren (siehe schizophrene Mütter).

Die unsicher-ambivalente Bindung ist Folge der Erfahrungen kognitiver Fehleinschätzungen. Die Bindungsperson erscheint unzuverlässig, Nähe kann aber durch affektive Verwicklung erreicht werden. Eltern mit unsicher-ambivalenter Bindung sind von ihren eigenen Bindungsbedürfnissen so in Anspruch genommen, dass sie auf diejenigen des Kindes nur unzuverlässig antworten können.

Aus diesen Bindungsmodellen resultiert ein eingeschränkter Zugang zu Erinnerungen und eine pathologische Akkommodation in späteren Beziehungen (Brandchaft 1998). Emotionsregulierung erfolgt auf der Grundlage dieser pathologischen Akkommodation und hat zur Folge, dass negative Affekte statt zur Herstellung von Bindung zu ihrer Unterbrechung führen, d. h. es findet keine Regulation der negativen Affekte statt. Damit wird die Entwicklung einer stabilen Beziehung verhindert. Pathologisch ist dabei die eingeschränkte Flexibilität gegenüber den fortdauernden Anpassungsnotwendigkeiten im Leben (goal corrected partnership) und damit eine größere Vulnerabilität gegenüber Stress.

Bei einer anderen Form der Betrachtung wird eine Bindungsstörungsklassifikation angestrebt, bei der (nicht allein eingeschränkt auf die frühe Kindheit) Bindungsstörungen klassifiziert werden (z. B. als Störungen bei nicht vorhandener Bindung, Beeinträchtigungen der »sicheren Basis« und Störungen durch unterbrochene Bindungen durch Trennung von (oder Tod) der primären Bindungsperson etc.). Diese Klassifikation von Zeanah et al. (2000) hat in der DSM-IV und ICD-10 Parallelen. Die Kategorie der nicht vorhandenen Bindung bei Zeanah et al. (2000) entspricht der Kategorie Bindungsstörung im DSM-IV und ICD-10. Von Beeinträchtigungen der sicheren Basis sprechen Zeanah et al. bei einer gestörten Bindung, die sich auszeichnet

a) durch eine Hemmung des Kindes zu explorieren und sich von der Bindungsperson weg zu bewegen
b) durch eine Selbstgefährdung des Kindes (Unfallgefährdung, Auto- und/oder Fremdaggression gegen Bindungsperson)
c) durch eine Rollenumkehr.

Für Säuglinge psychisch kranker Mütter hat die Kategorie »unterbrochene Bindung« eine besondere Relevanz, da es aufgrund der partiell nicht verfügbaren Bindungsperson zu traumatischen Einwirkungen auf die Bindungsbedürfnisse des Kindes kommen kann. Ein solcher Bindungsabbruch stellt deshalb eine traumatische Erfahrung dar, weil er aufgrund des biologisch angelegten Bindungsbedürfnisses als Bedrohung der eigenen Existenz wahrgenommen wird. Im FST[11] führen solche Erfahrungen meist zur Klassifikation als disorganisierte (D-) Bindung.

Kinder depressiver Mütter zeigen nach Persson-Blennow et al. (1986) zumindest im Verhalten nach einem Jahr deutliche Auffälligkeiten, die in Richtung Bindungsvermeidung deuten (geringere verbale Kommunikation, verringerter Blickkontakt). Auch Teti et al. (1995) fanden bei depressiven Müttern signifikant häufiger (80–87%) unsicher gebundene Säuglinge und Kleinkinder und konnten auch umgekehrt nachweisen, dass Kinder ohne kohärentes Bindungsverhalten signifikant häufiger chronisch psychisch beeinträchtigte Mütter hatten. Carlson und Sroufe (1995) berichten von eingeschränkten Selbstberuhigungsmöglichkeiten bei Säuglingen depressiver Eltern. Schon mit 4 Monaten hätten diese Säuglinge weniger responsiv reagiert. Die Kinder von Eltern mit bipolaren Störungen zeigten deutliche sozioemotionale Schwierigkeiten und waren im Alter von 2 Jahren gegenüber Kindern aus unauffälligen Familien weniger kompetent in interpersonellen Beziehungen (Radke-Yarrow et al. 1985, Zahn-Wexler et al. 1984).

Kinder schizophrener Mütter zeigten signifikant häufiger ein unsicheres (vermeidend oder ambivalentes) Bindungsmuster (Näslund et al. 1984a). Schon drei Tage nach der Geburt war die Mutter-Kind-Interaktion bei psychisch schwer kranken Müttern (nicht nur bei schizophrenen) schwer gestört, mit vermehrtem Auftauchen negativer Affekte, Anspannung, Unsicherheit, reduziertem Kontakt, deutlich geringerem reziprokem Blickkontakt. Riordan et al. (1999) fanden in einer kleinen Stichprobe, dass schizophrene Mütter im Vergleich mit affektiv gestörten zurückgezogener und stiller, verbal und im Verhalten intrusiver, mehr selbstbeschäftigt, schlaff, nicht feinfühlig, nicht responsiv und weniger fordernd waren. Die Kinder der schizophrenen Mütter zeigten häufiger Vermeidungsverhalten und die Interaktionen zwischen Mutter und Kind waren weniger gegenseitig zufriedenstellend, ernster mit quantitativ

---

11 Fremde-Situations-Test. Der **FST** ist ein grundlegendes Paradigma in der Bindungstheorie zur Feststellung des Bindungstyps ab zwölf Monat bis ins Vorschulalter (siehe Endres & Hauser 2000).

geringerem und weniger anregendem Engagement als zwischen affektiv gestörten Müttern und ihren Kindern. Kinder psychotischer Mütter zeigten im ersten Lebensjahr keine Fremdenangst (Näslund et al. 1984b). Ähnliche Risiken für Kinder schizophrener Eltern fanden auch Walker und Emory (1983).

Generell gibt es zur Bindungsentwicklung bei Kindern psychiatrisch kranker Eltern kaum Untersuchungen. Allgemein darf jedoch bei Kindern psychiatrisch kranker Mütter wesentlich häufiger eine D-Bindung[12] erwartet werden, da plötzliche Stimmungsänderungen mit abrupten Abbrüchen von Annäherungsverhalten oder auch Widersprüche zwischen Mimik und Körperbewegung (vgl. mit Parathymie) bei z. B. schizophrenen Müttern nicht selten beobachtbar sind (Hartmann 1997a/b/c). Ebenso symptomatisch für dieses Krankheitsbild sind subtile (oder auch deutliche) Zeichen von Anspannung, Furcht und Desorganisation. Auch überschütten psychisch gestörte Mütter ihre Kinder oft mit Reizen, brechen begonnene Interaktionssequenzen ab oder ersticken fürsorglich das Kind (Müller-Braunschweig 1980). Bei solchen Verhaltensweisen ist dann die Bindungsperson häufig gleichzeitig Quelle von ängstlichem und ängstigendem Verhalten und dies führt beim Kind zu einem Annäherungs-/Vermeidungskonflikt. Stellt man in Rechnung, dass die wesentlichen Auswirkungen psychisch kranker Mütter weniger durch dramatische Einzelereignisse als durch Vernachlässigung zustandekommen, so ist auch hier eine D-Bindung signifikant häufiger anzutreffen (Lyons-Ruth et al. 1990).

Auch aus der Affektforschung finden sich Hinweise für negative Auswirkungen der Interaktion Schizophrener mit Gesunden (Steimer-Krause 1994), die sich leicht auf die Interaktion zwischen schizophrener Mutter und Säugling übertragen lassen. Bei der dyadischen Interaktion Schizophrener mit Gesunden kommt von Seiten der schizophrenen Interaktionspartner wenig »sharing« ins Spiel. Schizophrene zeigen z. B. eine geringere mimische Produktivität, starres Obergesicht und keine Konversationssignale. Wenn auf diese Weise Dialogangebote eines Säuglings ignoriert werden, führt dies bei ihm zu Einsamkeitsgefühlen mit der Folge der Vermeidung von Intimität. Eine sichere Bindungsbeziehung kann so nicht erworben werden.

Bei psychisch kranken Müttern ist auch öfters mit plötzlichem Verlassen des Säuglings und abruptem Kontaktabbruch zu rechnen (vgl. Hartmann 1997b). Dies führt bei Säuglingen zu sozialem Rückzug (Papousek 1975).

---

[12] Siehe Fußnote 3.

Psychodynamische Faktoren bei Wochenbettdepression und Wochenbettpsychose

Im speziellen Fall von Wochenbettdepressionen und -psychosen sind nochmals besondere psychodynamische Faktoren zu berücksichtigen. Wochenbettdepressionen liegen neben sozioökonomischen Gründen hauptsächlich fehlende familiäre und partnerschaftliche Unterstützung – neben den lebensgeschichtlichen Ursachen – zugrunde. Auffallend ist z. B. dass in Japan nur 3–4 % der Frauen eine Wochenbettdepression entwickeln, in Europa dagegen ca. 10–20%. In Papua-Neu-Guinea sind überhaupt keine Wochenbettdepressionen bekannt. In Japan gehen die Mütter mit ihren Neugeborenen für ca. 2–3 Monate zu ihrer eigenen Mutter und haben so die Unterstützung einer mütterlich erfahrenen Frau. Bei uns hingegen wird Müttern meist keine Unterstützung zuteil, Großfamilien sind nicht mehr vorhanden, die Frauen sind alleine mit dem Baby und sollen sich darüber freuen, dass es da ist. Dementsprechend wenig Verständnis wird ihrer Verstimmung entgegen gebracht und aufgrund ihrer Depression vermeiden sie, nach Hilfe zu fragen – sie zeigen oft genug bereits ein unsicher-vermeidendes Bindungsverhalten. Dabei wäre gerade die soziale Unterstützung durch den Partner oder sonstige stabile Bezugspersonen bindungsfördernd, besonders wenn eine hohe Irritierbarkeit des Säuglings vorliegt (Crockenberg 1981).

Ein generelles Problem, welches psychisch kranke Mütter wegen ihrer erhöhten Vulnerabilität aber besonderes trifft, ist die Notwendigkeit, sich selbst nicht mehr als Tochter, sondern als Mutter sehen zu müssen. Statt die Mutter für sich (als Tochter) zu *haben*, müssen sie jetzt Mutter *sein*.[13] Dies ist eine existenzielle Veränderung.

Psychotische Mütter zeigen wenig oder keine Abstimmungsverhalten (Stern 1985), was normalerweise mindestens einmal pro Minute auftaucht, obwohl sie sich sonst dem Kind gegenüber (oft übertrieben) aufmerksam verhalten. Starke eigene Ängste (s. u.) der Mutter führen vermutlich dazu, dass sie projektiv ihre Umwelt als gefährlich wahrnimmt und dementsprechend ständig mit vermeintlichen Gefahren für bzw. krankhafter Sorge um das Kind beschäftigt ist. Dies hindert sie daran, am Erleben des Kindes teilzunehmen. Dieses Verhalten wechselt nicht selten ab mit plötzlichem Rückzug und Beschäftigung mit den eigenen Sorgen.

---

13 Primäre Mütterlichkeit ist nach Winnicott verbunden mit Halten und der Erfahrung »zu sein«. Die Funktion der natürlichen Mutter ist natürlich.

Für Mütter mit depressiven als auch schizophrenen Störungen im Wochenbett[14] stellt die peri- und postnatale Situation eine erhebliche Irritation dar durch die ihr Bindungssystem aktiviert und das eigene Kind als Gefahr erlebt wird. Dieses Gefühl der vom Kind ausgehenden Bedrohung ergibt sich bei der Mutter einerseits aus dem Gefühl der Überforderung (mit der Folge von z. B. ins Kind projizierten Erwartungen beschleunigter Entwicklung), andererseits durch die vermutlich nur prozedural zugänglichen Erinnerungen eigener Angst anlässlich infantiler Gefahrensituationen, die von der eigenen primären Bindungsperson zurückgewiesen wurden. In diesem ängstlichen Zustand ist es der Mutter auch kaum möglich, sich neugierig mit ihrem Kind zu beschäftigen. Daher ist es naheliegend, Zuwendung, Stabilität und Identität beim Kind zu suchen und damit die Grundlagen einer krankhaften Abhängigkeitsbeziehung und einer Sündenbockrolle des Kindes zu legen. Gerade hier kann partnerschaftliche oder andere Unterstützung helfen, eine frühe Rollenumkehr beim Kind zu verhindern oder wenigstens einzuschränken.[15] Umgekehrt haben aber auch psychisch kranke Mütter Angst und Schuldgefühle wegen der zeitweise ungenügenden Versorgung ihrer Kinder. In der abschließenden Schilderung des nachfolgenden Beispiels zeigt sich, wie schnell in einer solchen Situation wahnhafte Verkennung entsteht und ohne Absicht verstärkt werden kann:

Frau P. entwickelte im Zusammenhang mit einer Impfung ihres vier Monate alten Babies die Angst, es könnte jetzt tot sein. Diese Ängste führten zu einer Hyperventilations-Tetanie bei der Pat., die der herbeigerufene Notarzt mit einer intramuskulären Injektion von Diazepam behandelte. Daraufhin entwickelte Frau P., die bis dahin noch stillte, starke Ängste, sie könne ihr Baby durch das Medikament über die Muttermilch vergiften. Diese wahnhafte Überzeugung war ebenso wie die zugehörigen Schuldgefühle unkorrigierbar. Es erfolgte die stationäre Aufnahme auf einer psychiatrischen Station ohne Kind und sofortiges Abstillen. Dies wertete die Patientin natürlich als Bestätigung ihrer wahnhaften Überzeugung.

---

14 Dies gilt auch für andere schwerere psychische Störungen.

15 Zur Kompensation von Defiziten und zur Modulation dysphorischer Zustände entwickeln Kinder psychisch kranker Mütter adaptiv manchmal pathologische symbiotische Beziehungen, ähnlich alexithymen Patienten (Taylor 1992).

Literatur

Brandchaft, B. (1998): The Self and its Objects in Developmental Trauma. Paper Presented at the 21st Annual Conference on the Psychology of the Self, San Diego, Oct. 22–25.

Carlson, E.A. & Sroufe, L.A. (1995): Contribution of Attachment Theory to Developmental Psychopathology. In: Cicchetti, D.& Cohen, D.J. (Hg.): Developmental Psychopathology, Vol. 1. New York (Wiley), S. 581–617.

Crittenden, P.M. (1995): Attachment and Psychopathology. In: Goldberg, S., Muir, R. & Kerr, J. (Hg.): Attachment Theory. Social, Developmental, and Clinical Perspectives. Hillsdale NJ (Analytic Press), S. 367–406.

Crockenberg, S.B. (1981): Infant Irritability, Mother Responsiveness and Social Support Influences on the Security of Infant-Mother Attachment. Child Devel. 52, S. 857–865.

Diethelm, K. (1991): Die Bedeutung der frühen Mutter-Kind-Interaktion für den Aufbau von Vertrauen in die Umwelt und sich selbst. In: Bull. d. Schweiz. Ges. f. Psychother. 5, S. 73–89.

Dornes, M. (1997): Risiko- und Schutzfaktoren für die Neurosenentstehung. In: Forum der Psychoanalyse 13, S. 119–138.

Endres, M.& Hauser, S. (Hg.) (2000): Bindungstheorie in der Psychotherapie. München-Basel (Reinhardt).

Fonagy, P. (1991): Thinking about Thinking: Some Clinical and Theoretical Considerations Concerning the Treatment of a Borderline Patient. In: Int. Journ. Psycho-Anal. 72, S. 639–656.

Gianino, A. & Tronick, E. (1988): The Mutual Regulation Model. In: Field, T., McCabe, P. & Schneiderman, N. (Hg.): Stress and Coping across Development. Hillsdale NJ (Erlbaum), S. 47–68.

Hartmann, H.-P. (1997a): Mutter-Kind-Behandlung in der Psychiatrie. Teil I: Übersicht über bisherige Erfahrungen. In: Psychiat. Prax. 24, S. 56–60.

Hartmann, H.-P. (1997b): Mutter-Kind-Behandlung in der Psychiatrie. Teil II: Eigene Erfahrungen – Behandlungskonzepte und besondere Probleme. In: Psychiat. Prax. 24, S. 172–177.

Hartmann, H.-P. (1997c): Mutter-Kind-Behandlung in der Psychiatrie. Teil III: Eigene Erfahrungen – Praktische Durchführung und Diskussion. In: Psychiat. Prax. 24, S. 281–285.

Jones, E. (1996): Introduction to the Special Section on Attachment and Psychopathology: Part I. J. Consult. Clin. Psychol. 64, S. 5–7.

Köhler, L. (1998): Anwendung der Bindungstheorie in der psychoanalytischen Praxis. Einschränkende Vorbehalte, Nutzen, Fallbeispiele. In: Psyche 52, S. 369–397.

Kohut, H. (1971): Narzißmus. Dt. (1973): Frankfurt/M. (Suhrkamp).

Kohut, H. (1977): Die Heilung des Selbst. Dt. (1979): Frankfurt/M. (Suhrkamp).

Kohut, H. (1984): Wie heilt die Psychoanalyse? Dt. (1987): Frankfurt/M. (Suhrkamp).

Lyons-Ruth, K., Connell, D.B., Grunebaum, H. & Botein, S. (1990): Infants at Social Risk: Maternal Depression and Family Support Services as Mediators of Infant Development and Security of Attachment. In: Child Devel. 61, S. 85–98.

Müller-Braunschweig, H. (1970): Zur Genese der Ichstörungen. In: Psyche 24, S. 657–677.

Müller-Braunschweig, H. (1980): Gedanken zum Einfluß der frühen Mutter-Kind-Beziehung auf die Disposition zur psychosomatischen Erkrankung. In: PPmP 30, S. 48–59.

Näslund, B., Persson-Blennow, I., McNeil, T., Kaij, L. & Malmquist-Larsson, A. (1984a): Offspring of Women with Nonorganic Psychosis: Infant Attachment to the Mother at

One Year of Age. In: Acta Psychiatrica Scand. 69, S. 231–241.

Näslund, B., Persson-Blennow, I., McNeil, T., Kaij, L. & Malmquist-Larsson, A. (1984b): Offspring of Women with Nonorganic Psychosis: Fear of Strangers during the first Year of Life. In: Acta Psychiatrica Scand. 69, S. 435–444.

Papousek, H. (1975): Soziale Interaktion als Grundlage der kognitiven Frühentwicklung. In: Fortschritte der Sozialpädiatrie 2. Kindliche Sozialisation und Sozialentwicklung. München (Urban und Schwarzenberg).

Persson-Blennow, L., Näslund, B., McNeil, T.F. & Kaij, L. (1986): Offspring of Women with Nonorganic Psychosis: Mother-Infant Interaction at One Year of Age. In: Acta Psychiatrica Scand. 73, S. 207–213.

Radke-Yarrow, M., Cummings, E.M., Kuczynski, L. & Chapman, M. (1985): Patterns of Attachment in Two- and Three-Year-Olds in Normal Families and Families with Parental Depression. In: Child Devel. 56, S. 884–893.

Riordan, D., Appleby, L. & Faragher, B. (1999): Mother-Infant Interaction in Post-Partum Women with Schizophrenia and Affective Disorders. Psychological Med. 29, S. 991–995.

Rutter, M. (1990): Psychosocial Resilience and Protective Mechanisms. In: Rolf, J. & Shonkoff, J.P. (Hg.): Handbook of Early Child Intervention. Cambridge (Univ. Press), S. 97–116.

Spangler, G. (1999): Frühkindliche Bindungserfahrungen und Emotionsregulation. In: Friedlmeier, W. & Holodynski, M. (Hg.): Emotionale Entwicklung. Heidelberg (Spektrum), S. 176–196.

Steimer-Krause, E. (1994): Nonverbale Beziehungsregulation in Dyaden mit schizophrenen Patienten – ein Beitrag zur Übertragungs-Gegenübertragungs-Forschung. In: Streeck, U. & Bell, K. (Hg.): Die Psychoanalyse schwerer psychischer Erkrankungen. München (Pfeiffer), S. 209–228.

Stern, D.N. (1985): Die Lebenserfahrung des Säuglings. Dt. (1992): Stuttgart (Klett-Cotta).

Stern, D.N. (1994): One Way to Build a Clinical Relevant Baby. In: Infant Mental Health Journal 15, S. 9–25.

Taylor, G.J. (1992): Psychosomatics and Self-Regulation. In: Barron, J.W., Eagle, M. N. & Wolitzky, D.L. (Hg.): Interface of Psychoanalysis and Psychology. American Psychological Association, Washington D.C., S. 464–488.

Teti, D.M., Gelfand, P.M., Messinger, D.S. & Isabella, R. (1995): Maternal Depression and the Quality of Early Attachment. An Examination of Infants, Preschoolers, and Their Mothers. In: Developmental Psychology 31, S. 364–376.

Tolpin, M. (2000): The Role of Empathy and Interpretation in the Therapeutic Process. Discussion of Case of Laura by Sallee Jenkins, Ph. D. An Enlarged Theoretical and Interpretive Framework to Treat the Self. Paper presented at the 23rd Annual International Conference on the Psychology of the Self, Chicago, November 9–12.

Tronick, E. (1989): Emotions and emotional communication in Infants. In: Am. Psychologist 44, S. 112–119.

Tronick, E. & Field, T. (Hg.) (1986): Maternal Depression and Infant Disturbance. San Francisco (Jossey-Bass).

Walker, E. & Emory, E. (1983): Infants at Risk for Psychopathology: Offspring of Schizophrenic Parents. In: Child Devel. 54, S. 1269–1285.

White, R.W. (1959): Motivation reconsidered: The Concept of Competence. In: Psychol. Rev. 66, S. 297–333.

Wolf, E.S. (1988): Theorie und Praxis der psychoanalytischen Selbstpsychologie. Dt. (1996):

Stuttgart (Klett-Cotta).

Zahn-Wexler, C., Cummings, E.M., Ianotti, R.J. & Radke-Yarrow, M. (1984): Young Children of Depressed Parents: A Population at Risk for Affective Problems. In: Cicchetti, D. Schnei-der-Rosen, K. (Hg.): Childhood Depression. San Francisco (Jossey-Bass), S. 81–105.

Zeanah, C.H., Boris, N.W., Bakshi, S. & Lieberman, A.F. (2000): Attachment Disorders of Infancy. In: Osofsky, J.D. & Fitzgerald, H.E. (Hg.): WAIMH Handbook of Infant Mental Health, Vol. 4. New York (Wiley), S. 91–122.

Frühgeburt als Schicksal für spätere Störungen

Dieter Beckmann

1. Das Habil-Baby

Zum Klima der Gießener Schule (Beckmann 1998) gehörte auch unser Habil-Baby von 1965: Eine Sekretärin musste aus familiären Gründen wieder zur Arbeit gehen, obwohl ihr Baby erst drei Monate alt war. Das war damals kein Problem, denn der Verwaltung wurde mitgeteilt, dass wir ab sofort in unserem Fernsehlabor ein Baby erforschen würden. In aller Eile wurde ein Versuchsplan gemacht, womit alle zufrieden waren, auch die Mutter als Teil der systematischen Beobachtungen. Besonders zufrieden war Müller-Braunschweig (»MB«), weil er so zu seiner Habilitation kam (Müller-Braunschweig 1975).

Der erste Faktor einer P-Analyse über drei Monate des Babys erfasste den Grad der Erregung als Aufmerksamkeitsleistung. Diese Grunddimension wird uns im Folgenden zentral beschäftigen, die aktive Handlungsbereitschaft als Reaktion auf Zuwendungen.

Für mich war das der Einstieg in unsere Babyforschungen, die 1978 zusammen mit dem Neuropädiater G. Neuhäuser zu dem Plan einer prospektiven DFG-Studie im Sonderforschungsbereich 32 führten, über die hier einige wesentliche Ergebnisse mitgeteilt werden. Auf die wenigen vergleichbaren Studien wird nicht eingegangen (Bäcker et al. 2000), da unsere Forschungen schwerpunktartig die Familiensituation mitumfassen, die sonst kaum untersucht wurde. Dieser Aspekt enthält ebenfalls einen Teil der Gießener Schule (Richter 1963).

Im Folgenden werden die Ergebnisse unserer Langzeitstudie referiert, die primär mit der Familie in Zusammenhang stehen. Auf detailliertere psychoanalytische Aspekte kann hierbei nicht eingegangen werden, da intensive Fallbeobachtungen der Eltern zur Zeit der Geburt ihrer Risikokinder bis heute nicht systematisch ausgewertet wurden.

2. Frühgeburt

Unter natürlichen Bedingungen überlebt ein Baby, das innerhalb der 34.–42. Woche nach der Konzeption geboren wird (Naaktgeboren & Slijper 1970). Lebensfähig ist es nach der 28. Woche, so dass Frühgeburten zwischen dem 7. und 8. Mondzyklus (29,5 Tage) zur Welt kommen. Geburten zwischen dem 8. und 10. Zyklus sind eigentlich Normalgeburten (236–295 Tage).

Der Mondzyklus entspricht der mittleren Dauer des Menstruationszyklus von Frauen zwischen dem 20. und 30. Lebensjahr (Short 1977), woraus folgt, dass eine normale Schwangerschaft primär einer Hemmung der Ovulation über 8 bis 10 Zyklen entspricht. Phylogenetisch hängt dieser Rhythmus mit dem Wechsel von Ebbe und Flut zusammen, den die Ursäuger von Nicht-Vertebraten übernommen haben, deren Vermehrung an die Meeresküsten gebunden war (Beckmann & Hinckel 1995). 9 Zyklen entsprechen 265 Tagen, die sich plus 100 Tage zu einem Jahr ergänzen, was in den frühen Hochkulturen bedeutsame Zeitmaße waren (Beckmann 1996). Mythisch war eine Frühgeburt bedeutungsgleich mit der Geburt von Helden (Kerényi 1966).

Eine weitere Definition einer Frühgeburt geht vom Geburtsgewicht aus: unter 1250g unreif und unter 2500g nicht voll ausgereift. Diese Art der Definition ist problematisch, da das Geburtsgewicht eine enorme Streuung aufweist. Zwischen minus/plus 3 Standardabweichungen liegen Neugeborene bei 1000g bis 5000g (Flügel et al. 1986). 1250g entspricht einer Wahrscheinlichkeit von 0,3%, 2500g einer von 6%. Biologisch korreliert das Geburtsgewicht bei Säugetieren mit Mehrlingsgeburten negativ, wobei sich die Schwangerschaftsdauer verkürzt. Beim Menschen beträgt diese Grundeinheit 3 Wochen. Zwillinge (35 Wochen) wären demnach noch Normalgeburten, Drillinge nicht mehr (32 Wochen). Fünflinge wären mit einer Schwangerschaftsdauer von 26 Wochen lebensunfähig.

Mit der 28. – 34. Woche wiegt der Fötus im Mittel 1080g – 2050g, bei der Geburt 3300g (5,6% der Mutter).

Die Risiken von Frühgeburten beziehen sich auf drei Bereiche: Blutbildung, Immunsystem und ZNS. Die Unreife des ZNS wirkt sich primär auf eine instabile Wärmeregulation aus und auf die noch unrhythmische Atmung. Frühgeborene nehmen erheblich weniger Sauerstoff auf im Vergleich zu Normalgeborenen. Sie werden offenbar deshalb in der Regel beatmet (s. u.).

Die Unreife des ZNS betrifft primär die Regulation des Stoffwechsels, weniger die Kontaktbereitschaft. Bei Normalgeborenen tritt das erste Lächeln zwischen der 41. – 56. Woche nach der Konzeption auf, bei Frühgeborenen

(28. – 34. Woche geboren) zwischen der 39. – 51. Woche, im Mittel also erheblich früher, gemessen am Geburtstermin (Sturmberg 1968). Frühgeborene lächeln im Mittel 4 Wochen früher, gemessen am Konzeptionsalter, 2 Wochen zu spät, gemessen am Geburtsalter.

3. Konflikte der Eltern

Prospektive Studien zur Kindesentwicklung sind selten, so dass bisher empirisch wenig erforscht ist. Die Gießener Studie ging von 97 Kindern aus, die nach der Geburt beatmet werden mussten, sonst aber gesund waren. 86 Babys überlebten die Perinatalzeit. Zweidrittel waren Frühgeborene, darunter ein Zwillingspaar. Das mittlere Geburtsgewicht betrug 1980g , wobei 20% unter 1500g wogen. Der Optimalitätsscore lag bei der Geburt im Mittel bei 71,4%, also gravierend niedrig.

Untersucht wurden die Kinder bei Geburt (97), im 1. (86), 3. (75) und 12. (68) Monat, nach 3 (63), 5 (58) und 13 (50) Jahren. Zu dem letzten Zeitpunkt waren noch 50 Kinder (58%) erreichbar. Schwerer gestörte Kinder fehlten zunehmend mehr, so dass die Ergebnisse in positiver Richtung verzerrt sind. Von diesen 50 Kindern waren 38 (76%) Frühgeburten mit weniger als 36 Wochen Konzeptionsalter. Dass nach 13 Jahren noch 58% der ursprünglichen Stichprobe erreicht wurde, verdankt unser Team Frau Dipl.-Psych. U. Bade, die mit viel Geschick und Geduld immer noch einen weiteren Fall aufspüren konnte.

Frühgeborene sind im Mittel erregt und schwer stimulierbar, worauf die Eltern spezifisch reagieren. Die Ehepaar-Gießen-Tests nach einem und nach 3 Jahren zeigen deutliche Trends im Vergleich zum Zeitpunkt der Geburt der Kinder. Bei Geburt ließen sich bei 30% der Paare Beziehungsstörungen feststellen, drei Jahre später bei 50% (Beckmann 1986, 1992). Bedeutsam ist ein Trend zu einer Rollenteilung depressive Mutter – expansiver Vater, die im ersten Jahr einsetzt.

Häufig entwickelt sich die Paarbeziehung in eine Richtung, die für Eltern von Kindern mit Verhaltensstörungen typisch ist. Diese Beziehungsform entspricht der Bevorzugung von projektiven Identifikationen mit starker Bindung trotz der erheblichen Konflikte (Beckmann 1994). Im klassischen Sinne einer Kollusion wird das schwierige Kind durch eine aggressive Verklammerung der Eltern abgewehrt. Es gibt jedoch auch Paare, bei denen eine zunehmend angespanntere Mutter vom Vater emotional unterstützt wird. Unter dieser Bedingung entwickelt sich der Grad an neurologischer Optimalität des Kindes positiv.

103

Im Folgenden wird dargestellt, dass die Kinder tatsächlich Verhaltensstörungen entwickeln. Eine kausale Interpretation legt nahe, dass die Eltern spezifisch auf die Schwierigkeiten reagieren, die ein Frühgeborenes auslöst. Ob eine Frühgeburt selbst schon eine Verhaltensauffälligkeit ist, entzieht sich den von uns erhobenen Daten. Diskutiert werden soll dieser Aspekt jedoch, da ein Kernmerkmal negativer Kindesentwicklungen mit depressiven Familiensituationen in Zusammenhang steht.

Differentiell ist jedoch auch die Tendenz einiger Eltern unserer Studie bedeutsam, die auf die Belastung eines von einer Behinderung bedrohten Kindes mit vermehrter Zuwendung reagiert. Besonders Mütter lieben nicht selten behinderte Kinder mehr, weil die Zuwendung letztlich vom Kind auch zurückgegeben wird. Einfühlsame Väter stützen derartige Entwicklungen, wodurch kindliche Störungen sogar zu Sonderbegabungen in der kreativen Handlungskompetenz führen können, auf die noch eingegangen wird.

4. Depression der Mutter

Bei mindestens 60% der Frühgeburten ist die Ursache ungeklärt. Normalerweise sichert das placentare HCS das letzte Trimenon, wobei der Fötus seine Fettspeicher aufbaut. Auch wird in der NNR ein Östriol-Speicher angelegt, wodurch das Baby bei der Geburt hoch aktiv sein kann. Nachgeburtlich hemmt dieses Hormon auf ACTH zurück, wodurch normalgeborene Babys nachgeburtlich mehrere Wochen im Mittel entspannt sind.

Gesichert ist nach unseren Daten, dass die Mütter bei Frühgeburten nachgeburtlich vermehrt depressiv werden, was eine Folge der starken Belastung durch das schwierige Kind sein kann. Nicht auszuschließen ist aber, dass auch die Frühgeburt selbst mit depressiven Merkmalen verbunden ist. Das HCS ähnelt Prolaktin und Somatropin, dessen Spiegel bei Trauerzuständen erniedrigt ist. Im Sinne der Stresstheorie wäre dann die depressive Reaktion ein Mangel an Coping, wodurch sich eine depressive Erschöpfung ausbreiten kann. Unruhige Babys haben ab Geburt einen erhöhten Cortisol-Spiegel (versus Progesteron), was intrauterin erworben sein kann. Im Gießen-Test sind die Mütter nachgeburtlich zu 34% in einer depressiven Verfassung, ein Jahr später zu 66%, mit einem Trend zur Isolation. Der Grad der Depression hemmt die neurologische Entwicklung der Kinder, wodurch die frühen Erfahrungen gestört ablaufen.

Insbesondere über CRH und Cortisol wird bei Depression das Immunsystem gehemmt, was schon intrauterin eine Immunschwäche des Säuglings bewirken kann. Nachgeburtlich fehlt dann insbesondere IgA, das durch das Stillen über Prolaktin aktiviert wird. Auch enthält die Muttermilch praktisch kein Vitamin C. wodurch die Synthese von Noradrenalin gehemmt wird. Das Baby ist dadurch normalerweise in einer entspannt-schläfrigen Grundverfassung, auch durch den Prolaktin-Effekt.

Die Grundsituation der klinischen Versorgung von Frühgeborenen spielt eine auch von uns nicht aufgeklärte Rolle. Der Arzt diagnostiziert ein Atemnotsyndrom, wodurch das Neugeborene von der Mutter getrennt wird. Unsere Babys wurden mindestens zwei Wochen beatmet, konnten also nicht gestillt werden. Die Trennung erregt Mutter und Kind, wodurch schließlich auch die Betreuung nach der Entlassung zum Problem wird. Ein Atemnotsyndrom kann wiederum die Folge einer nachgeburtlichen Trennung von Mutter und Baby sein, dem der Hautkontakt und die beruhigende Stillsituation entzogen wurde. Frühgeborene atmen nicht rhythmisch wie Reifgeborene, was durchaus als ängstigend erlebt werden kann. Andererseits nehmen Frühgeborene nur 2,6 ml/min O^2 je kg Körpermasse auf, Neugeborene 5,7 ml/min (Flügel et al. 1986). Mit 12 Monaten nimmt ein Säugling 7,0 ml/min und kg Körpergewicht auf (Erwachsene: 3,4). Das relativ enorm große Gehirn (Faktor 5 zu einem Erwachsenen) verbraucht 70% des O^2 beim Neugeborenen, bei Frühgeborenen relativ gesehenwohl noch mehr.

5. Motorik

Die Grundaffekte Freude, Wut, Trauer und Angst entwickeln sich in dieser Sequenz im Säuglingsalter. Der Ausdruck von Freude und Wut ist primär mit lebhafter Spontanmotorik verbunden, die mit der geringen Vitalkapazität der Frühgeborenen kaum vereinbar ist. Im Extrem kommt es bei Zuwendungen der Mutter zum Vermeiden des Blickkontaktes durch den Säugling, was als eine Schutzreaktion gegen Erregungen verstanden werden kann, aber die Entwicklung der Sensomotorik gravierend beeinträchtigt. Von prognostischer Bedeutung im Säuglingsalter ist hierbei allein der Grad der Retardierung. Erst bei Erreichen des 1. Lebensjahres zeichnen sich Typen von Fehlentwicklungen ab, die im 5. Lebensjahr dann deutlich ausgeprägt sind (Bäcker 1995).

Die größte Gruppe (47%) zeigt allein motorische Defizite. Die zweitgrößte Gruppe (18%) fällt durch Teilleistungsschwächen in mehreren Bereichen auf,

105

auch in der Sprachmotorik, die mit einer verkürzten Schwangerschaftsdauer verbunden sind. Die grobmotorische Entwicklung ist dagegen weniger gestört. Ein dritter Typ (13%) entwickelt sich überdurchschnittlich, außer in der Motorik. Hierbei finden sich positive Korrelationen mit dem Status der Mutter. Der vierte Typ (9%) leicht dem dritten, zeigt jedoch außerdem eine auffällig gut ausgeprägte Aufmerksamkeitsbereitschaft. Positiv entwickelt sind also im 5. Lebensjahr 23% der Kinder, eher die Normalgeburten. Eine fünfte Gruppe von Kindern (13%) musste nach den Testwerten als geistig behindert klassifiziert werden. Es fanden sich u. a. Korrelationen mit einem niedrigen Status der Eltern und mit der Frühgeburt.

6. Intelligenz

Bei den 13-Jährigen fand sich im HAWIK ein Verbal-IQ von 103 (s = 16) und ein Handlungs-IQ von 99 (s = 24), wobei zu berücksichtigen ist, dass diese Werte durch Selektionseffekte Überschätzungen sind (Bäcker et al. 2000). So fehlen in der Stichprobe die 6 Kinder, die mit fünf Jahren als geistig behindert beurteilt wurden.

Der Verbal-IQ korreliert nicht signifikant mit Merkmalen der Frühgeburt. Er lässt sich auch nicht aus frühen Entwicklungsmerkmalen (Bayley-Test) prognostizieren.

Der Handlungs-IQ lässt sich mit Korrelationen von r = -.33 (Frühgeburt) und r = -.29 (Atemnotsyndrom) signifikant prognostizieren. Das Geburtsgewicht hat keinen signifikanten Prognose-Wert. Aus dem Entwicklungstest (Bayley) lässt sich der Handlungs-IQ mit r = .42 vorhersagen. Durch die Messfehler der Variablen liegen die wahren Korrelationen erheblich höher. Zu den früheren Zeitpunkten waren die Kinder bis hin zu Paresen im Mittel motorisch auffällig. Mit zunehmendem Alter bildeten sich die neurologischen Auffälligkeiten zurück, insbesondere bei einem Familienklima, das den Kindern individuelle Entwicklungsmöglichkeiten bot (Pauli-Pott et al. 2000).

Die Diagnose MCD, die bei Kleinkindern leider immer noch gestellt wird, ist nicht nur unsinnig, sondern auch schädlich, da sie zu iatrogenen Stigmatisierungen führen kann. Besser wäre keine Diagnose, aber der Hinweis darauf, dass bei optimaler Zuwendung sich die besten Entwicklungsmöglichkeiten einstellen.

Die einfachste Interpretation der Beobachtungen ergibt sich aus der Tatsache, dass sich die sensomotorische Intelligenz vor der verbalen entwickelt.

Damit ist insbesondere das erste Lebensjahr für Frühgeborene eine kritische Zeit, deren Bewältigung auch weitere langfristige Folgen hat. Denn motorisch auffällige Kinder haben in Peer-groups Probleme.

Die dargestellte Atemnotsituation der Frühgeborenen, die mit einer Anämie korrelieren kann (Unreife des Knochenmarks), erfordert eine Abschirmung gegen Stimulationen, die motorische Aktivitäten hervorrufen. Hierbei wird insbesondere bei Dauerleistungen viel Sauerstoff verbraucht. Kurzfristige Reaktionen laufen anaerob ab und belasten nicht.

Die Spontanmotorik entwickelt sich intrauterin. Bietet die Mutter nachgeburtlich einfühlende Wärme, reagiert das Baby mit Kontaktsuche (Saugen, Greifen u. a.), ab dem zweiten Monat auch mit dem Ausdruck von Freude. Ab dem dritten Monat reagiert das Baby mit dem exogenen Lächeln im Wachzustand. Wie dargestellt wurde, reift diese Spontanmotorik in Abhängigkeit von der mütterlichen Zuwendung, wodurch Frühgeborene gemessen am Geburtstermin nur wenig verzögert ihr Urvertrauen zum Ausdruck bringen.

Mit dem dritten Monat entwickelt sich die Willkürmotorik im Zusammenhang mit einer typischen Dendriten-Proliferation des Cortex. Hierdurch werden Handlungen möglich, die auf Konditionierungen beruhen. Affektiv gehört hierzu die Konzentrationsfähigkeit, die sich zuerst über das willkürliche Fixieren und Greifen entwickelt. Etwa im 6. Monat exploriert ein Baby die Umwelt, wodurch auch das Lernen am Modell möglich wird. Responsible Mütter verstärken diese Tendenzen, indem sie auch das Baby imitieren. Die damit verbundene Bewegungssynchronisation erfordert beim Baby Konzentrationsleistungen, die Frühgeborene erschwert aufbringen.

Bei fürsorglicher und angstfreier Erziehung wird die Konzentrationsfähigkeit bei Frühgeborenen günstig beeinflusst (Pauli-Pott et al. 2000).

Wie schon dargestellt, bleibt jedoch bei einigen Kindern ein Defizit in dem Handlungs-IQ bis zur Pubertät erhalten, wobei die motorische Entwicklung insbesondere bei einer depressiven Familiensituation erheblicher beeinträchtigt ist. Einer depressiven Mutter mangelt es oft auch an Responsibilität.

Bei zärtlich-selbstsicheren Müttern ist darüber hinaus die neurologische Entwicklung positiv, bei autoritären Müttern negativ.

Der dritte Monat ist auch affektiv kritisch, weil ab dieser Zeit das Melatonin-Serotonin-System aktiviert wird. Es ermöglicht den Babys die Nachtaktivität (Melatonin), was zu allgemeinen Unruhezuständen führen kann, den sog. Drei-Monats-Kolliken. Auch diese treten bei depressiven Müttern verstärkt auf (Becker et al. 1998). Die circadiane Anpassung wird im Mittel im sechsten Monat erreicht, wobei nur die Tagaktivität (Licht) die Serotoninspeicher hinreichend für eine lange Schlafphase füllt. Auch diese Anpassung ist bei Frühgeborenen erschwert, weil die Energiespeicher oft noch zu gering sind und dadurch die Schlaf-Wach-Phasen verkürzt sind. Die Phasen wacher Aufmerksamkeit sind dadurch auch verkürzt, was Folgen für das neurologische Entwicklungstempo hat, das die Basis für die Intelligenzentwicklung bereitstellt.

Die Varianz im Handlungs-IQ ist um den Faktor 2,6 erhöht, so dass die Stichprobe im Vergleich zum Verbal-IQ auch sensomotorische Hochbegabungen enthält. Dieser Effekt dürfte eine kompensatorische Entwicklung sein, indem die primären motorischen Defizite verstärkte Motive hervorrufen, sich zu trainieren, was wiederum bei Erfolg zu Selbstverstärkungen führt. Auf diesen Aspekt einer heldenhaft anmutenden Durchsetzungsfähigkeit im Bereich der praktischen Handlungskompetenz wird noch abschließend eingegangen.

7. Verhaltensstörungen

18% der Jugendlichen unserer Studie besuchen eine Sonderschule, was vergleichsweise (3,7%) einem Faktor 5 entspricht. Andererseits besuchen 36% ein Gymnasium, was ein unauffälliger Wert ist.

Diese auffällige Häufung von Sonderschülern kann nicht auf Intelligenzdefiziten beruhen. Sie korreliert hochsignifikant mit dem Atemnotsyndrom, das offenbar vielfältige Folgen hat.

Die Verhaltensstörungen wurden über die Child Behavior Checklist (CBCL) ermittelt. Die Jugendlichen zeigen hochsignifikant vermehrt internale Störungen wie Aufmerksamkeitsprobleme, körperliche Beschwerden und sozialen Rückzug. Im externalen Bereich, insbesondere in dem Grad der Dissozialität sind sie eher unauffällig. Die Verhaltensstörungen lassen sich aus der neurologischen Optimalität bei Geburt mit $r = .40$ hochsignifikant vorhersagen. Aus dem Bayley-Entwicklungstest ergibt sich eine Prognose auf die Verhaltensstörungen von $r = -.43$, wobei insbesondere die externalen Störungen wie aggressives Verhalten und soziale Probleme auffällig sind.

Über eine Diskriminanzanalyse (Bäcker et al. 2000) ließen sich zwei Dimensionen ermitteln, die mit 64% der Kinder die Einschulung in den Schultyp vorhersagen. Neben den Geburtskomplikationen spielt auch der Status des Vaters eine Rolle, was sozialpsychologisch verständlich ist.

Zur Erklärung dieser empirischen Daten auf einem theoretischen Hintergrund ist das Konzept der Selbstregulation geeignet, die ein Baby im ersten Lebensjahr normalerweise erwirbt. Der Gewinn an Selbstregulation betrifft neben der Kontrolle der Motorik als Handlungsbereitschaften die Affektkontrolle.

Die Grundaffekte Freude, Wut, Trauer und Angst entwickeln sich, wie schon dargestellt, im ersten Lebensjahr. Sie sind alle mit Erregung verbunden, wodurch Frühgeborene geringere Möglichkeiten haben, sie interaktiv auszuleben. Hierdurch koppelt sich der Grad an Erregung von der sozialen Situation ab, indem Frustration (Wut), Abwendungen (Trauer) und Trennungen (Angst) nicht kontrollierbar erscheinen. Bei Depression der Mutter sind diese Grunderfahrungen verstärkt, weil der Mangel an Responsibilität den Erwerb der affektiven Selbstkontrolle erschwert. Denn im Ursprung ist die Fremdkontrolle der affektiven Situation eines Babys durch die Mutter lebenserhaltend, insbesondere bei Frühgeborenen, die bei Übererregung leicht an die Grenzen ihrer Vitalkapazität geraten.

Gegen diese Überforderungen hilft dem Baby primär eine generalisierte Abwehr von Affekten, um das Erregungsniveau niedrig zu halten. Das entspricht der erschwerten Stimulierbarkeit von Frühgeborenen. Als Folge ergibt sich jedoch eine soziale Orientierungsschwäche, ein Mangel an Konzentrationsmöglichkeiten und ein Mangel an vegetativer Stabilität bei sozialen Anforderungen. Sozialer Rückzug ist eine der typischen Folgen dieser Ich-Schwäche. Theoretisch müssten diese frühen Erfahrungen auch gehäuft zu externalen Störungen führen. Sie fehlen wohl in den Nachuntersuchungen vermehrt, weil Eltern mit dissozialen Kindern kaum ein Motiv haben, sich durch Untersuchungen kontrollieren zu lassen. Bei den Erhebungen im ersten Lebensjahr waren sogar einige Kinder, deren Hirnentwicklung völlig ausblieb, was aus unseren neurologisch-biologischen Daten nicht erklärt werden konnte. Nach Clusteranalysen der neurologischen Optimalitätsverläufe im ersten Lebensjahr, ist der dritte Monat entscheidend, ob in Abhängigkeit der mütterlichen Zuwendung die Kurven der Optimalität negativ oder positiv verlaufen.

Frühförderung nach dem ersten Lebensjahr erscheint nach unseren Daten wenig Sinn zu haben. Sie müsste mit der Geburt eines Risikokindes einsetzen. Denn auch Reifgeborene entwickeln Atemnotsyndrome.

8. Soziabilität

Wie schon dargestellt, beschrieb Müller-Braunschweig (1975) die grundlegende Dimension der Aufmerksamkeit als Handlungsbereitschaft. Nach unseren Beobachtungen an einer Reihe von Stichproben Normalgeborenen (Mertesacker 2000) kann man den negativen Pol dieser Grunddimension als eine Tendenz zur Reizvermeidung, als Scheuheit interpretieren. Einfühlsame Mütter identifizieren sich mit dieser Scheuheit, wodurch der Säugling in der Mutter-Kind-Beziehung seine Scheuheit verliert, aber zunehmend mehr fremde Personen abwehrt.

Dieser theoretische Quellpunkt der Soziabilität entspricht der phylogenetischen Tatsache, dass Säuger oft als Einzelgänger überleben, andere aber, wie z. B. viele Primaten, nur in engen mütterzentrierten Gruppen vorkommen.

Bei Frühgeborenen ist die Scheuheit verstärkt, weil sie die geringe Vitalkapazität gegen Übererregungen schützt. Das hat in Abhängigkeit von der Vitalkapazität und vom Grad an Responsibilität versus Depressivität der Mütter vier mögliche Folgen:
a) Das Baby überlebt nicht (ca. 10%).
b) Das Gehirn entwickelt sich nicht (ca. 15%).
c) Das Kleinkind zeigt reversible Hirnsymptome.
d) Das Kind entwickelt motorische Kompensationen.
Durch die Intensivmedizin haben sich die Häufigkeiten von a) nach b) verschoben, während c) wohl eine normale Entwicklungstendenz abbildet. Die Möglichkeit d) wollen wir durch Fallanalysen aufklären, zumal sie bisher nicht beschrieben wurde. Generell schlägt die Scheuheit durch, indem die Kinder im Mittel soziale Defizite aufweisen. Diese Trends deuten sich im 3. Monat an und sind mit 12 Monaten deutlich erkennbar (Legner et al. 1997).

9. Epilog

In der Psychoanalyse sind Figuren der griechischen Mythologie tradiert, wie z. B. der Narziss als Sohn einer Nymphe, der ab Geburt verstoßene Ödipus, der seinen Vater erschlug und über die Heirat seiner Mutter König von Theben wurde, oder der Wolfsmann (Apollon), der sich selbst zum Orakel machte.

Mythisch war eine Frühgeburt ein Held wie Herakles, der angstfrei sich durchsetzte, weil er schon ab Geburt von Gefahren umgeben war. Diesen

Hinweis wollte ich mir nicht ersparen, zumal die Sage vom Mann, der auszog, das Fürchten zu lernen, auch in unseren Märchen nicht ganz verlorenging. Heldentum als Folge einer Störung zu verstehen, halte ich auch sonst für aufklärend. Hera gebar neben dem Herakles auch den Künstler, den Hephaistos, den alle Frauen liebten, weil er behindert war. (Beckmann 2000). Insofern hoffe ich, auf meine Art doch noch einen psychoanalytischen Bezug hergestellt zu haben. Denn Müller-Braunschweig war mir im Anfang meiner Ausbildung ein kreativer und nachdenklicher Gesprächspartner, der mir in dieser Betrachtung wohl gefolgt wäre.

Eine Fallgeschichte aus unserer Stichprobe ist mir deutlich in Erinnerung geblieben. Es war ein 1500g-Frühchen, das eine ängstliche Mutter nach mehreren Aborten gebar. Sie phantasierte schon im Wochenbett, dass der Sohn groß und erfolgreich wie der Vater werden würde, der als betriebsamer Handwerkermeister für seine Frau kaum Zeit übrig hatte. Objektiviert wurde diese mütterliche Wunschvorstellung über den Paar-Grid, den wir anfangs regelmäßig im Projekt erhoben. Diese Grids wurden nie systematisch ausgewertet, da es uns nicht gelang, eine Auswertungsform zu entwickeln, die skalierbar gewesen wäre. Das gelang für den Paar-GT, der primär für diese Studie entwickelt wurde, allerdings auch erst Jahre später.

Literatur

Bäcker, A. (1995): Der Einfluß perinataler Komplikationen und psychosozialer Faktoren auf die Entwicklung kindlicher Kompetenzen. Humanbiologische Dissertation. Gießen.

Bäcker, A., Pauli-Pott, U. Neuhäuser, G. & Beckmann, D. (2000): Auswirkungen deutlich erhöhter Geburtsrisiken auf den Entwicklungsstand im Jugendalter. In: Praxis der Kinderpsychologie und Kinderpsychiatrie 49/6, S. 385–398.

Becker, K., Pauli-Pott, U. & Beckmann, D. (1998): Trimenonkoliken als elterliche Klage in der pädiatrischen Praxis. In: Praxis der Kinderpsychologie und Kinderpsychiatrie 47/9, S. 625–640.

Beckmann, D. (1986): Ehepaarbeziehung im Gießen-Test nach Geburt eines Risikokindes. In: Psychotherapie, Psychosomatik, Medizinische Psychologie 36/5, S. 159–166.

Beckmann, D. (1992): Ehepaarbeziehung im Gießen-Test drei Jahre nach Geburt eines Risikokindes. In: Kindheit und Entwicklung 1/2, S. 85–91.

Beckmann, D. (1994): Macht, Status und Valenz bei gesunden und kranken Partnern. In: Psychotherapie, Psychosomatik, Medizinische Psychologie 44/8, S. 253–259.

Beckmann, D., Hinckel, P. (1995); Ontogenese der Affektregulation. In: Psychotherapie Psychosomatik Medizinische Psychologie 45/12, S. 427–435.

Beckmann, D. (1996): Frühes Patriarchat – Der Diskos von Phaistos. In: Beckmann, D. & Beckmann, G. (Hg.): Vom Ursprung der Familie. Gießen (Psychosozial-Verlag), S. 203–219.

Beckmann, D. (1998): Die Gießener Schule. In: Haland-Wirth, T., Spangenberg, N. Wirth, H.-
J. (Hg.): Unbequem und engagiert. Horst-Eberhard Richter zum 75. Geburtstag. Gießen
(Psychosozial-Verlag), S. 17–27.

Beckmann, D. (2000): Die Ödipus-Sage im Lichte klassischer Sexualmythen (Manuskript).

Flügel, B., Greil, H. & Sommer, K. (1986): Anthropologischer Atlas. Frankfurt/M. (Wötzel).

Kerényi, K. (1966): Die Mythologie der Griechen. München (dtv).

Legner, A., Pauli-Pott, U. & Beckmann, D. (1997): Neuromotorische und kognitive Entwicklung risikogeborener Kinder im Alter von fünf Jahren. In: Praxis der Kinderpsychologie und Kinderpsychiatrie 46/7, S. 477–488.

Mertesacker, B. (2000): Bedingungen mütterlicher Reaktivität/Sensibilität im ersten Lebensjahr. Humanbiologische Dissertation, Gießen.

Müller-Braunschweig, H. (1975): Die Wirkung der frühen Erfahrung. Das 1. Lebensjahr und
seine Bedeutung für die psychische Entwicklung. Konzepte der Humanwissenschaften.
Stuttgart (Klett).

Naaktgeboren, C. & Slijper, E.J. (1970): Biologie der Geburt. Hamburg-Berlin (Parey).

Pauli-Pott, U., Bäcker, A., Neuhäuser, G. & Beckmann, D. (2000): Zusammenhänge zwischen
Eltern-Kind-Beziehung und Entwicklungsstand von Risikokindern im Vorschulalter. In:
Petermann, F., Niebank, K. & Scheithauer, H. (Hg.) (im Druck): Risiken in der frühkindlichen Entwicklung. Entwicklungspsychopathologie der ersten Lebensjahre (Hogrefe Verlag).

Richter, H.E. (1963): Eltern, Kind und Neurose. Stuttgart (Klett Verlag).

Short, R.V. (1977): Fortpflanzung und Gesellschaft. In: Austin, C.R., Short, V. (Hg.): Fort-
pflanzungsbiologie der Säugetiere. Bd. 5. Berlin-Hamburg (Parey).

Sturmberg, A. (1968): Über die Adaptierbarkeit von Frühgeborenen und reifen Neugeborenen unter besonderer Berücksichtigung der geistigen Funktionen. Göttingen. Medizinische Dissertation.

Psychoneuroimmunologie und therapeutische Beziehung

Burkhard Brosig

Einleitung

Die in der Psychosomatik noch immer recht neue Disziplin der Psychoneuro-immunologie Ader et al. 1990, Beutel 1991) beschäftigt sich mit den immuno-logischen Nachweisspuren der Wechselwirkungen zwischen seelischem Erleben und körperlichen Reaktionen. Damit entsteht ein Kontext von innerem Erle-ben, affektiver Bewegung, vegetativer Modulation und psychoneuroendokriner und psychoneuroimmunologischer Veränderung (Brähler et al 1994). Da diese Parameter wichtige Schlüsselfunktionen in der somatischen Vermittlung immu-nologischer Abwehr- und Entzündungsprozesse aufweisen, kann von dort aus die Auslösung einer psychosomatischen Erkrankung erschlossen werden. Während sich die experimentelle Psychoneuroimmunologie insbesondere mit Phänomenen der Konditionierbarkeit, also Erlernbarkeit im Sinne klassischer lerntheoretischer Modelle, von Immunantworten und psychoneuroendokrino-logischen Veränderungen beschäftigt (Übersicht Hennig 1998), versuchen klini-sche psychobiologische Ansätze die Wirkung von einzelnen klinisch relevanten therapeutischen Interventionen auf das Immunsystem zu erforschen. Neben dem Studium der zellulären Abwehrmechanismen – als klassische Parameter wären hier die Anzahl der Leukozyten, die Zahl der natürlichen Killerzellen NK, deren Aktivität sowie Anzahl und prozentuale Verteilung von T-Zellen zu nennen – gewann die Erfassung der nicht zellgebundenen, humoralen Abwehr-mechanismen, dem IgA, IgG, IgM und des Lysozyms an Bedeutung. Insbeson-dere die protektive Funktion von sekretorischem IgA in Speichel und anderen Körperflüssigkeiten wurde zur klassischen Indikatorvariablen (Hennig 1994, Kugler 1991, Kugler et al. 1989, 1992) für immunologische Veränderungen unter psychischem Einfluss, weil dieser Parameter vergleichsweise einfach und für den Probanden unbelastend, d. h. noninvasiv, ohne Blutabnahme und damit ohne ängstigenden Stress, bei den Untersuchungspersonen zu gewinnen war.

Auch wenn die Messung des Speichel-IgA's anfällig ist für Störfaktoren, wie etwa die Verunreinigung des Speichels durch Blut, und abhängig von Verdünnungseffekten bei vermehrter Speichelproduktion sein kann, gilt der Parameter weiterhin als Standardvariable der Psychobiologie. Wie bei anderen psychobiologischen Standardindikatoren sind die experimentellen Ergebnisse nicht immer konsistent darstellbar, zumindest scheint so viel klar zu werden, dass bei chronischen psychosozialen Belastungen, wie etwa Prüfungsstress (Jemmott et al 1983), Depression und Trennungserleben, die Konzentration von sekretorischem IgA absinkt (vergleiche die Metaanalyse von Herbert u. Cohen 1993). Entspannung, soziale Unterstützung und Freude schienen hingegen die IgA-Sekretion zu steigern (vgl. Kupfer 1994, Hennig 1994 sowie Kugler 1991).

Aus analytisch-psychosomatischer Sicht (Rudolf et al. 1995, Schubert et al. 1999) ist es spannend zu erleben, wie psychisch signifikante Erlebnisse, die Menschen potentiell in eine Psychoanalyse führen, wie Trennung, Verlust oder Einsamkeit. plötzlich als Themen die psychobiologische Forschung stimuliert und zu eindrucksvollen Ergebnissen führt, die den Begriff der »Immundepression« gerechtfertigt erscheinen lassen.

Waren wir es inzwischen gewohnt, Abwehr und Depression als rein psychische Phänomene zu formulieren und diese nicht vorschnell in körperliche Funktionen zu übersetzen, so konnten die populär werdenden Begriffe wie »Immundepression« und »immunologische Abwehr« plötzlich als Bindeglieder zwischen massivem intrapsychischen Reaktionen, psychobiologischen Prozessen und deren messbaren somatischen Indikatoren fungieren und erneut die tief in der Biologie verwurzelte »Natur« archaischer Affekte demonstrieren. Ich spreche in diesem Zusammenhang von »archaisch«, weil hier eine Assoziationskette hin zu psychogenetisch »frühen« Erlebnisweisen geschaffen wird, die vor der Entwicklung reiferer sprachlich-symbolischer Ausdrucksformen liegt (vgl. Milch 1994, Milch u. Putzke 1991). Die Ausdrucksweise des Kindes ist ja körperlich, die Kommunikation zwischen Eltern und Kind wird durch Berührung der Haut oder Rhythmik des Atmens ermöglicht. Umgekehrt wird aufgrund der mangelnden Differenzierung des psychischen vom körperlichen immer gleich das seelische Trauma auch ein körperliches. Die Geschichte der Nichtwahrnehmung psychosomatischer Bezüge, und jede Wissenschaftsgeneration lernt sie erneut kennen, die Agnostiker und Monisten , scheinbar triumphierend in ihren Konzepten, lehrt uns, wie schwer es ist, sich diese früh erlebten existenziell bedrohlichen Abhängigkeiten einzugestehen, sie gleichsam immer wieder der Verdrängung zu entreißen und erneut, im Sinne eines Simultanprozesses, im symbolischen Register zu repräsentieren. Das Körperliche liegt dabei nahe an jenem immer schon Unbewussten des Primärprozesses, der ja das Epizentrum unserer Verdrängung darstellt und dessen Bewusstmachung stets neu erkämpft werden muss.

Methodik

Die vorliegende Arbeit beschäftigt sich also mit der Frage, ob psychoanalytische Prozesse, erfasst und operationalisiert über die Dichte in der zeitlichen Abfolge der therapeutischen Sitzungen, als ein Indikator für die Wirkung der therapeutischen Beziehung Einfluss auf die immunologische Abwehr nimmt.

Gewählt wurde hierzu das Paradigma der Tagebuchforschung (Wilz u. Brähler 1997, Wilz et al. 1997), weil hier ein Kompromiss zwischen kurzfristigen Veränderungen der psychobiologischen Indikatoren und längerfristigen Schwankungen in psychischen Prozessen gefunden werden konnte. Voruntersuchungen mit diesen Parametern wurden von uns bereits bei Brähler et al. (1994), Kupfer (1994) sowie Brosig et al. (1998) publiziert. Das Speichel-IgA wurde hierbei mittels einer Salivette (Firma Sarstedt Nümbrecht) aus der Mundhöhle entnommen. Parallel dazu erfolgten Tagebucheintragungen in strukturierter Form über Stimmungen und Körperbeschwerden. Neben dem Speichel-IgA wurde Speichel-Cortisol als neuroendokrinologischer Standardwert im Sinne eines Stressindikators bzw. Markers seelischer Erregung und emotionaler Bewegung ermittelt. Die besondere Chance dieser Untersuchung lag hierbei darin, in einem naturalistischen Rahmen, nämlich dem einer psychoanalytischen Psychotherapie, parallel zum Prozess des Übertragungs- und Gegenübertragungsgeschehens Veränderungen dieser psychobiologischen Standardparameter zu untersuchen und auf das Paradigma der therapeutischen Bindung bzw. dem des Trennungserlebens zu beziehen. Es erschien in diesem Zusammenhang günstig, das Speichel-IgA, als immunologische Vorwärtsverteidigung auch und gerade gegen»Erkältungserkrankungen«, als Variable zu verwenden, weil Kälte- und Wärmegefühl in der Übertragung und die daraus resultierenden»Erkältungen« in ihrem doppelten Wortsinn mit dem Trennungserleben einhergehen und archaische Kommunikationsformen des Verlassenseins (Krapf 1956) darstellen.

Vignette: Depression und Brustkrebs

Eine kurze Fallvignette soll den klinischen Hintergrund der dargestellten Untersuchung skizzieren: In einer etwa fünfjährigen, wöchentlich einstündigen psychoanalytisch-orientierten Einzelbehandlung stand eine knapp 60-jährige, hübsche Frau, die wegen Brustkrebs (T2 N1 Mo) operiert und bestrahlt wurde. Ein Jahr nach der Diagnosestellung und der dabei notwendigen gynäkologischen und radiologischen Interventionen verstarb der Ehemann an plötzlichem Herztod, so dass die Patientin befürchtete, im Rahmen der schwerwiegenden Depression, die sich einstellte, nicht genügend»Abwehr« gegen die noch nicht ausgestandene Brustkrebserkrankung aufbringen zu können. Sie erhoffte sich durch eine psychotherapeutische Intervention Stützung zu erhalten und ihre innere Resistenz stärken zu können.

Zur Vorgeschichte berichtete sie, dass sie als jüngstes und»verwöhntes« Kind einer armen Arbeiterfamilie in den früheren deutschen Ostgebieten aufgewachsen sei und sehr an der Mutter gehangen habe. Nach einer gescheiterten Ehe habe ihr die Mutter für einige Jahre die Sorge um die einzige Tochter abgenommen, wofür sie ihr sehr dankbar war. So konnte sie ihr Leben ordnen und einen neuen Anfang wagen. Es sei für sie später ein Glück gewesen, dass die Mutter im Alter zu ihr zog und sie so ständigen Kontakt mit ihr haben konnte. Sie schilderte in lebhaften Farben die harmonische, enge, man ist versucht zu sagen»symbiotische« Beziehung zur Mutter, die in ihrer Idealisierung auffällig wirkte. Nachdem die Mutter ca. fünf Jahre vor Ausbruch der Brustkrebserkrankung selbst an Brustkrebs verstarb, kam es bei der Patientin zu einer schweren,»anaklitischen« Depression. Sie fühlte sich leblos, freudlos, es mangelte ihr an Initiative und sie verlor die Freude daran, sich selbst zu pflegen und auf sich zu achten, etwas, was sie von sich früher so nicht gekannt hatte, da sie als Friseuse auf Ästhetik und äußere Schönheit achtete. Sie erlebte Das Gefühl des Verlustes der Mutter als quälend, bohrend, und erst der Ausbruch der Brustkrebserkrankung, dies erschien ihr paradox,»tröstete« sie über den Verlust der Mutter hinweg, da sie nun aufgerufen war, für ihr eigenes Leben zu kämpfen.

Als dann auch noch der Ehemann plötzlich verstarb und sie sich schwere Vorwürfe machte, ihm nicht rechtzeitig beigestanden und adäquate Mittel zur Hilfe ergriffen zu haben, schellten bei ihr die Alarmglocken und sie fürchtete, so wie oben beschrieben, nicht mehr genügend Kraft aufbringen zu können, ein mögliches Rezidiv abzuwehren. Im über etwa fünf Jahre fortgeführten psychotherapeutischen Prozess gelang es der Patientin, wieder Freude am Leben zu finden und sich von den auf ihr lastenden Schuldgefühlen zu distanzieren. Sie hielt am Ehemann als einem idealem Objekt fest und die beständige Erinnerung an sein Wesen schien ihr zunächst eine Stütze zu sein. Erst sehr allmählich konnte die starre Verklammerung mit dem Ehegatten als idealem Objekt infrage gestellt werden. Es kam zu einer graduellen Distanzierung und Endidealisierung jenes Mannes, der ihr durch einen geschäftlichen Misserfolg mehr Schulden hinterlassen hatte, als sie in ihrem Leben wieder abbezahlen konnte.

Sie willigte im zweiten Jahr der Psychotherapie ein, über einen Zeitraum von etwa 100 Tagen hinweg, ein Tagebuch über Stimmungen und Körperbeschwerden zu führen und dabei gleichzeitig abends gegen 20 Uhr Speichelproben zu bei sich zu entnehmen und diese im Gefrierschrank aufzubewahren. Eingebettet in das so dokumentierte Therapiegeschehen war ein Urlaub des Psychotherapeuten als eine zwar unvermeidliche, doch potentiell traumatische Situation, in der»Trennungserleben« angerührt wurde. Wie sich später zeigte (vgl. Abb. 1), kam es im Vorfeld dieser nahenden Trennung zu einem drastischen Abfall des sekretorischen IgA im Speichel mit einem Minimum wenige Tage vor Urlaubsbeginn des Therapeuten und zu einer Zahnwurzelvereiterung einen Tag, nachdem der Behandler in Urlaub gegangen war. Parallel dazu wurde vor Beginn der Urlaubstrennung und nach Wiederaufnahme der Therapie intensiv bearbeitet, wie sehr die Patientin von dem Gefühl des Verlassenwerdens gekränkt würde, selbst bei den für sie nicht zu vermeidenden Trennungen. Auch fiel ihr in dieser Zeit deutlicher auf, in welch wirtschaftlich verzweifelter Lage sie der Ehemann zurückgelassen hatte. Am 29.03., kurz vor Beginn jenes Osterurlaubes, produzierte sie, wie oben beschrieben, den niedrigsten gemessenen sekretorischen Speichel-IgA-Wert ($z = -3.40$, $P<0.05$) überhaupt. (Vgl. Abb. 1 auf S. 118).
Sie schrieb parallel dazu am 30.03. in ihr Tagebuch:

»Als ich heute aufwachte, war mir furchtbar schlecht. Ich habe furchtbar gebrochen und habe einen dröhnenden Kopf. Tee und Zwieback kamen in hohem Bogen wieder heraus. Ich könnte dauernd nur schlafen und ich **fröstele**. Ich habe heute also gar nichts gegessen und ich fühle mich ganz ausgelaugt. Wahrscheinlich schlagen mir meine momentane Lage und Sorgen auf den Magen, denn am Essen kann es nicht liegen«.

Dies stand am Beginn der Erkrankung, die dann am 2. 4. zu einer zahnärztlichen Notfallintervention mit einer Wurzelkanalbehandlung führte. Es schien so, dies ließ sich, auch statistisch abstützbar, in den biologischen Parametern nachweisen, als ob die Patientin durch die große erlebte Abhängigkeit von ihrer Mutter,

117

die sie als Übertragung mit in die Therapie brachte, vermehrt anfällig war für einen Zusammenbruch der immunologischen Abwehr, so wie er sich in der kurzen beobachteten Sequenz in der Therapie zeigte.

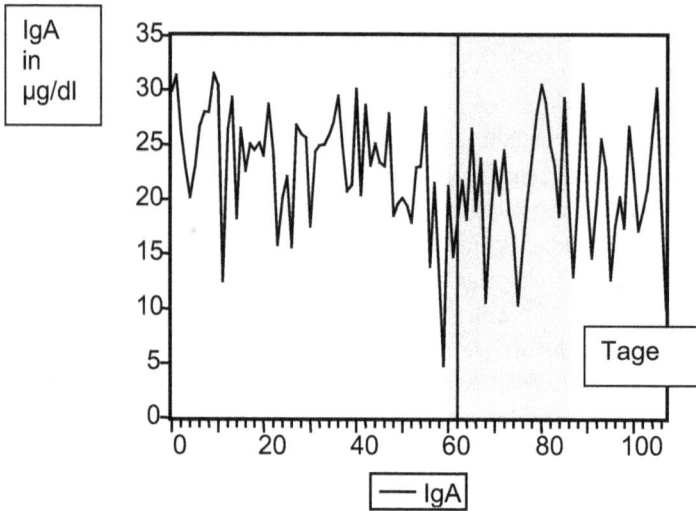

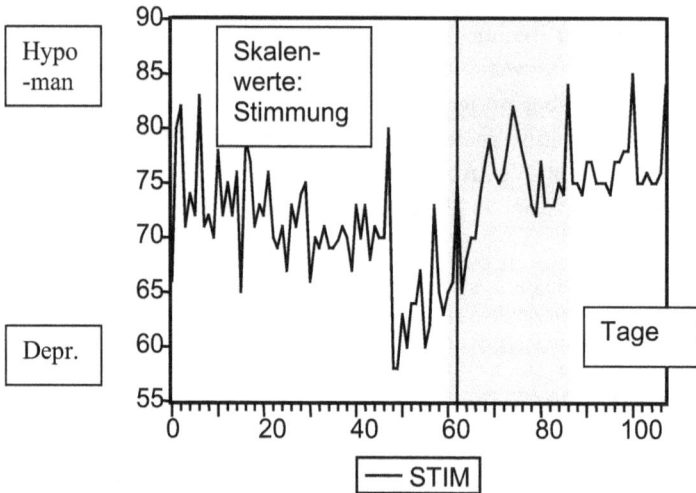

IgA in µg/dl

35 30 25 20 15 10 5 0

0 20 40 60 80 100

Tage

— IgA

Hypo -man

Skalen- werte: Stimmung

90 85 80 75 70 65 60 55

Depr.

0 20 40 60 80 100

Tage

— STIM

Linie = Zahnvereiterung, Schattiertes Areal = Osterferien

In der Folge konnte eine Stabilisierung des fragilen körperlich-seelischen Gleichgewichtes erreicht werden, die Patientin hatte über den Zeitraum von fünf Jahren nach Operation kein Rezidiv ihrer Krebserkrankung und es wurde berichtet, dass sie sich von der Wohnung, in der Mutter und Ehemann verstorben waren, lösen konnte.

Statistische Evaluation der Tagebuchaufzeichnungen

Wir erhielten also in der Tagebuchstudie eine multivariate Zeitreihen über etwa einhundert Tage, die durch eine quasiexperimentelle, naturalistische Intervention, den Urlaub der Psychotherapeuten, zusätzliche Varianz erhielt.

Ausgewertet wurde für die hier vorgelegte Arbeit die Konzentration von sekretorischem Speichel-IgA (Variable IGA) über den Zeitverlauf hinweg. Weiterhin wurde die Grundstimmung (depressiv, niedrige Stimmungswerte versus hypoman, hohe Stimmungswerte) mit einem Stimmungsfragebogen erfasst (MSF, Skalenbildung und Beschreibung der Items bei Kupfer 1994). Diese Variable wurde mit STIM bezeichnet. Beide Variablen gingen in das zu schätzende Vektormodell als endogene Variablen ein.

Die Dichte der therapeutischen Beziehung, verstanden als ein Prozess, konnte operationalisiert werden über die Glättung (Hodrick-Prescott-Filter) der Variablen THER, die als Dummy-Variable immer dann den Wert 1 annahm, wenn an diesem Tag Therapie stattfand und bei 0 blieb, wenn keine Therapie angesetzt war. Diese Variable ging als exogene Variable in das Modell ein.

Die Zeitreihen wurden mittels Vektor-Auto-Regression (VAR und VEC Modelle) mit dem Programm EViews 3.0 (QMS, Irvine, CA, USA) ausgewertet. Eine Darstellung der Möglichkeiten und Chancen dieser multivariaten Zeitreihenmodellbildung findet sich, für psychosomatische Fragestellungen adaptiert und am Beispiel der Neurodermitis als psychosomatischer Erkrankung exemplarisch vorgeführt, bei Brosig und Brähler (2001) .

Ergebnisse

Es konnte im vektoriellen Zeitreihenmodell der ersten Differenzen der Zeitreihenwerte (VEC-Modell, Tabelle 1), das die kurzzeitigen Veränderungen in einem Zeitreihen-System erfasst, gezeigt werden, dass die Konzentration von IgA im Speichel abhängig war von einer depressiven Stimmung an den beiden Vortagen (T>2.0, P<0.05).

Tabelle1: VEC-Modell
Sample(adjusiert): 2/01/1995 5/09/1995
Beobachtungen: 98 nach Adj. Endpunkte
Std. Fehler und T-Statistik in Klammern
Fett: Parameter signifikant mit P<0.05
Fett kursiv: Parameter 0.1<P<0.01 im zweiseitigen Test

	D(IGA)	D(STIM)
CointEq1	**-0.730529**	-0.052386
	(0.14849)	(0.13780)
	(-4.91973)	(-0.38016)
D(IGA(-1))	-0.071955	0.090139
	(0.12660)	(0.11748)
	(-0.56838)	(0.76724)
D(IGA(-2))	-0.040981	0.102673
	(0.10020)	(0.09299)
	(-0.40899)	(1.10416)
D(STIM(-1))	**-0.233840**	**-0.644622**
	(0.10765)	(0.09990)
	(-2.17231)	(-6.45288)
D(STIM(-2))	**-0.323967**	**-0.302651**
	(0.10364)	(0.09618)
	(-3.12580)	(-3.14665)
C	*-5.147004*	1.239684
	(2.85402)	(2.64856)
	(-1.80342)	(0.46806)
HPTHER (7)	*42.15968*	-9.584065
	(23.1109)	(21.4472)
	(1.82423)	(-0.44687)
R-Quadr.	0.459698	0.317264
Adj. R-Quadr.	0.424074	0.272248
Akaike AIC	-289.9298	-282.6081
Schwarz SC	-289.7451	-282.4235
Determinante Residual Kovarianz		406.7607
Log Likelihood		-572.5150
Akaike Information Criterion		-572.1884
Schwarz Criterion		-571.7664

Eine zeitlich dichtere therapeutische Beziehung dagegen führt, verschoben um einen Zeitabschnitt von sieben Tagen, d. h. im Sinne einer antizipierten Reaktion, zu einer konsekutiven Erhöhung der Konzentration von sekretorischem IgA im Speichel (T=1.82, P<0.1). Dieses Ergebnis hatte in diesem Modell lediglich Trendcharakter.

Betrachtet man die langfristigen Schwankungen im VAR-Modell (Tabelle 2), das auf den Originaldaten ohne Differenzbildung fußt, so wird die Rolle der

Tabelle 2: VAR-Modell
Sample(adjustiert): 1/31/1995 5/09/1995
Beobachtungen: 99 nach Adj. Endpunkte
Std. Fehler und T-Statistik in Klammern

Fett: Parameter signifikant mit P<0.05
Fett kursiv: Parameter 0.1<P<0.01 im zweiseitigen Test

	IGA	STIM
IGA(-1)	*0.193799*	0.037672
	(0.10429)	(0.09384)
	(1.85829)	(0.40147)
IGA(-2)	0.019776	-0.015251
	(0.10262)	(0.09233)
	(0.19271)	(-0.16517)
STIM(-1)	-0.001309	**0.382835**
	(0.11125)	(0.10010)
	(-0.01177)	(3.82441)
STIM(-2)	0.012268	**0.293450**
	(0.10989)	(0.09888)
	(0.11164)	(2.96779)
C	10.85128	**25.30775**
	(8.70863)	(7.83580)
	(1.24604)	(3.22976)
HPTHER (7)	**47.39526**	-19.30247
	(23.2731)	(20.9406)
	(2.03648)	(-0.92177)
R-Quadr.	0.113896	0.354940
Adj. R-Quadr.	0.066256	0.320259
Akaike AIC	-297.2225	-286.7671
Schwarz SC	-297.0652	-286.6098
Determinante Residual Kovarianz		448.9809
Log Likelihood		-583.2454
Akaike Informations Criterion		-583.0029
Schwarz Criterion		-582.6884

Dichte der therapeutischen Beziehung, operationalisiert in der Variablen THER, noch unterstrichen. Verschoben wiederum um einen Zeitabstand von 7 Tagen, führt eine erhöhte Dichte der therapeutischen Beziehung zu einer signifikant erhöhten Sekretion von IgA im Speichel (T>2.0, P<0.05). Hier wird der Einfluss der therapeutischen Beziehung auf die immunologische Abwehr angedeutet.

Durch Einführung von mehr Variablen ließe sich der Umfang der erklärten Varianz noch steigern. In diesem Beitrag sollte jedoch, um die Übersichtlichkeit nicht zu gefährden, allein der Einfluss von Stimmung und therapeutischer Beziehung auf die immunologische Abwehr untersucht werden, zumal beide Variablen zentrale Bedeutung im Prozess, so wie er aus der Behandlung erschlossen hatte, nahm.

Diskussion

Die vorliegende Fallskizze beschäftigt sich mit einem klinisch wichtigen Aspekt moderner Psychosomatik, dem der Psychoneuroimmunologie. Die immunologische Abwehr, operationalisiert über die Konzentration von sekretorischem Speichel-IgA erscheint moduliert nicht nur über Stimmungen (Depressivität) sondern auch über die therapeutische Beziehung (Dichte der therapeutischen Sitzungen).

Ausgesucht wurde eine Patientin, die die Befürchtung in die Therapie geführt hatte, ihre immunologische Abwehr könnte zusammenbrechen und ihr die Kraft rauben, sich gegen die diagnostizierte Krebs-Erkrankung hinreichend wehren zu können. Innerhalb des laufenden Therapieprozesses wurde eine Sequenz ausgesucht, in der Objektverlusterfahrungen und ihre Tendenz, mit einer Depression der immunologischen Abwehr zu reagieren, reaktualisiert wurde.

Die Oster-Beurlaubung wurde hierbei für die prospektive Untersuchung ausgesucht, weil diese erfahrungsgemäß die Durcharbeitung von Trennungserfahrungen mit den oft dazu gehörigen psychosomatischen Symptombildungen eher als andere Unterbrechungen ermöglicht. Sommerurlaube sind oft sehr lang, die dabei aktivierte Abwehr massiv und starr. Die Weihnachtsbeurlaubungen, ebenfalls kürzer, sind dagegen oft von den Verleugnungen und Harmonisierungen, die gerade typisch für diese Phase des Jahres sind, sosehr eingefärbt, dass sie wiederum eigene technische Schwierigkeiten bieten. Insofern schien uns, wie ja auch zu zeigen war, diese Urlaubsunterbrechung besonders typisch.

Eine Aggregation von mehreren Fällen hätte sicher zur Steigerung der Beweiskraft der hier vorgetragenen Bezüge beigetragen, dies wird einer späteren Darstellung vorbehalten sein. Ich spreche daher auch von»zeigen«, nicht von»beweisen«, um zu betonen, dass die dargestellten Befunde zwar die von mir gegebene psychosomatische Interpretation abstützen, dies auch mit einiger empirischer Evidenz, letztlich aber doch nicht, in einem positivistischen Sinn, vollständig beweisbar sind, wie dies im übrigen aber mit vergleichbaren korrelationsstatistischen Befunden ebenso der Fall wäre. Immerhin kann für diesen Einzelfall mit einiger Sicherheit behauptet werden, dass die Variablen Stimmung und die therapeutische Dichte auf die immunologische Abwehr substanziellen Einfluss nimmt.

Kehrt man zur Eingangsfrage, der Beziehung dieser Befunde zum Werk H. Müller-Braunschweigs (Müller-Braunschweig 1975), zurück, so lässt sich folgendes feststellen:

Seine Methodik intensiver empirischer Analyse von Längsschnitten, insbesondere von Interaktionen zweier Beziehungspartner, konnte inzwischen empirisch-statistisch weiterentwickelt werden und vermag nun prüfstatistisch abgesicherte Ergebnisse zu liefern.

Das frühe Erleben von Wärme und Kälte, unser Untersuchungsgegenstand in dieser Einzelfall-Skizze, als einem im wesentlichen früh-oralen, körpernahen Thema, damit einem Motiv, das dem frühen Erleben des Säuglings nahe steht, spiegelt sich in den Psychoanalysen von Erwachsenen immer dann wider, wenn es um das Erleben von Trennung im analytischen Prozess geht. Dies scheint mir auch in der hier vorgestellten analytischen Psychotherapie der Fall. In diesem Kontext hoffte ich Daten vorlegen zu können, die die klinische Deskription bereichern um so zu einer mutuellen Durchdringung von qualitativer und quantitativer Betrachtungsweise beizutragen.

Frühkindliche Themen sind, dies war Müller-Braunschweig immer besonders deutlich, geprägt von einer oft gefährlichen Körpernähe, von der Ambiguität ihrer protoymbolischen Chiffrierung und vom »Chiaroscuro« der Verdrängung, die Erinnerungen so schemenhaft undeutlich werden lässt, den Landschaften im Morgengrauen des erwachenden Tages gleich, im Versuch, sie in der Erinnerung zu fassen. Und doch sind diese frühen Motive tief verankert, eben Erfahrungen, die in Symptomen, in Erlebnisweisen und in den daraus folgenden, im psychosomatischen Simultangeschehen verankerten, Reaktionen aus der Verdrängung zurückkehren. Müller Braunschweig hat dies auf eine sehr besondere Weise gewusst und es ist ihm gelungen, eine sprachlich wie empirische adäquate Form zu finden, die vorausweist und anregt.

Literatur:

Ader, R., Felten, D. L., Cohen, N. (Eds) (1990): Psychoneuroimmunology. San Diego (Academic Press).

Beutel, M. (1991): Zur Psychobiologie von Trauer- und Verlustverarbeitung – neuere immunologische und endokrinologische Zugangswege und Befunde. Psychotherapie Psychosomatik medizinische Psychologie 41, S. 267–277.

Brähler, C., Brosig, B., Kupfer, J., Brähler, E. (1994): Befindlichkeit und psychoimmunologische Parameter im Behandlungsverlauf – Eine quantitative Einzelfallanalyse bei Urticaria. Psychotherapie Psychosomatik Medizinische Psychologie 44, S. 323–330.

Brosig, B., Möhring, P., Kupfer, J., Beckmann, D. (1998): A combined clinical and psychobiological study of narcissism. Psychoanalytic Inquiry 18, S. 469–489.

Brosig, B., Brähler, E. (2001): Haut – Psyche – Immunsystem. Ein Vektor-Zeitreihenmodell. Zeitschrift für klinische Psychologie, Psychopathologie und Psychotherapie S. 281–298.

Hennig, J. (1994): Die psychobiologische Bedeutung des sekretorischen Immunglobulin A im Speichel. Münster (Waxman).

Hennig, J. (1998): Psychoneuroimmunologie. Verhaltens- und Befindenseinflüsse auf das Immunsystem bei Gesundheit und Krankheit. Reihe Gesundheitspsychologie 9, Göttingen (Hogrefe).

Herbert, T. B., Cohen, S. (1993): Stress and immunity in humans: A meta-analytic review. Psychosomatic Medicine 55, S. 364–379.

Jemmott, J., Borysenko, M., Chapman, R. (1983): Academic stress, power motivation and decrease in secretion rate of salivary secretory immunoglobulin A. Lancet 101, S. 1400–1402.

Krapf, E. E. (1956): Cold and warmth in the transference experience. International Journal of Psychoanalysis 37, S. 389–391.

Kugler, J. (1991): Emotionale Befindlichkeit und Immunglobulin A im Speichel. Eine Literaturübersicht. Psychotherapie, Psychosomatik, medizinische Psychologie 41, S. 232–242.

Kugler, J., Hess, M., Haake, D. (1992): Secretion of salivary immunoglobulin A in relation to age, saliva flow, mood states, secretion of albumin, cortisol and catecholamines in saliva. Journal of Clinical Immunology 12, S. 45–49.

Kugler, J., Kalveram, K. T. (1989): Is salivary cortisol related to mood states and psychosomatic symptoms? In: Weiner, H., Florin, I., Mursion, R., Hellhammer, D. (Eds.): Frontiers of Stress Research, Stuttgart (Huber), S. 388–391.

Kupfer, J. P. B. (1994): Eine psychoimmunologische Verlaufsstudie bei Patientinnen mit atopischer Dermatitis. Unveröff. Diss. Gießen.

Milch, W. E. (2000): Kleinkindforschung und psychosomatische Störungen. Psychotherapeut 45, S. 18–24.

Milch, W. E., Putzke, M. (1991) Auswirkungen der Kleinkindforschung auf das Verständnis von Psychosen. Forum der Psychoanalyse 7, S. 271–282.

Müller-Braunschweig, H. (1975): Die Wirkung der frühen Erfahrung. Das erste Lebensjahr und seine Bedeutung für die psychische Entwicklung. Ergebnisse und Probleme. Stuttgart (Klett).

Rudolf, G., Schiller, A., Manz, R., Henningsen, P., Clement, U., Nebe, C.T. (1995): Der Verlauf immunologischer Parameter unter stationärer Psychotherapie am Beispiel zweier Einzelfallstudien. Zeitschrift für Psychosomatische Medizin und Psychoanalyse 41, S. 170–189.

Schubert, C., Lampe, A., Rumpold, G., Fuchs, D., König, P., Chamson, E., Schüssler, G. (1999): Daily psychosocial stressors interfere with the dynamics of urine neopterin in a patient with systemic lupus erythematosus: An integrative single-case study. Psychosomatic Medicine 61, S. 876–882.

Wilz, G., Adler, C., Gunzelmann, T., Brähler, E. (1997): Konzeption, Durchführung und Auswertung von Tagebuchstudien am Beispiel pflegender Angehöriger von Demenzkranken. In: Wilz, G., Brähler, E. (Hg.): Tagebücher in Therapie und Forschung. Göttingen (Hogrefe), S. 79–118.

Wilz, G., Brähler, E. (Hg.): Tagebücher in Therapie und Forschung. Göttingen (Hogrefe) S. 176–185.

Neurodermitis
als psychosomatische Krankheit

Uwe Gieler und Burkhard Brosig

Als 1980 die Studie von Hans Thomä (1980) zur »Unspezifität psychosomatischer Erkrankungen am Beispiel einer Neurodermitis mit 20-jähriger Katamnese« gleichzeitig mit der Arbeit von Müller-Braunschweig zur Mutter-Kind-Beziehung bei psychosomatischer Reaktionsbereitschaft (Müller-Braunschweig 1980) erschien, wurde endgültig die Hypothese von der Persönlichkeitsspezifität der Neurodermitis, die Alexander & French (1948) beschrieben hatten, widerlegt. Deshalb soll im Folgenden der Versuch unternommen werden, im Rückblick auf die letzten 20 Jahre eine Katamnese der Forschungsergebnisse zur Psychosomatik der Neurodermitis und damit auch eine neue Sichtweise psychosomatischer Medizin am Beispiel der Neurodermitis zu geben.

Warum diese Betrachtung in dem Buch enthalten ist, dass zu Ehren von Prof. Dr. Müller-Braunschweig herausgegeben wird, hat den einfachen wie wesentlichen Hintergrund, dass der Erstautor viele Jahre sich mit seinen Neurodermitis-Therapien in Supervision bei Müller-Braunschweig befand und ihm wesentliche Anstöße und Einsichten in die Psychodynamik der Neurodermitis-Patienten verdankt. Insbesondere ist es der Verdienst von Prof. Dr. H. Müller-Braunschweig, beide Autoren immer wieder stimuliert zu haben, psychoanalytisch genau, aber doch offen für körperliche Aspekte denken zu lernen.

Mit Beginn der wissenschaftlichen Dermatologie in der zweiten Hälfte des 19. Jahrhunderts wurden auch gleichzeitig Erkenntnisse über psychosomatische Zusammenhänge veröffentlicht. Noch bevor Erasmus Wilson sein Kapitel über »Hautneurosen« veröffentlichte (1867), meinte Hillier (1865): »... Erschrecken ist als Ursache des Ekzems bekannt ....«. Aus dem Jahr 1850 stammt eine Übersetzung der Werke von Erasmus Wilson (1850) über *Die Krankheiten der Haut*, in dem er in einem Kapitel über Neurosen der Haut »Jucken, Alopeza und Leukoderma« auf eine mangelnde Erregung der Haut zurückführt. An anderer Stelle in der Abhandlung über die Ursachen des Ekzems, erwähnt er jedoch als »Ursachen ersterer Art ... Leiden des Nervensystems, wie Gemütsbewegungen, besonders niederschlagender Art.«

Und :»Das Ekzem wirkt sehr gewöhnlich als Sicherheitsventil für die Gesundheit des Organismus und der Ausfluss, welcher dabei Statt findet, muss sehr allmählich beschränkt werden.....«. In diesem Sinne erscheint es sinnvoll, Erasmus Wilson (1809–1894) als einen der ersten Dermatologen mit psychosomatischem Verständnis zu bezeichnen (1867).

Die Klinik der Neurodermitis

Die Neurodermitis kann als chronische oder chronisch-rezidivierende, in ihrem morphologischem Aspekt und Gesamtablauf recht verschiedenartige entzündliche Dermatose mit starkem Juckreiz beschrieben werden, die genetisch determiniert ist (Braun-Falco et al. 1996). Häufig finden sich beim Erkrankten selbst oder in dessen Familie noch andere atopische Erkrankungen vom Soforttyp wie allergische Rhinitis, allergische Konjunktivitis und allergisches Asthma bronchiale. Diese bilden zusammen mit der Neurodermitis den sogenannten atopischen Formenkreis. Leitsymptome der Erkrankung sind der starke Juckreiz und die trockene Haut. Ihr Verlauf ist unberechenbar (Jung 1998).

Epidemiologie

Die Neurodermitis ist eine weltweit verbreitete Dermatose. Man geht davon aus, dass etwa 1–3% aller Erwachsenen und 5–20% aller Kinder dazu neigen, beziehungsweise daran leiden. Dabei ist in den letzten zehn Jahren noch eine steigende Inzidenz zu beobachten. Bei etwa 60% der Erkrankten manifestiert sich die Erkrankung im 1. Lebensjahr (üblicherweise nach dem 1. Lebensmonat) und bei weiteren 30% in den darauffolgenden vier Jahren (Fritsch 1998). Erstmanifestation nach der Pubertät ist relativ selten. Meistens kommt es zur Abheilung der Krankheit in der Pubertät. Bei relativ spätem Erkrankungsbeginn im Schulalter kann man häufiger eine Persistenz der Erkrankung beobachten. Beide Geschlechter sind betroffen, jedoch erkranken während der infantilen Phase Knaben etwas häufiger als Mädchen (Schmied & Saurat 1991).

Genetik

Die Neurodermitis zeigt ein familiär gehäuftes Auftreten und gilt als eine erbliche Dispositionskrankheit. Etwa zwei Drittel aller Patienten mit Neurodermitis weisen eine positive atopische Familienanamnese auf. Die Erkrankungswahrscheinlichkeit für die Kinder bei einem Elternteil mit Atopie wird auf 25–30% geschätzt. Sind beide Elternteile atopisch erkrankt, liegt sie wesentlich höher: bei etwa 60% (Braun-Falco et al. 1996). Die Konkordanzrate bei eineiigen Zwillingen beträgt 86%, bei zweieiigen Zwillingen 30% (Larsen et al. 1986). Der Vererbungsmodus ist noch nicht in allen Einzelheiten bekannt. Eine polygene, multifaktorielle Vererbung wurden von Przybilla et al. (1991) diskutiert. Mittlerweile verdichten sich die Hinweise für die Existenz eines hauptverantwortlichen Atopie-Gens in der chromosomalen Region 11q13 (Fritsch 1998). Ein Einfluss des HLA-Systems scheint nicht zu bestehen. Leung (1999) diskutieren, dass mehr als 20 Gene an der Entstehung allergischer Erkrankungen beteiligt sind. Als besonders interessant wird das Chromosom 5q31–33 gesehen, welches eine Reihe von Cytokin-Genen (IL-3, IL-4, IL-5, IL-13 und GM-CSF) enthält. Vererbt wird die Disposition zur atopischen Reaktion. Daneben bedarf es zur Auslösung der Hauterkrankung bestimmter Realisationsfaktoren. Hierbei spielen Aeroallergene, Sexualhormone, Klima, Infektionen, Nahrungsmittelunverträglichkeiten und emotionaler Stress sowie immunologische Besonderheiten (s. u.) eine entscheidende Rolle (Werfel & Kapp 1998).

Klinisches Bild

Das klinische Erscheinungsbild der Neurodermitis ist außergewöhnlich variabel. Es ändert sich im Laufe des Lebens so sehr, dass verschiedene, auf das Alter bezogene, Stadien unterschieden werden müssen. Die Hauptsymptome der Neurodermitis sind trockene Haut, Juckreiz und ekzematöse Entzündung der Haut (Merk 1991). In allen Erkrankungsphasen kann es zum zunehmenden Befall von allen Hautarealen kommen, welcher in einer Generalisierung als atopische Erythrodermie (s. u.) gipfelt. Bei starker Ausdehnung der Hautveränderungen kann eine reaktive Lymphknotenvergrößerung auftreten: die dermatopathische Lymphadenopathie. Minor bzw. larvierte Formen der Neurodermitis können sich z. B. als Dennie-Morgan-Falten (gedoppelte Lidfalte), Lichtung der seitlichen Augenbrauen (Hertoghe-Zeichen), hyper-

129

lineäre Palmae, Mamillenekzem, weißer Dermographismus usw. zeigen (Merk 1991).

Als Komplikationen können vor allem Superinfektionen beobachtet werden. Diese können bakteriell (häufig Koagulase-positive Staphylococcus aureus Infektion mit Impetiginisation), viral (gefürchtet ist das potentiell lebensbedrohliche Eczema herpeticatum, viel seltener das Eczema vaccinatum) oder gelegentlich mykotisch bedingt sein. Lebensbedrohlich ist die Erythrodermia exfoliativa (Przybilla et al. 1991).

Ätiopathogenese

Die Ursache der Neurodermitis ist bis heute nicht völlig geklärt. Es existieren verschiedene pathogenetische Konzepte, wobei keines alleine in der Lage zu sein scheint, den genauen Mechanismus der Erkrankung aufzuklären. Sicher ist, dass eine Disposition zur atopischen Reaktion vererbt wird. Man geht von einer multifaktoriellen Pathogenese aus. Zum einen zeigt sich eine Störung der humoralen Immunität. Patienten mit Atopie reagieren auf Kontakt mit Stoffen der Umwelt (Allergene) gehäuft mit einer Sensibilisierung vom Soforttyp (Typ I nach Coombs und Gell). Nach Leun (1999) ist das Hauptcharakteristikum des atopischen Syndroms die vermehrte Produktion von IgE, dessen Synthese von T-Zell-Cytokinen kontrolliert wird, wobei das Interleukin-4 (IL-4) die Synthese des IgE fördert und Interferon diese hemmt. Hanifin und Chan (1999) weisen darauf hin, dass immerhin 20% der Patienten mit Neurodermitis normale Serum-IgE-Werte aufweisen, die Rolle des IgE bleibt bei dieser Hautkrankheit eher spekulativ. Diese Formen der Neurodermitis werden auch als »intrinsische Neurodermitis« entsprechend dem Asthma benannt.

Bei Patienten mit Neurodermitis scheint zudem eine Störung der zellulären Immunität vorzuliegen. Die das Entzündungsareal infiltrierenden Entzündungszellen, unter anderem CD4 (-T-Lymphozyten, sind aktiviert und synthetisieren IL-4 und IL-5, jedoch kaum Interferon-) und sind als TH2-Zellen einzustufen (Larsen et al. 1986). Hanifin und Chan (1999) sehen als beständiges Ergebnis von Untersuchungen die gesteigerte Expression von IL-10 in Hautläsionen.

Daneben hat sich seit einigen Jahren das Interesse auf die pathogenetische Rolle der Langerhans-Zellen im Sinne der Typ-IV-Reaktion fokussiert. Bruynzeel-Koomen et al. (1986) zeigte, dass an den hochaffinen Fc-Rezeptoren der Langerhans-Zellen IgE gebunden ist. Dies scheint für die Pathogenese der

Erkrankung von Bedeutung zu sein, da neben der Freisetzung von Mediatoren aus den Langerhans-Zellen über die Fc-IgE Rezeptorvernetzung, die Bindung von IgE auch zu einer Fokussierung der Antigenaufnahme dienen kann und somit die Präsentation geringster Allergenmengen erlaubt (Maurer & Stingl 1993, Mudde et al. 1990). Desweiteren sind Eosinophile und Monozyten vermehrt. Auch diese können einen niedrig- oder hochaffinen IgE-Fc-Rezeptor besitzen, über welchen das Allergen gebunden werden kann und eine Freisetzung von Mediatoren aus diesen Zellen bewirkt wird.

Eine weitere Störung liegt bei Patienten mit Neurodermitis im Bereich des vegetativen Nervensystems, welche unter anderem durch den weißen Dermographismus zum Ausdruck kommt. So ist nach mechanischer Hautbelastung in gesund erscheinenden Arealen eine Gefäßkontraktion zu beobachten (Szentivanyi 1968). Auch das Auftragen von Nikotinsäureester führt nicht zu einem reaktiven Erythem, sondern zu einer Kapillarkontraktion (Weißreaktion).

Ein sehr wichtiger Aspekt ist die Störung der kutanen Abwehr. Patienten mit Neurodermitis weisen eine starke Hautbesiedelung mit Staphylokokkus aureus auf und entwickeln bakterielle, fungale oder virale Hautinfektionen (Pichler 1996).

Zuletzt sind noch einige andere funktionelle Störungen der Haut zu nennen, die bei Patienten mit atopischem Ekzem auftreten: typisch ist eine verminderte Talgdrüsenproduktion: Sebostase (Asteatose). Die Haut ist trocken und empfindlich und neigt bei zu häufigem Waschen zur weiteren Austrocknung und Juckreiz. Es kann zu Störungen in der Schweißabgabe kommen. Dabei wird durch Schwitzen starker Juckreiz ausgelöst.

Psychosomatische Aspekte der Neurodermitis

Psychosomatische Aspekte müssen unter krankheitsbedingte Belastungen in der Kindheit, psychosoziale Belastungen der Eltern, spezielle Aspekte der Eltern-Kind-Beziehung und natürlich die Mutter-Kind-Beziehung betrachten. Auch das Kratzen als interaktionelles Phänomen und die unterstützende Beratung der Eltern muss berücksichtigt werden. Auch die Lebensqualität der Neurodermitis-Patienten ist im Vergleich mit anderen Hauterkrankungen sicher am meisten eingeschränkt (Augustin et al 1999), so dass es schon allein deshalb notwendig ist, sich mit den psychosomatischen Aspekten zu beschäftigen.

Krankheitsbedingte Belastungen in der Kindheit

Die genetisch disponierte Neurodermitis hat entwicklungspsychologisch einen zentralen Einfluss auf die Persönlichkeitsentwicklung des Kindes, dies je nach Zeitpunkt der Erstmanifestation. Schon als Säugling, bevor Persönlichkeit und Körperbild entwickelt sind, erlebt das hautkranke Kind an seiner Haut ständig zwei gegensätzliche emotionale Reize: Die liebevolle Zuwendung durch Streicheln und Massieren mit Salben und gleichzeitig der Reiz eines Schmerz- und Juckreiz durch Ekzemherde, durch zu festes Einreiben oder unangenehme Externa (Pines 1980). Für das Kind entsteht die Schwierigkeit, nicht zwischen liebevoller Zuwendung und unangenehmen Reizen unterscheiden zu können (Gieler & Detig-Kohler 1994). Da der Säugling die Anwesenheit der Mutter und die Salbe, die sie aufträgt, als alleinige Quelle für Erleichterung und Beruhigung erlebt, wird die Abwesenheit der Mutter bzw. Bezugsperson als Bedrohung empfunden, und es kommt zu einer Fixierung an das mütterliche Objekt. Trennung von der Mutter wird vom hautkranken Kind »nicht nur so erlebt, als würde es nicht gehalten, sondern als würde ihm die Haut abgezogen« (Pines 1980). Psychosomatiker haben dieses psychodynamische Beziehungsmodell als »allergische Objektbeziehung« herausgearbeitet (Schur 1955, Marty 1958).

Der starke Juckreiz beeinträchtig das kranke Kind von frühester Kindheit an und verändert seinen Schlafrhythmus in erheblichem Maße. Durch die Unbehaglichkeit des Babys, wenn ihm warm wird, bleibt Kuscheln und Wiegen als die »natürlichste Art, das Baby in seinem Kummer zu trösten« der Mutter verwehrt (Pines 1980). Häufig werden die Kinder mit unnötigen Diäten zusätzlich belastet, indem sie auf eine Vielzahl von Nahrungsmitteln (Milchprodukte, Süßwaren etc.), die nur in ca. 30% nach individueller Diagnostik gerechtfertigt sind, verzichten müssen.

Viele Eltern sind nicht in der Lage, die Hauterkrankung ihres Kindes zu akzeptieren und sind daher zu vielen Opfern bereit, um eine Besserung herbeizuführen. Nicht selten werden die Kinder durch Überfürsorglichkeit und Nachgiebigkeit der Eltern im Empfinden eben dieser Eltern zu kleinen »Tyrannen« erzogen. Die Kleinkinder versuchen aus einem Gefühl der Halt- und Orientierungslosigkeit heraus die fehlende Geborgenheit durch eine andere Sicherheit, nämlich die des Herrschens, zu kompensieren (Prochazka u. von Uslar 1989). Im Schulalter schließlich haben die hautkranken Kinder in der Regel unter ihren Mitschülern zu leiden, sei es durch Hänseln oder durch offene Ablehnung aufgrund der Hauterscheinungen. Jugendliche in unseren Neurodermitis-Schulungen zwischen

14 und 18 Jahren erzählen bei der Frage, wie sie ihre Neurodermitis ihren Mitschülern erklären als erstes, dass sie darauf hinweisen, dass das Ekzem nicht ansteck-
end ist. Schon in früher Kindheit treten somit Kontaktschwierigkeiten auf, die
ihren ersten Höhepunkte meist in der Pubertät finden. So wurde von Bryam
(1972) angenommen, dass Patienten mit Asthma und Neurodermitis gehäuft
sexuelle Probleme haben. In einer vergleichenden Befragung mit Patienten mit
Neurodermitis, Psoriasis und Hautgesunden konnte Niemeier et al. (1997) nicht
belegen, dass die Sexualität hinsichtlich der Häufigkeit von Geschlechtsverkehr
verändert ist. Allerdings gaben die Neurodermitis-Patienten deutliche Einschränkungen und Probleme in der Berührbarkeit und Zärtlichkeit an.

Psychosoziale Belastungen der Eltern

Die Prävention atopischer Erkrankungen stellt heute einen wesentlichen Faktor
in der Behandlung der Neurodermitis dar, gerade weil diese Erkrankung an
Häufigkeit zunimmt. Je früher ein Kind behandelt wird und je früher präventi-
ve Maßnahmen zur Verhinderung einer Exacerbation der Erkrankung beginnen,
desto besser sind die prognostischen Aussichten. Der psychosozialen Belastung
als veränderbarer Auslösefaktor bei der gegebenen genetischen Disposition
kommt hierbei eine entscheidende Bedeutung zu.

Die Tatsache, dass ein Kind an Neurodermitis erkrankt ist, stellt die Eltern
in der Regel vor besonders hohe Anforderungen. Der immer wieder scheitern-
de Versuch, auch mit einschneidensten Mitteln (z. B. Festbinden der Hände,
Bestrafung) das Kratzen und die Hauterscheinungen einzudämmen, kann im
Einzelfall zu resignativer Verzweiflung, übertriebener Zuwendung oder Selbst-
beschuldigung bis hin zur Aggression gegenüber dem Kind führen. Die Eltern,
konfrontiert mit dem Anspruch, das kranke Kind optimal zu versorgen, erleben immer wieder ihre eigene Hilflosigkeit, die Krankheit in den Griff zu
bekommen. Viele empfinden auch Schuldgefühle dem Kind gegenüber oder
befürchten, nicht genug getan zu haben. Hinzu kommt die Unsicherheit im
Umgang mit der Krankheit und die Auseinandersetzung mit einer Fülle an
Therapieverfahren und Behandlungsratschlägen. Nicht selten führen jedoch
auch Hinweise der Umgebung, dass alles nur ein rein psychisches Problem der
Mutter sei, zu weiterer Verzweiflung und Hilflosigkeit.

Vor allem in Zeiten von Krankheitsschüben steigt die Belastung der Eltern
stark an. Eine Untersuchung an 28 Elternteilen, deren Kinder akut an Neuro-

dermitis erkrankt waren, zeigte, dass sich Gruppen in einem akuten Krankheitsschub im Vergleich zur subakuten Phase hinsichtlich der Belastung und Befindlichkeit signifikant unterscheiden (Hänsler 1990). Diese Belastungen gingen jedoch nach Abklingen der akuten Phase in der Regel wieder zurück. Allerdings können die Beziehungen der Familienmitglieder untereinander nachhaltig – auch zum Negativen – geprägt werden.

Das unruhige Verhalten der Kinder, ihre mangelnde Frustrationstoleranz und das hohe Maß an elterlicher Zuwendung überfordern Familie und Partnerschaft und verstärken die Geschwisterrivalität. Wird das Kind zur Beruhigung nachts im elterlichen Bett schlafen gelassen, stört das in der Regel den Schlaf der Eltern und kann ihre sexuelle Beziehung zueinander beeinträchtigen. Häufig sind latente Aggression und unbewusste negative Gefühle die Folge (Koblenzer & Koblenzer 1988).

Die Eltern-Kind-Beziehung

Eine Reihe von Untersuchungen zur Eltern-Kind-Beziehung machen deutlich, mit welchen Veränderungen durch chronische Krankheiten im Vergleich zu körperlich gesunden Kindern und deren Eltern gerechnet werden muss.

Ring et al. (1986) untersuchten 55 Kinder mit Neurodermitis im Alter von 1–19 Jahren und verglichen sie mit 16 Kindern, die an nicht-atopischen Hauterkrankungen litten. Zur Erfassung des elterlichen Erziehungsstils wurden die Skalenversionen von Stapf eingesetzt; dabei war das Merkmal »Strenge« aus der Sicht der Kinder bei ihren Müttern signifikant stärker ausgeprägt als bei den Kontrollkindern. Im Erziehungsstil der Väter fanden sich keine Unterschiede. In strukturierten Interviews mit Kindern und Eltern fiel auf, dass Atopikermütter weniger emotional und spontan auf kindliche Emotionen reagierten als die Mütter der Vergleichsgruppe. Mütterliche Zuwendung schien sich überwiegend auf Hygienerituale (z. B. Eincremen der Haut) und die Erfüllung materieller Wünsche zu beschränken.

Ring et al. (1986) hoben hervor, dass die Befunde dieser Untersuchungen es nicht zuließen, einen eindeutigen Typ der »Atopikermutter« im Sinne einer speziellen Persönlichkeitsstruktur zu beschreiben. Die Mütter zeigten sich weder »ablehnend« noch »überprotektiv«,aber aspontan.

Solomon und Gagnon (1987) führten eine Verhaltensbeobachtung an Müttern mit 7 Monate alten, an Ekzem erkrankten Säuglingen durch. Sie beobachteten, dass die Mütter der gesunden Kontrollgruppe signifikant häufiger und mehr positiven Kontakt zu ihren Kindern hatten, während die Mütter der kranken Kinder weniger sensibel und tendenziell seltener auf Äußerungen des Unbehagens ihrer Kinder reagierten. Trotzdem konnte das Verhältnis der Mütter zu ihren Kindern weder als »zu eng« noch als »zurückweisend und gestört« bezeichnet werden, wie es in der Vergangenheit mehrfach beschrieben worden war.

Diese Ergebnisse legen die Vermutung nahe, dass die beobachteten Einschränkungen in der Kommunikation zwischen Eltern und Kind Folgeerscheinungen der Erkrankung sind. Diese sind im übrigen nicht spezifisch für die Neurodermitis, sondern auch bei anderen vergleichbaren Krankheiten im Kindesalter vorzufinden.

So fanden auch Hermanns et al. (1989) Auffälligkeiten der Eltern-Kind-Beziehung. Die Autoren untersuchten 25 asthmakranke und 25 gesunde Kinder und deren Mütter. Zunächst wurden die Mütter gebeten, der Versuchsleiterin in ca. 5 Minuten ihr Kind zu schildern (Five Minute Speech Sample; FMSS), anschließend diskutierten Mutter und Kind ein gemeinsames Problem. Während des FMSS zeigten signifikant mehr Mütter aus der Asthmagruppe als aus der Kontrollgruppe eine kritische Einstellung dem Kind gegenüber, und während der Problemdiskussion äußerten sie signifikant mehr Kritik. Insgesamt war die Kommunikation zwischen Mutter und Kind in der Asthmagruppe durch mehr negative verbale Interaktion im Vergleich zur Kontrollgruppe gekennzeichnet. Ein ähnliches Ergebnis konnte Wenninger et al. (1991) zeigen, die beim Vergleich mit einer gesunden Kontrollgruppe mehr verbal und nonverbal negatives Verhalten zwischen Müttern und Kindern mit Neurodermitis fand.

Die Mutter-Kind-Beziehung

Die Bedeutung der frühen Mutter-Kind-Beziehung bei Neurodermitis ist immer wieder Gegenstand von Untersuchungen gewesen. In früheren Studien definierten Miller und Baruch (1948) die zurückweisende Mutter als »eine, deren Verhalten dem Kind gegenüber vom bewussten oder unbewussten Wunsch geprägt ist, vom Kind frei zu sein und die es als Last betrachtet«. Sie verglichen aus diesem Ansatz heraus in einer Studie 63 allergische Kinder mit 37 nicht-allergischen Kindern und fanden heraus, dass die mütterliche Zurückweisung in 9 von 37 der Familien mit nicht-allergischen Kindern auftrat, bei den allergischen Kindern jedoch in 62 von 63 Fällen. Eine weitere Untersuchung von den gleichen Autoren (Miller & Baruch 1950) an 90 allergischen und 53 nicht-allergischen Kindern kam zu dem Ergebnis, dass die allergischen Kinder in ihrer Fähigkeit, Aggressivität nach außen zu tragen, stärker gehemmt waren. Auch Marmor et al. (1956) kamen in einer Studie an 20 Müttern, deren Kinder Neurodermitis hatten, zu dem Schluss, dass die Haltung der Mütter gegenüber ihren Kindern durch Zurückweisung bestimmt ist. Sie beobachteten, dass bei allen Fällen dem Beginn der Erkrankung eine Phase der Zurückweisung, Negierung oder notwendigen Trennung vorausging.

Unter der Annahme, dass mütterliche Zurückweisung zur Ausbildung und Aufrechterhaltung der Neurodermitis bei Kindern führen kann, führte Williams (1951) eine Beratung von Müttern durch. 33 Mütter wurden auf die emotionalen Bedürfnisse ihrer Kinder hingewiesen und bekamen Möglichkeiten aufgezeigt, diese zu befriedigen. Von den Kindern, deren Mütter beraten wurden, waren nach 7 Monaten 45% symptomfrei, in der Kontrollgruppe (n=20), die nur eine konventionelle dermatologische Behandlung erhielt, jedoch nur 10%.

Neuere Studien konnten die mütterliche Zurückweisung im Sinne einer pathogenen Mutterpersönlichkeit nicht belegen. Langfeldt und Luys (1993) gingen in einer Pilotstudie der Frage nach, ob sich Mütter von Kindern mit Neurodermitis von Müttern gesunder Kinder hinsichtlich Überbehütung und Feindseligkeit unterscheiden. 25 Mütter chronisch kranker Kinder und 25 Mütter mit neu an Neurodermitis erkrankten Kindern sowie 31 Mütter mit gesunden Kindern füllten einen Fragebogen zur Diagnostik elterlicher Erziehungseinstellungen aus. Unterschiede bestanden nur in bezug auf die »feindselig-ablehnende Erziehungseinstellung«, wobei die Mütter der chronisch kranken Kinder feindseliger gestimmt waren als Mütter neu erkrankter oder gesunder Kinder. Die Autoren folgern daraus, dass die »feindselig-ablehnende Erziehungseinstellung« aufgrund des zeitlichen Zusammenhangs »nicht als Ursache des Krankheitsausbruchs, sondern allenfalls als dessen Folge« interpretiert werden kann. Diese Untersuchungen machen deutlich, dass mit Veränderungen durch die chronische Krankheit selbst im Vergleich zu körperlich gesunden Kindern und deren Bezugspersonen gerechnet werden muss. Diese sind im übrigen nicht spezifisch für die Neurodermitis, sondern auch bei anderen vergleichbaren Krankheiten im Kindesalter (Diabetes, Asthma, Krebs etc.) vorzufinden. Chronische Krankheiten zeichnen sich dadurch aus, dass bei spontanem Verlauf die Anpassungsfähigkeit des Organismus überfordert ist.

Interessant ist es, sich in diesem Zusammenhang eine spezielle Gruppe von Neurodermitis-Patienten anzusehen, die hinsichtlich ihrer Coping-Aspekte besondere Bedingungen aufweisen:

So hatte unsere Arbeitsgruppe Gelegenheit, Kinder mit Herztransplantation zu untersuchen, die, wenn die Herztransplantation vor dem 1. Lebensjahr erfolgte, überzufällig häufig ebenfalls Neurodermitis entwickelten (Passoth 2001). Das Auffällige an diesen Kindern und Eltern war, dass sie zunächst trotz der systemischen Therapie mit Cyclosporin, das ja auch gegen die Neurodermitis als Therapieprinzip eingesetzt wird, eine Neurodermitis entwickelten. Außerdem waren im Gegensatz zu Neurodermitis-Sprechstunden in einer Hautklinik relativ häufig auch die Väter bei den Untersuchungen mit anwesend und die Belastung durch die Neurodermitis, gemessen mit dem Fragebogen für Eltern von Neurodermitis-kranken Kindern (FEN), war deutlich unter den Werten der Eichstichprobe! Offenbar führt die subjektiv lebensbedrohliche Herztransplantation dazu, dass die Eltern und die Kinder ein positives Coping entwickeln und keine großen Probleme mit der Symptomatik haben.

Kratzen als interaktionelles Phänomen

Hünecke und Krüger (1995) untersuchten 30 Mütter ekzemkranker Kinder im Alter von 3 bis 8 Jahren und versuchten in einem kognitiv-psychologischen Ansatz Konzepte für Ursachenzuschreibungen bei den Müttern hinsichtlich des Kratzens der Kinder zu klassifizieren. Dabei ließen sich 4 weitgehend unabhängige und inhaltlich unterschiedliche Ursachen-Gruppen bilden: Eine »generelle Unkontrollierbarkeit«, »unzureichendes Achtgeben der Mutter«, »Kontrollabsicht der Mutter« und »Gestimmtheit und Launen des Kindes«. Außerdem konnten die Autoren zeigen, dass von den 30 Ursachenzuschreibungs-Items 17 bedeutsame Beziehungen zu verschiedenen Emotionen aufwiesen: Die Unkontrollierbarkeit korreliert hierbei vor allem mit Hilflosigkeit und mit Empfindungen der körperlichen und nervösen Anspannung. Unzureichendes Achtgeben der Mutter korreliert vor allem mit Schuldgefühlen und Versagensängsten; die Kontrollabsicht der Mutter korreliert nicht mit zukunftsbezogenen Hoffnungen, sondern mit Mitleid und Hilflosigkeit und die Gestimmtheit/Launen des Kindes mit Gefühlen von geistiger und körperlicher Erschöpfung.

Mehrfach wurde in Studien auf die Bedeutung der Aufmerksamkeit der Eltern bei der Chronifizierung des Kratzverhaltens der Kinder hingewiesen.

137

Allen und Harris (1966) beschrieben den Fall eines 5-jährigen Mädchens, das an einer nicht näher spezifizierten juckenden Hauterkrankung litt. Die Mutter des Kindes wurde dazu angehalten, das Kratzen der Tochter zu ignorieren und kratzfreie Phasen zu belohnen. Innerhalb von 6 Wochen gingen die Hauterscheinungen des Kindes völlig zurück. Ähnliche Ergebnisse werden auch von Bär und Kuypers (1973) und von Walton (1960) berichtet. Verstärkte Zuwendung der Bezugspersonen auf das Kratzen stellt offenbar einen wesentlichen Faktor für das Kratzverhalten des Kinder dar.

Unterstützende Beratung der Eltern

Koblenzer und Koblenzer (1988) führten ausführliche therapeutische Gespräche mit 8 Elternpaaren durch, deren Kinder an Neurodermitis erkrankt waren. Ausgehend von der Hypothese, dass Neurodermitis Ausdruck einer gestörten Eltern-Kind-Beziehung ist, versuchten sie gemeinsam mit den Eltern, die Schwierigkeiten im Umgang mit den Kindern herauszuarbeiten und zu besprechen. Sie ermunterten die Eltern dazu, sich auch negative Gefühle einzugestehen, diesbezügliche Schuldgefühle abzubauen und den Kindern Grenzen zu setzen. Durch diese Verhaltensveränderung konnte der Teufelskreis »Hautsymptomatik – Belastung der Eltern – ungünstige Verhaltensweisen der Eltern – Verstärkung der Hautsymptomatik« unterbrochen werden. Eine schnelle und anhaltende Besserung des Hautzustandes und der emotionalen Entwicklung war bei allen Kindern die Folge.

Williams führte bereits früher (1951) eine ähnliche Untersuchung an 53 Kindern mit Neurodermitis durch. Er beriet die Mütter hinsichtlich emotionaler Bedürfnisse ihrer Kinder und Möglichkeiten, diese zu befriedigen. Sehr positiv wirkte sich dies auf den Hautzustand des Kindes aus. Von 33 Kindern, deren Mütter beraten wurden, waren nach 7 Monaten 45% symptomfrei, in der Kontrollgruppe jedoch nur 10%.

Broberg et al. (1990) wendeten ein systematisches Training der Eltern von an Neurodermitis erkrankten Kindern hinsichtlich a) Krankheitsbild der Neurodermitis, b) Lokaltherapie der Hauterscheinungen und c) Einfluss von Umweltfaktoren an. Auch dieses Training führte bei deren Kindern zu besseren therapeutischen Effekten als bei den Kindern der Kontrollgruppe.

Hünecke und Krüger (1995) betonen, dass das Modell der Schuldzuweisung auf die Mutter fallengelassen werden sollte zugunsten eines Interaktionsmodells, das bedingt, dass die Handlungskette nicht unbedingt mit der Mutter anfängt, sondern auch mit der Krankheit beginnen kann. Die Autoren machen Vorschläge, wie in der Beratung auf die verschiedenen Aspekte der Verantwortlichkeit der Mütter eingegangen werden kann.

>»Ein darauf abgestelltes Beratungsvorgehen ist als Kompensations- bzw. Hilfe zur Selbsthilfe-Ansatz zu bezeichnen: nicht selbst zu verantwortende, sondern durch die Umstände verursachte Probleme sind von den Müttern zu beheben. Je ausgeprägter eine derartige Lösungs-Verantwortlichkeit ist, um so mehr ist zu erwarten, dass Mütter sie kaum aus der Hand geben können. Wenn der Experte diese verinnerlichte mütterliche Verantwortlichkeit nicht respektiert und sich entgegen einem medizinischen Beratungsverständnis in einer Expertenrolle nicht deutlich selbst limitiert, ist der Konflikt Experte-Mutter nahezu vorprogrammiert.«

Die Notwendigkeit einer psychosozialen Begleittherapie unterstreichen auch Schon und Szcepanski (1993), die neben der Wissensvermittlung auch Eltern- und Familiengespräche sowie körperorientierte Therapie, spieltherapeutische und gestaltungstherapeutische Angebote in der Behandlung einsetzen.

Schlussfolgerungen für die Behandlung

Die Eltern sind bei Kindern mit Neurodermitis wesentlich an der Behandlung der Hauterkrankung mitbeteiligt, da sie dem Arzt die hauptsächlichen Informationen liefern und auf die Einhaltung der Behandlungsbestimmungen achten müssen. Zusätzlich bedeutet die Hautkrankheit eine Belastung für die Familie, auf die in der Regel eine Veränderung des Lebensalltags erfolgen muss. Häufig können erhebliche Störungen in der Eltern-Kind-Beziehung festgestellt werden. Allerdings konnte bisher noch nicht eindeutig geklärt werden, ob diese Veränderungen Ursache oder Folge der Hauterkrankung sind.

Einerseits könnte mangelnde Zuwendung der Eltern Ursache für Kratzen und damit Aufrechterhaltung der Hauterscheinungen darstellen. Die Hautkrankheit und das Kratzen stellen hierbei für das Kind eine Möglichkeit dar, sich Zuwendung und Aufmerksamkeit bei den Eltern zu holen. Das Kratzen führt zu stärkerer Aufmerksamkeit von Seiten der Eltern und damit zum sekundären Krankheitsgewinn.

Andererseits können die negativen Kommunikationsstrukturen auch Folge der chronischen Belastung durch die Krankheit des Kindes sein, der die Eltern nicht gewachsen sind. Durch ungünstige Verhaltensweisen wird die Hautsymptomatik aufrechterhalten oder sogar verstärkt. In den meisten Familien ist sicherlich von einer wechselseitigen Verstärkung beider Faktoren auszugehen.

Obwohl immer mehr Kinder von der Hautkrankheit Neurodermitis betroffen sind und obwohl der positive Effekt einer Betreuung oder Beratung bereits beschrieben wurde, wird den Eltern in der Regel wenig Hilfestellung bei der Bewältigung ihrer Probleme angeboten. Meist beschränkt sich die Therapie auf die Anordnung von Pflegeprodukten und Medikamenten zur Unterdrückung des Juckreizes oder auf die Erteilung gutgemeinter Behandlungsratschläge, die oft nach erfolgloser Anwendung eine erneute Enttäuschung hervorrufen. Mit jedem missglückten Therapieversuch wächst mit der Unsicherheit und Ratlosigkeit der Eltern auch der Ärger über Ärzte und Therapiemethoden. Gleichzeitig stellen diese Misserfolge für die ohnehin schon gestressten Familien zusätzliche Belastungen dar.

Die Eltern sind in der Regel nicht in der Lage, diese Konflikte allein zu bewältigen. Es besteht daher die Gefahr, dass bereits frühzeitig gravierende Probleme im Verhältnis zu Bezugspersonen und Gleichaltrigen entstehen, die das Selbstvertrauen des Kindes und seine emotionale Entwicklung beeinträchtigen können.

Eine Unterstützung der Bezugspersonen durch Psychotherapie und Schulungsprogramme (Gieler et al. 2000) scheint uns daher sinnvoll und notwendig, um solchen Entwicklungen vorzubeugen und den betroffenen Eltern und Kindern bei ihren aktuellen Problemen Hilfestellungen anzubieten.

Es bleibt natürlich immer wieder die Frage, inwieweit psychotherapeutische Ansätze zu einer Verbesserung oder sogar Symptomfreiheit der Neurodermitis führen. Hierzu sind bisher kaum Untersuchungen vergleichend durchgeführt worden. Allerdings konnten Bitzer et al. (1997) in einer repräsentativen Befragung von Neurodermitis-Patienten in Allgemeinpraxen im Auftrag einer Krankenversicherung feststellen, dass die Patienten die Zufriedenheit mit Psychotherapie in ähnlichen Größenordnung angaben wie die Cortisontherapie, wenn auch natürlich wesentlich weniger Patienten eine Psychotherapie durchgeführt hatten im Vergleich zur Behandlung mit Cortison. Andere Therapieformen wie Teer, Licht und sonstige topische Behandlungen schnitten jedoch wesentlich schlechter ab. Zur Effektivität von tiefenpsychologisch fundierter Psychotherapie liegen bisher keine Studien vor, die prospektiv durchgeführt wurden. Williamson (2000) hat in einer katamnestische Studie 23 Neurodermitis-Patienten mit psychodynamischer Psychotherapie zusätzlich zur dermatologischen Routine-behandlung und 20 parallelisierte Kontrollgruppen-Neurodermitiker, die ausschließlich dermatologisch versorgt wurden, untersucht. Ungefähr ein Jahr nach Abschluss der Psychotherapie konnte sie keine Unterschiede im Schweregrad und der Krankheitsbewältigung zeigen, jedoch hatten einige (5) der Patienten mit zusätzlicher tiefenpsychologisch fundierter Psychotherapie erscheinungsfreie Zeiten, während dies von der Kontrollgruppe in keinem Fall angegeben wurde.

Bei der Darstellung der psychotherapeutischen Möglichkeiten für Hautkran-ke dürfen die Initiativen der Selbsthilfegruppen in der Dermatologie nicht verges-sen werden, die zum Teil sehr wertvolle psychotherapeutische Hilfe bieten.

Schlussbemerkung

Die Ausführungen von Müller-Braunschweig (1980) zum Einfluss der frühen Mutter-Kind-Beziehung auf die Disposition zur psychosomatischen Erkran-kung, die im gleichen Jahr wie die Publikation von Thomä (1980) erschienen ist, haben auch nach 20 Jahren bezüglich der Forschung der Neurodermitis als prototypische psychosomatische Erkrankung nichts an Gültigkeit verloren. Einige der Thesen Müller-Braunschweigs haben sich sogar erhärtet. Im psycho-therapeutischen Kontext ist es nach Meinung der Autoren das besondere Verdienst Müller-Braunschweigs, nicht eine einseitig an der psychogenetischen Auslösung festhaltende Theorie verfolgt zu haben, sondern insbesondere unter Berücksichtigung der frühen Mutter-Kind-Interaktionen auch auf die präver-bale und damit körperliche Reagibilität bei der Neurodermitis hingewiesen zu haben. Weitere Forschungen werden diese multifaktoriellen Einflüsse sicher noch deutlicher untermauern.

Literatur

Alexander, F. & French, T.M. (1948): Studies in Psychosomatic Medicine. New York (Ronald Press).
Allen, K. & Harris, F. (1966): Elimination of a Child's Excessive Scratching by Training the Mother in Reinforcement Procedures. In: Behaviour Research and therapy. 4, S. 79–84.

Augustin, M., Zschocke, I., Lange, S., Seidenglanz, K. & Amon, U. (1999): Lebensqualität bei Hauterkrankungen.Vergleich verschiedener Lebensqualitäts-Fragebögen bei Psoriasis und atopischer Dermatitis. In: Hautarzt 50, S.715–722.

Bär, L. & Kuypers, B. (1973): Behaviour Therapy in Dermatological Practice. In: British Journal of Dermatology 88, S. 591–59.

Bitzer, E.M., Grobe, T.G. & Dorning, H. (1997): Die Bewertung therapeutischer Maßnahmen bei atopischer Dermatitis und Psoriasis aus der Perspektive der Patienten unter Berükksichtigung komplimentär medizinischer Verfahren. ISEG Studie, Endbericht.

Braun-Falco, O., Plewig, P. & Wolf, H. (1996): Dermatologie und Venerologie. Heidelberg-New York-Tokio (Springer).

Broberg, A., Kalimo, K., Lindblad, B. & Swanbeck, G. (1990): Parental Education in the Treatment of Childhood Atopic Eczema. In: Acta Derm Venereol 70, S. 495–499.

Bruynzeel-Koomen, C.A., Wichen, D.F. van, Toonstra, J., Berrens, L. & Bruynzeel P. L. (1986): The Presence of IgE Molecules on Epidermal Langerhanscells in Patients with Atopic dDermatitis. In: Arch Dermatol Res 278, S. 199–205.

Bryam, W. (1972): Sexual Problems Encountered with Patients Suffering from Asthma and Eczema.In: J. Amer Inst Hypnosis 13, S. 26–34.

Fritsch, P. (1998): Dermatologie und Venerologie. Lehrbuch und Atlas. Berlin-Heidelberg-New York (Springer Verlag).

Gieler, U. & Detig-Kohler, C. (1994): Nähe – Distanz bei Hautkranken.I n: Psychotherapeut 39, S. 259–263.

Gieler, U., Kupfer, J., Niemeier, V., Brosig, B. & Stangier, U. (2000): Atopic Eczema Prevention Programs – A new Therapeutical Concept for Secondary Prevention. In: Dermatology + Psychosomatics 1, S. 138–146.

Hänsler, B. (1990): Die Belastung und Befindlichkeit von Eltern, deren Kindern an atopischer Dermatitis erkrankt sind. Diplomarbeit am FB Psychologie. Universität Marburg.

Hanifin, J.M. & Chan, S. (1999): Biochemical and Immunologic Mechanisms in Atopic Dermatitis. New Targets for Emerging Therapies. In: J. Am. Acad. Dermatol. 41, S. 72–7.

Hillier, T. (1865): Handbook of Skin Disease. London (Walton & Maberly).

Hermanns, J., Florin, I., Dietrich, M., Rieger, C. & Hahlweg, K. (1989): Maternal Critism, Mother-Child Interaction and Bronchial Asthma. In: Journal of Psychosomatic Research 33/4, S. 469–476.

Hünecke, P. & Krüger, C. (1995): Warum kratzt sich mein Kind? – Ursachenverständnis von Müttern und dessen Konsequenzen. unveröffentlichtes Manuskript.

Jung, E.G. (1998): Dermatologie. Stuttgart (Hippokrates).

Koblenzer, C. & Koblenzer, P. (1988): Chronic Intractable Atopic Eczema. Its Occurence as a Physical Sign of Impaired Parent-Child relationships and Psychologic Development arrest: Improvement through Parent Insight and Education. In: Arch. Dermatol. 124, S. 1673–1677.

Langfeldt, P. & Luys, K. (1993): Mütterliche Erziehungseinstellungen, Familienklima und Neurodermatitis bei Kindern – eine Pilotstudie. Praxis der Kinderpsychologie und Kinderpsychiatrie. Göttingen (Vandenhoeck & Ruprecht).

Larsen, F.S., Holm, N. V. & Henningsen, K. (1986): Atopic Dermatitis: A Genetic-Epidemiologic sStudy in a Population – BasedTtwin Sample. In: J. Amer. Acad. Derml 15, S. 487–494.

Leung, D. Y. M. (1999): Pathogenesis of Atopic Dermatits. Supplement to The Journal of Allergy and cClinical Immunolgie. In: J. Allergy Clin. Immunol. 104, S. 99–108.

Marmor, J., Ashley, M., Tabachnik, N., Storkman, M. & McDonald, F. (1956): The Mother-Child relationship in the Genesis of Neurodermatitis. In: Archives of Dermatology and Syphilology 74, S. 599–605.

Marty, P. (1958): La relation objectale allergique.in: Revue Francaise Psychoanalyse 22, S. 5–35.

Maurer, D. & Stingl, G. (1993): Immunmechanismen der atopischen Dermatitis. Wien klin. Wschr. (105/22), S. 635–40.

Merk, H. (1991): Clinical Symptoms of Atopic Eczema. In: Ruzicka, T., Ring, J. & Przybilla, B. (Hg.): Handbook of Atopic Eczema. Berlin-Heidelberg-New York (Springer Verlag), S. 27–30.

Miller ,H. & Baruch, D. (1948): Psychosomatic Studies of Children with Allergic Manifestations. In: Psychosomatic Medicine 10, S. 274.

Miller, H. & Baruch, D. (1950): A Study of hHostility in aAllergic Children. In: American Journal of Orthopsychiatry 20, S. 506.

Mudde, G., Rejsen, F.C. van & Boland, G.F. (1990): Allergen Presentation by Epidermal Langerhans Cells from Patients with Atopis Dermatitis is Mediated by IgE. In: Immunology 69, S. 335–41.

Müller-Braunschweig, H. (1980): Gedanken zum Einfluß der frühen Mutter-Kind-Beziehung auf die Disposition zur psychosomatischen Erkrankung. In: Psychotherapie und Med. Psychologie 30, S. 48–59.

Niemeier, V., Winckelsesser, T. & Gieler, U. (1997): Hautkrankheit und Sexualität. Eine empirische Studie zum Sexualverhalten von Patienten mit Psoriasis vulgaris und Neurodermitis im Vergleich mit Hautgesunden. In: Hautarzt 48/9, S. 629–33.

Passoth, P. (2001): Das Auftreten einer neurodermitisähnlichen Dermatitis bei Kindern nach Herztransplantation im ersten Lebensjahr unter Cyclosporin A. Dissertation Fachbereich Humanmedizin Justus-Liebig-Universität. Gießen.

Pichler, W.J. (1996). In: Peter, H.H. & Pichler, W.J. (Hg.): Klinische Immunologie. 2. Aufl. München-Wien-Baltimore (Urban & Schwarzenberg).

Pines, D. (1980): Skin Communication: Early Skin Disorders and their Effect on Transference and Countertransference. In: international Journal of Psychoanalysis 61, S. 315–323.

Przybilla, B., Ring, J. & Ruzicka, T. (1991): Clinical Aspects of Atopic Eczema Synopsis. In: Ruzicka, T., Ring, J. & Przybilla, B. (Hg.): Handbook of Atopic Eczema. Heidelberg-New York (Springer-Verlag), S. 132–140.

Prochazka, P. & Uslar, A. von (1989): Die Machtverhältnisse in der Mutter-Kind-Beziehung bei der Neurodermitis constitutionalis atopica (Atopische Dermatitis). In: Zeitschrift für Hautkrankheiten 64, S. 863–866.

Ring, J., Palos, E. & Zimmermann, F. (1986): Psychosomatische Aspekte der Eltern-Kind-Beziehung bei atopischen Ekzem im Kindesalter. II. Erziehungsstil, Familiensituation im Zeichentest und strukturierte Interviews. In: Hautarzt 37, S. 560–567.

Schmied, C. & J. H. Saurat (1991): Epidemiology of Atopic Eczema. In: Ruzicka, T. et al., a.a.O.

Schon, M. & Szcepanski, R. (1993/94): Psychosoziale Begleittherapie bei atopischer Dermatitis. In: Pädiatrische Praxis 46, S. 661–665.

Schur, M .(1955): Comments on the Metapsychology of Somatization. In: The Psychoanalytic Study of the Child 10, S. 119–164:

Solomon, R. & Gagnon, C. (1987): Mother and Child Characteristics and Involvement in Dyads in Which Very Young Children Have Eczema. In: J. Dev. Behav. Pediatr. 8, S. 213–220.

Szentivanyi, A. (1968): The Beta Adrenergic Theory of Atopic Abnormality in Asthma. In: Journal of allergy 42, S. 203–221.

Thomä, H. (1980): Über die Unspezifität psychosomatischer Erkrankungen am Beispiel einer Neurodermitis mit zwanzigjähriger Katamnese. In: Psyche 31, S. 589–624.

Walton, D. (1960): The Application of Learning Theory to the Treatment of a Case of Neuro-dermatitis. In: Eysenck, H.J. (Hg.): Behaviour Research and Therapy and the Neuroses. New York (Pergamon Press), S. 272–274.

Wenninger, K., Ehlers, A. & Gieler, U. (1991): Kommunikation von Neurodermitis-Patienten mit ihren Bezugspersonen – eine empirische Analyse. In: Zeitschr. f. klin. Psychologie 20, S. 251–264.

Werfel, T. & Kapp, A. (1998): Enviromental and other Major Provocation Factors in Atopic Dermatitis. In: Allergy 53, S. 731–739.

Williams, D. (1951): Management of Atopic Dermatitis in Children: Control of the Maternal rRejection Factor. Arch Dermatol.

Williamson, P. (2000): Psychotherapie bei Neurodermitis-Patienten – eine retrospektive Studie an 43 Neurodermitis-Patienten. Dissertation Justus-Liebig-Universität. Gießen.

Wilson, E. (1850): Die Krankheiten der Haut aus dem Englischen übersetzt von Dr. Schröder. Leipzig (Verlag von Christian Ernst Kollmann).

Wilson, E. (1867): Diseases of the skin. London (Churchill).

Überlegungen zur Behandlung »präsymbolischer« psychosomatischer Patienten

Wolfgang Milch und Michael Putzke

Für die psychosomatische Behandlung erwachsener Patienten sind die Erkenntnisse der Kleinkindforschung hilfreich, da sie Erklärungen für die Selbstregulation, auch der körperlichen Vorgänge, und der Entstehung eines Bewusstseins von einem eigenen Inneren aus einem intersubjektiven Prozess liefern. Durch Zurückweisung, Ablehnung und Unverständnis kann das Selbst in seiner Entwicklung blockiert werden und muss sich hinter seiner Abwehr wie hinter einem Wall versteckt halten und verkümmert dort, möglicherweise in solchem Ausmaß, dass es von seiner eigenen Existenz nichts mehr weiß, weil es ein falsches Selbst angenommen hat (Winnicott 1973, 1974, 1976). Da nur das Psychische Realität gewinnt, was geteilt wurde, geht Köhler (1998a) von einer Entwicklungslinie des Teilens und des Gemeinsamen aus, zu der Affekte und Gesten, später inneres Erleben, »shared awareness« (Sander 1962), und noch später Werte gehören. Für den Therapeuten ist es wichtig zu beurteilen, in welcher Entwicklungsphase des Mit-Teilungsbedürfnisses das Selbst des Patienten sich gerade befindet.

Ein gravierendes Beispiel für eine Störung des gemeinsamen interaktiven Austausches und des »affect attunements« ist bei depressiven Müttern und ihren Kindern zu beobachten. Die mangelnde Responsivität depressiver Mütter muss als schwerwiegende Traumatisierung in den frühen Phasen der Entwicklung angesehen werden, wobei die depressiven Bezugspersonen mit dem »verbalen Kind« dann besser umgehen können, wenn es sich mit Worten verständigen kann. Dass sich die mangelnde Responsivität und die Unterbrechungen im Kontakt zu der Bezugsperson schon in dem Verhalten weniger Monate alter Kinder niederschlägt, konnte bereits von verschiedenen Kleinkindforschern beobachtet werden (siehe Beebe & Lachmann 1994, Beebe et al. 1992, 1997). Die Schilderung der Fallgeschichte einer erwachsenen Patientin, deren Mutter bereits nach ihrer Geburt schwer depressiv erkrankte, soll wesentliche Charakteristika der Behandlung im Folgenden beispielhaft darstellen.

Fallgeschichte

Die Patientin kam wegen einer ausgeprägt depressiven Symptomatik mit psychosomatischen Beschwerden nach Überweisung von einer Analytikerin in die Behandlung. Diese hatte wegen schwer erträglicher, aggressiver Gegenübertragungsgefühle die Behandlung nach den ersten Sitzungen abgelehnt. Die Patientin litt unter depressiven Verstimmungen, die immer wieder mit Phasen eines Alkoholmissbrauchs einhergingen. Häufig kam es zu regressiven Einbrüchen mit einem depressiven Rückzug, den die Patientin mit eigener Wertlosigkeit oder dem Ausdruck: »Ohne Andere bin ich tot« beschrieb. Sie äußerte kurative F antasien, lieber ihren Partner zu verlassen, um nicht selber verlassen zu werden und hoffte auf »weiche Männer«, denen sie überlegen sein könnte und die sie nicht verlassen würden, sondern die sie im Gegenteil selbst verlassen könnte. Von ihrer Mutter berichtete sie, dass diese sowohl nach der Schwangerschaft mit der Patientin als auch mit ihren anderen Kindern an einer behandlungsbedürftigen postpartalen Depression litt. Ihr depressiver Rückzug führte immer wieder zu Unterbrechungen in der Beziehung zu den Kindern, so dass die Patientin wiederholt wochenlang zu ihrer Großmutter gegeben wurde. In ihrer Erinnerung freute sie sich auf diese Besuche und weinte bitterlich, wenn sie von der Großmutter zurück zur Mutter fahren musste. Aus diesen späteren Jahren erinnert sie das Bild einer teilnahmslos im Bett liegenden Mutter. Die Patientin versuchte, sie zu aktivieren, was ihr aber nicht gelang. In ihrer depressiven Starrheit empfand die Patientin die Mutter als rigide bestimmend, so dass ihre Eigenständigkeit unterdrückt wurde: die Mutter legte nicht nur die Lektüre, sondern auch die Kleidung, die Gestaltung des Zimmers und den Umgang mit den »richtigen« Freunden fest. Widerworte wurden nicht geduldet. Hilflose Versuche, sich gegen die Mutter zu wehren, beantwortete diese mit Liebes- und Aufmerksamkeitsentzug. Auf jede Zurückweisung der Mutter reagierte die Patientin dann mit heftiger Gegenwehr, z. B. mit »stundenlangem Weinen«. Wenn die Patientin nicht mehr konnte und sich ganz am Ende fühlte, musste sie auf die Mutter zugehen und »wie ein Hund auf der Erde wimmern und sich unterwerfen«. Erst dann nahm die Mutter sie in den Arm und wandte sich ihr wieder zu. Der Vater konnte sie vor diesen, für sie traumatischen Interaktionen, nicht schützen und reagierte wenig responsiv.

Bei dieser Vorgeschichte ist es nicht verwunderlich, dass es schon zu Beginn der Behandlung zu ausgeprägten Übertragungsreaktionen kam. Die Patientin erschien in den ersten drei Stunden unter Alkoholeinfluss und in zum Teil aufreizender Kleidung, so als ob sie die Verführbarkeit ihres Analytikers testen wollte, gleichzeitig ihre Ängste vor möglicher Abhängigkeit gleich zu Beginn kontraphobisch abwehren musste. Es folgte eine Phase in der Behandlung, die ca. 3–4 Monate andauerte, in der sie sehr viel erzählte und in der die depressive Seite der Mutterthematik im Vordergrund stand. In der Gegenübertragung geriet der Analytiker während der Schilderungen der Patientin immer wieder in tranceartige Zustände, fühlte sich körperlich sehr beschwert und hatte das Gefühl, in einen »tödlichen Sog« zu geraten. Das änderte sich erst, als es ihm gelang, zusammen mit der Patientin zu verstehen, dass diese verzweifelt so viele Worte an ihn richtete, um ein Lebenszeichen von ihm hervorzulocken. Wenn sich der Analytiker nach schwallartigen Redebeiträgen zu Beginn der Stunden bemerkbar machte, beruhigte sich die Patientin zusehends. Die erste Urlaubs-unterbrechung führte zu einem schwerwiegenden Einbruch in der Behand-lungsbeziehung. In der ersten Stunde nach den Ferien stand die Patientin irri-tiert vor der Couch, fragte, ob sie sich hinlegen solle und konnte kaum glauben, dass ihr Analytiker etwas von ihr behalten haben könnte. Offensichtlich war sie nicht in der Lage, auch während einer nur zweiwöchigen Pause ein Bild von ihrer Objektbeziehung zu dem Analytiker zu halten, was als Zeichen ihrer unzureichenden Fähigkeit zur Internalisierung verstanden wurde.

In der folgenden Zeit wurde die Beziehung dichter und die Patientin schil-derte erotische Träume, die sie zunächst sehr verunsicherten, weil sie solche von sich nicht kannte. Zunehmend verdichtete sich die erotische Übertragung auf den Analytiker, der in seiner Gegenübertragung sowohl erotisiert als auch väter-lich besorgt reagierte. Offensichtlich versuchte die Patientin über Sexualisie-rungen, das ihr wichtige Objekt zu erreichen und zu aktivieren. Die Sexualisie-rung kann als progressive Abwehr früher Traumatisierungen durch die depres-sive Mutter verstanden werden. Versuchte der Analytiker allerdings die Patien-tin auf dieser Ebene der Sexualisierung anzunehmen, dann brach immer wieder die frühe Bedürftigkeit durch.

Wie in einer »depressiven Todeslandschaft« äußerte sie Gefühle einer unge-heuren Schwere, sie wirkte starr, drückte sich unverständlich aus, so dass der Analytiker ihre »amorph« anmutenden Schilderungen nicht nachvollziehen konnte. In diesen Phasen traten Körpersymptome auf wie ein starkes Jucken und Aufkratzen der Kopfhaut, das Gefühl körperlicher Gefühllosigkeit und wie mit dem Unterkörper abgeschnitten zu sein, Gefühle des Schwindels und der Gangunsicherheit. Gleichzeitig äußerte sie den Wunsch, sich den Autonomie-konflikten zu entziehen, indem sie sich »klein machte«, sich weigerte, selbständig zu werden, um neue Individuationsschritte, z. B. ihr Abschlussexamen im Studium nicht zu machen, um alte Traumata des Verlassenwerdens nicht zu reaktivieren. In einer kurativen F antasie wandte sie sich jetzt »dominanten« Männern zu, die ihr sagen sollten, was sie tun solle. Allerdings durften diese »verständnisvoll-bestimmenden« Männer keine libidinösen Wünsche an sie richten, andernfalls müsse sie sofort die Freundschaft beenden. Die Patientin fand zunehmend Mut, dem Analytiker Einblicke in ihre F antasiewelt zu gestatten, in der es Prinzen und gute Menschen gab und alles Leiden am Ende belohnt würde. Gleichzeitig gelang es ihr, die Funktionen ihrer F antasien zu reflektieren und als Schutz vor dem völligen Ausgeliefert- und Verlassensein zu verstehen. Zunehmend begann die Patientin, ihr Bild des Analytikers zu internalisieren, was allerdings bei Urlaubsunterbrechungen immer wieder auf eine harte Probe gestellt wurde. Am liebsten hätte sie ihren Analytiker davon abgebracht, überhaupt in Urlaub zu gehen und hätte sich mit ihm gegen den Rest der Welt verbündet. Nach einer Urlaubsunterbrechung in dieser Phase der Behandlung »überfiel« sie ihren Analytiker regelrecht mit der Mitteilung, sie wolle jetzt die Stunden reduzieren, beabsichtige schwanger zu werden und wolle zum nächstmöglichen Zeitpunkt überhaupt aufhören. In der Gegenübertragung fühlte sich der Analytiker wie zum Schweigen genötigt und dahingehend manipuliert, wie die Patientin als Kind sich dieser »wie ein Hund auf der Erde wimmernd« zu unterwerfen. Die Patientin wiederholte das Trauma mit ihrer Mutter, diesmal allerdings übernahm sie den aktiven Part. Diese Beziehungsaufnahme kann als eine »pathologische Akkommodation« (Brandchaft 1998) verstanden werden, in der sich die Patientin auf pathologische und möglicherweise selbstschädigende Weise eine Selbstobjekterfahrung sucht, indem sie den Anderen erniedrigt, dabei aber auch die Beziehung aufs Äußerste gefährdet. Im Laufe der weiteren Behandlung reagierte die Patientin auf Unterbrechungen in der Beziehung zunehmend weniger verunsichert, die Objektbeziehung zu ihrem Analytiker stabilisierte sich, sie konnte ihn ganzheitlicher wahrnehmen und später zunehmend entidealisieren.

Präsymbolische Störungen

Eine Störung des Selbst liegt bei vielen psychosomatisch Erkrankten vor und zwar, nach Wolf (1988/1996), eine primäre Störung des Selbst aus der Phase des präemergenten Selbst. Das bedeutet, es handelt sich um eine Störung aus der Zeit

vor dem Spracherwerb, also *vor der Symbolisierung* (Stern 1985/1992, Schöttler 1998). Müller-Braunschweig (1980) nimmt Bezug auf Spitz und spricht von
einem »averbalen Dialog«, der auf die »sprachlose Stufe« der Entwicklung
zurückgeht. Lichtenberg (1987b) nimmt in seinen Arbeiten zur Kleinkindforschung an, dass bis zur Mitte des zweiten Lebensjahres keine Symbolisierung
stattfindet, dass Kinder bis zu diesem Alter also nicht in der Lage sind, symbolisch zu denken, wie es unserem üblichen Denkmodus als Erwachsenen
entspricht. Bevor Säuglinge und Kleinkinder die Fähigkeit zur Symbolisierung
erlangt haben, können sie sich nur auf der Verhaltensebene gegen aversive
Stimuli wehren. Erst wenn das Kind die Fähigkeit zur Symbolisierung gewonnen hat, verändert sich die Selbstregulation entscheidend: Während diese
zunächst von der Regulation durch die Bezugsperson abhängig ist, die konkret
und körpernah abläuft, entwickeln Kinder später komplexe mentale Prozesse
wie Fantasietätigkeit, inneren Dialog, Verdrängung, Abwehrmechanismen und
ähnliches. Wenn pathologische Traumata vor der Zeit des Spracherwerbs liegen,
ist eine Symbolisierung dieser frühen Erfahrungen kaum möglich und die spätere Versprachlichung muss als eine Form sekundärer Verarbeitung angesehen
werden, so dass es mit sprachlichen Mitteln kaum möglich sein wird, aus den
Schilderungen erwachsener Patienten auf die präsymbolische Zeit einschließlich
ihrer Traumatisierungen zurück zu schließen. Erfahrungen aus diesen frühen
regulativen Prozessen stellen sich später beim Erwachsenen als selbstregulative
Fähigkeiten oder als charakteristische interaktive Regulationen im intersubjektiven Kontext dar. Verbal nicht ausdrückbare Gefühlszustände werden in
Analysen häufig durch Agieren, Mimik, Bewegungen, motorische Unruhe und
körperliche Reaktionen wie Schwitzen, Herzklopfen und Schwindel ausgedrückt (Köhler 1996). In dem Fallbeispiel von Müller-Braunschweig (1970)
wiederholt die Patientin aktiv frühere und spätere traumatische Erfahrungen
mit ihrer Mutter. Was sie damals infolge der Depression und Suizidalität der
Mutter an destruktivem Verhalten passiv erleiden musste, gibt sie aktiv während
tranceartiger Zustände dem Therapeuten handgreiflich zurück: Sie legt sekundenlang die Hände um seinen Hals, bildet aus der Schnur eines Elektrogerätes
eine Schlinge oder versucht, ihre Knie gegen seine Kehle zu stoßen.

Nach Lichtenberg (1987b) weisen Regulationsstörungen, die auf präsymbolische Erfahrungen zurückgehen, bestimmte Charakteristika auf:

1. Die Symptome verändern sich unter aufdeckender, konfliktdeutender
   Psychotherapie nicht.

2. Es bestehen Regulationsdefizite innerer körperlicher Vorgänge (wie Essen, Verdauung, Müdigkeit und Schlaf).
3. Innere Körpersignale können nicht wahrgenommen werden.
4. Affekte werden nur unzureichend empfunden (Alexithymie).

In der Behandlung eines erwachsenen Patienten haben sich präsymbolische und symbolische Interaktionsrepräsentanzen teleskopartig ineinander geschoben und können in dem therapeutischen Prozess als zwei Pole des interaktiven Geschehens durch die analytische Arbeit aufgedeckt werden. Meistens bildet im therapeutischen Prozess allerdings die eine Dimension die Figur und die andere den Hintergrund (Lachmann und Beebe 1996). Bei der Behandlung neurotischer Patienten ist die symbolische Ebene die Figur und die präsymbolische (einschl. der möglichen Regulationsstörungen) stellt den Hintergrund dar. Bei Patienten mit psychosomatischer Störung, deren Ursache in der präsymbolischen Entwicklungsphase angenommen wird, steht in den ersten Jahren der Behandlung die Regulationsstörung im Vordergrund und die neurotischen Mechanismen im Hintergrund (siehe Fallgeschichte). Ein darauf nicht abgestimmtes Vorgehen mag der Grund dafür sein, dass viele schwer gestörte psychosomatische Patienten bei einer üblichen, auf eine neurotische Ätiologie ausgerichteten Behandlungstechnik, die Therapie abbrechen. Erst wenn die körperliche Symptomatik Teil des mutuellen Regulationsprozesses geworden ist und zu einer Selbstregulation geführt hat, können Körperprozesse wie selbstverständlich in den Hintergrund treten und die symbolische Prozessebene tritt in den Vordergrund.

Um den therapeutischen Fokus auf die nichtverbale Dimension zu richten, ist auch die Beachtung von *Modellszenen* (Lichtenberg 1989b) hilfreich. Diese aus der Vorgeschichte hervorgehenden modellhaften Szenen eröffnen beispielhaft das Verständnis der psychisch organisierenden Prinzipien sowie auch der unbewussten Vorstellungen, wie z. B. Ängste vor Verlassenwerden oder befürchtete Beschämungen deutlich machen (Weiss & Sampson 1986, Lachmann & Beebe 1996). Durch die Reaktivierung früher regulativer Interaktionsprozesse in der therapeutischen Situation können diese zunehmend bewusst gemacht werden. Es handelt sich dabei um körperlich oder szenisch ablaufende Prozesse, die mit dem üblichen psychotherapeutischen Vorgehen – als Rekonstruktion und Deutung – nicht zu verstehen und aufzulösen sind, wenn sie nicht zuvor auf der Verhaltensebene wiedererlebt wurden. In dem Beispiel von Müller-Braunschweig (1970) können die Angriffe der Patientin in den Trance-Zuständen als eine Modellszene der Versuche ihrer Mutter verstanden werden, sie genauso wie ihren Bruder in den erweiterten Suizid einzubeziehen. In dem oben dargestellten Fallbeispiel bestimmen die im prozeduralen Gedächtnis abgespeicherten Repräsentanzen das Übertragungsgeschehen.

Die Übertragung

Bei »präsymbolischen« psychosomatischen Störungen müssen die *Selbstobjekterfahrungen* beachtet werden, die notwendig sind, damit das Selbst, einschließlich dem Körperselbst, sich entwickeln und später auch erhalten werden kann. Die Bedürfnisse nach Selbstobjekten werden in der Therapie anhand der an den Therapeuten oder die Therapeutin gerichteten Selbstobjektbedürfnisse spürbar, die sich in Form einer Selbstobjektübertragung[1] konstellieren und dann auch therapeutisch nutzbar gemacht werden können. Zu Beginn der Behandlung herrschen idealisierende, spiegelnde, verschmelzende und Alter-Ego-Selbstobjektbedürfnisse vor, später rücken Selbstobjektbedürfnisse nach Gegensätzlichkeit (adversative Selbstobjekte, Wolf 1988/1996) und eigener Effikanz (efficacy selfobjects) in den Vordergrund, mit denen die Patienten wahrnehmen, dass sie etwas bewirken und gestalten können. In der oben geschilderten Behandlung lag eine idealisierende Selbstobjektübertragung vor, mit der die Patientin sich vor erneuten Enttäuschungen und narzisstischen Verletzungen zu schützen suchte.

Am Anfang der Behandlung ist das Selbst allerdings häufig verletzt, geschwächt und nicht kohärent, d. h. in einem Zustand der chronischen Überanstrengung, Überforderung, der Über- oder Unterstimulation, partiell desorganisiert und fragmentiert. Die starken inneren Spannungen, die in den verschiedenen Polen des Selbst vorherrschen, überfordern die körperlichen Möglichkeiten und Fähigkeiten, die Anforderungen der Umwelt zu bewältigen. Das Selbst ist zu schwach, um die nötige Affektwahrnehmung und Affektregulation vorzunehmen, und es fehlt ihm die Fähigkeit zur Selbstberuhigung (A. Ornstein 1992, P. Ornstein 1993/1992).

Die Qualität der Bindung in der therapeutischen Beziehung sollte als Teil des Übertragungsgeschehens immer wieder reflektiert werden. Unter systematischer

---

1 Bei der Selbstobjektübertragung wird der Therapeut zum Selbstobjekt für den Patienten, so dass durch die Beziehungserfahrung sein Selbst kohäsiver wird, was sich z. B. in der Abnahme körperlicher Symptome äußert.

Anwendung des empathischen Wahrnehmungsmodus lassen sich hervorgehobene affektive Momente nutzen, um das Erleben des Patienten ausreichend würdigen zu können. Während solcher Momente verdichtet sich die therapeutische Beziehung und die Erwartungen des Patienten sowie die Reaktion des Therapeuten erhalten eine richtungsweisende Bedeutung für den therapeutischen Prozess. Von Stern werden diese aus der üblichen therapeutischen Arbeit (»going along«) herausstechenden Momente besonderer Begegnung auch als »now-moments« bezeichnet (Stern 1998). Dieser diskontinuierliche Prozess wird immer wieder auch durch vorübergehende Unterbrechungen der Behandlung, sowie durch Verletzungen und Kränkungen der Patienten gefährdet und muss, falls nötig, von dem Therapeuten aktiv wiederhergestellt werden (siehe Fallbericht und Müller-Braunschweig 1970). Damit eine Affektabstimmung durch Mimik und Körpermotorik erfolgen kann, ist eine Behandlung im Sitzen anzuraten. In dem Fallbericht von Müller-Braunschweig (1970) ließ dieser seine Patientin hinsetzten, nachdem sie von aggressiven Gefühlen überflutet zu werden drohte. Die Patientin konnte sich beruhigen und depressive Gefühle zulassen. Nach Auffassung von Müller-Braunschweig (1970) stellt die Situation der Analyse schon für manche Patienten eine narzisstische Kränkung dar. Das Liegen kann auch als Wiederholung einer früheren Situation der Ohnmacht erlebt werden, und es besteht dann die Gefahr einer Retraumatisierung. Ist die Behandlung auf der Couch indiziert, sollte der Analytiker (oder Analytikerin) auch dann die Psychomotorik und die Mimik beachten, d. h. unter Umständen wird es notwendig sein, den Sessel neben der Couch zu platzieren. Die Körperbeschwerden können in Sprache umgesetzt werden, so dass aus dem empathischen Verständnis der körperlichen Prozesse Bilder für die psychosomatischen Symptome gemeinsam entworfen werden. Da in den Familien psychosomatisch gestörter Patienten kritische Themen ausgeschwiegen werden und besonders über Gewalt, Missbrauch oder Vernachlässigung (nicht seltene Erfahrungen bei psychosomatisch schwergestörten Patienten) nicht gesprochen werden darf, müssen viele dieser Patienten mit ihrem Therapeuten erst einen gemeinsamen Sprachgebrauch entwickeln und lernen, ihre Selbstzustände in Worte zu fassen. Die Körpersymptome werden so in Sprache »übersetzt«, die Körpersprache wird zur Sprache in Worten. Durch das emotionale Verstehen mittels Einfühlung des Therapeuten und zunehmender Introspektion des Patienten können auch unbewusste, nicht wahrgenommene oder verleugnete Affekte und Gefühle sprachlich ausgedrückt werden, wobei die Patienten in der Regel als vorherrschendes Gefühl nur körperliches Unbehagen und Disstress bei sich wahrnehmen. In dem Fallbeispiel

von Müller-Braunschweig (1970) stellte dieser bei seiner Patientin eine Unfähigkeit zur Empathie fest. Wir müssen heute davon ausgehen, dass diese Unfähigkeit auch den Mangel an Introspektionsvermögen mit einschloss.

Der Therapeut sollte längere Schweigepausen vermeiden, die vor allem am
Anfang der Therapie psychosomatisch »präsymbolisch gestörte« Patienten als
Abbruch einer lebensnotwendigen Selbstobjektfunktion, d. h. wie ein Abbruch
des Kontaktes und ein Verlassenwerden erleben und die daher leicht zu einer
Symptomverstärkung führen (siehe Fallbeispiel, in dem die Patientin solange
schwallartig sprechen musste, bis sie eine Antwort von dem Therapeuten erhielt.
Sie konnte sich dann beruhigen. Vgl. auch Schöttler 1998). Aber auch zu häufi-
ges und zu frühes Nachfragen kann als eindringend und verletzend erlebt
werden. Jede kognitive Erklärung setzt bereits ein symbolisches Wissen voraus,
handelt es sich um eine präsymbolische Störung wird durch solche Interventionen das Nichtverstandenwerden wiederholt. Wehrt sich ein Patient dagegen,
kann eine entsprechende Abwehrdeutung zu einer Retraumatisierung führen.

Therapeutisches Vorgehen

Beobachtete Phänomene und Auffälligkeiten in der Interaktion können im Hier
und Jetzt der therapeutischen Situation angesprochen werden, auf Übertragungsdeutungen oder genetische Deutungen sollte allerdings verzichtet werden,
da diese in der ersten Behandlungsphase wenig hilfreich sind und zu der Gefahr
eines Behandlungsabbruchs führen. Es ist dagegen sinnvoll, Hilfen zur Selbstregulation zu geben, die Patienten anzuleiten, ihre Lebensführung zu gestalten,
Ruhepausen einzuhalten und auch medikamentöse Verschreibungen in Kooperation mit einem Facharzt oder Diätberatungen können sich als nützlich erweisen (Milch & Beckmann 2000). In Krisenzeiten kann es notwendig werden, täglich
einen telefonischen Kurzkontakt mit dem Patienten zu vereinbaren, um »ein
Lebenszeichen« von ihm zu erhalten, und die Pausen zu überbrücken, so dass er
kurz »auftanken« kann. Bei längeren Abwesenheiten ist für eine Vertretung zu
sorgen oder u. U. die Telefonnummer auszuhändigen. Sind Patienten unfähig, ein
Bild des Therapeuten oder der Therapeutin über eine Urlaubsunterbrechung in
sich zu halten und sind die Objektbeziehungen insgesamt nicht tragfähig, so kann
es sich als nützlich erweisen, wenn sie ein (Übergangs-)Objekt aus dem persönlichen Bereich des Therapeuten (oder Therapeutin) mit in die Unterbrechung
nehmen dürfen, das sie anschließend zurückbringen. Ein solches Übergangs-

153

objekt könnte ein Kissen, eine CD, ein Buch, ein Stein etc. sein. Voraussetzung ist allerdings eine Empfänglichkeit des Patienten für eine solche Hilfestellung, die sonst schnell als Infantilisierung missverstanden werden kann. Bei entsprechender Bereitschaft des Patienten ist das Hinzuziehen von Körpertherapie oder Verhaltenstherapie sinnvoll. Interventionen erfolgen, um Verständnis zu zeigen, um dem »affect attunement« einen Ausdruck zu verleihen und wahrnehmbare Verhaltensmuster zu verdeutlichen, aus der Sicht des Patienten (Lichtenberg et al. 1996). Aus seiner eigenen Sicht kann der Therapeut oder die Therapeutin Gefühle, Wertschätzungen und Verständnis ausdrücken.

Wenn die Interventionssequenz nachverfolgt wird, kann die Wirkung aller Interventionen evaluiert werden mit der Möglichkeit, auch Ursachen von Unterbrechungen zu diagnostizieren. Durch spielerisches Inszenesetzen kann eine Modellszene zwischen Therapeut und Patient entstehen, die Beziehungserfahrungen widerspiegelt, die im prozeduralen Gedächtnis gespeichert sind und erst durch die Aktion mit sprachlichen Mitteln verstanden werden können.

Zusammenfassung des therapeutischen Vorgehens nach Schöttler 1998
- Behandlung im Sitzen, damit Patienten uns sehen (Affektabstimmung)
- Emotionales Verstehen mittels Einfühlung, körperliche Beschwerden in Sprache umsetzen
- Das Erklären der Bedeutung der beobachteten Phänomene im Hier und Jetzt (keine Übertragungsdeutungen, keine genetischen Deutungen)
- Enactment: spielerisches in Szene setzen
- Hilfen zur Selbstregulation geben: Ruhepausen, Verschreibungen, Urlaubsvertretungen, Körpertherapie, Familientherapie

Schluss

Durch Repräsentanzen von frühen Interaktionen und die Qualität der Bindung zu der primären Bezugsperson werden Affekte, die das Selbst zu überfluten drohen und dann somatisiert werden, in eine duale Regulation eingebunden und desomatisiert. Diese Vorstellung erinnert an Freuds Aussage, dass das Ich zunächst ein Körperliches ist. Allerdings steht diese Aussage im Gegensatz zu der von Mitscherlich (1967) beschriebenen zweiphasigen Abwehr, weil die Annahme nicht auf einer triebpsychologischen Vorstellung beruht, also nicht

auf eine Konfliktdynamik zurückgeführt wird, sondern auf reale Defizite nicht
möglicher responsiver Erfahrungen mit den primären Bezugspersonen. Bei
einer entsprechenden Konfliktdynamik würde es sich um das somatische Symptom einer Neurose handeln. Wenn es gelingt, mittels eines Enactment spielerisch
die präsymbolische Störung der Selbstregulation in Szene zu setzen oder andere Defizite und Konflikte in dramatischer und symbolischer Weise durchzu-
spielen, ist eine neue Beziehungserfahrung für Patienten möglich, die ihre Fähigkeit zur Körperwahrnehmung, zur Affektmodulation und zur Selbstberuhigung stärkt. Es erwachsen aus dem Erleben der therapeutischen Beziehung bei
dem Patienten neue Repräsentanzen.

Ähnlich wie die Theorie des Mentalen (»Ich weiß, dass Du weißt ...«) in
einem Kommunikationsprozess vom Kind erworben wird, so dass es den intentionalen Standpunkt eines anderen erfassen und sogar gegen Ende des vierten
Lebensjahres falsche Überzeugungen aufgrund von Fehlinformationen (false
beliefs) erkennen kann, gehören auch die Affekte zu dem intentionalen psychischen Zustand, den wir der Psyche anderer zuschreiben, um deren Verhalten zu
erklären oder vorauszusagen (Gergely & Watson 1996).

Literatur

Beebe, B. & Lachmann, F.M. (1994): Representation and Internalisation in Infancy. Three
    Principles of Salience. In: Psychoanal Psychol 11, S. 127–165.
Beebe, B., Jaffe, J. & Lachmann, F.M. (1992): A Dyadic Systems View of Communication. In:
    Skolnick, N.J. & Warshaw, S.C. (Hg.) Relational Perspectives in Psychoanalysis. Hills-
    dale NJ (Analytic Press), S. 61–81.
Beebe, B., Lachmann, F.M. & Jaffe, J. (1997): Mother-Infant Interaction structures and
    Presymbolic Self- and Object Representations. In: Psychoanal Dialog 7, S. 133–182.
Brandchaft, B. (1998): The Self and Its Objects in Developmental Trauma. Vortrag bei der 21st
    Annual Conference on the Psychology of the Self, San Diego Oct. 22–25.
Gergely, G. & Watson, J.S. (1996): The social Biofeedback Theory of Parental Affect-Mirro-
    ring. In: Int. J. Psycho-Anal. 77, S. 1181–1212.
Köhler, L. (1996): Entstehung von Beziehungen: Bindungstheorie. In: Adler, R.H., Herrmann,
    J.M., Köhle, K., Schonecke, O. W., Uexküll, Th. von & Wesiack, W. (Hg.): Psychosoma-
    tische Medizin. 5. Aufl. München (Urban & Schwarzenberg), S 220–230.
Köhler, L. (1998): Das Selbst im Säuglings- und Kleinkindalter. In: Hartmann, H.P., Milch,
    W., Paal, I. & Kutter, P. (Hg.): Das Selbst im Lebenszyklus. Frankfurt/M. (Suhrkamp),
    S. 26–48.
Lachmann, F.M. & Beebe, B. (1996): The Contribution of Self- and Mutual Regulation to
    Therapeutic Action. A Case Illustration. In: Goldberg, A. (Hg.): Basic Ideas Reconside-
    red. Progress in Self Psychology, Vol 12. Hillsdale NJ (Analytic Press), S 123–140.

Lichtenberg, J.D. (1987b): Die Bedeutung der Säuglingsbeobachtung für die klinische Arbeit mit Erwachsenen. In: Zeitschr. Psychoanal. Theor. Prax. 2, S. 123–147.

Lichtenberg, J.D. (1989b): Modellszenen, Affekte und das Unbewußte. In: Wolf, E.S., Ornstein, A., Ornstein, P., Lichtenberg, J. D.& Kutter, P. (Hg.): Selbstpsychologie, Weiterentwicklungen seit Heinz Kohut. München-Wien (Vlg. Internat. Psychoanal), S. 73–106.

Lichtenberg, J.D., Lachmann, F.M. & Fosshage, J.L. (1996): The Clinical Exchange. Techniques Derived from Self and Motivational Systems. Hillsdale NJ (Analytic Press).

Milch, W. & Beckmann, D. (2000): Psychotherapie von schwergestörten psychosomatischen Patienten am Beispiel der Hypertonie. In: Kutter, P. (Hg.): Psychoanalytische Selbstpsychologie. Theorie, Methode, Anwendungen. Göttingen (Vandenhoeck & Ruprecht), S.79–97.

Mitscherlich, A. (1967): Bedingungen der Chronifizierung psychosomatischer Krankheiten. Die zweiphasige Abwehr. In: Krankheit als Konflikt. Bd. II. Frankfurt/M. (Suhrkamp), S. 42–54.

Müller-Braunschweig, H. (1970): Zur Genese der Ich-Störungen. Psyche 24, S. 657–677.

Müller-Braunschweig, H. (1980): Gedanken zum Einfluß der frühen Mutter-Kind-Beziehung auf die Disposition zur psychosomatischen Erkrankung. PPmP 30, S. 48–59.

Ornstein, A. (1992): The Curative Phantasy and Psychic Recovery. In: Journ. Psychotherapy Practice and Research 1, S. 16–28.

Ornstein, P. (1993): Sexuality and Aggression in Pathogenesis and in the Clinical Situation. In: Goldberg, A. (Hg.): Progress in Self Psychology, Bd. 9. Hillsdale NJ (Analytic Press), S. 109–125. Dt.: Zur Bedeutung von Sexualität und Aggression für die Pathogenese psychischer Erkrankungen. In: Schöttler, Ch. & Kutter, P. (Hg.) (1992): Sexualität und Aggression aus der Sicht der Selbstpsychologie. Frankfurt/M. (Suhrkamp), S. 77–97.

Sander, L.W. (1962): Issues in Early Mother-Infant Interaction. In: Journ. of the American Academy of Child Psychiatry Vol 1, S. 141–166.

Schöttler, Ch. (1998): Self-Psychological Aspects in the Treatment of Psychosomatic Disorders. In: Psychoanal Inq. 18/3, S. 403–423.

Stern, D.N. (1985): The Interpersonal World of the Infant. New York (Basic Books). Dt. (1992): Die Lebenserfahrung des Säuglings. Stuttgart (Klett-Cotta).

Stern, D. N. (1998): The Process of Therapeutic Change Involving Implicit Knowledge. Some Implications of Developmental Observations for Adult Psychotherapy. In: Infant Mental Health Journal 19, S. 300–308.

Weiss, J. & Sampson, H. (1986): The Psychoanalytic Process. New York (Guilford).

Winnicott, D.W. (1973): Vom Spiel zur Kreativität. Stuttgart (Klett).

Winnicott, D.W. (1974): Reifungsprozesse und fördernde Umwelt. München (Kindler).

Winnicott, D.W. (1976): Von der Kinderheilkunde zur Psychoanalyse. München (Kindler).

Wolf, E. S. (1988): Treating the Self. Elements of Clinical Self Psychology. New York (Guilford Press). Dt. (1996): Theorie und Praxis der Psychoanalytischen Selbstpsychologie. Frankfurt/M. (Suhrkamp).

Psychisches Trauma und Neubildung von Repräsentanzen im psychoanalytischen Prozess

Ursula Volz

In meiner Darstellung wähle ich Ausschnitte aus einem Prozess aus, in dem es um die therapeutische Handhabung von Traumareaktionen geht. Mein Interesse an diesem Thema entwickelte sich aus Erlebnissen in Analysen mit Patienten, die im ersten Lebensjahr Trennungstraumen erlitten hatten. Sie suchten Hilfe wegen psychosomatischer Symptombildung, unglücklicher Partnerschaften und Suizidalität. Mit diesen Personen geschah und geschieht mir, dass sie mich in den ersten Analysestunden mit mir zunächst unverständlich und zusammenhanglos erscheinenden Szenen, Gesten, Anforderungen oder Entscheidungen konfrontieren. Sie lösen damit Befremden, Irritation und das Gefühl aus, dass die Entwicklung der gerade beginnenden analytischen Beziehung durch paranoid aggressive Verwirrung und Abbruch ernsthaft bedroht ist. Letzteres führt in mir zu dem Eindruck, dass kurzfristig eine spezifische analytische Leistung notwendig ist, um die Beziehung zu erhalten.

Eine meiner ersten Erfahrungen dieser Art machte ich 1981 mit Frau A. Sie war als 2. von fünf Kindern einer siebenköpfigen Familie in einer Obdachlosensiedlung aufgewachsen, lebte allein, arbeitete als leitende Angestellte und suchte damals 29-jährig Hilfe wegen seit zwölf Jahren bestehender, quälender Dauerkopfschmerzen. Sie litt unter Anorgasmie, Promiskuität und paranoiden Zügen. Mit 15 Jahren hatte sie einen Suizidversuch gemacht. In der 3. Analysestunde äußerte sie, dass sie nach drei Wochen die Analyse unterbrechen werde, um deren Erfolg zu überprüfen. Die starre Entschiedenheit in ihrer Art mitzuteilen, dass sie gehe, wenn ich nicht mitmache, empfand ich als bedrohlich für unser Arbeitsbündnis. Möglichkeiten, erneut das Setting zu klären oder den von ihr ausgehenden Druck zu beschreiben, etwas Spezifisches leisten zu müssen, hielt ich für unpassend, möglicherweise für missverständlich und kränkend. Um Spielraum zwischen uns zu ermöglichen, verknüpfte ich intuitiv das Wenige, das mir zur Verfügung stand – Anfangssituation, Befremden, drohender Kontaktabbruch

und meinen auftauchenden Einfall nach ihrem Lebensanfang – zu der Frage an
sie, ob ihr etwas von ihren ersten Lebenswochen erzählt worden sei.

Sachlich distanziert und affektlos antwortete sie: »Meine Mutter gab mich
drei Wochen nach meiner Geburt wochenlang zu ihrer Freundin. Sie ließ sich am
Unterleib operieren, weil ich ihr – wie sie mir immer wieder vorwarf – mit
meinem dicken Kopf bei der Geburt den Bauch zerrissen hab'«.

Damit stieß Frau A. in mir eine Vorstellung an, wie sie durch zu frühes
Getrenntwerden und durch spätere Beschuldigungen verwundet wurde. Meine
Vorstellung fasste ich in folgendes Bild der infantilen Szene: »Ich nehme an,
dass der schlimme Vorwurf und die Tatsache, dass Sie mit drei Wochen viel zu
früh wegmussten von der Mutter, Sie innerlich verwundeten. Jetzt verstehe ich,
dass Sie nach drei Wochen eine Unterbrechung hier wollen. Sie drehen die Situ-
ation um, möglicherweise aus Angst, dass sich die Verwundung zwischen uns
wiederholt: Jetzt können Sie weggehen von mir wie damals die Mutter von
Ihnen. Schmerzliche Gefühle über den abgerissenen Kontakt und auch die
Sehnsucht nach Zusammenbleiben verstecken sich in Vertauschung der Rollen
und Erfolgskontrolle.«

Sie antwortete ruhig: »Ach, so geht Analyse«. Während sie dann schwieg,
sanken ihre steilgestellten Fußspitzen leicht nach außen. Nach einiger Zeit sagte
sie, dass ihre linke Körperseite sich angenehm warm anfühlt. Sie blieb über die
3. Woche hinaus fast 600 Stunden

Derartige Erfahrungen waren Evidenzerlebnisse für mich. Sie regten die
Bildung folgender Hypothese an:

Patienten mit frühen Traumen vermitteln in den ersten Analysestunden
Bruchstücke ihrer Traumareaktion. Diese Vermittlung erfolgt sowohl nicht-
sprachlich (z. B. über Gesten, Szenen, Verhalten) als auch sprachlich, wobei das
angesprochene Thema (z. B. Analysepausen, Termin- und Geldfragen) sowohl
für sich selbst steht als auch der Vermittlung präverbaler Erfahrung dient. Die
Bruchstücke der Traumareaktion wirken innerhalb der Beziehung wie Fremdkörper, die durch Befremden und Irritation in der Gegenübertragung wahrnehmbar sind.

Diese frühe Vermittlung des Traumas fordert behandlungstechnische
Konsequenzen heraus. Anders als bei der Deutung mit ihrer schrittweisen,
allmählichen Erarbeitung von Details des Konflikts werden die auftauchenden Traumafragmente früh im analytischen Prozess ausdrücklich dem Trauma in der Lebensgeschichte des Patienten zugeordnet. Dazu wird die psychi-

sche Verwundung des Patienten in seiner frühen Mutter/Vater-Beziehung mit ihren affektiven Folgen in einem plausiblen Bild der infantilen Szene zusammengefügt und von der jetzigen affektiven analytischen Beziehung unterschieden. Dieses Bild (Konstruktion) wird ausgesprochen. Durch solche empathisch-kognitive Kreativität erfährt der Patient, dass der Analytiker versteht, wovon der Patient »spricht«, ohne davon sprechen zu können, und dass er etwas auslöst, was beide gefühlshaft berührt. Diese frühe Verständigung löst Zuversicht in die Analyse aus.

Den zweiten Anstoß zu meinem Thema geben Erlebnisse während der Wiederbelebung des traumatischen Zustandes im weiteren Analyseverlauf. Nach meinen Erfahrungen taucht dieses Wiedererleben wellenförmig allmählich zunehmend unter der Voraussetzung einer affektiv und kognitiv nährenden und wechselseitig angewiesenen Beziehung auf, die W. Kinston & J. Cohen (1987, S. 20, 21) als »primäre Beziehung« bezeichnen: »Primäre Beziehung ist die nicht internalisierbare wertschätzende, versorgende Beziehung mit der Umwelt, die jedes Individuum im Laufe seines ganzen Lebens absolut braucht.«

Mit meinem Thema versuche ich, einen Beitrag zur Wahrnehmung, zum Verständnis und zur Handhabung präödipaler, speziell präverbaler und präsymbolischer Störungsanteile zu leisten. Zielsetzung dabei ist, dass sich eine defizitäre Ichstruktur durch Neugewinnung von Repräsentanzen umgestaltet und weiterentwickelt. Meine Arbeit fügt sich in die Bemühungen vieler Kollegen ein, das Anwendungsspektrum therapeutisch wirksamer Psychoanalyse zu erweitern und damit Patienten zu helfen, deren Symptomatik nicht überwiegend neurotisch ist, sondern neben neurotischen Störungsanteilen überwiegend präverbale Entwicklungsstörungen durch Ich-Adaptation an pathogene Objekte und an eine entwicklungsschädigende Umwelt enthält.

Zur Durchführung meines Vorhabens mache ich einige Anmerkungen zu den Theorien der Technik von neurotischen und präverbalen Störungen und erläutere die Verwendung des Begriffs der Repräsentanzen und des Traumas. Dann illustriere und diskutiere ich meine Hypothese zur Erkennung und Handhabung der Traumareaktion am Analysenanfang mit Ausschnitten aus den ersten vier Analysestunden eines zweiten Fallbeispiels (Frau C.). Danach stelle ich Ausschnitte aus dem weiteren analytischen Prozess mit Frau C. (360.–500. Stunde; 4. Jahr) unter dem Aspekt dar, wie das Trauma zunehmend in der Übertragung wiederbelebt und durch Neubildung von Repräsentanzen verändert wird. In einem 3. kasuistischen Teil (500.–682. Stunde, 5. und 6. Jahr) werde ich eine 3. Stufe der Traumaverarbeitung innerhalb dieser Analyse schildern.

Die Theorie der Technik, die am neurotischen Konflikt zwischen dem Ich (einschließlich seiner Spannungen mit dem Über-Ich) und dem Es, d. h. den *innerpsychischen*, *wunsch*-gesteuerten Konflikten aus der verbalen Phase arbeitet, setzt weitgehend integrierte Ichfunktionen voraus.

Die Theorien, die sich mit den *bedürfnisgesteuerten* präverbalen Erfahrungen befassen, die den ödipalen Konflikten zugrundeliegen, beschäftigen sich mit den Grundlagen der psychischen Struktur. Von den zahlreichen Theorien zu diesem sehr komplexen Thema wurden für mich richtungsweisend M. Kleins Konzept der schizoid-paranoiden und depressiven Position, M. Balints Konzept der Handhabung der Regression auf die Ebene der Grundstörung (1968, S. 215, 216) und D. W. Winnicotts (1976, S. 96) Konzept der »Umwelt-Mutter« – die das Unvorhersehbare abwendet, für Wohlgefühl, Sicherheit und Halt sorgt und alle Zärtlichkeit bekommt – versus »Objekt-Mutter« – die als Objekt oder Teilobjekt dringende Bedürfnisse des Säuglings befriedigt und die Zielscheibe für erregtes Erleben, Lust und Begierde wird – sowie sein Konzept der Objektverwendung (1973, S. 105, 106), das besagt, dass das Objekt erst durch seine Zerstörung, die es überlebt, real – d. h. außerhalb des Bereichs der omnipotenten Kontrolle des Subjekts stehend – und entbehrlich wird.

Im Niveau der primitiven Persönlichkeitsorganisation, zu dem Störungen zählen, die wir als narzisstische, schizoide, paranoide, psychosomatische, als traumatische Neurose und Borderline-Störungen bezeichnen, zeigen die Ich-Funktionen eine »Störung der primären Integrationsprozesse, die durch eine Umgebung zustandekommt, die nicht für eine entwicklungsspezifische Bemutterung sorgt« (M.R. Khan 1977, S. 19)

»Die Analyse präverbaler Erfahrung (...) erfordert eine andere Technik und vielleicht auch einen anderen Analytiker – einen, der sehr sensibel ist für nicht-verbale Mitteilungen und in der Lage, Worte zu finden, um unaussprechliche Spannungen zu umschreiben, und auch einen, der keine Angst hat, die tiefen Regressionen und die maßlose Wut seines Analysanden zu ertragen« (Groen-Prakken 1990, S. 84).

Den Begriff der Repräsentanz verwende ich in dem Sinn, dass Wahrnehmungen (sensorische, motorische, vegetative, affektive) und Erlebnisinhalte aus Beziehungssituationen kognitiv im Seelischen gebunden werden. Damit können die Wahrnehmungen von ihrer Auslösesituation abgelöst werden, stehen der Person zum Wiedererkennen, Erinnern, zum Vergleich und zur Handhabung zur Verfügung.

Der Mangel oder das Fehlen von Repräsentanzen führt zu brüchigen Anteilen im Ich, in denen an die Stelle integrierter Ichfunktionen primitive Ichfunktionen treten. T. Ogden (1989, S. 127) weist daraufhin, dass im Niveau derartig gestörter Ichfunktionen das Zusammenspiel der drei Funktionsweisen des Ichs im Modus der depressiven, schizoid-paranoiden, und der von ihm beschriebenen autismusnahen Position (»autistic-contiguous position«) gestört ist. T. Ogden führt aus, dass es im dialektischen Verhältnis dieser mit Beginn des Lebens bestehenden und lebenslänglich aktiv bleibenden drei Modalitäten zur Gewinnung, Strukturierung und Bedeutungsfindung von Ich-Erleben und Objekterfahrung für die autismusnahe Position am Lebensbeginn eine Periode der Vorrangigkeit gegenüber den beiden anderen Positionen gibt. Die Erlebnisweise in der autismusnahen Position ist sensorisch; sensorische Daten werden mit Hilfe präsymbolischer Verbindungen zwischen sensorischen Eindrücken zu begrenzten Oberflächen konstituiert. Fühlerlebnisse an der Haut beim sanften Berühren (Streicheln, Tragen, Halten, den Kopf an die Brust lehnen) erschaffen die begrenzende, einhüllende Oberfläche, an der sich ein Ort für die beginnende Ich- und Selbsterfahrung bildet. Als zweite fundamentale Erfahrung dieser frühesten Position nennt Ogden den Rhythmus (Odgen 1989, S. 128), d. h. die motorische Komponente.

Weil ich bei frühgestörten Patienten auf meine Körperwahrnehmungen in besonderer Weise aufmerksam wurde, gehe ich davon aus, dass die Störungen dieser Patienten bis in die autismusnahe Position zurückreichen. Für die Arbeit im Bereich der sensomotorischen Funktionsanteile des Ichs ist die Auswertung meiner Körperwahrnehmungen – speziell im Umgang mit der archaischen Wut – ein wichtiges analytisches Instrument, was ich gleich an Beispielen zeigen möchte.

Zur Definition des Begriffs des Traumas lässt sich in Anlehnung an Freuds mehrfach umgearbeitetes Traumakonzept Folgendes sagen: Das Trauma ist zugleich ein schwerwiegendes äußeres Ereignis und ein durch dieses Ereignis angestoßenes inneres plötzliches Erlebnis, das den Reizschutz durchbricht, psychisch unverarbeitbar ist und hilflos macht. Weil es unverarbeitbar ist, bleibt es als nicht mitwachsender Erlebnisanteil reaktivierbar. Es zwingt den Betroffenen in für ihn spezifischen Auslösesituationen immer wieder mit Angst vor Überflutung und Hilflosigkeit stereotyp zu reagieren.

J. Cohen und W. Kingston (zit. bei J. Cohen 1984, S. 177) greifen Freuds Unterscheidung von Urverdrängung (»primal repression«) und eigentlicher Verdrängung (»repression proper«) auf. Nach ihrem Vorschlag geschieht im plötzlichen Zusammenbruch des Reizschutzes eine Urverdrängung mit der Folge des umgrenzten Fehlens von repräsentierbarer Erfahrung in bestimmten seelischen Bereichen, d. h. dem umgrenzten Fehlen von Struktur. Die Urverdrängung ist die innere (seelische) Reaktion auf das traumatische Beziehungserleben. Das Vorliegen einer Urverdrängung wird klinisch dadurch erfahrbar, dass nach interaktionellen Auslösesituationen plötzlich massive sensomotorische, vegetative, psychosomatische oder uneinfühlbare seelische Reaktionen auftreten, die aus der Perspektive reifer Ichfunktionen Primitivcharakter haben.

J. Cohen (1984, S. 179) führt aus, dass unter den ungünstigeren Bedingungen des Ichs in der Nachbarschaft des traumatischen Bereichs Adaptation der Ichfunktionen im Sinne der narzisstischen und verwandten Persönlichkeitsstörungen erfolgt. Im narzisstischen Zustand wird das Trauma lebenslang in Beziehungen interpersonell wiederbelebt. In noch weiter vom Trauma entfernt liegenden Ich-Bereichen sind die Verhältnisse für die Ich-Adaptation günstiger. In diesem Ich-Bereich erfolgt die »eigentliche Verdrängung« im Sinne Freuds. Wünsche, die zur Zeit der Traumatisierung bestanden, werden mit dem traumatischen Erleben verbunden, repräsentieren es symbolisch und werden verdrängt. Auf diese Weise wird das Trauma um den Preis der funktionellen Ichstörung der Neurose internalisiert.

Zusätzlich zum traumatischen, narzisstischen und neurotischen Zustand beschreiben W. Kinston und J. Cohen den »offenen Zustand« (1987, S. 27), der innerhalb des Ichs am weitesten entfernt und im sicheren Abstand von der Urverdrängung ist. Ähnlich wie H. Hartmann (1939, S. 68) eine »konfliktfreie Sphäre« im Ich postulierte, schreiben Kinston und Cohen (1987): »Analysanden <u>können</u> offen und spontan sein« (S. 26). Sie weisen darauf hin, dass diese vier seelischen Zustände »zu einem gewissen Maß jeweils gleichzeitig bestehen« (S. 25) und in der Art der Beziehungsgestaltung jeweils ein Zustand dominant ist. »Jeder der vier Zustände bedarf einer je eigenen Form analytischer Responsivität.« (S. 40) »Das korrekte analytische Gegenstück zum offenen Zustand des Patienten ist eine sympathische offene Reaktion und ein direktes, offenes Erklären« (S. 26) seitens des Analytikers.

Im neurotischen Zustand »muss der Analytiker mit dem Analysanden empathisch Trieb-Abwehr-Konflikt Konfigurationen erkennen und interpretieren« (S.27). Es wird darauf hingewiesen, dass »eine Beendigung der Analyse nach einem Durcharbeiten ausschließlich des neurotischen Zustandes für den Patienten von Schaden, wenn nicht gar mit katastrophalen Folgen verbunden« ist (S. 29).

Im narzisstischen Zustand umfasst die Arbeit »sowohl das Analysieren und Konfrontieren des Objekt-Narzißmus wie auch das Analysieren und das Stützen des Selbst-Narzißmus« (S. 31) in Anerkennung der Verletzbarkeit und Verletztheit des Patienten.

Im traumatischen Zustand (Urverdrängung)

>erleidet der Patient nach einer einleitenden Periode einen oder mehrere Abstiege in ein Gewirr unkontrollierbaren, erschreckenden und möglicherweise katastrophenträchtigen Erlebens und Handelns. Dies führt unvermeidlich zu einem mehr oder weniger großen Ausmaß an psychischer Desorganisation. Sympathie, Deutung oder Konfrontation sind ohne jeglichen Wert und können kontraproduktiv oder sogar direkt gefährlich werden (...). Die vordringlichen therapeutischen Werkzeuge sind jetzt das Erkennen neuen Erlebens, aktive Anpassung und Rekonstruktion« (Kinston & Cohen 1987, S. 34) »Im Zustand der Urverdrängung ist (...) Verstehen direkt hilfreich« (S. 36) »Obwohl Urverdrängung der Bereich des persönlichen Desasters ist, kann in Gegenwart von primärer Beziehung Trauma wiederbelebt werden, ohne daß es zur Katastrophe kommt, sodaß emotionales Wachstum dann möglich wird« (S.40).

Wiederherstellung und Heilung aus Urverdrängung wird als das eigentliche Ziel der Psychoanalyse benannt.

Meine Erfahrungen mit frühtraumatisierten Patienten machen mich darauf aufmerksam, dass sich Traumareaktionen bruchstückhaft schon in den ersten Analysestunden zeigen. Diese Traumareaktionen treten flüchtig und irritierend auf. Sie lösen im Patienten Fluchtreaktionen und im Analytiker das Gefühl aus, dass etwas Hilfreiches geschehen muss. Die Auswertung der zu den befremdlichen Reaktionen des Patienten gehörenden Gegenübertragungsgefühle haben mich zum Angebot einer Konstruktion über ein frühes Trauma geführt. Zur Illustration des Gesagten komme ich jetzt zur Darstellung von Ausschnitten aus den ersten Analysestunden von Frau C.

Frau C. ist zu Analysebeginn (1984) 33-jährig, lebt allein und arbeitet als Lehrerin. Nachdem ein Freundespaar die Beziehung zu ihr abgebrochen hat, gerät sie in einen hilflosen Zustand von Unwerterlebnissen, Schuldgefühlen, innerer Leere und chronischer Infektionen (obere Luftwege, Unterleib, Magenschleimhautentzündungen). Die Schüler klagen über ihren schlechten Unterricht. Ihre bisher wichtigste Überlebenstechnik, die intellektuelle Tüchtigkeit, ist bedroht. Als sie im Erstinterview Zyankali als Ausweg benennt, erlebe ich ihre Hoffnungslosigkeit. Sie merkt, dass ich sie verstehe.

Als sie in der 1.Stunde auf der Couch liegt, spielt sie mit den Wollfäden des Wandteppichs neben ihr und sagt, dass sie es schön hier findet. Dann dreht sie sich kurz um und fragt, warum ich hinter ihr säße. Sie müsse sich ja den Hals verrenken, um mich zu sehen.

Sie erzählt dann, dass sie gestern beim Hausarzt ihre Akte schnell durchsuchte, als er aus dem Zimmer gerufen wurde. Dabei fand sie einen Brief von mir mit der Diagnose depressive Neurose. »Das hört sich so krank an. Mussten Sie den Brief schreiben? Jetzt habe ich wieder Kopfschmerzen.«

Mir gefällt, dass sie offen vom Übergriff auf die Akte des Arztes erzählt, und dass sie neugierig und interessiert an sich selbst geblieben ist. Zugleich werde ich aufmerksam auf ihren Mangel an Grenzen sowie an Vertrauen, den Arzt einfach zu fragen, was sie wissen will. (Während ich diese Szene aufschreibe, fällt mir Winnicotts Stelle (1973, S. 104) über die Reifungsphase ein, in der das Subjekt das Objekt noch als Selbstobjekt omnipotent kontrolliert, das Objekt noch als Projektion wahrgenommen wird.)

Durch ihren Blick zurück am Anfang und ihre Frage jetzt fühle auch ich mich kontrolliert und außerdem etwas schuldig, als hätte ich sie mit dem Brief verraten. Ich wehre mich dagegen, indem ich denke, dass sie einem Ärzte-Paar doch glauben kann, dass es sich im Guten für sie einsetzt. Mir wird deutlich, dass sie ihre Schuldgefühle, z. B. wegen ihrer Schnüffelei, auf mich projiziert, ich mich mit ihnen identifiziere und sie ihren auf mich projizierten Schuldaffekt mit ihrer Frage kontrolliert. Dieses projektiv-identifikatorische Muster in ihrer Beziehungsgestaltung lenkt meine Aufmerksamkeit auf frühe Störungsanteile. Deshalb entscheide ich mich, auf ihren Kopfschmerz zunächst als Zugang zu ihrem Körperbild einzugehen und hebe andere Lesearten der Szene in mir auf.

»Ihr Kopfschmerz tritt hier in einem Zusammenhang auf, in dem es um Ihre Sicherheit in unserer Beziehung geht, an der Sie zweifeln. Fühlen Sie sich durch meinen Arztbrief verraten?« Sie lacht – wie erleichtert und bittet mich um Auskunft darüber, was eine depressive Neurose sei. Nachdem ich einige Sätze gesagt habe, unterbricht sie mich: »Mein Kopf hat einen Selbstschutzmechanismus entwickelt. Ich höre Ihre Stimme, verstehe aber nicht, was Sie sagen. Dabei habe ich die Vorstellung, auf Ihre Augen und Ihre Lippen zu sehen. Das passiert mir draußen auch oft«.

Für den Moment bin ich ganz überrascht und befremdet, dass sie Wörter als sinnvermittelnde Strukturen in der Beziehung zu mir ausblendet. Dann denke ich, sie beschreibt das Kontaktverhalten eines Babys, das guckt und auf Stimme und Wörter lauscht.

In der 2. Stunde klagt sie, dass sie nachts nicht schlafen kann und sich zuviel aufgehalst hat. Sie berichtet über ihre Belastungen im aktuellen Alltag. Ich sage ihr, dass zu den von Ihr genannten Gründen für ihre Unruhe vielleicht noch die Angst hinzukommt, sich mit der Analyse zu viel aufgehalst zu haben. In der 3. Stunde setzt sie das Thema ihres Misstrauens in die Analyse fort. Ihr neuer Freund will ihr die Psychoanalyse verbieten, weil sie alle Beziehungen kaputt mache. Sie provoziert Ärger in mir, für den ich keinen offenen Umgang finde. Auf meine Frage: Was fürchten Sie, könnte unsere beginnende Beziehung kaputt machen?«, antwortet sie: »Die Abhängigkeit«.

Sie erzählt vom Schicksal ihrer unterschiedlichen Abhängigkeitsbedürfnisse und erwähnt übergangslos das dauernde Klima von Kälte, Zank und gehässigem Schweigen, das sie früher zu Hause erlebte. Nur mit dem jüngeren Bruder erlebte sie ein bisschen Wärme und Zärtlichkeit. Plötzlich schluchzt sie: »Mein Vater soll bei meiner Geburt unter heftigem Gelächter gesagt haben, nur ein Mädchen und so hässlich. Meine Mutter soll mich verteidigt haben. Ich glaube ihr nicht. Ich lebe nur, weil ihr die Abtreibung misslang. Sie hat mehr als zwölfmal abgetrieben.« Ich sage ihr, dass sie schlimme Dinge erzählt, und für uns alle das Gefühl wichtig ist, gut angenommen zu werden.

In der 4. Stunde prüft sie, ob ich genug Kraft habe, sie auch mit ihrer verdeckten intensiven Wut anzunehmen, die sie derzeit nur in einer Blasenentzündung seit Analysebeginn ausdrückt. Es tut ihr gut, dass wir sorgfältig über Maßnahmen für ihren Körper (wie Wärme, ausreichendes Trinken) sprechen. Sie vertraut mir sexuelle Ängste und sadomasochistische Fantasien an. »Als Kind hatte ich panische Angst vor Sexualität. Als Siebenjährige wachte ich einmal auf, als die Mutter nachts zum Vater ging. Ich sah sie beim Vater in höchster Gefahr und schrie in Panik. Die Mutter kam zu mir und sagte, ›vergiss es‹.« Das sagt sie mit kalter Wut.

Ich habe den Eindruck, dass der erinnerbaren Panik der Siebenjährigen eine nichterinnerbare, namenlose Panik zugrundeliegt, für die es kein Bild gibt. Während ich mich frage, ob sie fürchtet, dass auch ich Unmögliches von ihr verlange – Unvergessliches zu vergessen, spricht sie von Plänen, mit ihrem Freund in einem halben Jahr nach Süddeutschland wegzuziehen.

Diese Mitteilung kommt für mich unerwartet und ist mir unverständlich. In das Unbestimmte der Situation mischt sich für mich noch der Zyankali-Ausweg, mehr als Gedanke, befremdlicherweise nicht als bedrohliches Gefühl. Affekte sind abgespalten.

Ich verstehe den Ablauf so, dass Bruchstücke des Traumas zwischen uns auftauchen. Zunächst füge ich für mich Handlungen und Themen zusammen, die mich in diesen ersten Stunden befremdet haben und die ich deshalb als Trau-

mafragmente einschätze: *ihr Spiel mit dem Wandteppich, ihr Wegtauchen aus dem Wortkontakt in einen babyartigen Modus des Blick- und Hörkontakts, die Panik der Siebenjährigen als vermutete Deckerinnerung für eine nichterinnerbare, namenlose Panik, sowie die Überlegung, die Analyse in einem halben Jahr abzubrechen. Aus diesen Details gewinne ich die Vorstellung, das Bild, dass sie während ihrer Babyzeit getrennt wurde. Ich sage ihr:*

> »Die Aufforderung der Mutter damals, Unvergessliches zu vergessen, macht Sie bis heute wütend. Vielleicht fürchten Sie, dass zwischen uns Wut aufkommt, weil auch ich Unmögliches von Ihnen verlangen könnte. Mich lassen Sie den Eindruck gewinnen, dass es noch mehr Unvergessliches in Ihrem Leben gibt. Am Ende der ersten Stunde sprachen sie von Ihrer Vorstellung, so auf meine Augen und Lippen zu gucken, wie kleine Kinder es tun, bevor sie sprechen können; jetzt deuten sie an, die Analyse in einem halben Jahr durch Wegziehen zu beenden. Mit diesen Hinweisen bringen Sie mich auf die Idee, dass sie als sehr kleines Kind von ihren Eltern getrennt worden sind.«

Zum erstenmal spricht sie mit lebhaft kräftiger Stimme. »Ich staune, welche Zusammenhänge Sie herstellen. Ich wurde mit noch nicht zwei Jahren länger zu Verwandten gegeben, weil meine Mutter durch mich überfordert war.*

In den Folgestunden berichtet sie, dass sie erstmals seit der Pubertät wieder Hunger spürt und das Hungergefühl sie zum Essen veranlasst und nicht wie bisher der Blick auf die Uhr. Sie vertraut mir ihre Anorgasmie an.

Kurz danach erzählt sie, was sie von der Mutter erfahren hat: nach dem Abstillen mit etwa einem halben Jahr vertrug sie die Ersatz-Nahrung nicht, kränkelte, magerte ab, bekam eine eitrige Hautentzündung am ganzen Körper und wurde vom 11. bis 19. Lebensmonat in einer weit entfernten Universitätsklinik hospitalisiert. Die Eltern konnten sie nur einmal besuchen und durch eine Isolierscheibe sehen. Nachdem beide Ohren (ca. im 17. Monat) aufgemeißelt worden waren und sie nicht genas, gaben die Ärzte sie auf. Die Mutter nahm sie todkrank mit nach Hause und päppelte sie mit Erfolg auf. Einige Wochen danach brach die Mutter zusammen und die Patientin wurde für 2–3 Monate zu Verwandten gegeben.

An diesem Beispiel ist ablesbar, dass der Analysebeginn bei Frühgestörten einen heftigen und mehr oder weniger still-dramatischen Widerstand gegen die Analyse mobilisiert, wie er bei Menschen mit integrierter Ichstruktur so nicht auftritt. Dass Patienten zu Analysebeginn ausprobieren, was mit dem Analytiker möglich ist, ist uns vertraut. Die geschilderten Szenen gingen für meine Wahrnehmung über das Ausprobieren hinaus; die Stimmung war zu ernst.

Überlegungen, wodurch die frühe Konstruktion wirksam ist, brachten mich auf folgende Ideen: Die Konstruktion ist für die Patienten und für mich wichtig. Die Patienten gewinnen ein Bild vom Einfluss eines Teils ihrer bisher nicht zugänglichen Lebensgeschichte. »Die Konstruktion wirkt dadurch, daß sie ein Stück verlorengegangener Lebensgeschichte wiederbringt.« (S. Freud 1937, S.406) Mich stärkt die Vorstellung vom besonderen Schicksal der Patienten in der Aufrechterhaltung meiner analytischen Funktion einschließlich meiner Geduld für die Handhabung von Wut und Hass und meiner Belastbarkeit für die besonderen Anstrengungen, die diese Patienten zeitweilig erfordern.

Ein neuerer Verständniszugang der Konstruktbildung für die Selbstentwicklung liegt in S. J. Bruners Unterscheidung der Kodierung von Erfahrung in drei Formen: enaktiv, ikonisch und symbolisch, die W. Loch (1988, S. 46) aufgreift und auf Analogien zu Freuds Modell (1886 (1950), S. 151) der Nieder- und Umschriften von »Erinnerungsspuren« (in »verschiedenen Arten von Zeichen« W – Wz – Ub – Vb – Bws) hinweist. In Anlehnung daran, lässt sich sagen, dass das Konstrukt die Möglichkeit gibt, flüchtige sensomotorische, noch nicht körperschematisch geortete, d. h. enaktive Erfahrung mit Bildvorstellungen – ikonisch – und Wortvorstellungen – symbolisch – zu verknüpfen und bildhafte wie wortsprachliche Repräsentanzenbildung vorzubereiten.

In Anlehnung an T. Ogdens Konzept der autismusnahen Position kann die Funktion des frühen Konstrukts für die Objektbeziehung so vorgestellt werden: Wie die sensorische Wahrnehmung des Streichelns der Haut am Lebensanfang die Wahrnehmung der Oberfläche des Körpers erschafft, die die Ausgangsbasis für die Ich- und Selbstentwicklung ist, so schafft analog dazu die Konstruktion eine »Oberfläche« in der Beziehung, eine seelische Oberfläche. Die Annahme der Konstruktion durch den Patienten ist die Ausgangsbasis für die weitere Entwicklung der analytischen Beziehung, die den traumatisch gestörten Reizschutz verbessert und die namenlosen, heftigen Affekte des Patienten aufnimmt und Bilder und Worte für sie findet.

Es stellt sich die Frage, wann die Handhabung früh auftauchender Traumafragmente mit Hilfe der dargestellten Entwicklung und Mitteilung einer Konstruktion die hier mitgeteilten Erfolge nicht hat. Nach meiner bisherigen Beobachtung ist in der Beziehung zu solchen Patienten das Konstrukt wenig oder nicht wirksam, bei denen die Sehnsucht nach dem Objekt traumatisch gestört ist und zum Beispiel über sexuelles Agieren besonders stark abgewehrt wird.

»Nur die Fortsetzung der Analyse kann die Entscheidung über die Richtigkeit oder Brauchbarkeit der Konstruktion bringen«, schreibt Freud (1937,

S. 52). Bevor ich jedoch die 2. Stufe der Traumaverarbeitung darstelle, möchte ich einige Anmerkungen zum wiedererlebten traumatischen Zustand und seiner Handhabung machen.

Der traumatische Zustand äußert sich in der Übertragung leise oder dramatisch. Ähnlich wie zu Analysebeginn vermitteln Szenen, Träume und regressive Verhaltensweisen Traumafragmente. Wieder kommt es in der Gegenübertragung zu Gefühlen des Befremdlichen, Inadäquaten und zunächst Uneinfühlbaren. Anders aber als zu Analysebeginn sind die Patienten jetzt affektiv ausdrücklicher beteiligt durch namenlosen Schmerz, Angst vor Grauen, vor bildlosem Entsetzen, hilflosem Verlassensein und Todesangst in der Übertragung. Diese Angst geht oft mit paranoider Symptombildung sowie mit Körperreaktionen wie sensorischen Wahrnehmungen (Sensationen des Schwebens, Gleitens, Fallens), motorischen Äußerungen (Bewegungsunruhe auf der Couch, Aktivität der Magen-, Darm-, Blasenmuskulatur: Brechreiz, Stuhldrang, Harndrang), vegetativen Störungen (wie Frieren, ungewöhnlicher Schweißgeruch, Mitteilungen über Schlaf- und Appetitstörungen) und körperlicher Erkrankung oder Unfällen einher.

Für die Handhabung des therapeutisch wiederbelebten traumatischen Zustands erfahre ich die Berücksichtigung folgender Gesichtspunkte als hilfreich: für ausreichenden Reizschutz zu sorgen, damit nicht neue, vermeidbare Traumatisierung während dieses krisenhaft herabgesetzten Niveaus körperlichen und seelischen Funktionierens geschieht; sich auf die eigenen köenästhetischen Funktionen zu verlassen; die Fähigkeit, unwissend zu sein und dem Patienten folgen zu können; eigene Fehler in der Übertragung anzuerkennen und zuzugeben; sich selbst nicht unnötig zu kritisieren, wenn beispielsweise eigene Kopf- oder Magenschmerzen, innere Unruhe oder Ermüdung, die in speziellen Stunden aufgetaucht sind, zunächst noch nach der Sitzung anhalten; die erlebten sensorischen, motorischen, vegetativen und affektiven Befindlichkeiten und gemeinsam erfahrenen Vorgänge möglichst genau beschreibend zu benennen und sie erneut den Traumaerfahrungen zuzuordnen. Die Beschreibung dessen, was in der Sitzung gemeinsam erlebt wird und die Vermittlung von Bildern der infantilen traumatischen Szene (Konstruktionen) sind die zentralen Interventionsformen zum Aufbau bildhafter und wortsymbolischer Repräsentanzen, von neuer Struktur.

W. Kinston & J. Cohen (1987, S. 35) sprechen in ihrem Konzept der therapeutischen Handhabung des traumatischen Zustandes vom »detaillierten Ausarbeiten« der wahrscheinlichen Art und Weise der traumatischen Ereignisse.

Diese Aktivität des Analytikers schließt »imaginative Neuschöpfung« ein. »Deren Ergebnis ist nicht eine Wiederentdeckung alter Wünsche, sondern die Erschaffung neuer Wünsche.«

In meiner Darstellung der 2. Stufe der Traumaverarbeitung skizziere ich einige Ereignisse aus dem Verlauf, die mir im Hinblick auf den analytischen Umgang mit dem Trauma wichtig erscheinen, und schildere dann an zwei Beispielen den wiedererlebten traumatischen Zustand (um die 360. und die 450. Stunde). Auf narzisstische und neurotische Übertragungsanteile und auf ödipale Lesearten und Verarbeitung einschließlich des Gebrauchs früher traumatischer Erlebnisse zur Abwehr der sehr intensiven ödipalen Probleme gehe ich aus Gründen der Begrenzung auf das Thema nicht ein.

Die Tatsache, dass Frau C. in den Tagen nach der Darstellung meines Konstrukts mit ihrem Hungergefühl wieder in Kontakt kam, macht sie und mich zuversichtlich. Sie sagt, dass sie mich gern zur Freundin hätte und berichtet in der 19. Stunde erstmals von einem Traum, den sie wiederholt von Jugend an träumt: »Ich bin verunglückt und liege hilflos in meiner Blutlache. Eine Frau steht untätig in der Nähe. Sie hat mal das Gesicht einer Freundin, mal das meiner Mutter«.

Ihre Angst, dass ich und die Analyse zum Unfall werden, ist groß. Es wird eine lange, schwere Arbeit, bis sie akzeptieren kann, dass sie neben traumatischen Erfahrungen auch aggressive Phantasien hat, und bis sie mit ihnen in Berührung kommt.

Der Traum, in dem die zusammenhaltende Körperoberfläche verletzt ist und Körperinhalt (Blut) austritt, vermittelt u. a. Hinweise auf eine Störung der von Ogden beschriebenen autismusnahen Position.

Es gibt Augenblicke, in denen ich mich mit meinem ganzen Körper aufmerksam und wie eine Haut (– einmal wie ein Uterus –) um sie herum fühle. (Ich verstehe die Bedeutung derartiger Übertragung und Gegenübertragung im Sinne der sensorischen Berührung (T. Ogden 1989, S. 127) und nicht im Sinne der Verleugnung von Getrenntheit, die erst später bearbeitbar wird.) In solchen Augenblicken lauscht sie angestrengt in den von ihr gefühlten »leeren Raum« hinein, identifiziert oder fantasiert Geräusche, Gerüche, Körpersensationen und zunehmend Fantasien.

Der Arbeit am Körperbild folgen Imitation (sie kauft das gleiche Parfum, den gleichen Rock wie ich ihn habe) und erstmals das Gefühl, dass ihr inneres Bild von mir nicht mehr zwischen den Stunden zerfällt. In dieser Zeit (220. Stunde;

2. Jahr) findet sie ein Foto von mir in einem Veranstaltungsprogramm, schneidet es aus und behandelt es wie ein Übergangsobjekt: Wenn sie mich mag, hängt sie es zu Hause an den Lampenschirm, wenn sie wütend auf mich ist, wirft sie es mit Triumphgefühl in die Schublade.

    In der 360. Stunde sprechen wir über ihre Hände, zu denen sie keine Beziehung hat. Mir gefallen ihre weiblich feingliedrigen und zugleich kräftigen Hände und ich sage es ihr. Zwei Wochen später berichtet sie von dem Gefühl, dass ihr seit jenem Gespräch »Hände gewachsen seien«. Ihre Musiklehrerin ist erstaunt über den sprunghaften Forschritt beim Musizieren. In der Stunde hat sie dann plötzlich das Gefühl, weggerissen zu werden. Sie möchte sich an mir festhalten. Ich fühle mich schmerzlich traurig und stelle mir vor, dass sie ihre Händchen noch nicht lange entdeckt hatte, als sie von den Eltern getrennt, weggerissen wurde. Das wiedergekommene Erlebnis des Weggerissenwerdens möchte ich mit ihr fühlen und aushalten. Es ist ganz still zwischen uns.

    Plötzlich dreht sie sich kurz nach mir um und sagt erschrocken: »Ich dachte, Sie seien ein Schatten. Was ich an Ihnen gesehen habe ist angsteinflößend. Ihr Gesicht war gerade ganz groß über mir wie eine weiße, zahnlose Maske.« Ich sage ihr. »Als Sie noch zahnlos, durch die Krankheit von den Eltern weggerissen wurden, verloren Sie die Bilder der Eltern und verkannten die Gesichter der Schwestern und Ärzte als Schatten oder Masken.« Sie lauscht und halluziniert: »Da weint ein Säugling. Ich höre das schon die ganze Zeit. Hören Sie das nicht?« Ich sage Ihr: »Der Säugling in Ihnen weint. Jetzt fühlen sie, was damals mit Ihnen geschah.« »Es ist November«, sagt sie. »Im November kam ich ins Krankenhaus.« Kurz danach träumt sie von einem neugeborenen Äffchen, das sich mit seinen Händen selbst am Fell der Mutter festhält.

    Eine erneute Phase tieferer Regression beginnt (in der 450. Stunde) damit, dass sie tonlos heiser wird. Sie bittet mich, ihren Hals zu untersuchen. Ich schlage ihr eine HNO-ärztliche Untersuchung anderenorts vor, und dass wir uns um das kümmern, was ihr hier die Stimme verschlägt.

    In die nächste Sitzung kommt sie mit aschfahlem, wutverzerrtem Gesicht. Bedrohung und Kälte, die von ihr ausgehen, lösen ein ziehendes Schreckgefühl in meinem Magen aus. Sie sagt zornig, dass auf der gestrigen Rechnung 16 statt 15 Sitzungen aufgeführt sind. »Jetzt habe ich schwarz auf weiß, dass Sie mehr von mir nehmen, als Ihnen zusteht. Mit versteckten Botschaften wollen Sie mich hier rausekeln. Das spüre ich schon länger, dass sie sich mit mir nur begnügen müssen.«

    Das alles ist mir fremd. Ich denke, jetzt ist es vorrangig, ihre Beschuldigung und schmerzlichen Affekte anzunehmen, meinen Fehler anzuerkennen und beides zu sagen. Klärungen und Arbeit an ihren Projektionen stelle ich für später zurück. Ich sage ihr: »Ich habe einen Fehler gemacht. Es tut mir leid, dass Sie sich durch mich übervorteilt, bedroht und wütend fühlen.« Sie schweigt lange. Dann sagt sie ruhiger: »Ich bin so wütend auf Sie, dass Sie mich zu so einer blöden HNO-Ärztin geschickt haben. Meine Wut steht in keinem Verhältnis zum Anlass. Diese wahnsinnige, grundlose Wut kenne ich auf meine Mutter.«

Nach dieser Stunde träumt sie von einem männlichen Glied in ihrer Hand, das sie zum erstenmal nicht hässlich fand. »Beim Aufwachen spürte ich eine Lust von innen, nicht wie gemacht, meine eigene Lust.« Sexuelle Wünsche (statt Zwänge) zu erleben ist neu.

Kurz danach (459. Stunde) träumt sie sich als Jüdin verfolgt und versteckt sich in einem Keller, dessen tiefster Raum ein Loch ist. »Ich hatte Angst dorthin zu gehen, obwohl ich sicher war, dass mich da niemand finden würde. Da war Nichts, Dunkel. Durch milchige Scheiben sah ich einen Mann in weißen Hosen. Das Türschloss hielt. Vielleicht war er doch kein Feind?«

Sie hat Kopfschmerzen »wie im Schraubstock« und assoziiert zu dem Traum den Streit der Eltern mit den Nachbarn. Ich spüre plötzlich einen stechenden Schmerz im linken Ohr und wundere mich, weil ich mich gesund fühle. Ich sage ihr, dass es für sie leichter ist, über den Streit der Eltern als über das dunkle Loch zu sprechen, bei dessen Erwähnung Schmerzen auftreten. »Ich habe Ohrenschmerzen und spüre jetzt die Narbe von damals. Glauben Sie das?« »Ja, ich spüre Ihren Schmerz.« (Mit dieser Intervention möchte ich verdeut- lichen, dass Benennen und Vermittlung von »Verstehen direkt hilfreich ist« (W. Kinston & J. Cohen 1987, S.36). Hier wird Verstehen insofern hilfreich, als Frau C. in die Lage kommt, Wut direkter als über Körperbeschwerden oder Rechnungen zu zeigen.)

Daraufhin beschimpft sie mich wegen der Kühle im Zimmer. Überhaupt erlebe sie mich als jemanden, der sie schädigt und vergiftet – kürzlich im Traum mit Fischsuppe.

Ich möchte beschreiben, was wir erleben und das Gegensätzliche verknüp- fen: »Sie suchen in mir jemanden, der Ihren inneren Schmerz im Ohr mitfühlt und zugleich machen Sie mich zu jemandem, der sie schädigt.« Sie sagt: »Ich habe so oft genossen, wie Sie sich mir gegenüber verhalten. Aber jetzt verstehe ich nicht mehr, was hier passiert. Es fehlt mir noch ein Letztes. Es ist, als warte ich auf einen Traum, der mit dem dunklen Loch zu tun hat.« Ich sage: »Ich warte mit Ihnen.« Sie weint: »Ich habe Angst, hier auf der Couch von Ihnen unbe- merkt zu sterben wie mein jüngerer Bruder.« Er saß beim älteren Bruder am

Kaffeetisch, wollte ihm etwas Wichtiges sagen und fiel tot um. Niemand weiß, warum. Es ist grauenhaft still zwischen uns.

In mir ist ein Bild entstanden: Tod, zu sterben, ohne dass jemand etwas merkt, Grauen, Sprachlosigkeit, Ohrenschmerz, Verfolgungserlebnisse, milchige Scheiben wie Isolierscheiben im Krankenhaus, das Leben, das mehr von ihr nimmt, als sie verkraften kann, die Ärzte /Ärztinnen in weißen Hosen, auf die sie so maßlos wütend ist, die ihre Verfolger und Retter zugleich waren, als sie ihren Kopf »wie in einem Schraubstock« hielten, um ihre Warzenfortsätze (vermutlich ohne Narkose) aufzumeißeln – all das erscheint wie Bruchstücke ihrer Erlebnisse, als sie zwischen dem 11. und 19. Lebensmonat im Krankenhaus war. Das sage ich ihr. Sie reagiert stumm.

Die folgende Stunde beginnt sie: »Ich möchte Ihnen etwas sagen. Kürzlich ging ihr kleiner Sohn (drei Jahre) vor mir allein auf das Haus zu. Er sprach ganz ruhig und ohne Sie zu rufen Ihren Namen: Mama, Mama, Mama. Das hat mich so beeindruckt. Es war, als hätte er Ihr inneres Bild im Auge und hält es fest, indem er Mama vor sich hermurmelt.« Plötzlich fügt sie heftig hinzu: »Wenn Sie mich jetzt auslachen, dann komm ich nie wieder.«

Ich sage ihr, dass es mich berührt, dass sie eine neue Vorstellung ihres Selbst gefunden hat, das das innere Bild einer Mutter aufrechterhält, die dieses Selbst schützt, wenn es allein ist.

Bald danach erinnert sie sich an einen Traum aus dem ersten Analysejahr, in dem ein Baby eingegipst war von Kopf bis Fuß, und dann erzählt sie den Traum der letzten Nacht:

»Ich schwimme im Meer und bin behindert, ganz starr gelähmt. Es war noch jemand da. Auf einmal konnte ich mich wieder frei bewegen. Ich rief ganz laut: ›Ich bin wieder ein Mensch!‹ Vor Freude schlug ich Purzelbäume im Wasser.«

Ich komme nun zur Darstellung der 3. Stufe der Traumaverarbeitung (500.–683. Stunde). Weil mit den traumatischen Störungsanteilen repräsentanzenbildend umgegangen worden ist, kann die Patientin in Objektpositionen und Konfliktpositionen kommen, darin bleiben und jetzt zunehmend vom neurosenspezifischen Durcharbeiten traumatischen Materials profitieren.

In der folgenden Darstellung möchte ich nicht die Arbeitsweise im narzisstischen und neurotischen Zustand zeigen, sondern die Arbeitsergebnisse. Ich illustriere an einigen Beispielen, wie Frau C. das Trauma in Größenvorstellungen, in anale, in negativ und positiv ödipale Objekt- und Konfliktkonstellationen einarbeitet, die jetzt mit Erfolg deutbar werden.

Frau C. bereitet ihre Unterrichtsstunden nur zu Zweidritteln vor. Das letzte Drittel der Vorbereitungen erscheint ihr unüberwindlich, wie eine Lücke. Ich kann sie jetzt damit konfrontieren, dass sie das Trauma (die Lücke) zur Aufrechterhaltung von Größenfantasien verwendet: sie muss nicht arbeiten wie jedermann; sie erwartet, dass ihr geheime Kräfte im letzten Drittel der Schulstunden zuwachsen. All das Erlittene gibt ihr ein Anrecht darauf. Diese Bearbeitung führt vorübergehend zum Verschwinden des Symptoms der Arbeitsstörung.

Als die Arbeitsstörung wieder auftritt, erschließt sich eine weitere Bedeutung des Symptoms während der Übertragung analer Aspekte der Mutter, deren Bearbeitung zu der Erinnerung führt, sich im Machtkampf mit der Mutter als die Unterlegene gezeigt haben zu müssen. Dadurch glaubte sie, die Mutter zu stärken und erneute Traumatisierung durch Trennung zu vermeiden, wie sie im Alter von zwei Jahren geschah, als die Mutter durch sie »überfordert war«. Außerdem entging sie durch Unterwerfung den sadistischen Prügeleien der Mutter.

Gute Leistungen haben in dieser Zeit für sie die Bedeutung, in der Rivalität mit der Mutter zu siegen. Das löst noch Angst und Schuldgefühle aus. Die Durcharbeitung dieser Thematik in der Übertragung führt in der Realität außerhalb der Analyse zu einer Verbesserung ihrer Arbeitsfähigkeit wie zu einem offeneren Umgang mit ihrer Mutter und anderen Frauen.

Danach deckt die analytische Arbeit ihre Identifikation mit einem entwerteten Vater auf, den sie als schlechten Lehrer darstellt. Sie entdeckt ein vergessenes Wissen: der Vater war KZ-Aufseher. Die Familie lebte abgeschlossen mit wenig Außenkontakten , aus Angst vor Entdeckung.

Ihr Versuch, mit dem Vater über dessen Vergangenheit zu sprechen, scheitert. Wir sprechen über Verfolgung, über Erfahrungsberichte in der Literatur, die wir beide kennen. Es gibt viele traurige Stunden. Das Thema der Schuld vertieft sich bis auf seine archaische Ebene: zu leben bedeutet Schuld, solange niemand sich freut und es für niemanden gut ist, dass sie lebt

Vor der letzten Weihnachtspause (1988/89) hat sie erstmals keine Angst vor der Unterbrechung.

»Auf mich gestellt zu sein bedeutet nicht mehr, in einer für mich nicht zu regulierenden Gefahr zu sein, in einen Abgrund zu stürzen oder den Menschen, dem ich nahe bin, mit in den Abgrund zu reißen. Das war ein schreckliches Gefühl. Während der ganzen Analyse habe ich immer mal wieder an Zyankali gedacht. Jetzt brauche ich es nicht mehr. Das habe ich Ihnen zu verdanken. Ohne die Analyse hätte ich mich umgebracht.«

Das sagt sie auf bewegende Weise. In etwa einem Jahr plant sie, die Analyse zu beenden.

Sie ist selbständig kreativ in den Stunden. Nach einer Stunde, in der ich keinen Anlass hatte, etwas zu sagen, spricht sie mich am nächsten Tag in der 642. Stunde zum erstenmal mit meinem Namen an. Ich denke, sie kann jetzt ihre innere Vorstellung von mir von der inneren Vorstellung des Primärobjekts unterscheiden.

In der letzten Analysephase setzt sie sich mit dem Operationstrauma und der Legierung von übermäßigem Schmerz und Sexualität auseinander. Sie träumt: »Mein Kiefer hatte ein Loch und musste operiert werden. Jemand kam mit einem dicken, glühendroten Eisen auf meinen Mund zu. Ich wollte mich wehren. Meine Hände wurden festgehalten. Ich wachte grauenhaft entsetzt und sexuell erregt auf.« Sie sagt, dass ihre Angst vor dem Orgasmus bisher genau diese Angst war, in einen immensen, aber nicht benennbaren Schmerz zu fallen. Sie entdeckt ihre Lust, vom Vater (»der Mann mit den weißen Hosen«) misshandelt zu werden. Ihre Fantasie, nur dann sexuell erregbar und erlebnisfähig sein zu können ,wird ihr bewusst.

In den letzten Stunden verknüpft sie Bilder einer sadistischen Mutter mit denen einer Mutter, die für sie sorgt und die sie in der Pubertät »abgöttisch« liebte, sowie Bilder eines Vaters als KZ-Operateur mit Bildern eines weinenden Vaters und eines Vaters, der Wärme gibt und kulturell interessiert und anregend ist. Sie spricht über Pläne für die Zukunft: in Partnerschaft mit einem geliebten Mann ohne Kinder zu leben, eine gute Lehrerin sein zu können, sich um Reformen im Schulwesen zu kümmern und mit der Hilfe für aidskranke Säuglinge und Kinder in Rumänien anzufangen.

Mir sagt sie:

»Ich habe oft erlebt, dass ich etwas erzählte, Sie fühlten es, sprachen darüber und dann begann ich es zu fühlen. Ich habe einen Zusammenhang zwischen meinem Körper und meinem Fühlen gefunden und habe selbst Symbole entdeckt. Seltsam ist, dass ich ohne Sie den Schmerz in mir nie mit meinen Krankenhauserfahrungen in Verbindung gebracht hätte. Ich möchte Ihnen noch etwas Kritisches sagen. Manchmal haben Sie mit einer Kleinigkeit von mir die ganze Stunde bestritten, und ich konnte nicht sagen, dass es nicht mein ganzes Thema war.«

Ich sage ihr, dass ich das annehme und bedenken werde.

In ihrem letzten Traum spürt sie auf beruhigende Weise die Eltern in ihrem Rücken. Sie geht allein durch eine Schneelandschaft ohne zurückzusehen. »Ich laufe und sehe in der Ferne Häuser und Menschen und fühle mich neugierig.«

Zusammenfassung

Es werden drei Erscheinungsformen der für Patienten spezifischen Reaktionen auf frühe Traumen innerhalb des psychoanalytischen Prozesses an Hand von Fallmaterial beschrieben: zu Analysebeginn, zu einem späteren Zeitabschnitt des Analyseverlaufs und gegen Ende der Analyse. Die behandlungstechnischen Aktivitäten, die den drei Erscheinungsformen des Traumas entsprechen, werden in drei Stufen dargestellt. In diesen drei Stufen der Traumaverarbeitung findet hier ein schrittweiser Aufbau einer schützenden Mutterrepräsentanz in der Übertragung statt.

Zu Analysebeginn, d. h. in der ersten Stufe der Traumaverarbeitung, handelt es sich um ein flüchtiges, irritierendes Auftreten der Traumareaktion, das von Patienten nicht zu verarbeiten ist, sondern in der analytischen Situation erlitten wird und eine Fluchtreaktion auslöst. Behandlungstechnisch führt die Auswertung befremdlicher Reaktionen der Patienten unter Benutzung der zugehörigen Gegenübertragungsgefühle zum Angebot einer Konstruktion über ein frühes Trauma. Durch dieses Angebot wird die Fluchtreaktion in den Beginn einer vertrauensvollen Beziehung umgewandelt.

Die 2. Stufe der Traumaverarbeitung ist dadurch gekennzeichnet, dass Patienten Auslösesituationen für den traumatischen Zustand ausdrücklich einbringen und sich affektiv einlassen. Behandlungstechnisch werden die mit dem traumatischen Zustand einhergehenden sensomotorischen, vegetativen und affektiven Befindlichkeiten sowie die körperliche und paranoid ängstliche Symptomatik in der Übertragung beschreibend benannt und mit dem jetzt schon deutlicheren Bild der traumatischen Situation in Beziehung gesetzt. Damit kommt es zunehmend zur Formierung bildhafter und wortsprachlicher Repräsentation. In dieser Stufe bilden Patienten in der Übertragung neue Repräsentanzen: in diesem Fall die eines kindlichen Selbst, das Vorstellungen von Affekten und von einer schützenden Mutter aufrechterhalten kann. Im Laufe des weiteren Prozesses wird diese haltgebende Mutterrepräsentanz auf die primären und aktuellen Objektrepräsentanzen ausgedehnt.

Die 3. Stufe der Traumaverarbeitung – hier gegen Ende der Analyse – ist dadurch gekennzeichnet, dass Patienten Traumareaktionen, die in der Übertragung aufkommen, aufgrund der in der 1. und 2. Stufe formierten bildhaften und symbolischen Repräsentanzen zunehmend assoziativ handhaben. Im Rahmen einer neurosenanalytischen Behandlungstechnik ist die weitere Verarbeitung der Traumareaktion dadurch gekennzeichnet, dass die Patientin die Repräsentanz der Analytikerin von der Repräsentanz des primären Beziehungsobjekts abgrenzt und damit die Übertragung auflöst.

Literatur

Balint, M. (1970): Therapeutische Aspekte der Regression. Stuttgart (Klett).

Cohen, J. (1984): Trauma and Repression. In: Psychoanal. Inq. 5, S. 163–189.

Freud, S. (1896/1950): Aus den Anfängen der Psychoanalyse. Dt. (1975): Frankfurt/M. (Fischer).

Freud, S. (1915d): Die Verdrängung. GW, Bd. X.

Freud, S. (1937): Konstruktionen in der Analyse. GW, Bd. XVI.

Groen-Prakken, H. (1990): Einige Gesichtspunkte zur Technik der Psychoanalyse, 1. Osteuropäisches Seminar Budapest. In: Psychoanalyse in Europa. Bulletin 34, S. 75–89.

Hartmann, H. (1939): Ich-Psychologie und Anpassungsproblem. Dt. (1975): Stuttgart (Klett).

Khan, M.R. (1977): Die schizoide Persönlichkeit – ihre Affekte und die Methoden ihrer Behandlung. In: Selbsterfahrung in der Therapie. München (Kindler), S. 13–29.

Kinston, W. & Cohen, J. (1987): Primal Repression and Other States of Mind. Tagung der Deutschen Psychoanalytischen Vereinigung, Wiesbaden. Übersetzung von L. Haesler.

Loch, W. (1988): Rekonstruktionen, Konstruktionen, Interpretationen: Vom »Selbst-Ich« zum »Ich-Selbst«. In: Jahrb. d. Psychoanal. 23. Stuttgart-Bad Cannstatt.

Ogden, T. (1989): On the Concept of an Autistic-Contiguous Position. In: Int. J. Psycho-Anal.,70, S. 127–140.

Winnicott, D.W. (1973): Objektverwendung und Identifizierung. Stuttgart (Klett).

Winnicott, D.W. (1974): Die Entwicklung der Fähigkeit der Besorgnis (Concern). In: Reifungsprozesse und fördernde Umwelt. München (Kindler).

Mittelbares und unmittelbares Verstehen im psychotherapeutischen Handlungsdialog

Günter Heisterkamp

1. Psychoanalyse ist mehr und etwas anderes als ein Austausch von Worten

Es bedarf einigen Aufwandes, um zum Gegenstand dieses Beitrages hinzuführen. Die Mühen entsprechen den Schwierigkeiten, das ungewohnte Thema zu fassen und es anderen, die mit dieser Perspektive nicht vertraut sind, verständlich zu machen. Deswegen erscheint es mir sinnvoll, mit meinen Überlegungen an die Zusammenhänge anzuknüpfen, die für die psychoanalytische Behandlungsweise grundlegend sind: an den Wirkungszusammenhängen zwischen Analytiker und Analysand. Wir führen, wie es von Müller-Braunschweig (1970, 1980) in den beiden einleitenden Veröffentlichungen dieses Bandes prägnant herausgearbeitet wird, psychosoziale und psychosomatische Störungen auf Entgleisungen des frühen präverbalen Handlungsdialogs des Kindes mit seinen primären Bezugspersonen und die Formen der notdürftigen Verarbeitung dieser, es überfordernden Erfahrungen zurück. Ich gehe also in guter alter Tradition von den kompletten und komplexen Wirkungszusammenhängen zwischen Patient und Analytiker als dem Dreh- und Angelpunkt psychoanalytischer Behandlungslehre aus.

Indem Psychoanalytiker und Patient das machen, was sie machen, bzw. das lassen, was sie lassen, entwickeln beide eine Wirkungseinheit, die als umfassende Ganzheit ihre heilsamen oder auch unheilsamen Wirkungen erzeugt. In der Psychoanalyse wird dieses dialektische Interaktionsgeschehen begrifflich aufgespalten in »Übertragung« und »Gegenübertragung«. Über die spezifische Teilhabe an den jeweiligen Wirkungseinheiten machen der Patient und – was zu selten beachtet wird – auch der Psychoanalytiker ihre bewussten und unbewussten, ihre mittelbaren und unmittelbaren Selbsterfahrungen und Selbstbehandlungen. Von Seiten des Patienten kann man sie auch gut als Wiederauflagen und Neubearbeitungen des frühen Handlungsdialogs ansehen, in denen die Ängste, die Retraumatisierungen und die Hoffnungen auf heilsame Veränderungen zu konflikthaften Kompromiformen führen. Der Analytiker stellt sich für die handelnde Reorganisation der frühen Modellsituationen bereit. Er geht dabei jedes Mal das Risiko ein, durch ein eigenes Entgegenkommen in diese prototypischen Szenen verstrickt zu werden und den Patienten im Dienste eigener Sicherungen zu nötigen bzw. sich von diesem zur Selbstsicherung benötigen zu lassen. Dabei gewinnt der Analytiker allerdings in allen seinen Behandlungen auch immer wieder die Chance, sich aus eigenen frühen Gebundenheiten zu befreien. Über die unmittelbare Teilhabe an diesen Wirkungszusammenhängen erhält auch der Patient die exemplarische Chance einer strukturellen Wandlung, eines »Neubeginns« (Balint 1970) einer »Selbsterneuerung« (Kohut 1981).

Wir sind uns in der Psychoanalyse darin einig, dass wir das *gesamte* Übertragungs- und Gegenübertragungsgeschehen im Blickfeld der gleichschwebenden Aufmerksamkeit zu halten versuchen. Dabei wird allerdings leicht der Begriff für die Realität genommen. Die Ganzheit des Beziehungsgeschehens erfassen zu wollen, ist nämlich eine Fiktion, die wir nicht dadurch verwirklichen, dass wir sie berufen. Sie zeugt von einem unendlichen Anspruch, da wir in dem Kosmos des Wirkungsgeschehens nur allmählich und unter großen Forschungsbemühungen und leider auch des öfteren erst nach Anfeindungen und Ausgrenzungen neue Dimensionen entdecken. Es soll deswegen im folgenden aufzuzeigen versucht werden, wie weit es die Psychoanalyse in dieser Hinsicht, nämlich die Wirk-lichkeit zwischen Analytiker und Patient möglichst ganzheitlich zu erfassen, gebracht hat, wo derzeit der main-stream der Psychoanalyse seine Grenzlinien zieht und wo diese Perspektive noch erweitert werden könnte. Wenn die Berufung der Ganzheit auch eine Fiktion ist, so ist sie aber eine sehr nützliche Fiktion, weil sie uns immer wieder drängt, den gegenwärtigen Horizont zu erweitern, den Blick auf die realen Wirkungszusammenhänge zu behalten, statt nach analem Modus Scheuklappen anzulegen und starre Behandlungsregeln zu etablieren. Psychoanalytiker sind lange von einer Vorstellung psychotherapeutischer Behandlung ausgegangen, nach der es sich scheinbar nur um einen Austausch von Worten zwischen Patient und Therapeut handelt. Sie konnten sich dabei auf die These Freuds (1926, 1948) berufen, es ginge »nichts anderes zwischen ihnen vor, als daß sie miteinander reden« (GW XIV, S. 213). Ganz in diesem Sinne zeichnet Lohmann noch im Jahre 1998 in seiner Freud-Biographie folgendes Bild von Psychoanalyse:

»Die Kunst des Arztes, die Freud zu höchster Feinheit entwickelte, besteht dann in nichts anderem, als dem Kranken mit *gleichschwebender Aufmerksamkeit* zuzuhören und nur dann mäeutisch einzugreifen, wenn die sprachliche Zeichenproduktion aufgrund von Widerständen und Abwehrarbeit stockt oder sich mit falschen Affekten verbindet. In der Freudschen Psychologie geht es, mit einem Wort, um den systematischen Versuch, ausschließlich im Feld der Symbolerzeugung – der Erzählungen und freien Assoziationen des Patienten und der vorsichtig deutenden Unterstützung seitens des Arztes – einen für den Patienten einsichtigen Zusammenhang von ursprünglichem Trauma und aktuellem Krankheitssymptom herzustellen – eben vermittels der erinnernden und erzählten Wiederbelebung jenes verdrängten Vorfalles« (Lohmann 1998, S. 100).

Überspitzt könnte man von einem Reinheitsbild der Psychoanalyse sprechen, bei dem jeweils aus dem Kopf des Patienten und des Analytikers eine Sprechblase hervortritt. Jener produziert verbales Material und dieser spendet verbale Deutungen (siehe Moser 1987). Aus einer Definition wie der von Lohmann scheint ein fiktives Bild von Psychoanalyse hervor, das den Analytiker und seine Behandlungspraxis möglichst »rein« und »unschuldig« halten soll. Diese Verklärung könnte eine kompensatorische Reaktion auf den der Psychoanalyse von Anbeginn an anhaftenden Verdacht sein, sie würde den Patienten gegen seine Intentionen beeinflussen und manipulieren (siehe Thomä & Kächele 1985). In neueren Publikationen stellt man schnell fest, dass sich die psychoanalytische Therapie mittlerweile als mehr und als etwas anderes erweist als eine bloße Redekur. Neben dem Prinzip »Deutung« gilt mittlerweile ebenso das Prinzip »Beziehung« als allgemein anerkannt (Cremerius 1984a).

Von Beginn an artikulierte sich in der Psychoanalyse eine Entwicklung, welche die aktionale Dimension psychoanalytischer Behandlung hervorhob. Freud (1905) selber experimentierte mit der Druck- und Halteprozedur, richtete ein spezifisches analytisches Setting ein, entwickelte die Auffassung, dass das Agieren als Wiederholung in der Übertragung notwendig sei und pflegte (unreflektiert) einen liebenswürdigen und ungezwungenen Umgang mit seinen Patientinnen und Patienten (Cremerius 1984a). Adler führte die »face-to-face«-Position ein, dehnte das Setting auf den gesamten Behandlungsraum aus und dachte dem Analytiker bereits 1929 »die verspätete Übernahme der mütterlichen Funktionen« zu.

Von Ferenczi (1970, 1972), dessen mutige Entdeckungen erst heute richtig gewürdigt werden können, zieht sich eine Entwicklungslinie über Balint, Winnicott und Bion, in der sich die »holding« und »containing function« des Analytikers herausbildete, über Heimanns (1957, 1964) bahnbrechendes

Verständnis der Gegenübertragung und über den vollziehenden tätigen Aspekt bei Fürstenau (1979, S. 44ff), die Rollenübernahme bei Sandler (1976), die Revision des Übertragungsbegriffs durch Thomä (1984), die des Begriffs »Agieren« durch Klüwer (1983) und die Einführung der handelnden Re-Inszenierung als Übertragungsmanifestation (siehe Janssen 1990, Streeck 2000, 1998a und b), bis hin zur projektiven Identifizierung, deren therapeutische Umsetzung als Form des Aufnehmens, Haltens und Umformens verstanden wird (Zwiebel 1988, Ogden 1988) und die auf die auf die stellvertretende Übernahme von psychologischen Entwicklungs- bzw. Ich-Funktionen für den frühgestörten Patienten abzielt. Ich möchte hier verschiedene unterscheiden: die annehmende, die haltende, die antwortende, die ordnende, die bestätigende und die vorsorgende Funktion (Heisterkamp 1991).

Derzeit stellt sich in der Psychoanalyse die Frage nach dem Tun und Lassen des Psychotherapeuten in der vermeintlichen Redekur noch konkreter. Psychoanalytiker fragen sich immer häufiger, was eigentlich geschieht, wenn sie das machen, was sie machen, und wie sie mit passageren Überschreitungen des Settings durch den Patienten umgehen (Heisterkamp 1998a und b). Das Handeln des Patienten und des Analytikers, ihr wechselseitiges Behandeln, befreit sich allmählich aus dem Verdikt des »Agierens«. Die Psychoanalyse kehrt nach ihrer puristischen Einengung zumindest wieder zur Position Freuds (1914, 1938) zurück, der den Begriff des Agierens doppeldeutig verwendet und damit sowohl die Aktualisierung in der Übertragung als auch die Zuflucht zur motorischen Aktion gemeint hat. Diese doppelte Bedeutung ging in der englischen Übersetzung mit »acting-out« wieder verloren (Laplanche & Pontalis 1973, S. 34 f) und ließ den Begriff zu einem Schimpfwort gegenüber nonkonformen Kollegen verkommen. Auch die Unterscheidung zwischen einem acting-out innerhalb und außerhalb der analytischen Situation trug die translative Fehlleistung, die vielleicht auch unter dem Diktat eines fiktiven Reinheitsgebotes stand, fort.

Was in der psychoanalytischen Behandlung letzlich wirkt, ist nicht die Einsicht in psychodynamische Zusammenhänge und auch nicht die kognitive Bewusstmachung des Unbewussten, sondern »daß wir mit dem Deuten der Übertragung im Sinne des beschriebenen Deutungsprozesses etwas in der Beziehung *tun*« (Ermann 1993b, S.65). Dieses Tun in der Form der Deutungsarbeit nennt Ermann deswegen »Dialoghandeln«. Es wird immer deutlicher, dass eine Trennung zwischen Sprechen und Handeln unpsychologisch ist und dass Sprechen immer auch Handeln bedeutet, dass psychoanalytische Therapie mehr und etwas anderes ist als ein sprachlicher Austausch oder eine bloße Sprechhandlung. Auch das für die psychoanalytische Therapie häufig herangezogene Theaterbild impliziert eine Handlungsdimension: Der psychoanalytische Raum wird als Bühne aufgefasst, auf der sich nach der unbewussten Regie des Patienten und nach den Antworten des Analytikers Modellsituationen des Patienten – und oft natürlich auch des Analytikers – re- bzw. inszenieren. Und was sie als »Spieler« ins Bild gesetzt haben, können sie *anschließend* als »Zuschauer« dann analysieren. Das dramaturgische Modell verdeutlicht, »daß der psychoanalytische Raum ein fortwährendes Probehandeln ermöglicht, so daß die beiden Beteiligten rasch und leicht von der Bühne in den Zuschauerraum zurückwechseln und sich selbst beobachten können« (Thomä & Kächele 1985, S. 97).

2. Enactments als Formen wechselseitiger Be-Handlung

Das Handeln im psychotherapeutischen Geschehen gewinnt also in den letzten Jahren zunehmend an Bedeutung. Die bisher skizzierte Entwicklung kristallisiert sich in dem von Jacobs 1986 in die Diskussion gebrachten Begriff des »enactment«, der dabei ist, zu einem geflügelten Wort in der Psychoanalyse zu werden. 1989 veranstaltete die *Amerikanische Psychoanalytische Gesellschaft* eine Tagung zum Thema »Enactments in Psychoanalysis« und seit 1990 erscheint der Begriff regelmäßig im Stichwortindex englischsprachiger psychoanalytischer Zeitschriften (nach Klüwer 1995). In seiner umfassendsten Bedeutung steht er für die gemeinsamen Inszenierungen, die sich durch das Handeln des Patienten und des Analytikers herausbilden und insbesondere durch die »nichtsprachliche« Kommunikation zustande kommen. Die »enacted dimension« (Katz 1998, S. 1132) ist in der Psychoanalyse hoffähig geworden. Das wechselseitige Handeln und Behandeln ist zu einem Fokus der neueren psychoanalytischen Behandlungslehre geworden. Den bisherigen Stand hat Streeck (1998a und b, 2000) in mehreren Artikeln detailliert herausgearbeitet. Seine Übersichtsarbeiten bieten einen differenzierten Überblick darüber, wie weit der main-stream der Psychoanalyse die Dimension des Handels in der psychoanalytischen Therapie erschlossen hat. Bei der Darstellung der Positionen habe ich mich möglichst wörtlich an den jüngsten Text von Streeck (2000) angelehnt und verzichte deswegen der Übersichtlichkeit halber auf Anführungszeichen:

   Behandlungen, in denen der Patient nicht in dem Sinn agiert, dass seine Vergangenheit in der Gegenwart der therapeutischen Beziehung aktuell und

damit lebendig wird, sind nicht effektiv. Wenn der Psychotherapeut das interaktive Geschehen reflektiert mitgestaltet, ermöglicht er dem Patienten entwicklungsfördernde Erfahrungen (S. 27).

In den szenischen Darstellungen, in dem Geschehen, das Patient und
Psychotherapeut wechselseitig auf der Bühne des therapeutischen Raumes in
Szene setzen, reorganisiert sich Vergangenes und vollzieht sich Kommunikation
durch die Bildhaftigkeit von Handeln und wechselseitigem Be-Handeln.

Im englischsprachigen Raum hat sich der Begriff des »enactment« unbemerkt in das psychoanalytische Vokabular eingeschlichen. Er verweist auf den
aktuellen Handlungsdialog zwischen Patient und Analytiker, er bringt die
Erfahrung auf den Begriff, dass das Verhalten des einen nicht immer unabhängig
von dem des anderen verstanden werden kann und beide sich in diesem Sinne
wechselseitig be-handeln (S. 29).

Bei dem »enactment« geht es oft um eine nonverbale Kommunikation und
Interaktion, die einen erheblichen Einfluss auf die therapeutische Beziehung
und die wechselseitige Behandlung hat. In Anlehnung an Piaget könnte man
von den Mitteln einer senso-motorischen Intelligenz sprechen, die auf das
Praktische ausgerichtet sind, nämlich Erfolge und Wirkungen zu erzielen und
nicht Wahrheiten aussprechen zu wollen. Es sind interaktive Mittel, mit deren
Hilfe Beziehungen hergestellt und gesteuert werden, und die geeignet sind,
Szenen zwischen Patient und Psychotherapeut in Gang zu bringen, die sich
dann als Vollzugswirklichkeit abspielen, als interaktiv gestaltete Inszenierungen. (S. 44)

Das interaktive Verhalten spielt vermutlich deswegen eine so wichtige Rolle,
weil die schweren strukturellen Persönlichkeitsstörungen bis in das präsymbolische Entwicklungsstadium zurückreichen, in der Bezugspersonen und Kind
ausschließlich körperlich miteinander umgehen. Solche motorischen oder
inkorporierten Erinnerungen existieren getrennt von den Erfahrungen, die
sprachlich symbolisiert sind. Die körperlich-interaktiven Erfahrungsnieder-
schläge werden in nicht-sprachlichen Interaktionskontexten leichter aktiviert
als in sprachlich-symbolisch vermittelter Interaktion (1998b, S. 162 f).

Statt den Begriff des »enactment« unübersetzt zu übernehmen, möchte
Streeck lieber von *Inszenierungen* oder *szenischen Darstellungen* sprechen,
womit er an die Arbeiten von Argelander (1970a) und Lorenzer (1970) zum
szenischen Verstehen anknüpft (siehe S. 34), aber auch über das Konzept von
der szenischen Funktion des Ichs (Argelander 1970b) hinausgeht, und die szenischen Darstellungen nicht nur als individuelle Produktionen des Patienten

ansieht, sondern als Darstellungen, die von Patient und Analytiker gemeinsam auf der Bühne des Behandlungszimmers aufgeführt werden. Diese Überlegungen werden durch mehrere Fallvignetten veranschaulicht:

Tröstungssbeispiel:»*Kurz vor dem Ende einer längeren Behandlung, als wir uns mit unserem bevorstehenden Abschied beschäftigten, meinte eine Patientin, sie habe rückblickend den Eindruck, daß sie immer dann, wenn sie traurig war und Kummer hatte, genauestens auf meine Stimme gehört habe, ob sie einfühlsam und ruhig geklungen oder Anzeichen von Ungeduld habe erkennen lassen. Klang meine Stimme ruhig, habe sie sich getröstet und beruhigt gefühlt; hätte ich Signale von Ungeduld gezeigt, habe sie ihren Kummer für sich behalten und sich verschlossen. (...)*

In den Episoden, auf die sie sich bezog, war sie voller Kummer, fühlte sich verlassen, und ich hatte sie getröstet. Das war keine Phantasie, sondern war jedes mal tatsächlich geschehen. Nicht sie hatte die Wirklichkeit unter dem Eindruck einer Übertragung verzerrt wahrgenommen, sondern ich hatte mich anders als sonst verhalten, ohne das bemerkt zu haben und ohne erkannt zu haben, welche Bedeutung diese minimalen Veränderungen für die Patientin hatten. Was ich in solchen Momenten zu meiner Patientin sagte, war für sie zweitrangig; sie achtete vor allem darauf, wie *ich mich anhörte und was ich mit meinen Worten tat, und das konnte eine tröstlichere Wirkung haben als der Inhalt aller Worte es vermocht hätte.(...)*

Was in diesen Szenen dargestellt wurde, ergab sich nicht daraus, was die Worte inhaltlich meinten, sondern daraus, wie wir unseren ›Austausch von Worten‹ vollzogen. In diesem Fall waren es minimale nichtsprachliche Eigentümlichkeiten, die den Äußerungen den Charakter tröstender Handlungen verliehen. Die gemeinsam in Szene gesetzten Tröstungshandlungen hatten sich viele Male in verschiedenen Ausgestaltungen wiederholt und unbemerkt die gesamte Behandlung durchzogen.« (Streeck 2000, S. 13f)

Zudeckbeispiel: »*In der Behandlung können szenische Darstellungen und verkörperte Inszenierungen kurze, einmalige Ereignisse sein: So schildert Ghent (1995) die folgende Episode: Er hatte in einer Behandlung den Eindruck, daß es seiner Patientin, die ihm gegenüber saß, kalt war. Er stand auf, holte eine Wolldecke und reichte sie ihr wortlos. Seine Patientin weinte darauf still vor sich hin. Nach einiger Zeit sagte sie, sie habe selbst gar nicht gemerkt, daß ihr kalt gewesen sei.*« (Streeck 2000, S. 37, Streeck 1998, S. 74)

183

Die Wirklichkeit des klinischen Alltags verweist verständlicherweise besonders auf die Handlungsdimension von Psychotherapie. Der durch die Rahmenbedingungen abgesteckte therapeutische *(intermediäre)* Raum ist ein *Erfahrungsraum spielerischer Interaktion.* Streeck verweist auf ein Klinikbeispiel, in dem die Therapie sich als ein fortwährendes Ringen um Rahmenbedingungen und als ein kontinuierlicher Prozess von handelnd und mithandelnd gestalteten szenischen Darstellungen erwies, der über korrigierende emotionale Erfahrungen allmählich von der *Selbstobjekt-Beziehung* hin zu der Entwicklung von *Selbst-Objektbeziehungen* führte (S. 16). Die folgende Vignette veranschaulicht konkret und deutlich die interaktive Form der Behandlung.

Anklopfbeispiel: »Eine Patientin, die von der Vorstellung gequält war, daß andere in sie hineinsehen und ihr Inneres kontrollieren könnten, die deshalb oft panische Ängste ausstehen mußte und sich vor anderen Menschen extrem abgeschirmt hatte, hatte große Angst, daß andere in ihr Zimmer eindringen würden, das sie nicht abschließen konnte. Sie lag oft lange geängstigt unter ihrer Bettdecke, und die wichtigsten therapeutischen Interventionen bestanden anfangs darin, mit ihr Möglichkeiten zu finden, wie sie diese Gefahren abwenden könnte. Als Möglichkeit fiel ihr dazu u. a. ein, ein Schild mit der Aufschrift ›Nicht eintreten‹ an die Tür zu hängen, und Mitpatienten sagten ihr zu, daß sie sie nur nach Vorankündigung in ihrem Zimmer besuchen würden. Ihrem Wunsch, ihr Zimmer abschließen zu können, wurde dagegen nicht entsprochen, aber das therapeutische Personal achtete darauf, vor Eintreten in ihr Zimmer laut und unüberhörbar zu klopfen und in jedem Fall ihr ›Herein‹ abzuwarten. Manchmal testete die Patientin die Verläßlichkeit dieser Verabredungen, indem sie auf das Klopfen nicht reagierte, während Grund zur Annahme bestand, daß sie sich in ihrem Zimmer aufhielt, ohne aber zu schlafen.« (Streeck 1998b, S. 162)

Zusammengefasst: Der Patient behandelt sein Gegenüber und der Psychotherapeut behandelt den Patienten nicht nur mit Hilfe von Deutungen, sondern mit allem, *was* er tut und *wie* er das tut (S. 48). Das Sprechen selbst *ist* Handeln und kann für das Gegenüber manchmal viel mehr *Be-handlung* sein als inhaltliche Mitteilung. Das Handeln des Patienten und das Mithandeln des Therapeuten sowie die gemeinsamen Inszenierungen »dürften«, so der von Streeck gewählte Modus, erst noch zu einem zentralen Thema der psychoanalytischen und psychotherapeutischen Fachdiskussion und -forschung werden. Statt dem Patienten im Medium sprachlicher Symbolik vermitteln zu wollen, was er nur in der Dimension des Handelns liest, gilt es hier, *das eigene Handeln und Mithandeln möglichst so zu gestalten, daß es für den Patienten entwicklungsförderlich ist* (S. 50; Hervorhebung von mir, G. H.).

3. Agieren als Drehpunkt der Behandlung

Mit Klüwer (1995) lässt sich ein weiterer progressiver Gesichtspunkt, den die obigen Ausführungen bereits implizieren, deutlicher hervorheben: nämlich das Agieren als möglicher Wende- und Wandlungspunkt der Behandlung. Nachdem er 1983 mit dem Begriff des Handlungsdialogs bereits ein neues Paradigma an die Stelle der Spiegelmetapher gesetzt hatte, arbeitet er etwa zehn Jahre später unter den Begriffen der Aktualisierung, der Inszenierung, des Handlungsdialogs und des enactment die wesentlichen Merkmale des überladenen und überholten Begriffes »Agieren« heraus. Dabei macht er neben den herkömmlichen Funktionen der Wiederholung, des Widerstandes und der Information noch auf einen zukunftsweisenden Wesenszug aufmerksam, nämlich auf die im Agieren liegende Chance zur Transformation. Er kann sich dabei auf Bilger (1986) beziehen, der die innovative und kreative Seite des Agierens im Neubeginn hervorhebt:

> »Balint (1934, 1952) hat das Agieren im allgemeinen Sinn in seiner *innovativen, kreativen* Seite hervorgehoben und für den Behandlungsprozeß als geradezu zentral erachtet. Er hat mit dem Neubeginn, so möchte ich sagen, das Agieren in der Analyse sanktioniert, indem er es in der Psychogenese der Erkrankung und der Übertragung spezifisch und positiv begründete, und die Notwendigkeit dieses Agierens als Drehpunkt der Behandlung und Beginn der progressiven Veränderung beschrieb.« (Bilger 1986, S. 298)

Das Agieren erkennt er deswegen »als den vielleicht wichtigsten Ort psychischer Transformation« (Klüwer 1995, S. 65), als möglichen Ort des Neuwerdens oder der Umgestaltung der Wiederholung zu etwas Neuem. Diese Auffassung hat auch ihre psychologischen Konsequenzen für das Wirkungsgeschehen zwischen Patient und Analytiker:

> »Wenn die aktuale Gegenwart des Agierens (im Sinne von Inszenierung, Handlungsdialog; ›enactment‹) als Drehpunkt der Wiederholung von Vergangenheit und kreative Öffnung für Potentiale der Zukunft gesehen wird, dann muß auch die Dimension von

Übertragung und Gegenübertragung in die Betrachtung einbezogen werden; denn eine solche kreative Umwandlung kann nie nur das Produkt des Patienten, sondern muß das einer Koproduktion von Patient und Analytiker sein.« (Klüwer 1995, S. 66)

Diese »Koproduktion« wird dann jedoch wieder auf die gemeinsame, aber nachträgliche Analyse reduziert. Es scheint mir nicht zufällig, dass zu diesen geradezu revolutionären Ausführungen die enactments fehlen bzw. die berichteten dieses Konzept nicht füllen können. Ein an sich sehr schönes Beispiel von Bilger zum Agieren lässt den Leser mit seinen Fragen zu der innovativen Seite des Agierens zurück:

»Zu Beginn einer Stunde ist ein Mann, aus dessen Analyse ich später noch berichten werde, irritiert, weil ›*sein* Stuhl‹, der Schreibtischstuhl auf den er manchmal sein Sakko hängt, mit *meinem* Sakko belegt ist, was aber öfters vorkommt. Eine kurze, für mich unangenehme Szene entwickelt sich: Für einen Moment ratlos, dann spürbar erbost und brummelnd, sagt er ›mein Stuhl ist heute schon belegt‹, blitzt mich dabei an und hängt dann sein Sakko so sorgfältig und fast selbstverständlich wie sonst über mein Sakko. Dann legt er sich auf die Couch. Er bemerkt, daß ich irritiert war, was auch zutrifft. Diese Szene kann später fruchtbar bearbeitet werden.« (Bilger 1986, S. 295)

Hier wird das mögliche Geschehen der Innovation bzw. des Neubeginns eingeengt oder verschoben auf die nachträgliche Bearbeitung. Die Schwierigkeiten, zwischen den allgemeinen Überlegungen und dem konkreten Beispiel eine Verbindung herzustellen, hängen auch mit dem angesprochenen Phänomen selber zusammen. Sie lassen sich angehen, indem die herkömmliche Perspektive des nachträglichen Verstehens und Bearbeitens um die Perspektive des präsentischen Bearbeitens und Verstehens ergänzt wird (s. u.). Wenn Klüwer seine differenzierten Überlegungen zum Aktualisieren, Inszenieren, Handlungsdialog und enactment schließlich ebenso wie Streeck wieder im Begriff der »Szene« zusammenfasst, drängt er die unmittelbaren Wirkungszusammenhänge wieder in den Hintergrund, macht er aus der gemeinsamen »Produktion« ein gemeinsames »Produkt«: eben das analytische Material, das es dann lege artis durchzuarbeiten gilt. Bei aller Bedeutung, die das szenische Verstehen für die Psychoanalyse hat, es ist zu relativieren. Die Arbeit Lorenzers zur szenischen Funktion des Ichs dient dem ausdrücklichen Ziel, »einer diagnostischen Klassifizierung näher zu kommen« (1970, S. 325). Besonders zugespitzt wird die diagnostisch distanzierte Position – wie es die besondere Situation ja auch erfordert – beim szenischen Verstehen im Erstinterview. So wichtig Argelanders Ausführungen für den klinischen Alltag auch sind, die Grundhaltung bleibt eine diagnostische: Es geht um die Betrachtung und Analyse des szenisch oder situativ *Gegebenen*. Wenn Lorenzer das psychoanalytische Verstehen generell als »Verstehen der Situation« beschreibt, kann man ihm beipflichten, falls er damit nicht stillschweigend nur die objektale Betrachtungsweise, für die ja nicht umsonst Wahrnehmung, Einsicht und Evidenz Schlüsselbegriffe sind, meint und so das Gesamtgeschehen wieder reduziert. Der Begriff der Szene blendet die unmittelbaren Selbsterfahrungen und Selbstbehandlungen des Patienten – und auch die des Therapeuten – aus dem therapeutischen Wirkungsgeschehen aus. Hier geht es nicht um ein Einsehen in symbolisch repräsentierte Vorgänge, sondern hier geht es um basale Formen der Sinnerfassung, die wir mit Gewahren, Innewerden, Erfahren beschreiben. Hier geht es um das Seelische, wie es sich immanent versteht und sich immanent behandelt, wie es sich unmittelbar ereignet und spontan organisiert.

Um den Unterschied zwischen mittelbarem und unmittelbarem Verstehen bzw. Behandeln deutlich zu machen, greife ich auf das Bühnenbild zurück: Hier kommt zu dem »*Nachdem*« des mittelbaren das »*Indem*« des unmittelbaren Verstehens. *Indem* Patient und Analytiker eine Modellszene herausbilden, verstehen sie sich und den anderen, behandeln sie sich und den anderen bereits. Noch während der Patient mit seinem Analytiker seine Modellsituationen in Szene setzt, wird er oft schon neuer Selbstanteile gewahr, versteht und behandelt er sich bereits selber oder lässt sich unmittelbar berühren – oft ohne dass der Analytiker es überhaupt merkt, und nicht selten merkt der Patient es selber nicht einmal. Da es sich hier um ein Agieren oder Interagieren handelt und dieses aus entwicklungspsychologischen Gründen einen besonderen regredienten Tiefgang hat, reichen diese Wirkungszusammenhänge zwischen Patient und Analytiker sehr weit in den Kosmos des individuellen und auch des archetypischen Unbewussten zurück. Indem Analytiker und Patient miteinander handeln, beleben und bearbeiten sie früheste Leiderfahrungen aus dem entgleisten Handlungsdialog neu, aber sie fördern dabei auch, was mir immer bedeutsamer erscheint, vereinzelte frühe Glücksmomente als Basierungen neuer Lebensentwürfe zutage. Das permanente Probehandeln im analytischen Raum schafft nicht nur den Stoff für die nachträgliche Analyse, es ist aktualiter bereits schon eine implizite und unbewusste Regulierung des »psychischen Apparates« oder eine Selbstbehandlung im Dienste der Individuation bzw. der Prägnanztendenzen eines kohäsiven Selbst.

Im Drehpunkt seelischer Verwandlungswirklichkeit liegt auch der psychologische Ort der Freude. Es scheint mir auch für diese Überlegungen zum Handeln in der Redekur vielsagend, dass ich in meinen inhaltsanalytischen Untersuchungen auf eine durchgängige Tabuisierung der Freude in der psychoanalytischen Therapie gestoßen bin (Heisterkamp 1999a und b, 2000), obwohl die wechselseitige Freude ein prototypisches Beispiel wechselseitiger Resonanz und Akzeptanz ist, also ein möglicher basaler Wendepunkt der Selbst- und Fremderfahrung. Die Thematisierung der Handlungsdimension stellt einen erheblichen Fortschritt in der psychoanalytischen Behandlungslehre dar. Dennoch verbleiben die Aufsätze von Streeck, Bilger und Klüwer noch in einer für die herkömmliche Psychoanalyse typischen Perspektive, welche das Weiterkommen erschwert, bzw: »rutschen« unmerklich immer wieder in diese zurück.

»Weil diese subtilen interaktiven Phänomene aber keine Bedeutungen transportieren und weil ihre Funktion alleine in ihrer interaktiven Wirkung liegt, muß der Analytiker, um ihre Funktion erfassen zu können, bereit sein, sich ihrer Wirkung auszusetzen; Sandler (1976) nennt das ›Rollenübernahmebereitschaft‹. Er muß in dem Sinne mitagieren, daß er sich von den vielfältigen sprachlichen und nichtsprachlichen Elementen des Verhaltens des Patienten in Interaktionen verwickeln läßt, aus denen manchmal gemeinsame Inszenierungen hervorgehen, die er dann selbst mitgestaltet hat. Verstehen *kann* sich hier unter Umständen erst ereignen, *nachdem* beide – vermittelt über ihr beiderseitiges Sich-Behandeln – solche Koproduktionen auf der Behandlungsbühne in Szene gesetzt haben, also *nachdem* der Analytiker sich in Interaktionen hat verwickeln lassen und in diesem Sinne mitagiert hat.« (1998, S. 70f, Fettdruck von mir, G. H.).

Patient und Analytiker schaffen eine gemeinsame Szene und *nachher* schauen sie beide diese Szene an und versuchen sie *dann* zu verstehen; d. h. beide schaffen in gewisser Weise analytisches Material, das nachträglich durchgearbeitet wird. So heißt auch der letzte Satz nach der Beschreibung des Sakkobeispiels von Bilger kurz und knapp: Die Szene kann *später* fruchtbar bearbeitet werden. Dieses für das analytische Vorgehen typische hermeneutische Verfahren der Sinnfindung und des Verstehens bedarf der sprachlichen Repräsentierung und ist folglich ein mittelbares Verstehen. Mit Stern lässt sich sagen, dass sich die Psychoanalyse mit »explizitem Wissen« befasst und es ihr darum geht, gelebte Erfahrungen »symbolisch und deklarativ« darzustellen, und dass ihr deswegen *Nachträglichkeit* »das einzig wirklich Wichtige ist« (1998, S. 84). Das reife repräsentierende Verstehen gründet jedoch in basalen Formen der Sinnerfassung: dem präsentischen Verstehen. Ihm entspricht nach Stern das

»implizite Wissen« oder das »Prozesswissen« bzw. das »Prozessgedächtnis« (siehe Dornes 1998). Im Sinne von Piaget (1946) könnte man auch von einem operativen Verstehen bzw. Behandeln sprechen. Ich verwende lieber den Begriff des operativen »Verstehens« oder spreche lieber vom »basalen Verstehen«, weil in diesen Begriffen die Unmittelbarkeit des Geschehens mitgefasst ist, während Begriffe wie »Wissen« und »Gedächtnis« zu sehr in die Welt der Symbole und des Objektalen verweisen und den Blick verstellen, dass es Handlungseinheiten sind, die wie eigene Subjekte erst ihre Bedeutungen und Wirkungen hervorbringen.

4. Präsentisches Verstehen

In praxeologischen Darstellungen ist regelmäßig eine Verschiebung von der präsentischen in die repräsentierende Dimension zu beobachten. Wenn man Psychoanalytiker nach freudigen Erfahrungen aus der eigenen Lehranalyse befragt, berichten sie viele wohltuende Erfahrungen aus dem unmittelbaren Kontakt mit ihrem Analytiker. Wenn man dieselben Psychoanalytiker nach freudigen Erfahrungen aus dem Behandlungsanalysen fragt, beziehen sie sich viel häufiger auf Situationen, wo sie sich über neu gewonnene psychodynamische Einsichten, also symbolische Elaborationen, gefreut haben. Die Dimension des unmittelbaren Kontaktgeschehens verflüchtigt sich immer wieder aus der Perspektive des Analytikers. Deswegen sind wir dabei unbedingt auf das ausdrückliche Erleben des Analysanden angewiesen.

Die Tiefenpsychologie der enactments lässt sich differenzieren und weiterführen, wenn wir zwischen mittelbarem und unmittelbarem (präsentischem) Verstehen bzw. Behandeln unterscheiden. Die Unterschiede sowie ihre Übergänge lassen sich gut an den Kontakten zwischen Analytiker und Patient zeigen, die im Grenzbereich zwischen dem alltäglichen und dem therapeutischen Raum stattfinden; nennen wir sie Randkontakte. Da die Phänomene des präsentischen Verstehens nicht so leicht zugänglich sind, bin ich bei diesem Thema oft auf eigene Analyseerfahrungen angewiesen. Die bisherige Vernachlässigung und insbesondere die Eigenqualität dieser Erscheinungen machen das Verfahren der Selbstbeobachtung phänomenologisch erforderlich. Ich untersuche hier nämlich die Fähigkeit des Seelischen, sich immanent zu verstehen und sich immanent zu behandeln. Dieses implizite Selbstverstehen, wie ich es kurz nennen möchte, bleibt oft sowohl dem Analytiker als auch dem Analysanden verschlossen, obwohl es von grundlegender Bedeutung für alle therapeutischen (und nicht nur für diese) Wirkungen ist.

Ich möchte hier zunächst auf Nachwirkungen meiner mittlerweile fast 25 Jahre zurückliegenden ersten Analyse eingehen. Zu den wenigen Erinnerungen, die mir allerdings seinerzeit nicht verfügbar waren, gehört z. B. die angenehme Situation, wenn mein Analytiker mich freundlich begrüßte bzw. sich freundlich von mir verabschiedete und wenn ich ihm dabei in seine Augen schaute, die meinen Blick – nach meinem Erleben – warmherzig erwiderten. Zu dieser Erinnerung assoziiere ich sogleich eine weitere, nämlich wie ich mich im Klang seiner lieben und gütigen Stimme wohl und geborgen fühlte.

Da mein damaliger Analytiker die entsprechenden Situationen seinerseits nie angesprochen hat, gehe ich davon aus, dass auch er sie nicht als bedeutsam bzw. nicht bewusst wahrgenommen hatte, zumindest nicht verstanden hatte, sie therapeutisch zu nutzen. Dass die warme Responsivität meines Analytikers offenbar nachhaltig gewirkt hatte, mir aber nach der Behandlung symbolisch nicht verfügbar war und dass ich mir diese heilsamen Wirkungen erst in späteren Analysen, zu denen auch körper- und bewegungsbezogene gehörten, wieder erarbeiten musste – ähnlich wie man die Ressourcen seiner eigenen Selbstentwicklung immer wieder vom Schutt notdürftiger Abwehrformen und Selbstsicherungen befreien muss – hat mich immer mehr gewundert. Bedeutet es doch, dass die Wirkfaktoren der damaligen Analyse nicht tief genug verstanden und nicht sinnvoll ausgeschöpft worden waren, wenn es weiterer Analysen bedurfte, um ihre Fruchtbarkeit erst verstehen zu können. Zumindest stellt sich hier die Frage, ob man das unmittelbare Kontaktgeschehen nicht mehr beachten sollte. Es blieb damals – wie es auch heute noch immer geschieht – im Schatten der psychoanalytischen Praxeologie.

Mittlerweile verstehe ich die Vorgänge als basale Formen des Wahr-nehmens, Ver-stehens und Be-handelns, die dem repräsentierenden Verstehen vorangehen bzw. dieses begründen. In der wiederholten »Handlungseinheit« (Salber 1965) des warmherzigen Dialogs und/oder des liebevollen Begrüßens und Verabschiedens habe ich – trotz der streng triebtheoretischen Orientierung meines Analytikers, der in der unmittelbaren Nachfolge Sigmund und Anna Freuds steht – eine dem Entwicklungsniveau meiner Störung adäquate Form des prozeduralen Verstehens erhalten. Ohne dass mein damaliger Analytiker und ich es merkten, konnte ich eine implizite Erfahrung, quasi einen operativen Begriff meines Selbstwertes, wiederfinden.

In diesem Zusammenhang fügt sich auch das schöne Tröstungsbeispiel Streecks ein, das weiter oben berichtet wurde. Seine Patientin war zum Ende ihrer Therapie weiter als ich nach meiner ersten Analyse, insofern sie ihn nachträglich darauf aufmerksam machen konnte, wie sehr sie sich in den Phasen, in denen sie sich verlassen fühlte, traurig und voller Kummer war, von seiner Stimme getröstet fühlte. Hier ist Streeck völlig klar: »... ich hatte sie getröstet. Das war keine Phantasie, sondern war jedesmal geschehen« (2000, S. 14). Also: Indem er sich wiederholt und in verschiedenen Ausgestaltungen so verhielt, erfuhr sich die Patientin von ihm realiter getröstet. Auf der Grundlage solcher wiederkehrender Erfahrungen bildet sich dann mit oder ohne therapeutische Unterstützung, ein »inneres« Bild für Halt und Mitgefühl, eine sprachlich symbolisierbare Repräsentanz heraus. Das Beispiel deutet auch bereits den Unterschied zwischen mittelbarem und unmittelbarem Verstehen an: Wenn die Patientin in der misstrauischen oder skeptischen Position, in der sie genauestens die Stimme ihres Therapeuten kontrollierte, stecken geblieben wäre, hätte sie sich noch nicht von ihm trösten lassen können. Dann hätte sie vielleicht nur feststellen können, dass er sich liebevoll um sie kümmerte, ohne dass sie sich aber aus der distanzierten Beobachtungshaltung herausbewegt und sich hätte berühren und trösten lassen können.

Die bisherigen Überlegungen zeigen nun auch die Darstellungslücken des von Ghent berichteten Zudeckbeispiels auf: Die emotionale Berührung lässt vermuten, mehr aber auch nicht, dass auch seine Patientin in dieser Situation eine wichtige Erfahrung gemacht hat. Es könnte durchaus sein, dass der Patientin diese Szene als unmittelbare Wandlungserfahrung oder als high-light ihrer Therapie immer in Erinnerung bleibt. Solche Szenen kenne ich aus den Erinnerungen von Analytikern oder Patienten an ihre Analysen. Für meine Vermutung spricht auch, dass es sich um eine bewegende Erfahrung in einem Handlungskontext handelt. Wenn der Therapeut seiner Patientin wortlos eine Decke reicht, und diese erst danach merkt, dass sie gefroren hat, dann hat das als operatives und prozedurales Geschehen einen regredienten Tiefgang und Zugang zum unendlichen Raum früher Lebenserfahrungen.

Vor dem Hintergrund eines operativen Behandlungsverständnisses und dem Bewusstsein präsentischer Erfahrungsbildungen erscheint dieses Beispiel allerdings bereits in bestimmter Weise präpariert. Und damit hängt eine für die Psychoanalyse typische Ausblendung zusammen. Der Leser wird nicht angeregt, das prozedurale Geschehen (Therapeut bringt Patientin eine Decke usw.) auch auf seine immanenten heilsamen Wirkungen hin zu verstehen, sondern implizit verführt, diesen Vorgang als Endergebnis, quasi als analytisches Material, aufzufassen, das noch der eigentlichen Bearbeitung bedarf. Das Ereignis

191

wird zum Ergebnis. Als gegenständliche Szene wird es an den Horizont kognitiver Erkenntnis projeziert und objektal analysiert. Man könnte in einem
Kontrollseminar lange darüber fantasieren, welche tiefen psychologischen
Bedeutungen in dieser Szene verborgen sind. Dieser Mechanismus der Umgestaltung der unmittelbaren Wirkungszusammenhänge zwischen Patient und
Analytiker zu analysierbaren gegen-ständlichen Szenen soll nun wieder an
einem eigenen Beispiel aus einer späteren Reanalyse gezeigt werden. Als selbst-
erfahrener Analysand wurde mir hier eine analoge präsentische Erfahrung deutlich, die das psychologische Verständnis für diese Phänomene noch weiter zu
vertiefen hilft:

*Es ist wieder eine Begrüßungsszene, ich schätze, dass sie sich etwa um die 100.
Stunde ereignete. Wie immer schellte ich an der Tür meiner Analytikerin, hörte
eine Zwischentüre im Innern des Hauses sich öffnen und ihre Schritte näher-
kommen, bis sich die Haustüre öffnete und sie mich freundlich begrüßte, indem
sie mich anschaute, mir die Hand entgegenstreckte und mir, mich dabei herzlich
anschauend, einen »Guten Tag« wünschte. Auch ich, der ich ihr ebenfalls freundlich begegnete, schien zuerst unser Begrüßungsritual in derselben Weise wie schon
viele Male vorher zu wiederholen. Vom Ablauf her schien alles gleich, jedoch mit
einer wichtigen Ausnahme, die sich in Bruchteilen von Sekunden abspielte und
für mich zu einem therapeutisch hochbedeutsamen »Augenblick« wurde. Ich hielt
plötzlich inne und merkte, dass ich erstmalig in anderer Weise in ihre Augen
schaute. Ich sah in schöne blaue Augen, die meinen Blick strahlend und sicher
erwiderten. Ich merkte, wie ich Sekundenbruchteile länger, als es üblich war, in
diesem Augenkontakt blieb. Dabei spürte ich, wie der Hauch eines neuen Selbst-
verstehens mich durchwehte und durchströmte. Es war mir sofort klar: In dieser
Weise hatte ich bisher noch nie (wieder) in blaue Augen mir bedeutsamer Frau-
en zu schauen gewagt. Ein früh erworbenes »scheme of being with« (Stern 1989,
1996) hatte sich, davon war ich unmittelbar überzeugt, verändert.*

Ich möchte hier aus didaktischen Gründen einen Einschub machen, um die
Aufmerksamkeit auf eine bestimmte Stelle zu lenken: Wenn der Leser jetzt seinen
analytischen Verstand einsetzt und diese Übertragungsszene zu deuten versucht,
ist er schon vom präsentischen zum repräsentierenden Verstehen gesprungen: Er
versucht – nachträglich und sprachsymbolisch vermittelt – ein Ereignis zu verstehen, dessen Wesen und Wirkung gerade in der Gegenwärtigkeit und der
Unmittelbarkeit der Begegnung lag. Mir ist es wichtig, durch diese Unterbre-

chung meiner Darstellungen auf die Grenze und den Unterschied zwischen dem präsentischen und dem repräsentierenden Verstehen hinzuweisen. Wir setzen nämlich gewöhnlich das allvertraute mittelbare Verstehen dem unmittelbaren gleich bzw. drängen es damit in den Hintergrund der Beachtung.

Nach diesen ausdrücklichen Hinweisen auf den Unterschied folge ich nun auch meinem repräsentierenden Verstehen. Auch mir wird nach diesem innigen Augenkontakt und durch ihn, noch bevor ich auf der Couch liege, die Bedeutung des Geschehens, worauf sich die Aufmerksamkeit des Lesers ja vermutlich sofort gerichtet hatte, deutlich: Ich habe unvermittelt – d. h. im direkten Augenkontakt, also nicht durch kognitive Erkenntnisse – gemerkt, wie sehr ich mich bisher im Augenkontakt mit Frauen vorbeugend davor geschützt habe, eine panische Angst, eine flackernde Unsicherheit oder eine aufsaugende Bedürftigkeit wahrzunehmen.

Im Rahmen einer positiven Übertragungsbeziehung verringerten sich meine unbewussten Ängste vor einer narzisstischen *Benötigung*, und ich konnte es wagen, meiner Analytikerin in die Augen zu schauen, um zu sehen, wie sie wirklich ist: ein zugewandtes und konturiertes Gegenüber, das mir offen begegnet und dem ich ebenso offen antworte. In der Begrüßungshandlung, insbesondere im Blickdialog, wagte ich eine korrektive Beziehungserfahrung mit einer bedeutsamen Frau. Noch genauer formuliert: Ich habe auf einer tieferen Ebene, als es mir in meinen vorausgegangenen Analysen, in denen ich selbstverständlich immer wieder meine Mutter-Beziehung bearbeitet hatte, eine differenziertere und grundlegendere Erfahrung mit der Dialektik des Bezogenseins und des Getrenntseins gemacht.

Dieses Beispiel macht noch etwas deutlich, was die Vernachlässigung dieses Phänomens in der Praxeologie erklärt. Dieser hochbedeutsame Vorgang spielte sich zwar im Kontext einer Übertragungsbeziehung ab, aber der fruchtbare Augenblick ereignete sich in der Form einer Art *Selbstbehandlung*, die unbemerkt von der Analytikerin, obwohl sie einen großen Anteil daran hatte, ablief. In meinem Fall war ich aufgrund meiner ausgiebigen psychoanalytischen und meiner zusätzlichen körperpsychotherapeutischen Selbsterfahrungen in der Lage, meiner Analytikerin zu vermitteln, was sich zwischen mir und ihr ereignet hatte. Leider habe ich von dem Erleben der Analytikerin nicht soviel erfahren, dass ich auch noch die andere Seite mit in die Erklärung einbeziehen könnte. Diese Phänomene werden so selten behandelt, weil die betreffenden Wirkungszusammenhänge dem Analytiker nicht auffallen bzw. überhaupt nicht auffallen können und dem Patienten selten bewusst werden.

Ein weiterer Grund liegt in der subtilen Verschiebung, auf die ich oben hingewiesen habe. Indem die unmittelbaren Wirkungen an den Horizont des Erkennens projiziert werden, vermitteln sie dem Analytiker das Bewusstsein, dass sein Verstehen oder seine Deutung den therapeutischen Effekt bewirkt haben. Das dient sicherlich seinem Selbstbewusstsein, blendet aber die schöpferischen Kräfte des Seelischen, die hier in basaler Weise am Werke sind, aus. Diese Phänomene werden besonders deutlich, wenn der Patient sie dem Analytiker erst einmal erläutern muss, insbesondere in den Fällen, in denen es gegen die konzeptuellen Widerstände des Analytikers geschieht. Das erklärt wohl auch, dass in Untersuchungen zur Wirksamkeit von Therapien häufig so viele Hinweise auf unspezifische Faktoren gefunden werden. Nach den bisherigen Überlegungen möge der Leser drei weitere Beispiele Streecks, die typisch für die Darstellung von enactments sind, lesen und auf sich wirken lassen. Nach meiner Meinung sind sie weitestgehend auf das psychoanalytische Prinzip der nachträglichen Bearbeitung gelebter Erfahrung zugeschnitten:

Begrüßungsbeispiel: »Ein Kollege schilderte mir folgende Situation: Um zu seiner Praxis zu gelangen, mußten seine Patienten einen etwas längeren Weg von der Gartenpforte bis zur Haustür zurücklegen. An der Gartenpforte war eine Klingel, aber das Tor stand immer weit auf; außerdem wurde die Klingel von wuchernden Büschen verdeckt. Deshalb fiel Besuchern gewöhnlich gar nicht auf, daß es da eine Klingel gab, und sie gingen durch die geöffnete Gartenpforte und betätigten die Klingel an der Haustür. Eine Patientin von ihm klingelte jedoch regelmäßig an der Gartenpforte, so daß sie noch auf dem Gartenweg war, während er an der Haustür stand und ihr auf ihrem Weg zum Haus entgegensah. An einem kühlen, regnerischen Tag, als er sich etwas krank fühlte und fröstelte, lehnte er, nachdem die Patientin geklingelt hatte, die Haustür an und wartete im warmen Praxisraum auf sie. Sie betrat das Behandlungszimmer sichtlich erzürnt und schwieg, und sie hielt es für ausgeschlossen, sich an diesem Tag bei ihm auf die Couch zu legen. Da er sie nicht empfangen hatte und nicht wie sonst sie mit wohlwollenden, freundlich-zugewandten und interessierten Blicken auf ihrem Weg durch den Garten begleitet hatte, gab es für sie keinen Zweifel, daß sie unerwünscht war.« (Streeck 1998, S. 72)

Verabschiedungsbeispiel: »Eines Tages fiel mir auf, daß ich einer Patientin – im Unterschied zu anderen Patienten – am Ende der Stunde die Tür öffnete, die vom Praxisraum nach draußen führte. Die räumlichen Verhältnisse in meinem

Behandlungszimmer waren so, daß die Patienten, wenn sie weggingen, die Tür selbst aufmachten und ich sie nach der Verabschiedung hinter ihnen schloß. Erst nach einiger Zeit fiel mir auf, daß die Patientin jedes Mal, wenn ich ihr die Tür öffnete, kurz vor der Tür ihre Bewegungen kaum merklich verlangsamte, um dann für Bruchteile einer Sekunde zu zögern, und daß ich mich dadurch aufgefordert sah, an ihr vorbei ihr die Tür zu öffnen, wenn ich nicht unhöflich sein wollte. Eines Tages kam sie zur Stunde und beschwerte sich voller Empörung darüber, daß ich ihr die Tür nicht geöffnet hatte. Ich hatte sie wie ein kleines Mädchen behandelt, das nicht beachtet wird, statt als Frau, der man die kleinen Ehrerbietungen des Alltags entgegenbringt. Solange ich ihr die Tür öffnete, behandelte ich sie wie eine erwachsene Frau, der ich mit Interesse begegne und der ich Beachtung schenke.« (Streeck 1998, S. 72)

Die diagnostische Betrachtung der Szene steht in beiden Fällen im Vordergrund und stellt die unmittelbaren Wirkungszusammenhänge während der Inszenierung in den Schatten. Wegen dieser objektalen Sichtweise spielen die Begriffe der »Szene« und der »Einsicht« eine so zentrale Rolle. Sie sind zentriert um die nachträgliche Betrachtung von Ereignissen. Diese Verschiebung steckt m. E. auch in Streecks und Klüwers Plädoyer für die Begriffe der »Szene« bzw. der »szenischen Darstellung«. Da hierbei aber die unmittelbaren Wirkungszusammenhänge zwischen Patient und Analytiker wieder in den Hintergrund gedrängt werden, finde ich den ganzheitlichen Begriff des enactment zutreffender, da er beide Dimensionen umfasst.

5. Behandlungsmethodische Implikationen von enactments

Die programmatische Auffassung von Psychotherapie als einer wechselseitigen *Behandlung* muss noch durch eine operativ fundierte Praxeologie gefüllt werden. Ich möchte das abschließend kurz an dem Begrüßungsbeispiel erläutern: Wie es etwas anderes ist, über Tröstung zu fantasieren, als tatsächlich getröstet zu werden, ist ebenso die Besprechung des Bedürfnisses, willkommen zu sein, nicht zu vergleichen mit der Erfahrung, willkommen geheißen zu werden. Das Gefühl, unerwünscht zu sein, kann sich auf den verschiedensten Entwicklungsebenen gebildet haben. Jede Stufe hat ihre eigenen Formen des Wiederbelebens, des Verstehens und Behandelns. Es ist bereits bekannt, dass insbesondere frühgestörte Patienten der handelnden Reinszenierung bedürfen.

Diese enactments sind jedoch nicht nur diagnostisch, sondern auch als Modi der Selbsterfahrung und der Selbstbehandlung relevant. Ohne eine operative Perspektive fällt es dem Therapeuten schwer, die Wahrnehmungen und Handlungen des Patienten oder der Patientin (die z. B. keinen Zweifel hat, dass sie unerwünscht ist, wenn der Analytiker nicht an der Türe auf sie wartet) völlig ernst zu nehmen. In einem operativen Behandlungsverständnis kann er hingegen die Szene als einen Glücksfall betrachten, insofern sich hier für einen bislang unzugänglichen seelischen Komplex ein konkreter Anhalt zur handelnden und behandelnden Reinszenierung gefunden hat.

Das enactment dient nicht nur dazu, um etwas Unbewusstes ins Bild zu rücken, sondern es stellt schon eine mehr oder weniger schöpferische Form der Selbst*behandlung* dar. *Indem* die Patientin mit ihrem frühzeitigen Schellen ihren Analytiker vorzeitig zur Tür holt und es so arrangiert, dass sie realiter auf einen sie vermutlich freundlich anlächelnden Analytiker zugeht, behandelt sie in entwicklungs- und regressionsanaloger Weise ihre frühen Ängste und ihre Formen der Selbstsicherung. Die unmittelbare Erfahrung, von einem bedeutsamen Menschen bzw. Mann, der in seiner eigenen Nötigung die Not der Patientin nachspüren kann, freundlich oder liebevoll erwartet zu werden, ist auf einer ganz anderen Ebene wirksam als z. B. die mentale Einfühlung während der Stunde, wenn diese Situation *nachträglich* sprachsymbolisch re-präsentiert und analysiert wird. Diese Erfahrungen sind oft die Auslöser für derartige enactments, da Patienten unbewusst die Differenz zwischen hinlänglichen und notwendigen Erfahrungen spüren und ebenso unbewusst nach Anhaltspunkten für eine operative Bearbeitung im analytischen Setting suchen. Hier würden uns selbstverständlich auch die Gegenübertragungsgefühle des Analytikers wesentlichen Aufschluß bieten. Vermutlich würde dann auch die Form, in der der Handlungszyklus unterbrochen wurde, bedeutsam. Jedenfalls wird ein Analytiker, der solche operativen Formen der Selbstbehandlung nicht aus eigener Erfahrung kennt und nicht gelernt hat, sie auf der im enactment angedeuteten Entwicklungsebene aufzugreifen, wohl eher verunsichert sein. Wenn er seine Kompetenz nur in der nachträglichen Analyse sieht, wird er auch nicht merken, wie möglicherweise eine sich anschließende verbale Form der Bearbeitung den therapeutischen Prozess – analog zu adultomorphen Reaktionen von Eltern auf ihre Kinder – behindert.

Man könnte noch weitergehen und sich einmal fragen, ob nicht beide – also Patient *und* Analytiker – unbewusst auf einen Mangel oder einen Konflikt im bisherigen Behandlungsprozess, der sich nicht anders artikulieren konnte, antworten, aber die in der gemeinsam arrangierten Handlungseinheit verborgenen Entdeckungen aus Gründen vermeintlicher Abstinenz »draußen vor der Tür« lassen müssen. Ein ganz neues Kapitel, das hier aus Platzgründen nur skizziert werden kann, tut sich auf, wenn wir auf diese Weise noch die behandlungstechnischen Implikationen solcher enactments herausarbeiten. Analytiker könnten sich eine die herkömmliche Praxeologie erweiternde Frage stellen, welche behandlungsmethodischen »Hinweise« oder »Fingerzeige« oder »Andeutungen« – alles ethymologische Wurzeln von »Deuten« – in den Handlungseinheiten enthalten sind und wie sie in der weiteren Behandlung zu berücksichtigen wären. Damit würde ein behandlungsmethodisches Bindeglied zwischen Säuglingsforschung und Psychosomatik hergestellt.

Zur kurzen Veranschaulichung möchte ich auf die detaillierte Beschreibung des Behandlungsverlaufes einer Patientin mit primitiv strukturiertem Ichsystem durch Müller-Braunschweig (1970, S. 662ff) zurückgreifen, in dem sich viele Beispiele für die operative Selbst*behandlung* der Patientin und die unterstützende Mit*behandlung* durch den Analytiker finden. Damit sie nicht vergessen werden, seien hier zunächst einmal die haltenden Funktionen des analytischen Settings überhaupt und die damit verbundenen basalen Beziehungserfahrungen erwähnt, die sich aus der konstanten Bereitstellung des Analytikers und seiner verstehenden Begleitung ergeben. In diesem haltenden Rahmen fallen noch spezielle operative *Behandlungs*szenen ins Auge. Ich möchte die prägnante und ungewöhnlich offene Verlaufsbeschreibung nutzen, um auf die Formen des präsentischen Verstehens und der unmittelbaren Behandlung, also auf basale Erfassungs- und Behandlungsmodi, aufmerksam zu machen. Dabei werde ich auch die eine oder andere körperpsychotherapeutische Fantasie (siehe Moser 1989) äußern. Insbesondere möchte ich aber mit meinen folgenden Ausführungen zeigen, wie sich in dem unbewussten Wirkungsgeschehen zwischen Patient und Analytiker salutogene Fantasien von beiden *verwirklichen*.

In der Anfangsphase der Therapie geriet die Patientin nach längeren Schweigephasen in einen Dämmerzustand, wobei sie ein »gutes« und ein »böses« Gesicht der Mutter an die gegenüberliegende Wand des Behandlungszimmers halluzinierte. Während sie auf der Couch lag, vermutlich keinen Blickkontakt zum Analytiker hatte und in eine abgrundtiefe Verlorenheit zu versinken drohte, rettete sie sich durch einen fiktiven und ambivalenten Blickkontakt. Mittlerweile beugen viele Analytiker dem vor, indem sie sich so zur Couch setzen, dass der Patient jederzeit durch eine leichte Kopfbewegung mit ihnen in eine visuelle Beziehung treten kann. Der Blickkontakt hat einen regredienten

Tiefgang und kann deswegen sowohl frühe Traumatisierungen wiederbeleben als auch frühe Formen des Containments bereitstellen. Da die Patientin wahrscheinlich zu diesem Zeitpunkt auch noch von dieser Konstellation überfordert gewesen wäre, wurde die Liege- in eine Sitzposition verändert. Die Umwandlung des Settings in eine Face-to-face-Position stellt selbst wieder eine konkrete Handlung dar. Das gilt ebenso für den stimmlichen und gestischen Handlungsdialog. Letztlich ist jedes Gespräch mehr als ein Austausch von Worten, da jede Sprechhandlung ihre eigene interaktive Dramaturgie entwickelt. Das gesamte Wirkungsgeschehen entwickelt seinen eigenen Halt, in dem die Patientin sich so weit geschützt fühlen kann, dass sie nicht mehr in dem Ausmaß wie vorher von ihren seelischen Erregungen und Impulsen bedroht wird. Die intersubjektive Bezogenheit vermittelt ihr eine relative Sicherheit, die sie allein für sich noch nicht herstellen kann. Erst in der wiederholten Teilhabe an einem solchen interaktiven Geschehen macht sie die konkreten Beziehungserfahrungen, die ihr möglicherweise den bislang verschlossenen Zugang zu partiellen salutogenen Selbsterfahrungen erschließen und/oder aus denen allmählich vertrauensvolle Selbst- und Fremdrepräsentanzen abstrahiert werden.

Eine weitere Handlungsszene ergab sich, wenn die Patientin länger auf den Analytiker warten musste und sich ihr Blutdruck erhöhte: Als pars pro toto rast ihr Blut, klopft und drückt es gegen die verengten Gefäßwände. In dem gesteigerten Blutdruck drückt sich ein gehemmter und unterdrückter Bewegungsentwurf aus, der zum Selbstschutz auf das Kreislaufsystem verschoben werden musste. Was würde wohl der Patientin eingefallen sein, wenn sie sich einmal mit ihrem Blut identifiziert hätte? Welche Modellszenen hätte sie herausgebildet, wenn sie im therapeutischen Raum einmal spielerisch den leiblichen »Assoziationen« und den motorischen »Andeutungen« nachgegangen wäre. Welche strukturbildenden Selbsterfahrungen und Selbstbehandlungen hätten sich wohl im Konzert der Interaktionen ereignet?

Die Patientin schläft im Beisein des Analytikers ein und findet ihn beim Wachwerden wieder vor: Hier ist anzunehmen, dass die Patientin selbstaktiv ihr tiefes Misstrauen bearbeitet und unbewusst überprüft, ob sie die nächsten Behandlungsschritte mit ihrem Analytiker wagen kann. Die basale und operative Form der Entwicklung von Vertrauen heißt: In der Gegenwart eines bedeutsamen Objektes einzuschlafen und in seiner Gegenwart wieder wach zu werden. Die Patientin schafft sich hier eine operative Fundierung der Objektkonstanz.

In den folgenden aggressiven Attacken gegen sich, gegen das Mobiliar des Analytikers und direkt gegen seine Person löst sie ihre mörderische Wut aus der leibhaftigen Erstarrung und wendet sie von sich nach außen. Indem sie ihren Analytiker scheinbar umzubringen versucht, verschafft sie sich gewaltsam mit ihm und an ihm, der ihre destruktiven Impulse im wahrsten Sinne des Wortes aushält und übersteht, die Selbsterfahrung, nicht von ihren archaischen Affekten überschwemmt zu werden. Sie nimmt leibhaftig bzw. handelnd wahr – unterstützt vom Analytiker, aber auch nach seinem Modell –, dass ihre Erregungen und Impulse aushaltbar, betrauerbar und integrierbar sind. Der Analytiker wird hier zu einem frühen Selbstobjekt, das aktiv ein in seiner Kohäsion bedrohtes Selbst entwicklungs- und regressionsanalog stabilisiert.

Auch wenn die Patientin den Vorbehandler mit ihrer Handtasche bewarf oder aus derselben Absicht einen Stein mit in die Therapie zu Müller-Braunschweig brachte, könnte man das als operative Andeutung für die Ebene und Form der notwendigen Behandlung ansehen. In körpersymbolischer Weise schreit hier die Patientin nach einem basalen Kontakt, agiert sie, was sie sprachsymbolisch nicht artikulieren kann: Ich verliere mich im sprachlichen Austausch und benötige eine basale Form des Handlungsdialogs.

In diesem Sinne ließe sich auch noch eine weitere Szene als praxeologisch bedeutsames Körperzeichen der Patientin verstehen: Indem die Patientin sich immer wieder auf der Couch liegend zusammenrollte, entwarf sie eine Szene, bei der sie den Analytiker im Rücken hatte. Wenn sie auch den Analytiker kurzzeitig in sich spürte und sogar zu hören glaubte, wie er seine Fingerkuppen zusammenlegte, war diese Objektrepräsentanz nicht stabil genug für ihre archaischen Affekte. Die langen Perioden, in denen sie den Analytiker als gefühllosen Roboter oder als maskenhaft und hintergründig erlebte und in denen sie Situationen arrangierte, in welchen sie sich sadistisch behandelt fühlte, können wieder als ein aus der vorausgehenden Mangellage resultierender diffuser Schrei nach einer Behandlung auf früherer Entwicklungsebene verstanden werden. Aus dieser Sicht hat sie mit ihrer Wut zum Ausdruck gebracht, dass sie ein leiblich spürbares Selbstobjekt im Rücken benötigt hätte. Der leibfundiert arbeitende Analytiker hätte der Patientin das konkrete Deutungsbild angeboten, sich an ihren Rücken zu setzen, ihr sozusagen leibhaftig den Rücken zu stärken. Die Art und Weise, wie die Patientin mit dieser körperpsychotherapeutischen Fantasie des Analytikers umgegangen wäre, hätte dann gezeigt, ob eine entsprechende Erprobung sinnvoll oder unpassend gewesen wäre. Wenn dann auch noch die Fantasien vor der eventuellen Ausführung bearbeitet worden wären, hätten sie nachher mit den sich realiter ergebenden Erfahrungen verglichen werden können. Die häufig zu bemerkenden Unterschiede zwischen den fantasierten und den erlebten Folgen haben nämlich immer eine erhebliche therapeutische Valenz (siehe Heisterkamp 1993, S.149 ff). Der leibliche Handlungsdialog hätte die Behandlung auf einem frühen Niveau fortgesetzt und über Wiederholungen die operativen Erfahrungsmuster herausgebildet, aus denen durch die begleitende bzw. nachträglich Verbalanalyse allmählich gesündere Bilder ihrer Wirklichkeit elaboriert worden wären.

Wenn man bedenkt, dass gerade die leiblichen Artikulationen des Selbst grundlegend bei den Prozessen der Übertragung und Gegenübertragung sind, insbesondere bei denen der projektiven Identifizierung, gewinnen bei der Herausbildung von enactments aktive bzw. leibliche Erfassungs- und Behandlungsformen einen tiefen psychologischen Sinn: nämlich »den Patienten ›Anschluß‹an sprachliche Stufen der Entwicklung zu erleichtern« (Müller-Braunschweig 1980, S. 58). Zu diesem Thema hat Müller-Braunschweig eine ganze Reihe profunder Beiträge beigesteuert (1992, 1996a/b, 1997). Ich selber habe mich durch diese und durch den freundschaftlichen kollegialen Austausch über unsere Publikationen immer wieder angeregt und ermutigt gefühlt.

Literatur

Adler, A. (1929): Neurosen. Dt. (1981): Frankfurt a/M. (Fischer).

Argelander, H. (1970a): Das Erstinterview in der Psychotherapie. Darmstadt (Wissenschaftliche Buchgesellschaft).

Argelander, H. (1970b): Die szenische Funktion des Ichs und ihr Anteil an der Symptom- und Charakterbildung. In: Psyche 21, S. 325–345.

Balint, M. (1970): Therapeutische Aspekte der Regression. Stuttgart (Klett).

Bilger, A. (1986): Agieren: Problem und Chance. In: Forum der Psychoanalyse 2, S. 294–308.

Cremerius, J. (1984a): Gibt es *zwei* psychoanalytische Techniken? In: Ders. (Hg.): Vom Handwerk des Psychoanalytikers: Das Werkzeug der psychoanalytischen Technik. Band 1. Stuttgart-Bad Cannstadt(frommann-holzboog), S. 187–209.

Cremerius, J. (1984b): Freud bei der Arbeit über die Schulter geschaut. In: Ders. (Hg.): Vom Handwerk des Psychoanalytikers: Das Werkzeug der psychoanalytischen Technik. Band 2. Stuttgart-Bad Cannstadt (frommann-holzboog), 326–363.

Dornes, M. (1998): Plädoyer für eine Neubetrachtung des Unbewußten. In: Trautmann-Voigt, S. & Voigt, B. (Hg.): Bewegung ins Unbewußte. Frankfurt/M. (Brandes & Apsel), S. 18–42.

Ermann, M. (Hg.) (1993a): Die hilfreiche Beziehung in der Psychoanalyse. Göttingen (Vandenhoeck & Ruprecht).

Ermann, M. (1993b): Übertragungsdeutungen als Beziehungsarbeit. In: Ders. (Hg.): Die hilfreiche Beziehung in der Psychoanalyse. Göttingen (Vandenhoeck & Ruprecht), S. 50–67.

Ferenczi, S. (1970): Schriften zur Psychoanalyse. Bd. I. Frankfurt/M. (Fischer).

Ferenczi, S. (1972): Schriften zur Psychoanalyse. Bd. II. Frankfurt/M. (Fischer).

Freud, S. (1905/1999): Bruchstücke einer Hysterie-Analyse. In: GW, Bd. V. Frankfurt/M. (Fischer), S. 163–286.

Freud, S. (1914/1999): Erinnern. Wiederholen und Durcharbeiten. In: GW, Bd. X. Frankfurt/M. (Fischer), S. 126–136.

Freud, S. (1926/1999): Die Frage der Laienanalyse (mit Nachwort). In: GW, Bd. XIV. Fischer, FrankfurtM. (Fischer), S. 207–296.

Freud, S. (1938/1999): Abriß der Psychoanalyse. In: GW, Bd. XVII. Frankfurt/M.(Fischer), S. 63–139.

Freud, S. (1941/1999): Zur Psychopathologie des Alltagslebens. In: GW, Bd. IV. Frankfurt/M. (Fischer).

Fürstenau, P. (1979): Zur Theorie psychoanalytischer Praxis. Stuttgart (Klett-Cotta).

Ghent, E. (1995): Interaction in the Psychoanalytic Situation. In: Psychoanalytic Dialogues 5, 479–491.

Heisterkamp, G. (1991): Freude und Leid frühkindlicher Lebensbewegungen. Empirische Säuglingsforschung und tiefenpsychologische Entwicklungstheorien. In: Ahrens, T. & Lehmkuhl, U. (Hg.): Beiträge zur Individualpsychologie. München-Basel (Reinhardt), S. 24–41.

Heisterkamp, G. (1993): Heilsame Berührungen. München (Pfeiffer), 2. Aufl. 1999.

Heisterkamp, G. (1998a): Vom Handeln des Analytikers in der »talking cure«. In: psychosozial 21, S. 19–32.

Heisterkamp, G. (1998b): Der Umgang des Analytikers mit passageren Überschreitungen des Settings durch den Patienten. In: Geißler, P. (Hg.): Analytische Körperpsychotherapie in der Praxis. München (Pfeiffer).

Heisterkamp, G. (1999a): Zur Freude in der analytischen Psychotherapie. In: Psyche 53, S. 1247–1265.

Heisterkamp, G. (1999b): Indizes fehlender Freude in der Tiefenpsychologie. In: Zeitschrift für Individualpsychologie 24, S. 81–402

Heisterkamp, G. (2000): Ist die Psychoanalyse ein freudloser Beruf? In: Schlösser, A.-M. & Höhfeld, K. (Hg.): Psychoanalyse als Beruf. Gießen (Psychosozial-Verlag), S. 275–296.

Jacobs, T. (1986): On Countertransference Enactments. In: Journ. Amer. Psychoanal. Assn. 42, S. 741–762.

Janssen, P.L. (1990): Inszenierungen der Borderlinestörung. In: Prax. Psychother. Psychosom. 35, S. 1–12.

Katz, G.A. (1998): Where the Action is: The Enacted Dimension of Analytic Process. In: Journ. Amer. Psychoanal. Assn. 46, S. 1129–1167.

Klüwer, R. (1983): Agieren und Mitagieren. In: Psyche 37, 828–840.

Klüwer, R. (1995): Agieren und Mitagieren – zehn Jahre später. In: Zeitschr. f. psychoanalytische Theorie und Praxis 10, S. 45–70.

Kohut, H. (1981): Die Heilung des Selbst. Frankfurt/M. (Suhrkamp).

Laplanche, J. & Pontalis, J.-B. (1973): Das Vokabular der Psychoanalyse. Frankfurt/M. (Suhrkamp).

Lichtenberg, J.D. (1987): Die Bedeutung der Säuglingsbeobachtung für die klinische Arbeit mit Erwachsenen. In: Zeitschrift für psychoanalytische Theorie und Praxis 2, S. 123–147.

Lohmann, H.-M.(1998): Sigmund Freud. Reinbek (Rowohlt).

Lorenzer, A. (1970): Sprachzerstörung und Rekonstruktion. Frankfurt/M. (Suhrkamp).

Moser, T. (1987): Der Psychoanalytiker als sprechende Attrappe. Frankfurt/M. (Suhrkamp).

Moser, T. (1989): Körpertherapeutische Phantasien. Frankfurt/M. (Suhrkamp).

Müller-Braunschweig, H. (1970): Zur Genese der Ich-Störungen. In: Psyche 42, S. 657–677.

Müller-Braunschweig, H. (1980): Gedanken zum Einfluß der frühen Mutter-Kind-Beziehung auf die Disposition zur psychosomatischen Erkrankung. In: Psychother. med. Psycholog. 30, S. 48–59.

Müller-Braunschweig, H. (1992): Psychohygiene und körperorientierte Psychotherapie: Allgemeine Grundlagen. In: Bühring, M. & Kemper, F.H.: Naturheilverfahren. Bd 2. Berlin-Heidelberg-New York, Sektion 09 (Springer), S.657–677.

Müller-Braunschweig, H. (1996a): Zur Wirkung analytisch orientierter Körperarbeit bei frühen Störungen. Bemerkungen zur Diskussion zwischen J.M. Scharff und T. Ettl über szenische und körperbezogene Intervention im analytischen Prozeß. In: Zeitschrift für psychoanalytische Theorie und Praxis 11, S. 227–238.

Müller-Braunschweig, H. (1996b): Körperorientierte Psychotherapie. In: Adler, R.H. et al. (Hg.): Psychosomatische Medizin. München-Wien-Baltimore (Urban & Schwarzenberg), S. 464–476.

Müller-Braunschweig, H. (1997): Zur gegenwärtigen Situation der körperbezogenen Psychotherapie. In: Psychotherapeut 42, S. 132–144.

Ogden, T.H. (1988): Die projektive Identifikation. In: Forum der Psychoanalyse 4, S. 1–21.

Piaget, J. (1946): Psychologie der Intelligenz. Zürich (Rascher).

Salber, W. (1965): Morphologie des seelischen Geschehens. Ratingen (Henn).

Sandler, J. (1976): Gegenübertragung und Bereitschaft zur Rollenübernahme. In: Psyche 30, S. 297–305.

Stern, D. (1989): Die Repräsentation von Beziehungsmustern. Entwicklungspsychologische Betrachtungen. In: Petzold, H. (Hg.): Die Kraft liebevoller Blicke. Psychotherapie und Babyforschung. Bd. 2. Paderborn (Junfermann), S. 193–218.

Stern, D. (1996): Selbstempfindung und Rekonstruktion. In: Trautmann-Voigt, S. & Voigt, B. (Hg.): Bewegte Augenblicke im Leben des Säuglings – und welche therapeutischen Konsequenzen? Köln (Richter), S. 17–30.

Stern, D. (1998): Now-moments und Vitalitätskonturen als neue Basis für psychotherapeutische Modellbildungen. In: Trautmann-Voigt, S.& Voigt, B. (Hg.): Bewegung ins Unbewußte. Frankfurt/M. (Brandes & Apsel), S. 82–96.

Streeck, U. (1998a): Agieren, Deuten und unbewußte Kommunikation. In: Forum der Psychoanalyse 14, S. 66–78.

Streeck, U. (1998b): Persönlichkeitsstörungen und Interaktion. Zur stationären Psychotherapie von Patienten mit schweren Persönlichkeitsstörungen. In: Psychotherapeut 43, S. 157–163.

Streeck, U. (2000): Szenische Darstellungen, nichtsprachliche Interaktion und Enactments im therapeutischen Prozeß. In: Ders.: Erinnern, Agieren und Inszenieren. Enactments und szenische Darstellungen im therapeutischen Prozeß. Göttingen (Vandenhoeck & Ruprecht), S. 13–55.

Thomä, H. (1984): Der Beitrag des Psychoanalytikers zur Übertragung. In: Psyche 38, S. 29–62.

Thomä, H. & Kächele, H. (1985): Lehrbuch der psychoanalytischen Therapie. Berlin (Springer).

Zwiebel, R. (1988): Einige Bemerkungen über die Rolle der projektiven Identifizierung in der analytischen Beziehung. In: Kutter, P.; Paramo-Ortega, P. & Zagermann, P. (Hg.): Die psychoanalytische Haltung. München-Wien (Verlag Internationale Psychoanalyse), S. 259–277.

Frühes Trauma und körperbezogene Psychotherapie

(am Beispiel der Arbeit mit Funktioneller Entspannung)

Angela von Arnim

In den letzten Jahren hat das Trauma in der Psychoanalyse theoretisch und praktisch zunehmend Beachtung gefunden. Bohleber (2000) betont u. a. die Verletzung und den Einbruch in die psychische Struktur, der zur Folge hat, dass die traumatische Erfahrung »sich der Bedeutungsgebung entzieht«.

Da die Struktur besonders bei frühen Traumen enge Beziehung zum eigenen Körpererleben aufweist und sich bei traumatischen Erfahrungen im Erwachsenenleben, die mit realer Grenzverletzung, Bedrohung, Gefahr und Ohnmacht einhergehen, häufig frühe, strukturbeeinträchtigende Traumatisierungen wiederholen, wird durch das Trauma ein wesentlicher Baustein der eigenen Identität, nämlich das eigene Erleben des Körpers, immer gravierend beschädigt. Verbale Psychotherapieverfahren stehen daher bei traumatisierten Patienten vor besonderen Problemen, die Arbeit mit Worten ist durch den Zusammenbruch der Bedeutungserteilung und den Einbruch im Körpererleben oft nicht möglich oder sehr behindert. Bei dem Versuch, einen Zugang zu den oft extrem zurückgezogenen oder abwehrenden Gewaltopfern zu finden, die häufig ihren Körper nur noch eingeschränkt oder gar nicht mehr spüren, kann psychotherapeutische Arbeit mit dem Körper eine wesentliche Hilfe sein.

Arbeit mit der Funktionellen Entspannung

Zur Wirkungsweise der Methoden sei zunächst auf einen Übersichtsartikel von Müller-Braunschweig (1997) verwiesen.[1] In der Methode der Funktionellen Entspannung (FE) nach Marianne Fuchs (1997) führt die Entspannung –

---

1 Eine umfassende Darstellung der Methode findet sich in der Monografie »Funktionelle Entspannung« von Marianne Fuchs (1997).

besonders verbunden mit der Ausatemphase – zur Sensibilisierung gegenüber Spannungsfeldern im Körper, deren psychischer Bedeutung dann nachgegangen wird. Der Leser kann im Ansatz etwas von dieser Methode erleben, wenn er einmal das Kiefergelenk anspannt und zusammen mit dem Ausatmen fallen lässt. Das Gleiche kann mit den hochgezogenen Schultern oder den Augenliedern geschehen (führen Sie es bitte aus, bevor Sie weiterlesen). Besonders beim Loslassen des Kiefergelenks ist zu spüren, dass sich in der Kombination mit dem Ausatmen die Lockerung durch den Körper fortsetzt und bis in die Beine zu spüren ist.

Die Entspannung, die bei solchen Körpererfahrungen entsteht, besonders verbunden mit der Ausatemphase, führt gleichzeitig zu einer Sensibilisierung gegenüber Spannungsfeldern, z. B. in der Skelettmuskulatur oder zur Wahrnehmung bisher nicht erlebter Körperregionen, bei schwer traumatisierten Patienten, sogenannter »toter Zonen« (Plassmann 1993). Die Veränderungen werden vom Patienten mit Worten benannt. Deren psychischer Bedeutung wird dann aufgrund der tiefenpsychologischen Orientierung der Methode nachgegangen.

Die Methode wurde bereits in mehreren empirischen Therapiestudien an der Universität Erlangen mit Erfolg auf ihre Wirksamkeit hin überprüft. Generelle Wirksamkeitsnachweise eher physiologischer Art finden sich in den Untersuchungen (Loew et al. 1993) an der Universität Erlangen bezüglich der Änderung von mitarbeitsunabhängigen Lungenfunktions-Parametern bei der Behandlung von Asthmapatienten mit Funktioneller Entspannung.

Anwendungsbereiche sind alle Krankheitsbilder, die mit körperlichen Beschwerden einhergehen, z. B. funktionelle (somatoforme) Störungen, psychosomatische Erkrankungen mit Organschädigung, aber auch Angst und Depression. Darüber hinaus ist die FE auch in der Prävention, beispielsweise in der Beratungstätigkeit und im pädagogischen Bereich, anwendbar. Der Einsatz in der Arbeit mit schwer traumatisierten Patienten wurde bereits früher von v. Arnim (1998, 2000) beschrieben.

Die frühen, vorsprachlichen Lebenserfahrungen des Menschen, wie sie von den empirischen Säuglingsforschern charakterisiert werden, können nach der Erfahrung der FE im Körpererleben wiederbelebt werden. Durch die therapeutische Arbeit an der körperlichen (propriozeptiven) Eigenwahrnehmung werden frühe Motivationssysteme (Lichtenberg 1991) anhand der Erlebnisse mit den verschiedenen Körpersystemen (s. u.) neu entdeckt und weiterentwickelt. Im Sinne von korrigierenden basalen Körpererfahrungen können frühe Selbstgefühle des Kernselbst (Stern 1992) wieder auftauchen und für die weitere Selbstentwicklung des Patienten genutzt werden.

Das *methodische Vorgehen* der FE gleicht im Wesentlichen dem der verbalen Therapie: Der Patient schildert ausführlich seine Beschwerden, jedoch interessiert sich der Therapeut in der FE zunächst besonders für die leiblichen Aspekte der Schilderung und versucht dabei, die Neugier des Patienten für sich selbst, seine Befindlichkeit, seine Empfindungen zu wecken und ihm gleichzeitig durch auf den Körper bezogene Angebote zum Sich-selbst-Wahrnehmen oder kleine Bewegungsreize auf einem Weg zu begleiten, auf dem er eine andere Umgangsmöglichkeit mit sich selbst kennenlernt.

Behandlungsablauf

Die Methode fokussiert die körperliche Eigenwahrnehmung des Patienten durch »Angebote« innerhalb des therapeutischen Dialogs, die sich auf verschiedene *körperliche Bezugssysteme* erstrecken. Diese Systeme sind:
– den Bezug zum Boden als »äußeren Halt«,
– das Skelettsystem als »Gerüst« oder »inneren Halt«,
– die Haut als »Grenze« und
– die Körperhöhlen als »innere Räume«.
Als weiteres System ist der körpereigene *Rhythmus* zu sehen, der besonders am autonomen Atemrhythmus beim Vorgang des so genannten »Loslassens«, d. h. eines begrenzten Entspannungsvorgangs, wahrnehmbar ist.

Es kommt dabei oft zu eindrücklichen Veränderungen der bisherigen Körperwahrnehmung, z. B. *»Bisher hatte ich das Gefühl, meine Wirbelsäule sei wie ein Stock, jetzt merke ich, da schwingt etwas mit.«*

Der Atemrhythmus wird also indirekt ins Spiel gebracht, etwa durch Angebote wie: Sich im »Loslassen« wahrzunehmen oder einmal eine kleine Bewegung – oder »das gelassene Bewegen«, wohlig wie eine Katze, mit einem dazu passenden Ton, Schnurren vielleicht zu verbinden. Das bedeutet, unbewusst eine Verbindung von Spüren, Bewegen und Ausatmen zu schaffen und damit einen »funktionellen Entspannungsvorgang« einzuleiten, der an die Funktion des eigenen Atem-Rhythmus gekoppelt wird, ohne dass jedoch bewusst mit der Atmung gearbeitet wird.

Diese Körpersysteme und -vorgänge werden in der FE als wieder zu entdeckende Ressourcen verstanden, die die vorherige ausschließliche Bezogenheit dieser Patienten auf ihre Beschwerden abmildern und neue Wahrnehmungsmöglichkeiten entwickeln helfen. Das Vorgehen in der FE ist lösungszentriert und ermöglicht in ständigem Wechsel zwischen Unbewusstem und Bewusstem ein individuelles und situationsspezifisches Zusammenwirken der somatischen, psychischen und sozialen Ebene. Dazu tragen als zentrales methodisches Element die »*Spielregeln der FE*« bei, die den körperbezogenen Dialog des Patienten an den unbewussten Atemrhythmus koppeln helfen. Sie dienen außerdem der Ermöglichung eines kreativen »Spielraums« (Winnicott), in dem der Patient im Sinne von »Alleinsein in Anwesenheit eines anderen« mit sich umgehen lernt und das basale Selbstempfinden eines »Körperselbst« (Stern) gefördert wird.

Fallbeispiel

Die Patientin, 25 Jahre, litt an einer somatoformen Schmerzstörung, für die Egle (1993) eine Reihe ätiologisch bedeutsamer Faktoren herausgearbeitet hat. In empirischen Forschungen wurde belegt, dass Patienten mit chronischen Schmerzsyndromen eine hohe Anzahl an psychosozialen Risiken aufweisen. Egle nennt sie »Kindheitsbelastungsfaktoren«, z. B. Unerwünschtsein als Kind oder Unzufriedenheit mit dem eigenen Geschlecht, körperliche und psychische Gewalt in der Erziehung, frühe Verluste, so dass der Schmerz häufig als »Ersatzobjekt« dient, erhöhte Leistungsorientiertheit, und darüber hinaus eine erhöhte Rate an sexuellem Missbrauch oder Vergewaltigungen.

Die dunkelhaarige Patientin, die schnell und hektisch (mit einem nicht ortsüblichen Dialekt) spricht und dabei sowohl ängstlich als auch freundlich, zugewandt und irgendwie kindlich wirkt, andererseits vorgealtert und »verbraucht« erschien, kommt mit dem Wunsch, »etwas, was in ihr feststeckt, zu lösen«. Nach dem Erstgespräch, das in mir so etwas wie Sorge um sie und Entsetzen über das Ausmaß ihres Leidens erweckt, setzt sie das »Lösen« sofort außerhalb in die Tat um, obwohl ich mit ihr bereits einen weiteren Termin ausgemacht hatte und ihr sogar einen ambulanten Therapieplatz in Aussicht gestellt hatte.

Erst nach vielen Wochen kommt sie, in desolatem Zustand, zu einem erneuten Gespräch. Vorausgegangen war eine weitere ihrer vielen Bauchoperationen (über 10) – ein Spezialist habe ihr versprochen »etwas zu lösen«, dabei habe er entgegen ihrer vorherigen Bitte, nicht nur Verwachsungen gelöst, sondern wegen Blutungskomplikationen auch ihren einzigen noch verbliebenen Eierstock entfernt – jetzt seien ihre Hormone ganz »im Keller«, sie sei schwer depressiv und fühle sich körperlich und seelisch wie ein Wrack.

Wie solle sie jemals mit ihren eigenen Beinen im Leben stehen? Wenn sie noch einmal eine Therapie versuche, sei das jedenfalls ihr Ziel. Sie sei nicht wieder gekommen nach dem ersten Gespräch, weil der vorherige Therapeut meist nur schweigend von ihr abgewandt aus dem Fenster gesehen habe und die Therapeutin in der ersten (stationären) Therapie meist selber in den Stunden angefangen habe zu weinen und sie nach kurzer Zeit an eine andere Therapeutin abgegeben habe.

Die *Beschwerden*, unerträgliche Unterleibsschmerzen nach einer Unterleibsinfektion mit 15, die operiert habe werden müssen, bestünden seit ca. 10 Jahren, im Schnitt jedes Jahr eine weitere Bauchoperation. Sie habe aber das Gefühl, die Ärzte hätten bei ihr alle nur »hereinschauen« wollen, ein Gynäkologe habe, als sie auf dem Untersuchungsstuhl lag, ihr angeboten, mit ihr hinterher Kaffee trinken gehen zu wollen. Sie habe nichts gesagt. Aber »komisch« sei es schon gewesen.

Zu ihrer *Geschichte* berichtete die Patientin, sie stamme aus einer Familie, in der ausschließlich Töchter geboren wurden. Der Vater habe bei ihrer Geburt, der dritten in dieser Familie, nur gesagt: »Scho' wieder a' Schneck'«. Da sie aber immer kurze Haare getragen habe, habe er sie öfters mit in seinen Handwerksbetrieb genommen und sie den Kollegen als »mein Lehrbub« vorgestellt. Die Mutter, selbst die Jüngste von fünf Schwestern, deren eigene Mutter früh starb, habe sowieso nie Kinder haben wollen und sich wenig gekümmert. Meist habe niemand zu Hause gewusst, wo die Patientin sich gerade aufhielt, sie sei schon als kleines Kind viel »herumgestreunt«.

Mit 14 habe sie ihren ersten Freund kennengelernt, 16 Jahre älter. Bei diesem habe sie zunächst mit Billigung der Eltern in seiner Kneipe mitgearbeitet, mit 15 sei sie zu ihm gezogen. Dass er sie von da an zur Prostitution gezwungen habe, sie schwer misshandelt und mit dem Tod bedroht habe, wenn sie flüchten wollte, all das habe aber außer der Mutter des Zuhälters, bei der sie die Einnahmen habe abgeben müssen, niemand erfahren. Den Eltern sei nichts aufgefallen, wenn sie mit Hämatomen und Schürfwunden im Gesicht zu Hause zu Besuch gewesen sei. Auch wenn sie massive eitrige Unterleibsentzündungen bekommen habe, habe sie unter Gewaltandrohungen ihres Freundes weiter im Bordell arbeiten müssen. Da sie nachts arbeitet, habe sie zunächst versucht, tagsüber eine Lehre zu machen, wo ihr aber nach kurzer Zeit gekündigt worden sei, da sie mehrmals bei der Arbeit eingeschlafen sei.

Nach vergeblichen Ausbruchsversuchen, die von ihrem Zuhälter mit Gewaltexzessen, einer mehrwöchigen Entführung und mit konkreten Mordandrohungen beantwortet worden waren, habe sie dann vor einigen Jahren mit Hilfe eines anderen Zuhälters doch noch von ihrem Peiniger aus diesem Milieu fliehen können.

Sie habe dann eine »psychosomatische Kur« gemacht und dort ihren jetzigen Freund kennengelernt, mit dem sie jetzt fern von ihrer Heimatstadt zusammenlebe. Die Schmerzen seien aber nicht besser geworden, und jetzt nach der letzten Operation sei sie wie verstümmelt und »innerlich ganz zerstört«.

Später kamen über Bilder, die die Patientin in der Stunde malte, die vorher völlig verschütteten Erinnerungen an sexuelle Gewalt in der Vorschulzeit (durch einen Nachbarn) zurück, wobei der Patientin bis heute nicht klar sei, ob das wirklich alles war.

In der inzwischen 3-jährigen *Therapie* stand die Identitätsproblematik der Patientin im Zentrum. Sie litt bereits an einer primären Identitätsproblematik durch das Nicht-angenommen-worden-Sein als Kind, und besonders in ihrem Geschlecht. Infolge der ausgeprägten Retraumatisierungen in der Adoleszenz, nach einem kindlichen Missbrauch oder mehreren sexuellen Traumata in der Vorschulzeit, wurde sie an der Ausbildung einer eigenen, selbst erworbenen Identität gehindert, sie hatte eine Identitätsdiffusion, sie wusste nicht, wer sie war, lebte völlig in der Gegenwart, hatte weder eine Vergangenheit noch eine Zukunft, der »rote Faden« ihrer Lebensgeschichte war an vielen Stellen gerissen.

So brachte sie in einer Stunde einen große Stofftüte voller Photos von sich selbst mit, die sie alle vor mir auf dem Tisch ausschüttete. Es war entsetzlich anzuschauen: Auf den Bildern war sie mit völlig differierendem Körpergewicht, Frisur, Haarfarbe und Gesichtsausdruck zu sehen, so dass der Eindruck entstand, es handele sich um verschiedenen Personen – ich konnte sie oft gar nicht wiedererkennen. Sie wollte von mir, dass ich mit ihr zusammen die Bilder »ordne«, nahm einige nachdenklich in die Hand und sagte: »Schrecklich, so tote Augen.« Bei anderen wollte sie, dass ich erkenne, dass sie kurz vor dem Fotografieren schwer geohrfeigt worden war. Das müsse ich doch sehen!

In der nächsten Stunde brachte sie ein selbst gemaltes Bild von sich mit in die Stunde, das drei Personen in einer, mit einer Person als Hülle, zeigte, darin eine weitere, rundliche Figur und eine dritte, die sich aus den beiden anderen heraus nach vorn beugte und auf einen Stock stützte. Durch das Bild wollte sie mir zeigen, dass sie sich manchmal wie ein Kind und manchmal wie eine alte Frau fühlte – mein Eindruck war, dass die dritte Figur eher wie ein Mann mit einem Stock aussah – also eher ein Ausdruck ihres sadistischen Täterintrojektes.

Exkurs

Gerade in der körperbezogenen Arbeit mit traumatisierten Patienten ist die Einbeziehung von Interventionen aus der *Gestaltungstherapie* häufig von großer Bedeutung, einerseits als Arbeit mit einem »triangulierenden Dritten«, andererseits als Unterstützung für das Wieder-in-Gang-bringen der Symbolisierungstätigkeit der Patienten, die, wenn es gut geht, das Malen als Bewältigungshilfe, bzw. als Vorstufe der verbalen Symbolisierung (d. h. als distanzierende Indexikalisierung, mit der Einführung von Raum und Zeit) für sich nutzen können. Diese Distanzierung gelingt nicht immer. Bei schweren Traumatisierungen kann die Konfrontation mit dem selbst gemalten Bild zu erneuten Affektüberschwemmungen im Sinne einer Retraumatisierung führen. Daher ist das genaue Erspüren des »now moment« im therapeutischen Prozess wesentlich, damit ein gestaltungstherapeutisches Angebot für den Patienten stimmig werden kann. Keßler und Schmitz (1999) berichteten von einer Gruppentherapie mit KBT bei traumatisierten Patienten und dabei über die Arbeit mit aus Ton gefertigten Körperskulpturen (was auch in der FE häufig eingesetzt wird) oder auch mit symbolischen Gegenständen, was ebenfalls in der KBT-Therapie häufig verwendet wird. Diese Gegenstände, z. B. eine Stacheldrahtspule, können für die Patienten die Erstarrung nach dem Trauma darstellen, andere stehen für die positiven Ressourcen, wie etwa den »tragenden Grund« oder »den inneren Kern der Person«. Sie können z. T. auch als Übergangsobjekte im Therapieprozess dienen.

Für diese Patientin war es extrem schwierig, sich auf die Arbeit mit dem Körper einzulassen. Denn sie spürte ihren Körper fast nur fragmentiert, beispielsweise nur den oberen Teil der Wirbelsäule, den ganzen unteren Teil nicht, von den Beinen nur die Außenseite der Unterschenkel, innen nichts. Von ihren Händen jeweils nur eine, die andere war wie tot. Sich überhaupt auf die Eigenwahrnehmung einzulassen, hieß für sie anfangs nur eine Zunahme der Qual. Nichtspüren sei besser als dieses seltsame Kribbeln am ganzen Körper. Entspannung bedeute für sie nur eine Zunahme des Schmerzes.

Andererseits litt sie psychisch erheblich an ihrer leiblichen Empfindungslosigkeit. Sie zeichnete sich einmal als eingeklemmt in konzentrischen Kreisen: In der Mitte sei der Schmerz, außen sei eine dicke Schicht, die sie gefühl- und empfindungslos mache. Und in der mittleren Schicht sei sie selbst, völlig eingepfercht, und sie fühle sich dadurch bewegungsunfähig und nicht lebendig.

Einmal berichtete sie mir davon, sie sei sich oft so fremd, dass sie nicht in den Spiegel schauen könne, weil sie sich selber nicht erkenne. Sie müsse dann zu Hause den Spiegel verhängen.

Sich auf den Boden als den tragenden Grund einzulassen, war für die Patientin anfangs unmöglich, sie lag völlig verspannt mit einem übersteigerten Hohlkreuz da, in der Bauchlage war es etwas besser, allerdings nahm sie den Boden nicht als tragend und Sicherheit gebend wahr, sondern als weich und zu nachgiebig (so schilderte sie in anderen Stunden ihre Mutter).

Am auffälligsten waren ihre Wahrnehmungen von Berührungen. Sie wünschte sich z. B. in Bauchlage eine Berührung rechts und neben der Brustwirbelsäule, wo sie nichts spürte. Als ich die Hand, vorsichtig und den »Regieanweisungen« der Patientin bezüglich Lage und Auflagegewicht folgend, auf ihrem Rücken auflegte, bekam sie nach kurzer Zeit Angst: »Es ist jetzt plötzlich, als ob Ihre Hand ganz tief in meinen Rücken einsinkt, ja fast schon eindringt. Ich kann jedenfalls keine Grenze spüren.« Es war, als ob meine Hand, die sie zunächst für kurze Zeit als warm und Halt und Schutz gebend erlebt hatte, plötzlich ihre Bedeutung änderte und zu einem sie penetrierenden Körperteil eines Vergewaltigers wurde.

So hatte ich in vielen Stunden immer wieder die Erfahrung des Scheiterns mit ihr zu ertragen, dass nämlich die »Konstruktion einer hilfreichen Umwelt« nicht gelang und die Beschwerden sogar nach den Stunden zu Hause sich noch verschlimmerten, wenn z. B. in der Nähe des bedrohten Unterbauches gearbeitet worden war. So fühlte ich mich in der *Gegenübertragung* oft schuldig für die Zunahme von Beschwerden. So als sei ich wirklich eindringend und vergewaltigend, so als wolle ich auch nur »hineinschauen«. Über längere Zeit war dann die Arbeit mit der Körperwahrnehmung von ihrer Seite aus gar nicht möglich. Weil die Angst vor dem Entsetzlichen, das in den vorher nicht gespürten Zonen verborgen war, zu groß war. Und weil sie mich zeitweise auch (an-) klagend dafür verantwortlich machte.

Ich selber fühlte mich bei einigen ihrer Schilderungen, – z. B. wenn sie von folter-ähnlichen Maßnahmen oder massiven Morddrohungen ihres Peinigers berichtete, wenn sie Fluchtgedanken äußerte, und bei der Arbeit an ihrem misshandelten Körper, der lange Zeit keinerlei »gute Berührung« zuließ – oft vor Entsetzen über ihr Schicksal und meine Wahrnehmungen über die Folgen der jahrelangen Traumatisierungen wie paralysiert, unfähig, noch etwas »Lösungsorientiertes« zu sagen oder zu tun. Ich fühlte mich als Therapeutin durch die Therapiestunden mit dieser Patientin, besonders wenn es ihr nicht gelang, sich zu spüren, oft schwer belastet.

Besonders belastend empfand die Patientin es, dass sie ihre Füße nicht spürte oder nur zum Teil. Sie zeichnete dazu ein Bild, wie so oft, wenn verbale Mitteilung schwierig war, auf dem die Fersenbereiche beider Füße als runde Leerstelle zu sehen waren. Ihr fiel dann dazu ein, dass ihr der Zuhälter unzählige Paare hochhackiger Stöckelschuhe gekauft hatte, sie aber kein einziges Paar bequeme Laufschuhe besessen habe, ach, die Füße hätten damals so entsetzlich geschmerzt. Jetzt spüre sie ja da gar nichts mehr. Sie hätte sich jetzt aber einmal ein paar flache Schuhe gekauft – egal, wie's aussieht. Schließlich müsse sie ja auch stehen können.

In der Folgezeit fand die Patientin ganz allmählich für sich Wege, wie sie ihre »gestorbene« taktile Wahrnehmung, was für sie, wenn sie es in der Stunde bemerkte, immer wieder etwas Unheimliches und Bedrohliches hatte, zeitweise selbst, mit meiner Hilfe, wieder »erwecken« konnte: Sie suchte sich etwa einen meiner Igelbälle, mit dem sie sich entweder selbst berührte oder mir »Anweisungen« gab, wo und wie sie Berührungen von mir wünschte. Sie legte sozusagen eine stachelige »Zwischenschicht« gegen die bedrohliche Nähe ein, um für sich eine deutlichere »Grenzerfahrung« zu machen. Sie nahm auch einen ihr besonders guttuenden Holzball (als ein Übergangsobjekt) mit nach Haus, um ihn in Krisenzeiten als »Spürhilfe« zu verwenden.

Nach und nach lernte sie ihren Rücken wieder etwas lebendiger zu spüren, u. a. mit Hilfe eines weichen kleinen Balles, den sie zwischen Rücken und Rückenlehne ihres Stuhls sanft hin- und herrollte oder indem sie versuchte, sich mit kleinen Bewegungen im Wirbelsäulenbereich selbst »von innen zu massieren« und dabei ihre nach oben festgehaltenen Angst-Atmung etwas in Richtung Boden loszulassen.

Parallel dazu wurde ihre Fähigkeit im Leben zu stehen, wie die Lebendigkeit in Beziehungen, ihre soziale Abgrenzungsfähigkeit und ihre Leistungsfähigkeit stärker. Sie entschied sich für eine Ausbildung in einem von ihr selbst gewählten Beruf und bewältigte sie trotz vieler Versagensängste gut. Sie setzte sich gegenüber Attacken von Verwandten und Schwiegerfamilie durch und knüpfte Freundschaften. Sie lernte »aufmüpfig« zu sein.

Immer wieder ist die Patientin, deren Therapie noch andauert, von Rückschlägen bedroht oder sie wird von neuen Symptomen wie z. B. nächtlichen Fressattacken überfallen. Sie fühlt in sich dann eine Leere, einen unstillbaren Hunger, manchmal auch so, als sei ihr Bauch ein brennendes Loch. Sie hasse ihren Bauch sagt sie dann, am besten sei es, doch noch einmal zu operieren, damit dieser dicke »Klotz« an ihrem Körper kleiner werde. Sie malte ihn einmal feuerrot, und die Körperzonen drum herum grün, d. h. gut (u. a. auch deshalb, weil inzwischen besser wahrgenommen). Der Bauch aber, der werde »nie gut« werden.

Der eigene Körperinnenraum, bisher vom traumatischen Introjekt besetzt, bekommt jetzt mehr Aufmerksamkeit, mit dem Ziel, die »Leere«, die die fehlende erworbene Identität bewirkt hat, mit etwas »Gutem«, anstelle des bisher Schrecklichen, nämlich mit ihrem eigenen Wahrnehmen und Fühlen und Wollen, zu füllen. Bis dahin ist noch ein gutes Stück Weg zurückzulegen.

Sowohl im Rahmen von aktuellen Beziehungskonflikten im privaten Bereich, bei denen die Patientin sich erneut entwertet fühlte, als auch nach Erfolgen, die die Patientin im beruflichen oder partnerschaftlichen Bereich durch Erreichen ihrer selbstgesetzten Ziele für sich verbuchen konnte, traten regelmäßig Symptomverschlechterungen oder -verschiebungen auf, die als körperliches Äquivalent ihrer ausgeprägten unbewussten selbstdestruktiven Bestrebungen zu verstehen sind. Jedesmal, wenn dieser Zusammenhang von der Patientin verstanden werden konnte, entstand bei ihr zunächst ein Gefühl der Leere, so als sei, wenn die Besetzung durch das maligne Introjekt nachlässt, nichts an dessen Stelle zu setzen. Ein Gefühl, das für die Patientin offensichtlich noch schwerer zu tolerieren ist als der Schmerz und der Selbsthass. Sie musste dann mehrmals mit ausgeprägten Fressanfällen (mit Gewichtszunahme) versuchen die Leere zu füllen. Bei dem langsamen »Erlernen« von mehr Selbstakzeptanz ist die für die Patientin äußerst bedeutsame berufliche Sphäre am wichtigsten, da sie hier erfährt, dass sie etwas bewirken kann und durch etwas Eigenes Anerkennung bekommt. Im beruflichen Bereich steht jedoch, ebenso wie im privaten Bereich, das Thema Abgrenzung, Unterscheiden von eigenen und fremden Bedürfnissen, im Vordergrund.

Die Patientin hat die Zwischenprüfung ihrer Ausbildung bestanden und leistet inzwischen ein Berufspraktikum ab, wobei sie sich gut in das Arbeitsleben integrieren konnte und vom Arbeitgeber eine feste Stelle angeboten bekommen hat. Krisen im beruflichen Bereich gab es für die Patientin bisher immer nur dann, wenn sich männliche Kollegen ihr in sexualisierender Weise näherten. Nach und nach gelingt es ihr besser, sich adäquat zu wehren.

Die Beziehung der Patientin mit ihrem Lebensgefährten ist überwiegend stabil. Er grenzt sich zunehmend gegenüber seinen Eltern, den Schwiegereltern der Patientin, ab. Die Patientin und er planen, aus dem Haus seiner Eltern, die sich bisher ablehnend verhalten haben und sich gern eingemischt en, auszuziehen.

Exkurs

Da ich bei der Diskussion des Falles auch Begriffe aus der Semiotik verwende, soll hier kurz auf deren Begriffe eingegangen werden.

Lebende Systeme kommunizieren mit der Umgebung und innerhalb des Systems, d. h., zwischen den Systemebenen oder »Subsystemen« durch den Austausch von verschiedenen Zeichen, die in der Biosomatik in Anlehnung an Peirce (1955) in drei Zeichenkategorien eingeteilt werden:

- Es existieren auf der basalen, vegetativen Ebene *»ikonische« Zeichen*, die für das Körper-Sein, d. h. das Empfinden und Erleben, stehen und nach dem Prinzip des Bildes oder der Ähnlichkeit gedeutet werden.
- Auf der mittleren Ebene der Funktionskreise[2], hier geht es z. B. um Wahrnehmen und Bewegen, werden die ikonischen Zeichen durch *»indexikalische« Zeichen* nach dem Prinzip »Ursache und Wirkung« in einem hinweisgebenden Zusammenhang geordnet.
- Auf der Situationskreisebene, der »inneren Bühne«, werden die ikonischen und indexikalischen Zeichen integriert und zu sozial kommunizierbaren Zeichen, den so genannten *»Symbolen«.*

Aus Sicht der Semiotik ist ein Mensch gesund, wenn er auf allen drei Systemebenen mit allen drei Zeichenkategorien mit der Umgebung kommunizieren kann und durch Integration dieser verschiedenen Zeichen auf einer sprachlichen Ebene eine für ihn und seine Bedürfnisse passende Wirklichkeit »konstruieren« kann (vgl. hierzu auch Plassmann 2000, v. Uexküll et al. 1996). Krankheit wäre dementsprechend ein Verlust der »Passung mit der Umwelt«, etwa nach einer Traumatisierung, durch die der freie Gebrauch aller Zeichenkategorien unmöglich gemacht wird.

Ein Beispiel: Patientinnen mit chronischen Schmerzsyndromen im Bewegungsbereich, die oft gleichzeitig unter funktionellen Abdominalsymptomen leiden, haben nicht selten eine Lebensgeschichte mit gehäuften Traumatisierungen durch Gewalterfahrungen. Sie leiden nicht nur an einer traumatischen Sprachlosigkeit, sondern sind besonders auch in ihrem Bewegungsverhalten eingeschränkt, was dem gleichzeitigen Empfinden entspricht, dass sie für bestimmte Körperregionen die Zeichen ihrer Körperwahrnehmung in ihrer Bedeutung nicht entschlüsseln können. Der Kommunikationszusammenhang

---

2 Zum Funktions- und Situationskreis sowie zur Semiotik (siehe auch Otte 2001, Plassmann 2000, v. Uexküll et al. 1996, v. Uexküll et al. 1997).

wurde durch das Trauma zerrissen, erst durch eine therapeutische Arbeit an der Wahrnehmung der »ikonischen« sowie der »indexikalischen« Körperzeichen (die z. B. die Bewegungsmuster betreffen) kann häufig für diese Patientinnen der Zusammenhang zu ihrer traumatisierenden Lebenserfahrung wiederhergestellt werden.

Dies ist ein Beispiel für den Ansatz der Körperpsychotherapiemethode Funktionelle Entspannung, ein Verfahren, das bei zerstörten Passungsprozessen zwischen Mensch und Umwelt, die sich durch Störungen von Körperwahrnehmung und Bewegung manifestieren, versucht, behutsam einen Zugang zur vorsprachlichen Welt der ikonischen und indexikalischen Zeichenprozesse zu finden, und gemeinsam mit der Patientin eine Reintegration in die symbolische Zeichenwelt versucht.

In der Therapie mit Funktioneller Entspannung geht es zunächst darum, dass der Patient zu einem »Dialog mit sich selbst, d. h. genauer gesagt, seinem Körper«, und zwar auf der Ebene der »propriozeptiven Eigenwahrnehmung«, ermuntert wird. Dieser »Dialog des Patienten mit seinem Körper« wird dadurch ermöglicht, dass er in einen weiteren Dialog, nämlich den zwischen Therapeut und Patient, »eingewickelt« wird, d. h., durch den verbalen Austausch mit dem Therapeuten wird der innere Dialog des Patienten mit seinem Körper gefördert. Der Patient versucht die Bedeutung körperlicher Prozesse zu verstehen und ist dabei in die tragfähige therapeutische Beziehung gewissermaßen »eingehüllt«.

Dies kann auch bedeuten, dass bei schweren Störungen eine konkrete »Wohnhülle-Erfahrung« durch eine taktile Berührung der Therapeutin notwendig werden kann, z. B. wenn Patienten durch ungenügende Erfahrungen im ikonischen Bereich (besonders im Bereich der Erfahrung von Halt und Grenzen) bestimmte Körperzonen nicht wahrnehmen und nur ungenügend bewegen können.

Erst durch eine therapeutische »semiotische« Regression auf die Ebenen der ikonischen Zeichen, z. B. durch eine taktile Wahrnehmung einer »guten Berührung« und danach einer stimmenden Bewegung, kann es in solchen Fällen gelingen, zu einer »semiotischen Progression« (Plassmann 1993) zu gelangen, d. h. bisher nicht Integriertes innerhalb einer körperbezogenen Therapie zu erleben und danach auch zu verbalisieren – und damit zu integrieren.

Man könnte es auch so formulieren: In der Funktionellen Entspannung geht der Weg, besonders bei Patienten, die in der frühen Interaktion für ihre Bedürfnisse wenig Passung mit ihrer Umgebung erleben konnten (weil die Umgebung es nicht ermöglichte oder weil Faktoren im Kind, wie Behinderungen, die Passung erschwerten) und/oder bei denen die Passung traumatisch zerstört *wurde, zunächst über die **Berührung** (ikonische Zeichen) zur **Bewegung** (indexikalische Zeichen) und erst dann zur **Bedeutung** (durch symbolische Integration der beiden anderen Zeichenkategorien).*

In diesem Zusammenhang wird deutlich, dass es sich bei dem körperbezogenen Zugangsweg dieser Methode keineswegs um ein »nonverbales« Verfahren handelt, sondern dass es in der Therapie um ein ständiges *»Oszillieren« zwischen den verschiedenen Systemebenen des menschlichen Organismus* geht. Oder, anders gesagt, gebraucht diese therapeutische Beziehung bewusst alle drei Zeichenkategorien, mit dem Ziel der Integration, d. h. um dem Patienten sozusagen einen freien Gebrauch aller Zeichenklassen für die Kommunikation mit der Umgebung zu ermöglichen, damit eine neue oder bessere »Passung« hergestellt werden kann.

Auch wenn diese Sichtweise der theoretischen Begründung eines körperbezogenen Psychotherapieverfahrens wie der FE zunächst ungewohnt erscheint, so sind neue, integrative Modelle (als »Konstruktionsregeln der Wirklichkeit«) notwendig, um therapeutische Prozesse in ihrer Bedeutung zu erfassen, ohne den bisherigen »Leib-Seele-Dualismus« weiter theoretisch zu unterstützen.

Frühes Trauma und Körperpsychotherapie

Bei Patienten, deren Geschichte im Zustand der semiotischen Regression in Körpersymptomen verborgen ist, wie bei schweren Traumatisierungen, oder deren frühe Beziehungsgeschichte bereits Traumatisierungen aufweist, die nie Zugang zur Symbolisierung gefunden haben, sind andere therapeutische Zugangswege als bei neurotischen Patienten notwendig: Die Erfahrung von Halt und Grenze sind die wichtigsten therapeutischen Interventionen, die in der FE durch einen körperbezogenen Zugangsweg dem Patienten vermittelt werden, der eine ikonische Erfahrung durch eine »passende Berührung« machen kann. Die Erfahrung einer haltgebenden Berührung, die die Grenzen des Patienten respektiert und unter seiner Regie durchgeführt wird, ermöglicht im günstigen Fall weitere ikonische Erfahrungen, z. B. Aufatmen-können durch Loslassen oder die Fähigkeit, sich wieder bewegen zu können. Unter dem Schutze einer haltvermittelnden körperlichen Wahrnehmung können weitere körperliche Elemente des Selbstempfindens in der Therapie bedeutsam werden, etwa die Erfahrung von Wirkmächtigkeit durch Selbstbewegung, von indexikalischer Problemlösungskompetenz und von semiotischer

Progression durch Verbesserung der Symbolisierungskompetenz – und zwar durch Worte, die tatsächlich etwas über das Selbst und seine Geschichte enthüllen und die nicht länger Worthülsen sind, wie dies bei traumatisierten Patienten häufig der Fall ist, wo Worte häufig Ausdruck eines falschen Selbst durch Überanpassung sind.

Halt und Grenzen bestimmen auch das therapeutische Beziehungsgeschehen. Der Therapeut muss warten können, ggf. auch Wochen oder Monate, bis die Zeit für den Patienten reif ist und eine körperbezogene Intervention in der Übertragungs-/ Gegenübertragungssituation »stimmig« ist.

Bei traumatisierten Patienten, bei denen die Geschichte des Traumas in schmerzenden oder nicht gespürten oder nicht beweglichen Körperzonen (vgl. auch die »toten Zonen« oder »Spaltungszonen« nach Plassmann) verborgen ist, wird durch eine Berührung häufig das Trauma »aufgedeckt«. Es ist daher wesentlich, dass der Therapeut darauf vorbereitet ist und lange genug eine behutsame, Halt und Grenzen stabilisierende Arbeit mit dem Patienten durchführt, bis dieser selbst den Zugang zu verschütteten Teilen seiner Geschichte sucht. Trotzdem entwickelt sich bei sehr schwer traumatisierten Patienten zunächst die therapeutische Beziehung häufig als ein lange Geschichte des wiederholten Scheiterns, bzw. Überschwemmtwerdens mit traumatischem Material.

In einem Aufsatz des Themenheftes »Psychotherapie mit traumatisierten Patienten« betonen Clauer und Heinrich (1999) die Bedeutung und besondere Intensität und Direktheit von *körperlichen Gegenübertragungsprozessen* bei traumatisierten Patienten und warnen vor der Gefahr der Abspaltung der körperlichen Aspekte in der Behandlung dieser Patientengruppe, zumal der Therapeut bei diesen Patienten häufig mit traumatisiert wird und während der Therapiesitzung schützend mit sich selbst umgehen müsse. Einige Therapeuten würden aus Angst vor eigener Traumatisierung bzw. vor der Wucht der eigenen Gegenübertragungswut die Einbeziehung des Körpers ablehnen. Sie zitieren an dieser Stelle Klopstech, der 1994 äußerte, »dass die Entscheidung des Therapeuten für eine Form der Behandlung von sexuellem Missbrauch, die den Körper nicht einbezieht, unbewusst ein Gegenübertragungsagieren darstellt«. Die Gegenübertragungsgefühle des Therapeuten sind ebenso wie die Symptome des Patienten Ausdruck der extremen Passungsstörung bzw. des Passungsverlustes des traumatisierten Patienten, der sein Leiden auf den Therapeuten ebenso überträgt wie seine ausgeprägte Desintegration. In einer Studie zu den *Gegenübertragungsthemen* von Therapeuten, die mit Holocaust-Überlebenden

arbeiteten, benannte Danieli (1994) als häufige Reaktionen von Psychotherapeuten auf die Opfer des Nazi-Holocaust: Unfähigkeit, heftige Emotionen in
Schach zu halten, Furcht und Schrecken, Trauer, Scham, extreme Wut,
Abstumpfung, Verleugnung, Vermeidungsverhalten, Klammerung an die
professionelle Rolle, Schuldgefühle.

Daran wird deutlich, das Trauma desintegriert auch den Therapeuten. Das
Trauma wird auf der Ebene der Begegnung zwischen Therapeut und Patient
reinszeniert, dadurch, dass es im Therapeuten gefühlt und erlebt wird. Es
handelt sich um eine semiotische Regression. Auch der Therapeut ist paralysiert
bezüglich seiner Symbolisierungskompetenz. In dieser semiotischen Regression
beginnt die Suche nach den verlorengegangenen Aspekten der Geschichte des
Patienten. Erst durch das Traumatisiertwerden wird der Prozess der Konstruktion einer gemeinsamen Wirklichkeit in Gang gesetzt. Dazu muss der Therapeut
auf der ikonischen, d. h. körperlich-emotionalen Ebene, ein Leiden zulassen,
sonst verändert sich nichts. Erst durch das Wahrnehmen der eigenen Gegenübertragung und die nachfolgende Verbalisierung besteht eine Chance zur
symbolischen Integration. Beide Beteiligte, Patient und Therapeut, leisten die
Integration des Desintegrierten.

Durch eine körperbezogene Arbeit, z. B. mit FE oder verwandten Methoden, kann jedoch langfristig die Integration des Traumas und gleichzeitig die
Integration des beim Patienten durch das Trauma blockierten Austausches mit
der Umgebung mit Hilfe aller drei Zeichenkategorien gefördert werden.

Zu erwähnen sind z. B. Falldarstellungen von Karcher (2000), die Patienten
des Behandlungszentrums für Folteropfer Berlin mit Konzentrativer Bewegungstherapie, KBT, behandelt. Sie spricht darin von »basaler Körperarbeit« mit
den »haltgebenden äußeren und inneren Strukturen«, von der Einbeziehung des
Atemrhythmus und der Körperinnenräume, auch davon, den Patienten zu
helfen, den eigenen Platz und die Körpergrenzen zu finden – also ein der FE-
Arbeit sehr ähnlicher Ansatz, der Stabilisierung vor Aufdeckungsarbeit stellt.
Anders als etwa einige bioenergetisch orientierte Körperpsychotherapieverfah-
ren, die spezielle Techniken wie Vertiefung der Atmung und Steigerung des
Energieniveaus zur forcierten Traumabearbeitung nutzen. Aber auch in diesen
Methoden wird in letzter Zeit mehr Wert auf die Arbeit mit Halt und Grenzen
gelegt. In den eher »stillen« Methoden wie der KBT oder in der FE werden
durch haltgebende Berührung, Ermöglichung des Loslassens und damit der
»Befreiung« des Eigenrhythmus des Patienten Erfahrungen im Bereich der
ikonischen Zeichen ermöglicht. Im Schutze von Halt und Grenzen wird der

Patient ermutigt, durch Ausprobieren neue indexikalische Erfahrungen zu machen, die von guten ikonischen Erfahrungen »unterfüttert« sind. Die Integration von ikonischen und indexikalischen Zeichen erfolgt dann durch die Verbalisierung, d. h., der Dialog des Patienten mit sich selbst wird in einen verbalen Dialog mit dem Therapeuten »eingewickelt«. Integration und damit semiotische Progression ist nur durch ein ständiges Oszillieren zwischen allen drei Zeichenkategorien möglich.

Durch die Arbeit mit traumatisierten Patienten hat die Bedeutung der Arbeit mit der Berührung sehr zugenommen. Bei diesen Patienten ist die Berührung oft erst die Voraussetzung, um ein Loslassen und ein spielerisches Ausprobieren zu ermöglichen, wobei dieses Thema in der theoretischen Auseinandersetzung innerhalb und außerhalb der Psychoanalyse insgesamt noch sehr kontrovers behandelt wird.

Stern hat sich in einem Interview (1999) eindeutig dazu geäußert:

»Je mehr jemand traumatisiert oder verletzt ist, desto mehr sollte man von Worten zu Berührung oder Bewegung übergehen. Mit Menschen, die vergewaltigt wurden, die Gewalt erfuhren oder kaum fassbare traumatische Unfälle hatten, kann man nicht nur sprechen. Denn diese Menschen kann man mit Worten allein nicht genügend halten. Sie benötigen eine haltende Umgebung, die Berührung und andere Arten von Unterstützung einschließt. Dann können sie auch sprechen. [...]

Es ist heute nicht mehr nötig den Körper auszuschließen, um einen Menschen zu verstehen (wie Freud dies tat – Ergänzung der Verfasserin). Die Zeit ist reif, um den Körper wieder einzubringen.«

Und Roth (1988) schreibt in seinem Nachwort zu einer Veröffentlichung von Moser:

»Gerade die therapeutische Arbeit, die den körperlichen Kontakt mit dem Patienten einschließt, setzt die Unterscheidung voraus zwischen der Wiederholung einer Geste, die schon lange tot ist, und dem Wagnis, in eine ehemals verletzende, jetzt neu aufkeimende Szene einzutauchen und sie zum guten Ende zu bringen. [...] Die wahrhaft spontane Geste erfolgt nur, wo das Kind oder der Patient gehalten wird. [...] Nur innerhalb dieser Sicherheit kann sich (nach Winnicott) das »Selbst vor dem Selbst« enthüllen. [...] Die Szene, die sich im therapeutischen Raum schließlich erfüllt, wurde vom Patienten selber geschaffen. [...] Wird sie nicht gebremst, führt sie zum Abschluss einer Entwicklungsgestalt und zur Vorbereitung einer neuen.«

Literatur

Arnim, A. von (1998): Funktionelle Entspannung als Therapie bei Autodestruktion. In: Wiese, J. & Joraschky, P. (Hg.): Psychoanalyse und Körper. Göttingen (Vandenhoeck & Ruprecht), S. 27–51.

Arnim, A. von (2000): Körperbezogene Psychotherapieverfahren. In: Egle, T.U. et al. (Hg.): Sexueller Mißbrauch, Mißhandlung, Vernachlässigung. 2. Auflage. Stuttgart - New York (Schattauer).

Bohleber, W. (2000): Die Entwicklung der Traumatheorien in der Psychoanalyse. In: Psyche 54, S. 797–840.

Clauer, J. & Heinrich, V. (1999): Körperpsychotherapeutische Ansätze in der Behandlung traumatisierter Patienten: Körper, Trauma und Seelenlandschaften zwischen Berührung und Abstinenz. Psychotherapieforum 7/2: 7593. Wien - New York (Springer).

Danieli, Y. (1994): Die Konfrontation mit dem Unvorstellbaren. In: Stoffels, H. (Hg.): Terrorlandschaften der Seele. Regensburg (S. Roderer).

Egle, U.T. & Hoffmann, S.O. (Hg.) (1993): Der Schmerzkranke. Grundlagen, Pathogenese, Klinik und Therapie chronischer Schmerzsyndrome aus bio-psycho-sozialer Sicht. Stuttgart - New York (Schattauer).

Fuchs, M. (1997): Funktionelle Entspannung. 6. Aufl. Stuttgart (Hippokrates).

Karcher, S. (2000): Therapeutische Erfahrungen mit Konzentrativer Bewegungstherapie bei Folterüberlebenden. Psychotherapie im Dialog 1, S. 28–37.

Keßler, H. & Schmitz, U. (1999): Körper- und Gestaltungstherapie in der Traumatherapie. Vortrag auf der Tagung »Traumabehandlung« im Städt. Klinikum Nürnberg.

Klopstech, A. (1994): Das Trauma des sexuellen Missbrauchs. Wo Berührung misshandelt hat, und wie Berührung heilen kann. In: Hoffmann-Axthelm, D. (Hg.): Schock und Berührung. Körper & Seele. Bd. 4. Oldenburg (Transform).

Lichtenberg, J.D. (1991): Psychoanalyse und Säuglingsforschung. Berlin (Springer).

Loew, Th.H., Weber, A., Fuchs, M., Seidemann, S., Hahn, E.G. & Siegfried, W. (1993): Reproduzierbare Broncholyse durch Funktionelle Entspannung bei Patienten mit obstruktiven Atemwegserkrankungen. Atemwegs- und Lungenerkrankungen 7, S. 374–375.

Müller-Braunschweig, H. (1997): Zur gegenwärtigen Situation der körperbezogenen Psychotherapie. Psychotherapeut 42, S. 132–144.

Otte, R. (2001): Thure von Uexküll. Göttingen (Vandenhoek & Ruprecht).

Peirce, Ch.S. (1955): What is a Sign? Reprinted. In: Buchler, J. (Hg.): Philosophilcal Writings of Peirce. New York (Dower Publications), S. 98–101.

Plassmann, R. (1993): Organwelten. Grundriss einer analytischen Körperpsychotherapie. In: Psyche 47, S. 261–282.

Plassmann, R. (2000): Biosemiotische Krankheitsmodelle. Vortrag an dem Psychiatrischen Krankenhaus Gießen, 7.09.2000.

Roth, N. (1988) (Nachwort). In: Moser, T. (Hg.): Das erste Jahr. Frankfurt/M. (Suhrkamp), S. 149–191.

Stern, D. (1992): Die Lebenserfahrung des Säuglings. Stuttgart (Klett-Cotta).

Stern, D. (2000): Interview mit »Psychologie heute«. Nov. 2000.

Uexküll, Th. von & Wesiak, W. (1996): Wissenschaftstheorie, Kap. 1: Ein bio-psycho-soziales Modell. In: Adler, R.H. et al. (Hg.): Psychosomatische Medizin. 5. Aufl. München (Urban & Schwarzenberg).

Uexküll, Th. von, Fuchs, M., Müller-Braunschweig, H. & Johnen, R. (1997): Subjektive Anatomie. 2. Aufl. Stuttgart (Schattauer).

Eine Episode aus der Konzentrativen Bewegungstherapie

Heide Müller-Braunschweig[1]

Einleitende Bemerkungen

Zu den ersten Eindrücken jedes Menschen nach der Geburt gehören Empfindungen aus dem Körperinneren und der Körperoberfläche, wie Hunger oder
Sättigung, Wärme und Kälte, Berührungen verschiedener Art, aber auch das
Bewegt-Werden und Sich-Bewegen. Hinzu kommen akustische Eindrücke, wie
der Stimmklang der Mutter oder der visuelle Eindruck ihres Gesichtes. Viele
dieser Eindrücke gewinnen ihren angenehmen oder unangenehmen Charakter
durch die Art, in der die erste Pflegeperson das Kind berührt, es ansieht, mit ihm
in einem bestimmten Tonfall spricht etc. (vgl. Stern 1992, Dornes 1997). Es sind
also nonverbale Qualitäten, die mit allen Lebenssituationen in dieser frühen Zeit
unlösbar verbunden sind. Diese ganzheitliche Verbindung, bleibt in einer
bestimmten Form des Gedächtnisses, dem »impliziten Gedächtnis« (Köhler
1998), auch später »unter« den nachfolgenden Entwicklungen erhalten, wenn
die sprachliche Verständigung in den Vordergrund getreten ist. Diese frühen
ganzheitlichen Erlebnisse können noch nicht sprachlich kodiert werden und
bleiben meist unbewusst. Durch die spätere Wahrnehmung einer bestimmten
Berührung oder Bewegung, durch einen besonderen Geschmack oder Geruch,
können deshalb in uns auch lange vergangene Erlebnisse plötzlich wieder lebendig werden.

Das betrifft auch besonders die Motorik. Zum Beispiel hat die neue Erfahrung des Kleinkindes, sich in der Phase des Laufenlernens von der Mutter fort-
bewegen und wieder zu ihr zurückkommen zu können, also der Ansatz einer
ersten »Selbst–Ständigkeit«, vielfältige Auswirkungen auf die Mutter-Kind-
Beziehung und gewinnt auch über diese frühe Entwicklungsphase hinaus

---

[1] Unter Mitarbeit von Hans Müller-Braunschweig.

Bedeutung für unser späteres Leben. Die Verbindung mit den frühen Erfahrungen zeigt sich in Worten und Redewendungen wie »Stand-halten«, »neue Schritte wagen«, »zu weit gehen« oder eben »Selbstständigkeit«. Hier sind die Verbindungen zu den frühen vorsprachlichen Wurzeln deutlich.

In diesem Zusammenhang hat man in der Körperpsychotherapie auch von »Körpererinnerungen« gesprochen und meint die enge Verbindung mit frühen Erfahrungen, häufig gerade der präverbalen Entwicklungsphase, die in der Theorie psychosomatischer Störungen eine besondere Rolle spielt (Milch 2000). Es sind auch diese Erfahrungen, die einen wichtigen Anteil an dem Entstehen körperbezogener Psychotherapiemethoden haben. Eine dieser Methoden ist die Konzentrative Bewegungstherapie (KBT). Ihre Entwicklung in den 20er Jahren des vorigen Jahrhunderts ist eng mit der Berliner Gymnastiklehrerin Elsa Gindler verbunden, später mit Namen wie Myriam Goldberg oder Helmuth Stolze. Die Methode wird inzwischen in über sechzig psychosomatisch – psychotherapeutisch – psychiatrischen Kliniken und Abteilungen in Deutschland angewandt (namentliche Nennung in Pokorny et al 1996). Gerade bei der Behandlung psychosomatisch erkrankter Patienten hat sich der Versuch bewährt, dieser Gruppe von Kranken durch den Umgang mit ihrem Körpererleben (besonders mit ihrer Motorik) einen Zugang zu ihren oft schwer erlebbaren Gefühlen zu verschaffen, zu Gefühlen, die vom Erkrankten oft nur körperlich, als »organische Erkrankung« oder als körperliche Schmerzen erlebt werden können. Das Gleiche trifft aber auch für Symptome zu, die vorwiegend psychisch erlebt werden. Die Methode kann stationär oder ambulant, als Gruppen– oder Einzeltherapie angewandt werden.

Nicht selten verdichten sich dabei auch bisher nicht bewusste Zustände, Gefühle, Erlebnisse in einer plastischen Szene (vgl. zur KBT u. A Stolze 1992, Gräff 1993, Becker 1995, Carl et al 1995, Schreiber-Willnow 2000).

Eine szenische Episode

Die 31jährige Sozialpädagogin litt unter diffusen Ängsten und depressiven Verstimmungen. Sie hatte sich deshalb in eine analytisch orientierte Psychotherapie begeben und anschließend bei der gleichen Therapeutin zwei Jahre Gruppentherapie gemacht. Nach der Beendigung ging sie in besserem Zustand und mit mehr Mut ihren beruflichen Zielen nach, wollte aber nach längerer Zeit die Therapeutin noch einmal zu einigen Gesprächen aufsuchen. Bei dem Versuch der Kontaktaufnahme erfuhr sie, dass diese inzwischen verstorben war. Daraufhin hatte sie häufig Suizidgedanken und war wieder depressiv verstimmt. Einige Zeit war sie auf der Akutstation einer Psychiatrischen Klinik, später in einer Psychotherapeutischen Klinik. Dort lernte sie auch die KBT kennen. Nach der Behandlung machte sie dann verschiedene Anläufe, wieder eine ambulante Psychotherapie zu beginnen. Bei diesen Versuchen blieb es aber jeweils bei einigen Gesprächen. Wenn ihr eine Behandlerin gefiel, kam ihr rasch der Gedanke: »Lieber nicht!« Schließlich ging sie wieder etwas länger zu einer analytisch orientierten Psychotherapeutin, hatte aber nach einiger Zeit den Einruck, diese sei »zu intellektuell«. Sie wechselte zu einer Verhaltenstherapeutin (!), brach aber dann auch dort wieder ab. Dann kam sie zu mir. Ich nahm sie mit einigen Bedenken an.

Aus dem Vorgespräch will ich hier lediglich mitteilen, dass sie als Kind immer zwischen den Eltern stand. Die Mutter hatte ihr erzählt, dass sich die Eltern schon trennen wollten, als sie (Pat.) erst ein Jahr alt war. Später habe sie immer eine Vermittlerrolle einnehmen müssen. Die Mutter machte die Patientin zu ihrer »Vertrauten« und erzählte ihr von den Eheproblemen. Heute leben beide Eltern nebeneinander her. Die Mutter habe auch, wenn es ihr nicht gut ging, tagelang kein Wort mit den Kindern gesprochen. Bei diesen Erzählungen erscheint die Patientin emotional wenig beteiligt. Körperlich wirkt sie eher starr.

Die folgende Episode spielte sich in der ersten Stunde ab (die einzelnen Sequenzen in diesen Stunden wurden immer wieder durch Pausen unterbrochen, die ich in meiner Darstellung meist übergehe).

Ich biete der Patientin zu Beginn an, durch den Raum zu gehen, ihn aufzunehmen, zu entdecken. Wie wirkt er? Was sieht sie? Dann: Wie nimmt sie sich beim Gehen selber war, wie ist es mit den Füssen und dem Kontakt zum Boden, wie spürt sie ihre Beine beim Gehen, ihre Hüften, die Arme, Beine, Kopf, Hände? Wo spürt sie vielleicht Spannung oder ein Blockiert-Sein, – also: »Was geht, was geht nicht?« Ich nehme wahr, dass sie sich nur sehr zögernd fortbewegt und habe dabei selbst ein beklemmendes Gefühl. Ich mache ihr deshalb zunächst das Angebot[2], zwischen Stehen und Gehen zu wechseln. Sie bleibt stehen. Auch im Stehen vermittelt sie mir den Eindruck von Unentschiedenheit. Ich frage sie deshalb, wie sie sich im Stand fühlt, was an körperlichen Empfindungen kommt, ob sie ein Bild von ihrem Stehen hat. Sie sagt: »Ich hab' das Bild von einem

---

2 In der KBT und der Funktionellen Entspannung (FE) wird von »Angeboten« gesprochen. Das Wort »Übung« würde dem Charakter dieser wie auch anderer körperpsychotherapeutischer Methoden nicht gerecht.

Becher, den man zusammen- und auseinanderfalten kann.« Ich frage sie, wie das Zusammenfalten aussehen könnte, ob sie das mal probieren wolle. Sie gibt nun in den Beinen nach, geht langsam auf die Knie und neigt ihren Oberkörper, Arme und Kopf nach vorne, bis sie auf dem Boden aufliegen. In dieser Stellung bleibt sie. Nach einer Weile frage ich, wie es ihr beim »Zusammenfalten« ging. Sie antwortet:»Ich frage mich, was Sie jetzt von mir denken«. Und wieder nach einer Pause:»Ich schäme mich, dass ich mich vor Ihnen so klein mache«. Pause. Dann:»Ich fühle mich so schutzlos«. Ich lege daraufhin (als »Schutz«) eine Decke über ihren Rücken. Sie bleibt eine Weile ruhig unter dieser Decke. Dann hebt sie den Kopf, wendet mir ihr Gesicht zu und setzt sich auf. Danach beginnt sie zu sprechen, hält die Decke aber weiterhin fest, so dass Schultern und Rücken bedeckt sind (als »Rückendeckung«). Sie spricht längere Zeit darüber, dass sie eigentlich nie wirklich klein sein durfte, weil sie ja immer zwischen den Eltern vermitteln musste. Die Stunde endet mit dieser Erzählung, die uns beide anrührt.

Aus den folgenden Stunden will ich noch erwähnen, dass das Thema »klein sein« zunächst nicht mehr angesprochen wurde. Sie wollte meist aktiv etwas tun, kräftig einen Ball werfen (»rumballern«), oder sich überhaupt im Raum heftiger bewegen. Körperlich war sie eher unruhig. Oft redete sie zu Beginn der Stunden sofort los. Offensichtlich wollte sie eine nochmalige ruhige Körperarbeit vermeiden. Ich spürte dabei zuweilen Ärger und Ungeduld.

Als wir später einmal auf ihren häufigen Wechsel der Therapeutinnen kamen, sagte ich schließlich:»Vielleicht möchten Sie ja, dass Ihnen mal jemand sagt: ›Bleiben Sie hier!‹« An ihrer mimischen Reaktion sah ich, dass sie dieser Satz sehr beeindruckte. Nachträglich hatte ich das Gefühl, dass wir hier so etwas wie einen »now-moment« erlebten. Ihr Verhalten und ihre Stimmungen wechselten zwar auch in der folgenden Zeit häufig, aber insgesamt nahmen die Anzeichen eines wachsenden Vertrauens nach diesem Erlebnis deutlich zu. Das zeigte sich auch in einer Stunde, in der sie zunächst alleine spielerisch mit einem Ball beschäftigt war. Dann spürte sie plötzlich den Wunsch, mich in dieses Spiel einzubeziehen. Die Wahrnehmung dieses Wunsches bewegte sie so sehr, dass sie weinen musste. Sie konnte etwas später darüber sprechen.

Diese Entwicklung löste aber auch Ängste aus. So sagte sie mir einmal in dieser Zeit, sie habe in den letzten Tagen daran gedacht, wieder in eine Klinik zu gehen, weil sie nur »im Schutz einer Station« ihre Gefühle zeigen könne. Dabei hatte sie gerade auf der Station damit sehr große Schwierigkeiten gehabt. Man hatte sie als »emotional unzugänglich« empfunden. Dass sie bei mir im

Schutz der Decke Gefühle hatte zeigen können, war ihr im Augenblick nicht bewusst, dafür traten in der Stunde offenbar aversive Gefühle gegen mich auf, und der erwähnte Einfall, eine neue »Wanderung« zu einem – dann wahrscheinlich wiederum enttäuschenden – Elternteil (der Station) zu inszenieren. Aber Inszenieren heißt auch Wiedererleben und bietet damit Chancen für eine Bearbeitung in der Therapie.

Zu den Stunden kommt sie regelmäßig, die duale Situation ist deutlich tragfähiger geworden. Diese Tragfähigkeit war wohl auch eine Voraussetzung dafür in späteren Stunden über das Gefühl sprechen zu können, sich innerlich »wie zerschnitten« oder »wie seziert« zu fühlen. Hier ging es um einen »toten« inneren Anteil, der offensichtlich frühe Wurzeln hat, aber dann durch den Tod ihrer Therapeutin noch einmal angerührt wurde. Er betrifft auch das Körperbild, also einen psycho-somatischen Anteil, der mich vielleicht schon in der ersten Stunde nonverbal bewegte, und auch bei mir den Impuls auslöste, ihr einen Schutz (Decke) zu geben.

Diskussion

Für eine erste Stunde empfand ich das Geschehen als sehr dicht, und es ist kein Wunder, dass danach zunächst Abwehr und eine Umkehr ihres Verhaltens eintrat. Zunächst möchte ich mich noch einmal kurz ihrer Lebensgeschichte zuwenden und dann versuchen, die Verbindung zur geschilderten Szene herzustellen:

Ihrer Schilderung nach hatte die Mutter sie eher narzisstisch für ihr eigenen Zwecke vereinnahmt, zu anderen Zeiten den Kontakt vorübergehend ganz abgebrochen. Von daher ist auf Defizite in der mütterlichen Versorgung zu schließen. Das zeigt sich auch in der Formulierung »Wandern zwischen den Eltern.« Die Patientin sagt: »Ich ging immer zwischen den Eltern hin und her.« Nicht *sie* konnte sich also als Kind anlehnen, sondern sie musste – viel zu früh – eine aktiv-vermittelnde Rolle übernehmen. Diese Rollenumkehr erlebte sie dann auf Dauer als eine Art Verpflichtung. Aber vielleicht war das in erster Linie der Versuch, irgendwie mit der sie überfordernden (Mangel) Situation fertig zu werden, und durch Aktivität den Schmerz und eigene Wünsche nicht zu stark zu erleben. Außerdem erhielt sie auf diese Weise jeweils von den Eltern etwas von der Aufmerksamkeit, die sie so nötig brauchte. Diese erhielt sie aber nur durch Aktivität und Anstrengung.

Der unerwartete Tod ihrer Therapeutin, hatte deshalb später ein besonderes Gewicht. Er traf auf die Erfahrungen, der früheren Ungeborgenheit im Elternhaus. Das spätere Schwanken zwischen den Therapeuten, der rasch auftretende Gedanke »lieber nicht«, wenn sie sich ein wenig angezogen fühlte, zeigt die Furcht vor einer neuen schmerzhaften Enttäuschung in der Gegenwart. Eigentlich sucht sie Ruhe und Geborgenheit, auch ganz konkret durch ein »Gehalten-Werden.« Deshalb wohl der Vorwurf, die (letzte) Therapeutin sei »zu intellektuell«. Im Augenblick beschäftigt sie sich damit, ob sie später irgendwann wieder zu ihr geht. Neben der eben ausgeführten Deutung der Abwehr, wäre das aber auch eine häufige Abfolge: eine verbale Therapie folgt nicht selten auf eine körperbezogene Methode. Dann aber oft mit spezifischen »grund-legenden« Erfahrungen, die in letzterer gemacht werden konnten. Das ist eine Frage der jeweiligen Indikation.

Viele der oben angeführten Punkte ihrer Lebensgeschichte treten auch in der dargestellten Szene auf. Die Patientin erlebt offenbar mein Angebot des Gehens wieder als eine Aufforderung zur Aktivität, die an die aufgezwungene Aktivität der Kinderzeit erinnert. D. h. es ließ wohl auch das »Wandern zwischen den Eltern« anklingen. Sie zeigt nach kurzer Zeit Unlust, bleibt stehen – und dann fällt ihr das Bild vom »Zusammenfalten« ein. Dabei geht es nicht um ein »Versinken« sondern eher um ein »Sich-Einfalten« (Zusammenschieben), mit der Möglichkeit, sich aber auch wieder zu entfalten. Als sie aber dem partiell regressiven Wunsch nachgibt, sich (fast) auf den Boden legt, kommt die Scham auf. Sie hat ihre frühere und jetzt noch bestehende Abwehr und damit ihren Schutz vor dem Schmerz aufgegeben, auch die als Ersatz dienende aktive Rolle. Der narzisstische Gewinn, den sie z. B. aus ihrer Wichtigkeit als Vermittlerin und überhaupt aus »Leistung, zog und noch zieht, ist damit gefährdet. Ein Verlust an Selbstwert droht. Deshalb kommt die Scham vor der Therapeutin auf. Aber die Patientin kann über dieses Gefühl von »Schutzlosigkeit« sprechen und erfährt dann durch die ihr auf den Rücken gelegte Decke in diesem fragilen Zustand einen Schutz und ein Zeichen der Zuwendung. Das gibt ihr anschließend die Möglichkeit, schon in dieser ersten Stunde über die Ungeborgenheit zwischen den Eltern mit mehr Emotion zu sprechen.[3]

---

[3] Scharff schildert die Behandlung einer Borderline-Patientin mit autistischen Zügen, der er nach längerer verbaler Vorbereitung, neben der Couch sitzend, eine Hand auf die Schulter legte. Diese Handlung hatte eine sehr positive und andauernde Wirkung. Er sagt dazu, dass »bestimmte Patienten sich ihren Vernichtungsängsten nur stellen können wenn zugleich eine konkrete, das Körperbild sensomotorisch bestätigende Umgebung verfügbar ist.« (Scharff 1998).

Danach muss sie zunächst wieder ihre Abwehr aufbauen. Wir erleben aber häufig, dass sich an ein derartig emotional tiefergehendes und verdichtetes Erlebnis wieder anknüpfen lässt. Es taucht später wieder auf, hat Spuren hinterlassen, u. a. weil es mit dem ganzen Körper erlebt wurde und damit auch in diesem Falle »leibhaftig« ihren Wunsch nach »kleinsein« in Gegenwart der Therapeutin ausdrückte. Dieses Erlebnis wirkt weiter und kann dann nicht selten auch einen Ausgangspunkt für den weiteren Prozess in der Therapie bilden. Mein späterer Einfall »Sie sollen bleiben« – zunächst unreflektiert gesagt – wies ja auch auf ihren Wunsch hin, das ungeborgene Wandern zwischen den Eltern (den Therapeuten) zu beenden.

Literatur

Becker, H. (1995): Konzentrative Bewegungstherapie. Integration von Körperlichkeit und Handeln in dem psychoanalytischen Prozess. Giessen (Psychosozial Verlag).

Budjuhn, A. Carl, A. & Lechler, H.: Konzentrative Bewegungstherapie. Skript des Deutschen Arbeitskreises für Konzentrative Bewegungstherapie (DAKBT). Reutlingen.

Dornes, M. (1997): Die frühe Kindheit. Frankfurt/M. (Fischer).

Gräff, Ch. (1989): Konzentrative Bewegungstherapie in der Praxis. 2. Auflg. Stuttgart (Hippokrates).

Köhler, L. (1998): Einführung in die Entstehung des Gedächtnisses. In: Kokkou, M., Leuzinger-Bohleber, M. & Mertens, W.: Erinnerung von Wirklichkeiten. Psychoanalyse und Neurowissenschaften im Dialog. Bd.1. Stuttgart (Verlag Int. Psychoanalyse).

Milch, W. (2000): Kleinkindforschung und psychosomatische Störung. In: Psychotherapeut 45, S. 18–24.

Pokorny, V., Hochgerner, M. & Cserny, M. (1996): Konzentrative Bewegungstherapie. Wien (Facultas).

Schreiber–Willnow, K. (2000): Körper-, Selbst- und Gruppenerleben in der Konzentrativen Bewegungstherapie. Gießen (Psychosozial-Verlag).

Scharff, J.M. (1998): Der »Erfahrungsraum« der Psychoanalyse und der »Erfahrungsraum« bei inszenierender Interaktion: Ein erster Vergleich. In: Psychosozial 21, S. 45–58.

Stolze, H.: Unerreichbar? Eine leiborientierte Behandlungssequenz im Rahmen einer analytischen Langzeittherapie. In: Praxis der Psychotherapie und Psychosomatik 37, S. 279–284.

Die Erfindungen des Herrn Descartes und das Problem der modernen Psychosomatik

Jürgen Hardt

Exposition

Wir Modernen neigen dazu, unsere Sichtweise der Beziehung von Körper und Seele – ihre Verschiedenheit und das Problem des Zusammenwirkens – für wissenschaftlich selbstverständlich und das heißt, für unabhängig von unseren Vorurteilen und Theorien zu halten. Als wäre unsere Sicht der Sache nur durch Fakten bestimmt. Unterstützt wird diese Meinung durch einen riesigen Apparat von Wissenschaften, eine unübersehbare Menge an Literatur und Gruppen von Wissenschaftlern, die in konkurrierenden Forschungsprogrammen beschäftigt sind und immer wieder neue Ansätze zur Verständigung sowie minimalen Konsens und grundsätzliches Missverständnis erreichen, aber nicht müde werden, Synthese oder Synopsis ihrer unterschiedlichen Ergebnisse in Bälde zu versprechen.

Es ist so, als würde im wissenschaftlichen Bemühen um Modelle des Zusammenwirkens von Körper und Seele die grundsätzliche Unvereinbarkeit von zwei unterschiedlichen Dingen ständig erneut bewiesen. Selbst Singer (2001), einer der führenden Hirnforscher in Deutschland, meint, »dass es zwei voneinander getrennte Erfahrungsbereiche gibt, in denen Wirklichkeiten dieser Welt zur Abbildung kommen« (S.75). Er unterscheidet die naturwissenschaftliche »Dritte-Person-Perspektive« und die erfahrbare »Erste-Person-Perspektive«, die bisher nicht ineinander transformierbar sind und deren Eigenständigkeit ihm wertvoll und kulturell unverzichtbar ist.

Für die Erforschung des Zusammenwirkens von Körper und Seele unter der Dritten-Person-Perspektive werden große Mittel bereitgestellt. Und das verspricht medizinischen Fortschritt. Ansätze einer psychosomatischen Medizin auf Grundlage organismischen Denkens, die den kategorialen Dualismus in Frage stellen, sind gegenüber dem erfolgreichen Medizinbetrieb und der Realität universitärer Fächer eher Randphänomene, die mit geringeren Forschungsmitteln ausgestattet im Schatten der großen erfolgreichen Projekte stehen. Sie passen mit ihren Begriffen eigentümlicher Unschärfe und dem Aufweisen von Grenzen der Machbarkeit nicht so recht zur Ideologie des Projekts der Moderne.

Dass Descartes, einer der Väter der Moderne, auch als Begründer eines strengen und unversöhnlichen Körper-Geist-Dualismus angesehen wird, ist ein so verbreiteter Topos, dass es sich erübrigt, ihn durch Zitate zu belegen. Zwar haben die Theorien der Differenz von Körper und Seele eine lange kulturhistorische Tradition schon vor Descartes, aber erst er hat sie in der für das moderne Verständnis selbstverständlichen Schärfe und Unvereinbarkeit neu erfunden (Böhme 1985, S. 113ff, vgl. auch von Uexküll et al. 1981). Was bei Descartes noch ein umstrittener Kunstbegriff war, nämlich die Differenz von res cogitans und res extensa, machte im Laufe der Entwicklung der Moderne eine ungeheure Karriere. Er löst sich aus den für Descartes bedeutsamen, wissenschaftlichen Zusammenhängen und bestimmte zunehmend sowohl den Wissenschaftsbetrieb als auch die Alltagserfahrung der Menschen; so dass wir Modernen heute meinen, dass so, wie man in bestimmten Zusammenhängen die Dinge sinnvollerweise meinte sehen zu müssen, die Dinge wirklich sind. Es ist für uns nicht mehr plausibel, dass im längsten Teil der Wissenschafts- und Geistesgeschichte die Menschen anders über das Verhältnis von Körper und Seele dachten, dass der Mensch wissenschaftlich und alltäglich als Einheit galt und erfahrbar war.

Die kategoriale Trennung von Körper und Seele ist also nicht nur ein wissenschaftliches Problem, dem die Psychosomatik sich zu stellen versucht, sondern sie ist zugleich eine Erlebnisform, die unser Denken und unsere verbalisierbare Erfahrung geprägt hat, so dass wir Modernen uns kaum vorstellen können, sie zu hintergehen. Die Trennung von Körper und Seele drückt sich besonders in dem aus, was Hans Müller-Braunschweig 1980 das »psychosomatische Subsystem« genannt hat. Um die Spaltung im psychosomatischen Subsystem erlebnismäßig zu veranschaulichen, zitiert Müller-Braunschweig bezugnehmend auf Schneider (1973) eine Passage aus Marcel Prousts »A la recherche du temps perdu.« Dort heißt es:

»In der Krankheit wird uns deutlich, daß wir nicht allein leben, sondern angekettet an ein Wesen, das einer anderen Herrschaft unterliegt, von dem Abgründe uns trennen, das uns nicht kennt, und dem es unmöglich ist, uns zu verstehen: unser Körper. Irgendein Räuber, den wir auf unserem Weg treffen, können wir, wenn schon nicht für unser Unglück, so doch vielleicht für sein persönliches Interesse, empfänglich machen. Aber unseren Körper um Mitleid bitten, das hieße, vor einem Tintenfisch schwatzen, für den unsere Worte nicht mehr Bedeutung haben, als das Geräusch des Wassers!«

Müller-Braunschweig fährt fort:

»Marcel Proust hat als Asthmatiker sicher seinen Körper immer wieder als fremde und feindliche Macht erlebt. Der Psychoanalytiker wird allerdings die Wahl des Symbols ›Tintenfisch‹, mit seiner verschlingenden Qualität, nicht für zufällig halten. Eine diffus erlebte böse Mutterrepräsentanz scheint hier beschrieben. Auch die von Proust beklagte Vergeblichkeit, eine Verständigung mit seinem Körper zu erreichen, kann mit der schwierigen Beziehung, zu der mit dem Kind eng verbundenen Mutter zu tun haben, die später verinnerlicht wurde. Es ist darüber hinaus aber auch das Gefühl der Fremdheit und Hilflosigkeit anders organisierten psychophysiologischen Funktionskreisen gegenüber angesprochen!« (S. 56).

Was Proust hier beschreibt, ist eine überspannte Steigerung eines großbürgerlichen Lebens- und Leibgefühls, in dem der Körper als Gegner des Selbst (des Ichs, der vernünftigen Bewusstheit) verstanden wird; ein störrisches Ding, das es zum Gehorsam zu zwingen, in seinen Funktionen völlig zu beherrschen oder gar zu unterwerfen gilt. In diesem körperlichen Selbstverständnis ist die vernünftige Seele eingeschlossen in einen mehr oder weniger widerwillig gehorchenden Leib-Körper, der einer anderen, nämlich mechanistischen oder physikalischen Logik unterworfen ist. Diese zwingende Metaphorik, die weitgehend als selbstverständlich und den Fakten entsprechend hingenommen wird, hat eine lange christliche und stoische Tradition, deren Moral und Sichtweise die herrschenden Schichten seit dem Beginn der Moderne bestimmt hat und die in der Folge langsam zum Lebensgefühl und der Moral der Großbürgerlichkeit wurde. Ziel der Erziehung und Ideal dieser Moral war es, den Körper zu zähmen, ihn als Untertan der Vernunft in Schranken zu halten und in entsprechend vernünftiger Ziele zu kanalisieren.

Die Erfindung des Dualismus

Die philosophisch-wissenschaftlichen Erfindungen Descartes gelten gemeinhin als Beginn modernen Denkens und moderner Wissenschaft. Seit ihm gibt es den modernen Dualismus der Substanzen (zweier Dinge, die wesentlich nichts miteinander zu tun haben, wie Körper und Seele) sowie den Dualismus der

231

Methoden (physikalisches Erklären und psychologisches Verstehen), der sich in einer Spaltung von Zuständigkeiten universitärer Fächer festgesetzt hat und die von der neueren Psychosomatik zu überwinden gesucht wird.

Die Erfindungen Descartes sind einerseits durch die Logik der Wissenschaftsprogramme seiner Zeit bestimmt und stehen insofern mehr, als das Descartes selbst zugab – er verstand seinen Ansatz als jenseits aller Verbindungen und Traditionen – im Zusammenhang mit den Denkbemühungen am Beginn der Moderne. Andererseits sind sie aber auch eng mit Lebenskrisen des Erfinders verbunden. Die biografische Dimension der Erfindungen ist immer wieder betont worden und diente dann dazu, das Werk zu diffamieren und nicht dazu, den eigentümlichen Reiz und die Fruchtbarkeit dieses Denkens verständlich zu machen. Psychoanalytisch gesehen eröffnet die unbewusste Dynamik ein Verständnis für den ungeheuren Erfolg dieser Erfindungen. Kann man doch zeigen, dass eine Reihe basaler Prozesse an dieser Konzeption von Welt und Selbst beteiligt sind, die normale und allgemeine Entwicklungsprobleme bewältigen sollen und die als Lösungsversuche erklären, warum sich diese Konzeptionen trotz der offensichtlichen Mängel und der Kritik, die ihnen von Anfang an entgegengebracht wurde, so lange durchgesetzt haben.

Diese biografische Dimension kann hier nur angedeutet werden und bedarf weiterer Ausarbeitungen. Um die Bedeutung der Erfindungen in der Lebensgeschichte ansatzweise nachvollziehbar zu machen, gebe ich einen kurzen Abriss der Biografie unter psychoanalytischem Gesichtspunkt und werde dabei hauptsächlich die intellektuelle Biografie von Gaukroger (1995) und die Studie über die Krise des jugendlichen Descartes von Cole (1992) heranziehen. Eine psychoanalytisch verstandene Biografie zeigt, auch in der Skizze, dass die Aufeinanderfolge der philosophischen Konzeptionen (monistische, dualistische und trialistische Konzeption) Descartes mit Lebens- oder Reifungskrisen und deren Bewältigungsversuche verbunden ist (vgl. Hardt 2001).

Descartes wird am 31. März 1596 als drittes Kind eines ehrgeizigen und erfolgreichen Juristen geboren. Die Umstände seiner Geburt sind unklar; entweder wird er im Haus der mütterlichen Großmutter oder aber auf dem Weg dort hin, in einem Straßengraben geboren. Auf jeden Fall erblickt er außerhalb des väterlichen Hauses das Licht der Welt.

Seine junge Mutter stirbt 1597 im Kindbett. Später wird Descartes behaupten, seine Mutter sei einige Tage nach seiner Geburt an einem Lungenleiden gestorben, verursacht durch irgendwelchen Kummer. (Siehe Brief an Elisabeth vom Mai oder Juni 1645, in Descartes, R. Briefe). Das heißt, Descartes verleugnet die Schwangerschaft der Mutter, die nach ihm erfolgte, und damit seinen Vater und den Vater seiner Geschwister. Von der Mutter hatte er einen »trockenen Husten und eine bleiche Farbe geerbt« (S. 294), schreibt er, was angeblich alle Ärzte dazu bewog, ihm ein kurzes Leben vorauszusagen.

Mit zehn Jahren wird Descartes, wie sein älterer Bruder, ins Jesuitenkolleg von La Flêche, eine Eliteschule, aufgenommen. Dort hat er wegen seiner schwachen Gesundheit das Vorrecht, bis zum Mittag im Bett bleiben zu dürfen, eine Gewohnheit, die er bis zu seiner letzten tödlichen Krankheit beibehalten wird. In dieser Schule bekommt Descartes den besten Unterricht, der damals in Europa geboten wurde. 1614 verlässt er La Flêche, bleibt aber den Jesuitenpatern sein Leben lang eng verbunden; er bezeichnet sie als seine eigentlichen Väter.

Danach hält er sich zwei Jahre in Paris auf, wo er sich völlig isoliert und vermutlich einen psychischen Zusammenbruch erleidet. Anschließend studiert er Jura, wie der Bruder, und schließt das Studium ab. Er wird aber nie als Jurist tätig werden, wie der Vater vermutlich von ihm verlangte, denn der Vater gründete mit dem älteren Bruder und einem Halbbruder eine erfolgreiche Juristendynastie in der Bretagne.

1618 geht Descartes in die Niederlande und tritt als Freiwilliger in das Heer von Moritz von Nassau ein. Er nennt sich »Seigneur du Perron« nach einem kleinen, unbedeutenden Landstück, das er von der Mutter geerbt hat. Mit diesem Namen spielt er auf eine in der damaligen Zeit prominente und äußerst mächtige politische Person am Hof Heinrich IV an, Jacques Davy du Perron, in dessen Linie er sich mit dem Namen einreiht (siehe Cole 1992, S.104, bes. Anm. 40, S. 254/55).

Im November lernt Descartes Isaak Beekman kennen, zu dem er eine heftige Freundschaft entwickelt. Ihm habe er es zu verdanken, dass sein wissenschaftliches Interesse erwachte, ihm müsse er alles zueignen, wenn er je etwas von Wert publizieren sollte, schreibt er im Überschwang seiner Gefühle. Beide zusammen haben große wissenschaftliche Pläne, sie wollen eine umfassende mechanistische Naturphilosophie (Wissenschaft) entwickeln. Vermutlich zeitgleich mit Heiratsplänen des älteren Beekman verlässt Descartes die Niederlande und tritt in das Heer Maximilians von Bayern ein. An Beekman schreibt er »Liebesbriefe« und beschäftigt sich in der Folge mit mathematischen Problemen und dem Projekt der mechanistischen Erklärung aller Naturphänomene, einschließlich des menschlichen Körpers und der Lebensvorgänge.

Vermutlich in der Nähe von Ulm hat er Kontakt mit dem berühmten Rosenkreuzler und Mathematiker Johannes Faulhaber. Er skizziert in dieser Zeit erste wissenschaftliche Arbeiten und erleidet im November 1619 einen weiteren psychischen Zusammenbruch. Am 10. November – ein Jahr nach dem Beginn der Freundschaft mit Beekman – erlebt er im Zusammenhang mit drei Träumen eine Erleuchtung: Das Konzept einer Wissenschaftsauffassung und einer neuen Methode eröffnet sich ihm. Er erkennt das Fundament der wunderbaren Wissenschaft. Er gelobt eine Wallfahrt nach Loreto, die er möglicherweise nie unternommen hat.

(Loreto spielt in der Gegenreformation eine entscheidende Rolle; der Glaube an das Wunder vom Haus der Gottesmutter, das durch die Luft zuerst von Israel nach Dalmatien und dann nach Italien flog, war die ärgste Herausforderung für den, gegen den Glauben aufbegehrenden wissenschaftlichen Geist, hauptsächlich für Descartes und dessen kompromisslose mechanistische Naturauffassung aller Bewegungsvorgänge.)

Im November des folgenden Jahres notiert Descartes wiederum, dass er eine wunderbare Entdeckung gemacht habe, die es ihm ermögliche, alle Probleme zu lösen.

Acht Jahre lang arbeitet Descartes an mathematischen und zugleich an logischen Problemen, dabei beschäftigt er sich hauptsächlich mit der Optik. Er stellt in Aussicht, dass er die ganze physikalische Welt erklären könne. 1630 schreibt Descartes einen beleidigenden Brief an Beekman, in dem er ihm vorwarf, er maße sich an, früher sein Lehrer gewesen zu sein. Er nimmt unverfroren Entdeckungen von Beekman für sich in Anspruch und vergleicht diesen mit den Ameisen, die er beobachtet, und die auch nicht beanspruchen können, seine Lehrer zu sein. Wieder verleugnet er eine vätericher Figur.

Er zieht sich anschließend nach Amsterdam zurück. In den folgenden Jahren plant Descartes eine mechanistische Physiologie und will eine Theorie des Menschen als Automaten vorlegen. Als er aber von Galileos Verurteilung durch die Inquisition erfährt, gibt er verzweifelt sein mechanistisches Projekt auf und widmet sich der projektierten Grundlegung seiner Philosophie.

1635 wird ihm von einer Hausangestellten seine Tochter Francine geboren. Seine glücklichste Lebenszeit beginnt. Er zieht nach Leiden und publiziert den Diskurs. Er interessiert sich für seine Tochter und verbringt einige Zeit mit ihr und hat Pläne für sie.

In dieser Zeit beginnt eine öffentliche Auseinandersetzung um die philosophischen Positionen Descartes in der Theologischen Fakultät der Universität Utrecht. Hauptsächlich seine dualistische Lehre vom Menschen als Körper- und Seelensubstanz, selbstbewusst vorgetragen vom Professor für Medizin Regius, hat den Anstoß der Theologen erregt. Für Descartes ist dieser beginnende Streit sehr irritierend, weil er öffentlich Stellung nehmen muss und weil er mit seiner Wissenschaftsauffassung ganz im theologischen Einverständnis zu sein glaubte. Im September 1640 stirbt seine Tochter Francine und sein erster Biograf Baillet berichtet, dass ihn der Tod mit dem größten Leid erfüllte, das er je in seinem Leben erlitten hatte (Gaukroger, S. 353).

1641 werden die Meditationen über die Grundlagen der Philosophie (das philosophische Hauptwerk Descartes) publiziert. Die Auseinandersetzungen um seine Philosophie steigern sich, Descartes berät seinen Schüler Regius, mahnt ihn zur Vorsicht und schürt zugleich den Zwist. Das Verbot seiner Lehre an der Universität, seine Verbannung aus den Niederlanden und die öffentliche Verbrennung seiner Bücher droht. Es gelingt ihm, die Protektion des Prinzen von Oranien zu gewinnen.

1643 beginnt der gefühlvolle und fruchtbare Briefwechsel mit Elisabeth von Böhmen, einer oft kränklichen jungen Frau aus dem europäischen Hochadel, die Descartes als ihren »Doktor der Seele« bezeichnet. Sie insistiert darauf, eine Antwort darauf zu bekommen, wie die Seele den Körper bewegt und wie der Körper auf die Seele wirkt. Descartes stellt psychosomatische und somatopsychische Überlegungen an, die 1646 als »Leidenschaften der Seele« fertiggestellt sind. In dieser Zeit nimmt auch Christina von Schweden einen Briefwechsel mit Descartes auf. Sie lädt ihn nach Stockholm ein, um sie dort in Philosophie zu unterrichten. Nach langem Zögern geht Descartes am 31. August 1649 ins »Land der Bären« und wird eine offizielle Person am Hof der Königin. Er verleugnet sich, tritt aus der Verborgenheit und Isolation hervor. Er wollte immer mit einer Maske auf der Bühne der Welt sein und sein Motto war »bene vixit qui bene latuit« (der hat gut gelebt, der im Verborgenem lebte). Schließlich schreibt er zum Geburtstag der Königin ein Libretto, obwohl er das als ein Todesomen ansah. Anfang 1650 zieht er sich eine Lungenentzündung zu, misstrauisch behandelt er sich selbst und stirbt schließlich am 11. Februar am gleichen Leiden wie die Mutter.

Die Lösung

Im November 1619 eröffnete sich dem 23jährigen Descartes scheinbar unvermittelt in einem Erleuchtungserlebnis das Fundament der wunderbaren Wissenschaft. Diese Erfindung erfolgt in einem ekstatischen Zustand mit drei Träumen, die im Wortlaut überliefert sind. In diesen Träumen stellt sich das Ende einer schweren Orientierungskrise dar, die in der expliziten Frage gipfelte, welchen Lebensweg er einschlagen solle. In einer minutiösen Studie hat Cole (1992) nachgezeichnet, dass es sich in dieser Orientierungskrise um ein Aufbegehren gegenüber väterlichen Autoritäten, dem leiblichen Vater und dem wissenschaftlichen Vater Beekman, handelte, und dass Descartes versuchte, indem er sich ausschließlich auf sich selbst bezog, beiden Verpflichtungen zu entkommen. Dass Descartes aber zusätzlich in einer dritten väterlichen Abstammung von seinen jesuitischen Ziehvätern zu sehen ist, hat Cole weniger deutlich heraus gearbeitet. Descartes notierte den Text der drei Träume, die er in der Nacht zu Sankt Martin hatte, versah sie mit einigen Einfällen und hob sie zusammen mit Tagebuchaufzeichnungen aus dieser Zeit auf. Er trug sie, trotz vieler Umzüge und der ständigen Angst, dass jemand etwas Persönliches über ihn erfahren und so Macht über ihn gewinnen könne, Zeit seines Lebens mit sich. Sie befanden sich in seinem persönlichen Nachlass in Stockholm.

Was genau mit dem Fundament der wunderbaren Wissenschaft gemeint ist, ist unklar und hat unterschiedliche Interpretationen erfahren, je nachdem, für was Descartes als »Urvater« (Schütt 1998) adoptiert wurde. So gilt als Fundament entweder das Konzept eines strengen Rationalismus oder aber, im Gegensatz dazu, das Konzept einer mechanistischen Naturwissenschaft auf der Basis der mathesis universalis.

Psychoanalytisch gesehen ist dieses entweder/oder aber nicht zwingend. Statt dessen lässt sich aus der Krise der Vorgeschichte und den Begleitumständen der Erfindung schließen, dass das Wesentliche des Fundaments der wunderbaren Wissenschaft die Spaltung in zwei Konzepte, zwei Bereiche, zwei Substanzen und zwei Methoden war. Nicht das eine oder das andere sollte als Fundament gelten, sondern die unvereinbaren Gegensätze nebeneinander gestellt und grundsätzlich voneinander getrennt. Der strenge Dualismus ist der Kern des Wissenschaftsentwurfs von Descartes.

Die substanzielle Trennung der ausgedehnten Körperdinge (res extensa) von der rationalen bewussten Seele (res cogitans) ermöglichte, eine Mechanik der Welt zu projektieren und die rationale Seele davon auszuschließen. Die Seele war damit vor der aggressiven, mechanistischen Wissenschaftskonzeption gerettet. Der Mensch konnte in der Automatenanalogie körperlich erklärt werden, ohne dass seine Seele damit tangiert war. Damit schaffte Descartes die ideologischen Grundlagen für die Naturphilosophie, das heißt in unserem Sinne, eine umfassende Naturwissenschaft, die er unter Einfluss von Beekman projektierte, und die ganz im Trend der Zeit war (vgl. Shapin 1998). Weil er zusätzlich von der Anerkennung seiner jesuitischen Väter abhängig war, musste er einen sicheren, abgetrennten Bereich für die Seele ausweisen. Dass er bei diesem Unternehmen aber auch um seine eigene Seele besorgt war, die er ansonsten zu verlieren drohte, kann aus den Begleitumständen erschlossen werden.

Später widmete Descartes seine Grundlegung der Philosophie den Dozenten der Sorbonne, der Heiligen Theologischen Fakultät zu Paris, dem entscheidenden theologischen Gremium seiner Zeit, mit dem Zusatz, dass in dieser Schrift die Verschiedenheit der menschlichen Seele vom Körper bewiesen werde (Descartes, R. Meditationes ,S. IX). Mit dem Aufweis der Verschiedenheit, und das heißt durch die substanzielle Trennung der Seele vom Körper, versuchte Descartes, mit natürlichem Verstand die Unsterblichkeit der Seele zu beweisen. Weil alle Körper-Dinge unendlich teilbar sind, sind sie auch vergänglich, weil die Seele unkörperlich ist, ist sie unteilbar, also unvergänglich. Der psychophysische Dualismus war also auch theologisch motiviert und diente dazu, die Seele des Menschen zu retten. Weil der Mensch mechanisch, in allen seinen Lebensvorgängen als bloßer Automat rekonstruierbar, zu sein schien, musste ein Bereich abgespalten werden, der nur der Seele alleine vorbehalten war.

Die Eigentümlichkeiten der dualistischen Konzeption

Descartes Orientierungskrise und der darauf folgende Lösungsversuch ist durch den Einsatz schwerwiegender, basaler Abwehrmechanismen gekennzeichnet. Diese Mechanismen haben dem Projekt der Moderne, soweit es sich ungebrochen in Descartesscher Tradition versteht, ein spezifisches Gepräge gegeben.

Die horizontale Spaltung

Entscheidend für die dualistische Konzeption ist der Einsatz von Spaltungen, die sich zuerst in der substanziellen Trennung von Körper und Seele zeigen, eine horizontale Spaltung des Menschen von seinem Körper, die in ihrer Unversöhnlichkeit neu war. Sie ermöglichte eine Körpermechanik und gab der Seele einen sicheren Platz. In der scholastischen Lehre dagegen galt die Seele als Form des Körpers, der als die Materie der Seele angesehen wurde. Körper und Seele bildeten eine, die wichtigste substanzielle Form. Gestalt, Entelechie und Kontinuität im Wandel konnten in dieser Konzeption ohne Mühe gedacht werden.

237

Was durch diese horizontale Spaltung entstand, war ein Denkding und ein Körperautomat, beide voneinander säuberlich getrennt.

Die vertikale Spaltung

Spaltung setzt aber auch am Seelenverständnis selbst an. War die Seele vorher mit allen Lebensvorgängen des Körpers verbunden, so wurde sie von diesen abgespalten und auf die bewussten, klaren Denkvorgänge reduziert; das reine rationalistische Selbstverständnis spaltete alle Lebensvorgänge ab. Das denkende, bewusste Ich – die Seele – war damit isoliert und konnte nur noch als Bewusstseinsinsel konzipiert werden. Was die Seele ist, wenn sie nicht denkt, ob sie dann überhaupt noch existiert, war für Descartes nicht zu beantworten, weil ja das Wesen der Seele das bewusste Denken ist.

Damit war die Seele nicht nur von allen Lebensvorgängen isoliert, sie hatte auch kein Herkommen, keine Entwicklung. Das heißt, um wirklich zu sich zu kommen, um sich selbst zu begründen, musste sie alle dunklen Vorerfahrungen, die sie als Kind und als Schüler gemacht hatte, von sich abstreifen, zumindest dem zweifelnden Denken radikal unterziehen, um alles Vorherige sich so zu eigen machen.

Die Verleugnung des Herkommens

Die so verstandene Seele hat keine Elternschaft »Nun, woher sollte ich mein Dasein haben? Offenbar von mir selbst [...]« (Descartes, R. Meditationes, S. 39), fragt Descartes. Und fährt fort »Was schließlich die Eltern angeht, so mag immerhin alles wahr sein, was ich jemals von ihnen angenommen habe, dennoch aber erhalten sie mich wahrlich nicht, noch haben sie mich, insofern ich ein denkendes Ding bin, irgendwie hervorgebracht« (S. 41).

Diese Verleugnung des »Herkommens«, als Bruch mit der Tradition, die sich im Anspruch einer völlig unabhängigen Position darstellt, scheint in den Werken Descartes zuerst ein Kunstgriff, um absolute Sicherheit in sich selbst zu gewinnen. In Bezug auf die hässlichen Auseinandersetzung um Originalität mit Beekman zeigen sie sich deutlich als Verleugnung des »Herkommens«. Außerdem bezieht sich Descartes entgegen der damaligen Gewohnheit selten oder nie auf andere Autoren, deren Gedanken er übernimmt oder aber deren Positionen er benutzt, um seine eigenen Gedanken gegen sie zu entwickeln.

Häufig wendet er sich gegen einen Hauptgedanken der aristotelisch-scholastischen Philosophie, der uns heute, vielleicht gerade wegen seiner Diffamierung unvertraut geworden ist: das Denken in substanziellen Formen. Weil er diese Formen insgesamt zurückweist und sie nicht nur aus der unbelebten und anorganischen Natur vertreiben möchte, verbaut er den Zugang zum Verständnis von Lebensvorgängen und vom Menschen als Ganzem. Der Begriff der substanziellen Form wird von ihm immer wieder kritisiert, als unwissenschaftlich bezeichnet und als hinderlich für eine mechanistische Erfassung der Natur aus dem Kanon der Wissenschaftsbegriffe eliminiert. Er spottet über den Anthropomorphismus in der Naturerklärung.

Der Begriff der substanziellen Form wird am Anfang des 20. Jahrhunderts als Gestalt-, Form- und Entelechie-Konzeption bei der Neubegründung der Psychosomatik wieder entdeckt werden. Was zuerst als Gewinn erscheint, als ein Zurückdrängen des Animismus in der Naturauffassung (Freud 1912/1913) oder als eine weitere Stufe in der Entwicklung des Wirklichkeitssinnes (Ferenczi 1913), hat einen erheblichen kollateralen Effekt, das Organische und der ganze Mensch wird aus den Bereichen der Wissenschaft ausgeschlossen.

Die abstrakte Konzeption der Einheit von Körper und Seele

Ab 1640, das heißt, in einer Zeit tiefer Depression und Bedrohung, gewinnt ein Begriff zunehmend in den Werken und Briefen an Bedeutung, der vorher eher am Rande auftauchte und im Gegensatz zur Intention und dem Hauptgedanken der Werke steht: Der Begriff der Einheit von Körper und Seele, der unio stubstantialis. Dass der Begriff in dieser Zeit vermehrt an Bedeutung gewinnt, hat mehrere Gründe, deren wissenschaftliche Bedeutung weiter unten diskutiert wird. Biografisch bedeutsam ist, dass Descartes den Tod seiner Tochter hinnehmen muss, und damit der Zusammenbruch der Größenfantasie von einer Lebensverlängerung oder gar dem ewigen Leben verbunden ist. Außerdem kommt sein Schüler Regius entgegen seiner Erwartung gerade wegen des Körper-Seele-Dualismus in Konflikt mit den Theologen. Im Kontakt mit Elisabeth ist er gefordert, sich mit ihrer und seiner eigenen leibseelischen Verfassung auseinander setzen zu müssen, und überlegt Wege, wie die »Melancholie«, die psychosomatische Körper- Seelen- Geistes-Krankheit des Barock zu heilen sei. Als »Doktor der Seele«, der in der Behandlung auch mit sich konfrontiert wird, kann er Spaltung und Verleugnung nur noch mühsam aufrecht erhalten und muss eine Verbindung des säuberlich Getrennten anerkennen.

Der Begriff der Körper-Seele-Einheit ist anfänglich relativ abstrakt und Descartes schreibt im ersten Brief an Elisabeth am 21. Mai 1643:

> »Denn von den zwei Dingen in der menschlichen Seele, von denen die gesamte über ihre Natur mögliche Kenntnis abhängt, ist eines, daß sie denkt, das andere, dass sie mit diesen handeln und leiden kann; Ich habe fast nichts über das letztere gesagt und mich alleine bemüht, das erste gut verständlich zu machen, weil es meine Hauptabsicht war, den Unterschied zwischen Seele und Körper zu beweisen; Dazu konnte nur dieses dienen und das andere wäre dem schädlich gewesen« (Descartes, R. Briefe S. 264).

Er setzt fort, dass er versuchen werde, »auf welche Weise ich die Vereinigung der Seele mit dem Körper begreife, und wie jene die Kraft hat, diesen zu bewegen.« Diese Einheit ist aber keine Vereinigung von zwei Substanzen (d. h. selbständigen Dingen); das wäre eine *unio substantiarum*, sondern sie ist selbst ein eigenes Ding, eine eigene Substanz, eine *unio substantialis*. Dieser Einheit entspricht ein Grundbegriff (notion primitive).

Die Grundbegriffe organisieren nach Descartes unser gesamtes Wissen von der Welt, sie sind uns von Natur gegeben und zeichnen sich dadurch aus, dass sie gerade auf nichts anderes bezogen werden können, als auf sich selbst. Bezogen auf den Menschen gibt es also drei Grundbegriffe, drei Substanzen, drei selbständige Dinge, die unabhängig voneinander sind: *res cogitans, res extensa* und *unio substantialis*. Seele, Körper und die Einheit von Körper und Seele. Alle sind unabhängig und selbständig voneinander zu denken.

Diese Einheit und, was zu ihr gehört, »wird sehr deutlich durch die Sinne erkannt« (S. 271) im Gegensatz zu Seele und Körper. Deswegen ist sie für die Vernunft ein dunkler Begriff und »daher kommt es, daß diejenigen, die niemals philosophieren und sich nur ihrer Sinne bedienen, nicht daran zweifeln, daß die Seele den Körper bewegt und, daß der Körper auf die Seele wirkt« (S. 271). Die, die nie philosophieren, begreifen nur die Einheit, nicht die Trennung, eine Erfahrung, die so entsteht, »indem man schließlich nur das Leben und die alltäglichen Gespräche benutzt und sich des Nachdenkens und des Studiums von Dingen enthält, [...] lernt man die Einheit von Seele und Körper begreifen« (S. 271). Der Wissenschaftler muss die ursprüngliche Einheit in Frage stellen, um zu absoluter Sicherheit im Wissen zu kommen, und er wird dann zwei wesentlich getrennte Dinge als Objekte der Wissenschaft vor sich haben.

Das psychosomatische Problem

Descartes ist nicht nur wegen der Fragen nach dem Leib-Seele-Zusammenhang in den Briefen Elisabeths, die erklärt haben will, wie die Seele den Körper bewegt und wie der Körper auf die Seele wirkt, gezwungen, eine Konzeption der Verbindung und der Einheit von Körper und Seele zu entwerfen. Der Fragenkomplex, der im Briefwechsel mit Elisabeth entwickelt wird, kann man den psychosomatischen (wie bewegt die Seele den Körper), den somatopsychischen (wie beeinflusst der Körper die Seele) und den moralischen (wie beherrscht die vernünftige Seele die Leidenschaften des Körpers) nennen. Anatomische Spekulationen über den Ort des Zusammenwirkens von Körper und Seele im Gehirn (die viel belächelte Zirbeldrüse, die schon in der scholastischen Physiologie als Sitz des sensus comunis und als Übergang von Körper und Seele angesehen wurde) und psychotherapeutische Überlegungen zur rationalen Beherrschung der Melancholie zeigen das medizinische Interesse von Descartes in dieser Frage. Seiner Patientin rät er als »Doktor der Seele« zu Kurmaßnahmen, und versucht, ihre Erkrankungen durch Stimmungen zu erklären. Er berät sie dann, mit rationalen Mitteln, wie Entwertung oder Ablenkung vom Unabwendbarem, einen Zustand der ruhigen Gelassenheit zu erreichen. Das ist für ihn der Weg, um die vielfältigen Gebrechen seiner Patientin und seine eigenen psychosomatisch zu behandeln. Descartes brüstet sich damit, dass er mit dieser Form der Therapie seine eigenen vielfältigen Leiden und seine Stimmungsschwankungen völlig beherrsche. Alle diese Konstruktionen sind aber letztlich nicht von einer organischen Einheitskonzeption von Körper und Seele getragen, verstanden als eine substanzielle Einheit, sondern sie sind eher Versuche, das Problem des Zusammenwirkens, als eines der Vereinigung und Vermischung der beiden Substanzen, zu bewältigen (vgl. Hoffman 1991).

Das Erkenntnisproblem

Ein zweiter Fragenkomplex zwingt ebenfalls dazu, die Konzeption eines strengen Körper-Seele-Dualismus zu überschreiten. Wie kann die vernünftige Seelensubstanz etwas von der Welt wissen und in Erfahrung bringen, wo doch auch die Sinnesvorgänge, als mechanistische Vorgänge, dem ausgedehnten Körper zugehören. Wie können also mechanisch zu beschreibende Fakten zu einem seelischen Faktum werden?

Das mit dem strengen Dualismus verbundene und nicht lösbare Erkenntnisproblem erzwingt also auch eine irgendwie geartete Einheitskonzeption von

Körper und Seele. Wenn der Körper nur als ausgedehntes Ding streng von der Seele als denkendes Ding unterschieden wird, dann ist das Problem nicht zu lösen, wie die Seele (der Geist, die Vernunft, das Ich, das Bewusstsein) zur Kenntnis der Welt kommt. Werden die Sinnesvorgänge zu rein mechanischen Vorgängen in einem ausgedehnten Körper erklärt; wie wird dann ein mechanischer Vorgang zu einem Denkereignis? Dieses Problem ist in der Tradition der Moderne bis heute nicht geklärt worden. Im Perspektivenwechsel (Singer, s. o.) stellt sich dieses Problem bis heute dar. Der kategoriale Sprung ist unvermeidbar und unversöhnlich, wenn man erklären will, wie ein Hirnprozess in einem ausgedehnten Körper zu einem bewussten seelischen Vorgang des denkenden Dinges wird. Singer meint 350 Jahre später, dass bisher keine Lösung dieses Problems in Aussicht steht.

Die späteren Cartesianer, die die dualistische Position vertieften und die Einheit von Körper und Seele in den Hintergrund verdrängten, mussten zwangsläufig, um dieses Problem zu lösen, eine parallelistische Konzeption entwickeln: dem physischen (physiologischen-physikalischen) Ereignis entspricht ein psychisches Ereignis. Ein psycho-physischer Parallelismus, der heute noch als Postulat behauptet wird und damals theologisch-rationalistisch begründet wurde. Im Ansatz gibt es bei Descartes eine parallelistische Konzeption, die über die eingeborenen Grundbegriffe verbürgt ist: Weil Gott kein Betrüger ist, er die Welt geschaffen hat und uns Grundbegriffe verliehen hat, haben Menschen die Garantie, dass sie, solange sie vernünftig denken, darauf vertrauen können, dass das, was sie klar und deutlich (clare et distincte) von der Welt erkennen, auch wirklich ist. Eine andere Garantie des dualistischen, psycho-physischen Parallelismus ist, dass die Welt, wie auch der menschliche Verstand, eine mathematische Grundstruktur hat. Gott als Schöpfer ist in dieser Version der Erkenntnissicherung ebenfalls ein Mathematiker.

Descartes ist in dieser Problematik aber nicht eindeutig. Ansätze zu einem psycho-physischen Parallelismus sind zu erkennen, aber darüber hinaus gibt es auch eine Vermischungsthese, die besagt, dass es dunkle Begriffe, dunkle Seelenvorgänge gibt, in die körperliche Vorgänge einwirken. So wie in Wahrnehmungen sich Sinnesvorgänge irgendeiner Art mit Denkvorgängen »vermischen«, gibt es auch Übergänge von einer vernünftigen Bewusstheit und weniger klaren vernünftigen seelischen Vorgängen. Diese konzeptionellen Ansätze stehen aber eher am Rande und widersprechen den Definitionen der Seele als nur vernünftig denkendes Bewusstsein. Diese Ansätze einer Konzeption bereiten organismische Gedanken vor.

Das theologische Problem

Der Hauptgrund einer Konzeption der Einheit von Körper und Seele kam aus theologischen Denkzusammenhängen. Wenn einerseits die substanzielle Spaltung das Dogma der unsterblichen Seele sicherte und nach Descartes Verständnis sogar zwingend bewies, so war andererseits diese substanzielle Trennung nahe an einem Verständnis des Verhältnisses von Körper und Seele, das gerade durch ein Konzil aus der kirchlichen Lehre ausgeschlossen worden war. Wenn Körper und Seele substanziell von einander getrennt sind, dann liegt es nahe, den Menschen als zufällige und zeitweilige Verbindung einer unpersönlichen Seelensubstanz mit einem vergänglichen Körper anzusehen. Eine Position, die der damals weit verbreiteten und intellektuell attraktiven Position des Averoismus entsprach. Gerade die Nähe zu einer solchen Position war etwas, das Descartes abwenden musste.

Sein Schüler Regius erweckte den Verdacht, dass er eine, von der kirchlichen Lehre abweichende Position lehrte, wurde schließlich mit einem Lehrverbot bedroht und musste sich in heftigen sich zuspitzenden Streitigkeiten rechtfertigen. Der Streit ging darum, ob der Mensch als zufällige Einheit oder notwendige Einheit zu verstehen ist. Descartes beriet Regius in dieser Auseinandersetzung. Er empfahl, so etwas wie Zusammenhänge oder Hinsichten zu unterscheiden, in denen der Mensch betrachtet wird. Denn dann könne man sagen, der Mensch sei ein selbständiges Ganzes (ens per se) und zugleich auch eine zufällige Einheit von zwei Teilen (ens per accidens). Wenn es sich um den ganzen Menschen in dem Zusammenhang handelt, dass er aus Teilen zusammengesetzt ist, ist er eine zufällige Einheit; aber, wenn die Teile des Menschen im Zusammenhang mit dem Ganzen gesehen werden, dann ist er eine notwendige Einheit. Durch diese Hinsichten wollte Descartes beide Aussagen nebeneinander stellen, Aussagen, die sich vorher widersprachen. Der Mensch ist also zufällig zusammengesetzt aus zwei verschiedenen Substanzen und er ist zugleich eine eigenständige Substanz. Descartes muss mit dieser trickreichen Wendung aber wenig Erfolg gehabt haben, denn der Streit des Regius mit der theologischen Fakultät war damit nicht zu schlichten, er steigerte sich noch. Descartes nahm anfänglich Partei für Regius, versuchte zu besänftigen und schürte gleichzeitig den Konflikt weiter an; schließlich wandte er sich gegen Regius und publizierte gegen ihn.

Bei diesen Versuchen, die theologischen Konsequenzen aus seinem strikten Körper-Seele-Dualismus abzuwenden, stand für Descartes viel auf dem Spiel. Er gefährdete durch seine streng dualistische Position das Dogma von der leiblichen Auferstehung nach dem Tode. Ein Problem, das aus der Wissenschaft ausgeschlossen, ganz dem Glauben überlassen war. In der Descartesschen Lehre ist die Frage nicht zu klären, wie findet die vom Körper getrennte Seele zu ihrem Körper zurück, bzw., wenn es eine Verbindung gibt, ist die Frage ebenfalls nicht zu lösen, ob nicht doch die individuelle Seele wegen ihrer Bindung an den vergänglichen Körper im Tode zugrunde geht. Die letztere Sichtweise bevorzugte Regius, der Medizin lehrte.

Diese zwei Denkmöglichkeiten alarmierten die Theologen, waren sie doch mit Lehren verbunden, gegen die die Kirchenführung sich ausgesprochen hatte und zu deren Widerlegung alle Philosophen aufgerufen waren. Descartes wusste wohl um die Gefahren seiner dualistischen Lehre, deswegen betonte er immer wieder, dass er beweise, dass die Seele unsterblich, weil substantiell vom Körper verschieden sei. Gleichzeitig versuchte er, die Position einer nicht individualisierten Weltseele, eine averroistische Position, zu vermeiden. Er wendet diese mit der Konzeption der Einheit von Körper und Seele ab und zwar mit einer einfachen Verneinung:

>»Es lehrt mich ferner die Natur durch eine Empfindung des Schmerzes, Hungers, Durstes usw., daß ich nicht nur in der Weise meinem Körper gegenwärtig bin, wie der Schiffer seinem Fahrzeug, sondern, daß ich aufs engste mit ihm verbunden und gleichsam vermischt bin, so daß ich mit ihm eine gewisse Einheit bilde« (Descartes, R. Meditationes, S.69).

In dieser Negation verwendet er die averroistische Schiffsmetapher, die Zabarella für den Averroismus 1590 so formulierte:

>»Die vernünftige Seele ist wie ein Schiffer, der in ein fertiggestelltes Schiff kommt, und dem Menschen so die hervorragenden Fähigkeiten zu denken und zu verstehen gibt, so wie der Schiffer, der das Schiff steuert, diesem die Fähigkeit zu navigieren verleiht« (Cassirer et al. 1949, S. 261 ü. v. Verf.).

Neben der einfachen Negation der Metapher ist von Bedeutung, dass Descartes die Einheit aus der Erfahrung mit den basalen Körperempfindungen ableitet und, dass dabei die Natur als Lehrerin fungiert. Nicht die Vernunft erschließt, dass Körper und Seele verbunden sind, eine Einheit bilden, sondern dunkle und verworrene Empfindungen im Sinne Descartes belegen dies. Descartes fährt fort:

>»Denn sonst würde ich, der ich nur ein denkendes Ding bin, nicht, wenn mein Körper verletzt wird, darum Schmerz empfinden, sondern ich würde diese Verletzung nur durch

bloßes Denken erfassen, wie der Schiffer durch das Gesicht wahrnimmt, wenn irgend etwas am Schiffe zerbricht, und ich würde alsdann, wenn der Körper der Speise oder des Trankes bedarf, eben dies in bestimmter Weise denken, ohne dabei die verworrenen Hungergefühle oder Durstempfindungen zu haben. Denn es sind doch sicherlich diese Empfindungen des Hungers, Durstes, Schmerzes usw. nichts anderes als gewisse, aus der Vereinigung und gleichsam Vermischung des Geistes mit dem Körper entstandene Weisen des Bewusstseins« (Med. S. 69–70).

Hier würde sich der Ansatz zu einer organischen Einheitsauffassung von Körper und Seele geben, wenn es nicht Descartes Hauptabsicht wäre, den Unterschied zwischen Körper und Seele zu lehren und zu beweisen, eine organische Konzeption wäre dem schädlich gewesen (Siehe Brief an Elisabeth vom 21. Mai 1643, Descartes. R. Briefe S. 264). So bleibt nur das Beharren darauf, dass er »nur ein denkendes Ding« sei, das in dunkler und abstrakter Weise mit dem Körper verbunden ist.

Der wenig qualifizierte Begriff der Einheit von Körper und Seele, als abstraktes Programm, als Negation, als spekulativer dunkler Zusammenhang, hat in der Descartes-Rezeption kaum eine Auswirkung gehabt. In vielen Darstellungen seines Werkes sucht man ihn vergebens, obwohl er in den Werken und Briefen häufig auftaucht. Descartes gilt, wie oben ausgeführt, als strenger Dualist und ein dritter Grundbegriff, eine Konzeption der Einheit von Körper und Seele, lässt sich nicht leicht mit einer solchen Auffassung verbinden.

Dieser dritte Grundbegriff kann in der abstrakten Fassung auch leicht übergangen werden und Descartes selbst ist weitgehend uneindeutig, trotz der Betonung der Einheit legt er größten Wert darauf, die substanzielle Trennbarkeit (Differenz) von Körper und Seele zu behaupten. Die unio substantialis ist also eher eine schwache Verbindung als eine eigentümliche Einheit.

Die unio wurde aus dem Werk getilgt oder, wenn berücksichtigt, zeigte sich, dass sie schwer zu begreifen und schon gar nicht klar zu denken ist. Perler versucht, die Einheit von Körper und Seele zu fassen. Sein Bemühen wird dann von den Herausgebern so zusammengefasst: »Der cartesische Dualismus wird [...] nicht angemessen verstanden, wenn man den begrifflichen Spielraum, den Descartes für eine so etwas wie eine psycho-physische Einheit gelassen hat, nicht zur Kenntnis nimmt« (Kemmerling & Schütt 1996, S. 4). Eine » so etwas wie eine Einheit« ohne Interpunktion ist aber eine missglückte Formulierung, die grammatikalisch falsch ihre Undenkbarkeit bezeugt.

Cottingham, einer der Herausgeber von Descartes Werken in Englisch, schreibt eine Arbeit über den cartesianischen Trialismus (1985) und später eine über den cartesianischen Dualismus (1992b). In der ersten Arbeit bezeichnet er die Einheit als einen »hybriden« Begriff, als einen Mischbegriff, und stellt sich damit in Gegensatz zu Descartes Definition der Grundbegriffe, die sich gerade dadurch auszeichnen, dass sie nur aus sich zu verstehen sind und nicht von anderen Begriffen abgeleitet werden können. Später gibt er zwangsläufig das trialistische Konzept auf, ist doch die unio substantialis nichts Eigenständiges für ihn.

Dieser »hybride« Begriff ist für ihn eine unfruchtbare Kreuzung, wie ein unfruchtbares Maultier aus der Vereinigung von Esel und Pferd entsteht (Cottingham 1985, S. 224). Damit wird der Einheit zwar ein Platz eingeräumt, aber sie bietet keinen fruchtbaren Denkansatz. In der Weiterentwicklung seiner Gedanken über die Vereinigung von Körper und Seele kommt Cottingham dann zu einer Schlussfolgerung, die auch von Uexküll (Von Uexküll et al. 1981, S. 42) als zwangsläufig beschreibt, wenn man eine dualistische Sichtweise beibehalten möchte. Das Körper-Seele-Problem löst sich als dualistische Position in einen materialistischen Monismus auf, die seelischen Phänomene werden zu bloßen Epiphänomenen.

Psychoanalytisch verstanden bedeutet dies, dass der progressive Denkweg Descartes, vom Monismus über den Dualismus zum Trialismus regressiv umgekehrt wird. Eine dritte Einheit, die Verschiedenes und Gegensätzliches in sich verbindet und zugleich etwas für sich ist, setzt ein trianguläres Verständnis von Entwicklung voraus, das auch im Denken manche überfordert. So wird die im nächsten Absatz zu behandelnde Qualifizierung der unio substantialis, die Descartes 1645 entwickelte, weder von Perler (1996) noch von Cottingham (1985 und 1992) in ihrer Bedeutung erfasst und erwähnt.

Die organismische Konzeption der unio substantialis

1645 schreibt Descartes an einen jungen Jesuitenpater Mesland einen Brief über sein Verständnis der Vorgänge in der Wandlung des Heiligen Abendmahls (Transubtantation). Damit verfolgt er das ehrgeizige und gefährliches Projekt, mit natürlicher Vernunft eines der zentralen Wunder des christlichen Glaubens zu erklären. Dabei kommt er zu Überlegungen, die in schroffem Gegensatz zu seiner dualistischen ideologischen Position stehen. Hier findet sich eher ein organismisches Programm, in dem viele Züge aristotelischen Denkens wiedererscheinen. Es scheint als würde das Verdrängte und Ausgeschlossene in unvermittelter Weise wieder auftauchen.

Diesem Brief geht ein erstes Schreiben an Mesland vom 2. Mai 1644 voraus, wo er überschwänglich die große Übereinstimmung in seinem Denken mit dem Meslands preist. Auch dort streift er das Problem der Transsubstantation. Um seine Überlegungen als Analogie natürlicher Prozesse verständlicher zu machen, kommt es im nächsten Brief zu folgenden Formulierungen (Brief an Pater Mesland vom 09. Februar 1645, Descartes, R. AT Vol. IV, S. 161ff unter Zuhilfenahme von Descartes, R. CSMK, S. 241 ff ü. v. Verf.):

»Zu allererst muss ich erwägen, was der Körper des Menschen ist, und ich finde, dass das Wort Körper sehr zweideutig ist. Wenn wir im allgemeinen von einem Körper sprechen, verstehen wir darunter einen bestimmten begrenzten Teil von der Materie und damit der Quantität, aus der das Universum zusammengesetzt ist. Und zwar solcher Art, dass man weiß, wenn man einen auch noch so geringen Teil von dieser Quantität wegnehmen würde, wir ohne zu zögern urteilen würden, dass dieser Körper kleiner geworden und nicht mehr vollständig ist. Wir würden auch nicht denken, nachdem man ein kleines Teilchen dieser Materie ändern würde, dass dieser Körper völlig gleich oder numerisch identisch (idem numero) sei.

Aber wenn wir vom Körper eines Menschen reden, verstehen wir darunter weder einen bestimmten Teil der Materie, noch einen, der eine bestimmte Größe hat, sondern verstehen darunter einfach die Materie, die insgesamt mit der Seele des Menschen vereint ist.

Und zwar solcher Art, dass wir immer glauben, dass es der gleiche Körper ist (idem numero), solange er mit der gleichen Seele substanziell verbunden und vereint ist, auch wenn diese Materie sich ändert und wenn ihre Quantität zunimmt oder abnimmt. Und wir glauben, dass dieser Körper ganz und vollständig ist, solange er in sich die erforderlichen Voraussetzungen hat, um diese Einheit zu erhalten. Denn niemand glaubt, dass wir nicht den gleichen Körper haben, wie den, den wir seit der Kindheit haben, obwohl seine Quantität sehr gewachsen ist, und obwohl – entsprechend der allgemeinen Überzeugung der Mediziner und ohne Zweifel entsprechend der Wahrheit – in ihnen kein einziger Teil mehr von der Materie ist, die damals in ihm war. Und auch, obwohl dieser Körper nicht mehr die gleiche Gestalt hat. So ist er doch (eadem numero) numerisch identisch, einfach deswegen, weil er von der gleichen Seele gestaltet ist.[1] Ich habe die Zirkulation des Blutes untersucht und glaube, dass die Ernährung durch eine kontinuierliche Ausstoßung von Teilchen unseres Körpers geschieht. Teilchen, die von ihrem Platz vertrieben werden, von anderen, die statt ihrer in den Körper eintreten. Und ich glaube, dass es nicht einen Augenblick lang ein einziges Teilchen gibt, das numerisch in unseren Gliedern gleich bleibt; trotzdem bleibt unser Körper als menschlicher Körper immer numerisch der Gleiche, solange er mit der gleichen Seele vereint ist. In diesem Sinne ist er auch unteilbar, denn,

---

1 Descartes schreibt informer = gestalten und benutzt damit das aristotelische Konzept von Materie und Form oder substanzieller Form, die er für physikalische Körper ansonsten strikt ablehnte und nur für das Verhältnis der Einheit von Körper und Seele in diesem Zusammenhang gelten lässt.

wenn man einem Menschen einen Arm oder ein Bein abschneidet, dann denken wir nur, dass sein Körper geteilt ist, wenn wir das Wort im ersten Sinne verstehen, aber nicht, wenn wir es im zweiten Sinne verstehen, denn wir denken nicht, dass der, dem ein Arm oder ein Bein fehlt, weniger ein Mensch ist als ein anderer. Letztendlich heißt das, dass wir den Körper eines Menschen für den Gleichen halten, von welcher Materie, von welcher Quantität und von welcher Gestalt er auch immer sei. Vorausgesetzt, dieser Körper ist mit der gleichen vernünftigen Seele vereint. Wir halten diesen Körper für einen ganzen Körper, solange er nicht von anderer Materie begleitet sein muss, um mit dieser einen Seele verbunden zu sein.

Darüber hinaus erwäge ich, dass dann, wenn wir Brot essen und wenn wir Wein trinken, die kleinen Teile des Brotes und des Weines, sich in unserem Magen auflösen, unverzüglich in unsere Venen fließen und sich dann mit dem Blut vermischen. Sie verwandeln, transsubstantieren sich auf natürliche Weise und werden zu Teilen unseres Körpers. Wenn wir einen genügenden Scharfblick hätten, der auch genügend zu differenzieren vermöchte, um sie von den anderen Teilen des Blutes unterscheiden zu können, würden wir sehen, dass sie numerisch die gleichen sind wie die, die vorher offensichtlich das Brot und den Wein bildeten, auch wenn sie dann zu unserem Körper gehören.«

Der Text setzt dann fort und beschäftigt sich weiter mit der Verwandlung im Sakrament des Abendmahls.

In dieser Konzeption der Einheit sind unverkennbar Kennzeichen des Organischen (Buijtendijk 1928) zu erkennen. Das Organische wird als etwas verstanden, das identisch bleibt, wenn auch noch so viel geändert wird. Das Organische hat eine »Indifferenz gegenüber Veränderungen« (S. 395). Im Gegensatz zur Maschine, die auch eine Ganzheit bildet, gibt es im Organischen eine Variabilität, eine Freiheit der Teile. Deutlich erscheint in dieser Konzeption des Organischen ein Begriff, der 1932 von Bertalanffy eingeführt wird und in der Konzeption moderner Psychosomatik, wie z. B. bei von Uexküll, eine zentrale Rolle spielt, der Begriff des »Fließgleichgewichts«.

Dass diese Konzeption des Organischen in theologischen Zusammenhängen formuliert worden ist, war entscheidend für das Schicksal dieser, der dualistischen Theorie völlig widersprechenden Konzeption.

Descartes versuchte, durch die Analogie mit der natürlichen Verwandlung bei der Nahrungsaufnahme eine Erklärung für einen Glaubensinhalt zu liefern, der von zentraler Bedeutung in der kirchlichen Dogmatik war. Seinem zentralen Anliegen entsprechend, mit Mitteln der natürlichen Einsicht Glaubenswahrheiten zwingend nachvollziehbar zu machen, wollte er hier das Geheimnis des Abendmahls einer natürlichen Erklärung zuführen.

Bei diesem Unternehmen, die Transsubstantation mit natürlichen Mitteln zu erklären, rechnete Descartes mit theologischen Einwendungen und bat seinen

Briefpartner, den Brief zurückzuhalten, solange unsicher sei, ob diese Vorstellungen die Billigung der Kirchenbehörde erhalten würden oder nicht. Diese Vorsicht ist, im Gegensatz zur angeblichen Unerschrockenheit des aufrechten Rationalisten, ein Hinweis darauf, dass Descartes immer versuchte, in Übereinstimmung mit seinen kirchlichen Vätern zu denken und deren Billigung zu erreichen.

Diese Anerkennung sollte ihm aber gerade wegen seiner organismischen Konzeption versagt werden bzw. verloren gehen. Kurz nach seinem Tode kursierten Abschriften des Mesland-Briefes unter seinen Schülern und erregten die Aufmerksamkeit und Missachtung führender Theologen der Sorbonne. Vermutlich hat gerade dieser Brief dazu geführt, dass von der Kirchenbehörde die Schriften Descartes 1653 auf den Index der verbotenen Schriften gesetzt wurden (vgl. Jolley 1992, S. 397). Diese Indizierung wurde wahrscheinlich erst dann wieder aufgehoben, als Descartes als radikaler Dualist und damit, mit den theologischen Dogmen vereinbar, neu erfunden wurde.

Es ist nicht nur wahrscheinlich, sondern wegen neuer Funde bezüglich des Prozesses gegen Galileo Galilei so gut wie sicher, dass Descartes Schriften gerade wegen seines Versuchs, das Wunder der Wandlung durch eine natürliche Analogie zu erklären, auf den Index der verbotenen Schriften gesetzt wurden, weil jener Erklärungsversuch den entscheidenden Affront gegen die herrschende Theologie darstellte. (vgl. Frankfurter Rundschau vom 23.3.2001). Der neue Ansatz im Denken Descartes bezüglich der Leib-Seele-Einheit wurde also wegen einer kirchlichen Zensur unterdrückt und geriet dadurch in völlige Vergessenheit, so dass man die Konzeption der dritten Substanz auch bei ausgewiesenen Descartes-Kennern fast nirgendwo findet, und wenn doch, dann nur in verkümmerter abstrakter Form, die wenig Denkansätze bietet.

Konklusion

Was kann diese unbewusste, verdrängte Geschichte am Beginn der Moderne für das gesamte Projekt der Moderne bedeuten, und kann eine Deutung dieser unabweisbaren Hintergründe zu irgendwelchen Korrekturbewegungen führen? Wahrscheinlich ist der gesamte Apparat viel zu erfolgreich und unilinear, um irgendwelche wirklichen Korrekturen erfahren zu können. Denn Negation, Verleugnung und Isolierung, die den Entwurf mitbestimmten, setzen sich stabilisierend in der weiteren Entwicklung des Projektes durch (vgl. Dialektik der

Aufklärung). So lange aber diese Geschichte des Anfangs nicht rezipiert und bearbeitet wird, wird das selbstverschuldete Problem der modernen Psychosomatik weiterhin ungelöst bleiben, als eine kongenitale Fehlbildung der modernen Aufklärung gegen alle Vernunft. Weil die Moderne bei Descartes mit einem Sieg platonischen Denkens über aristotelisches Denken begann, haben organische Gedanken über den Menschen, solange die Moderne reüssiert, keine Chance sich durchzusetzen, sondern der Organismus, auch der des Menschen, wird immer wieder zerlegt und auf anderes reduziert werden.

Am Ende der Moderne, wenn Gewinne und Verluste dieses Projekts kritisch gesichtet werden können, treten viele aristotelische Konzepte aus dem Schatten der Verdrängung wieder hervor. In einem solchen postmodernen Denken hat die Psychosomatik als Wissenschaft von der Realität des Organischen eine neue Chance, jenseits der gezwungenen Synopsis des vorher Getrennten, nämlich als Einheit von dem, was natürlicher Weise zusammengehört.

Literatur

Die Werke von René Descartes werden im deutsche Sprachraum unterschiedlich zitiert; hier nach der Ausgabe der Philosophischen Bibliothek, Hamburg:

Descartes, R. (Discours): Discours de la Methode. Von der Methode des richtigen Vernunftgebrauchs und der wissenschaftlichen Forschung. Übersetzt und herausgegeben von Lüder Gäbe, Phil. Bibliothek Bd. 261. Hamburg.

Descartes, R. (Meditationes): Meditationen über die Grundlagen der Philosophie mit den sämtlichen Einwänden und Erwiderungen. übersetzt und herausgegeben von Arthur Buchenau, Phil. Bibliothek Bd. 27, Hamburg.

Descartes, R. (Passions): Die Leidenschaften der Seele. übersetzt und herausgegeben von Klaus Hammacher, Phil. Bibliothek Bd. 345, Hamburg.

Und:

Descartes, R. (Briefe) (1949): René Descartes: Briefe. herausgegeben von Max Bense. Köln - Krefeld.

Außerdem wurde die englische und die französische Ausgabe der Werke verwendet:

Descartes, R. (CSM) (1985): The Philosophical Writings of Descartes. translated by Cottingham, J., Stoothoff, R. & Murdoch, D. Cambridge.

Descartes, R. (CSMK) (1991): The Correspondence. translated by Cottingham, J., Stoothoff, R., Murdoch, D. & Kenny, A. Cambridge.

Descartes, R. (A-T) (1964–1976): Ouevres de Descartes. publieés par Adam, C. & Tannery, P. Paris.

Böhme, G. (1985): Anthropologie in pragmatischer Hinsicht. Frankfurt/M.

Buijtendijk, F.J.J. (1928): Anschauliche Kennzeichen des Organischen. Philosophischer Anzeiger Band 2.

Cassirer, E. et al. (1949): The Renaissance Philosophy of Man. Chicago - London.

Cole, J.R. (1992): The Olympian Dreams and Youthful Rebellion of René Descartes. Urbana - Chicago.

Cottingham, J. (1985): Cartesian Trialism. Mind 94.

Cottingham, J. (Hg.) (1992a): The Cambridge Companion to Descartes. Cambridge.

Cottingham, J. (1992b): Cartesian Dualism, Theology, Metaphysics, and Science. In: Ders. (1992a), a.a.O.

Ferenczi, S. (1913): Entwicklungsstufen des Wirklichkeitssinnes. Schriften zu Psychoanalyse. Bd.I. Frankfurt/M.

Freud, S. (1913): Totem und Tabu, GW. Bd. IX.

Gaukroger, S. (1995): Descartes an Intellectual Biography. Oxford.

Hardt, J. (2001): Die Geburt der Vernunft aus dem Geist eines Träumers oder warum Freud die Träume des jungen Descartes nicht deutete. In: Pritz, A. & Wenzel, T. (Hg.) (im Druck): Ausgewählte Schriften des 2. Weltkongresses für Psychotherapie. Wien.

Hoffman, P. (1991): The Unity of Descartes' Man. In R. Descartes: Critical Assessments. Hg. von Moyal, G.J.D., London -& New York.

Jolley, N. (1992): The Reception of Descartes' Philosophy. In: Cottingham (1992a), a.a.O.

Müller-Braunschweig, H. (1980): Gedanken zum Einfluss der frühen Mutter-Kind-Beziehung auf die Disposition zur psychosomatischen Erkrankung. In: Psychotherapie, Psychosomatik und Medizinische Psychologie, Heft 2.

Kemmerling, A. & Schütt, H.-P. (Hg.) (1996): Descartes nachgedacht. Frankfurt/M.

Perler, D. (1996): Cartesische Emotionen. In: Kemmerling, A. & Schütt H.-P. (1996), a.a.O.

Schütt, H.-P. (1998): Die Adoption des »Vaters der modernen Philosophie«. Frankfurt/M.

Schneider, P.B. (1973) :Zum Verhältnis von Psychoanalyse und psychosomatischer Medizin. In: Psyche 27, S. 21–49.

Shapin, S. (1998): Die wissenschaftliche Revolution. Frankfurt/M.

Singer, W. (2001): Das Ende des freien Willens. Interview in Spektrum der Wissenschaft, Heft 2.

Uexküll, T. von (Hg.) (1981): Lehrbuch der Psychosomatischen Medizin. München-Wien-Baltimore .

Die Wirkung der frühen Erfahrung auf Kreativität und Scheitern

Hans-Jürgen Wirth

Vorbemerkung

Im Werk von Hans Müller-Braunschweig lassen sich drei große Themenkomplexe unterscheiden: Erstens hat er sich intensiv mit dem Einfluss der frühen Mutter-Kind-Beziehung auf die Entstehung psychosomatischer Krankheiten auseinandergesetzt (vgl. u. a. Müller-Braunschweig 1970; 1975; 1980). Der zweite ihn interessierende Themenkomplex bezieht sich auf den Körper als der materiellen Grundlage unseres Lebens und auf das »Körpererleben« (Brähler 1986) als Spiegel unserer Seele (vgl. u. a. Müller-Braunschweig 1986; 1997; 2001). Das dritte große Thema, das ihn immer wieder beschäftigt, ist die menschliche Kreativität und deren Wurzeln im frühkindlichen Erleben (vgl. u. a. Müller-Braunschweig 1964; 1967; 1974; 1984). Alle drei Themen sind auf komplexe Weise miteinander verbunden. Müller-Braunschweig ist aber nicht nur an einer theoretischen Verknüpfung vermeintlich disparater Themen wie Körper, frühe Erfahrung und Kreativität interessiert, sondern hat schon frühzeitig nach Wegen gesucht, für die therapeutische Arbeit neue Anregungen zu gewinnen und unkonventionelle Zugänge zu eröffnen. So publizierte er bereits 1967 eine Arbeit mit dem Titel *Zur Bedeutung malerischer Produktion im psychoanalytischen Prozeß*. Und in seinem Artikel *Zur Genese der Ich-Störung* stellte er bereits 1970 die kritische Frage, ob das psychoanalytische Couch-Setting wirklich geeignet sei, Patienten mit einer »frühen Störung« angemessen zu behandeln, u. a. weil »das Liegen [...] als Wiederholung einer früheren Situation der Ohnmacht erlebt« (ebd., S. 673f) worden sein könnte – eine Frage, die damals noch in manchen psychoanalytischen Kreisen als Sakrileg empfunden wurde. Auch in seiner wissenschaftlichen Tätigkeit ist Müller-Braunschweig unkonventionelle Wege gegangen, indem er sein Augenmerk auf die Kooperation der Psychoanalyse mit den Methoden der empirischen Psychologie gerichtet hat. So bediente sich Müller-Braunschweig bereits in den sechziger Jahren der Methode der Beobachtung von Mutter-Kind-Interaktionen und entwickelte damit eine Forschungsmethode, die damals weltweit noch sehr selten war, inzwischen aber als »Baby-Watching« zu einem renommierten und umfangreichen Forschungsgebiet herangereift ist. Die Möglichkeit, in der Forschung unkonventionelle Wege zu gehen, wurde begünstigt durch die Arbeitsbedingungen und das Arbeitsklima, das am Zentrum für Psychosomatische Medizin der Universität Gießen unter der Leitung von Horst-Eberhard Richter herrschte (vgl. Haland-Wirth et al. 1998; Hensel et al. 1998; Müller-Braunschweig 1998a; 1998b) und dem Müller-Braunschweig von 1962 bis 1987 angehörte.

Auf der Suche nach der verlorenen Zeit

In seinen beiden Artikeln zur Bedeutung der frühen Mutter-Kind-Beziehung für die Entstehung psychosomatischer Störungen, die einen gemeinsamen Bezugspunkt der in diesem Band versammelten Arbeiten darstellen, schildert Müller-Braunschweig sowohl anhand klinischer Erfahrungen als auch aufgrund empirischer Studien und systematischer Säuglings- und Mutter-Kind-Beobachtungen, wie es bei einer problematischen Entwicklung konflikthafter und spannungsreicher Beziehungsmodi in der frühen Kindheit zu einem »Gefühl des Verkettetseins mit einer übermächtigen Mutterfigur bei der gleichzeitigen Tendenz zu Abstand und Distanz, zu einer mit psychologischen Mitteln nicht mehr lösbaren Spannung« (Müller-Braunschweig 1980, S. 56) kommen kann. Als Beispiel betrachtet Müller-Braunschweig das Symptom des Asthma-Anfalls und interpretiert dieses als »eine magische Prozedur des Ausstoßes des bösen introjizierten Objektes« (ebd., S. 55). Neben der aggressiven Tendenz kommt auch die andere Seite der ambivalenten Mutter-Bindung in diesem Symptom zum Ausdruck, denn die Erstickungs- und Todesängste, die beim Asthmaanfall entstehen, führen dazu, dass das mütterliche Objekt »wegen der lebenswichtigen symbiotischen Verbindung« (ebd.) anklammernd gesucht werden muss (vgl. Haland-Wirth & Wirth 1981).

Müller-Braunschweig erwähnt im Zusammenhang mit der psychosomatischen Krankheit Asthma die Tatsache, dass der Schriftsteller Marcel Proust Zeit seines Lebens Asthmatiker war. Proust hat in seinem Hauptwerk *Auf der Suche nach der verlorenen Zeit* (1913–1927) in minuziöser Weise die verlorene Zeit seiner Kindheit, seine körperlichen Gebrechen, seine körperliche und seelische Pein beschrieben und deutlich gemacht, dass »er seinen Körper immer wieder als fremde und feindliche Macht erlebte« (Müller-Braunschweig 1980, S. 56). Eine Verständigung mit seinem Körper – den er als ein an sich »gekettetes Wesen« empfand, »das einer anderen Herrschaft unterliegt, von dem uns Abgründe trennen, das uns nicht kennt, und dem es unmöglich ist, uns zu verstehen« (Proust, zitiert nach Müller-Braunschweig 1980, S. 56) – schien ihm genauso wenig möglich, wie eine Verständigung mit seiner Mutter, die Proust als umschlingenden und verschlingenden Tintenfisch symbolisierte. Um die im Unbewussten versunkene Welt seiner frühesten Kindheit wiederzufinden, richtet Proust sein Interesse auf blitzartig auftauchende Erinnerungen an optische, akustische und geschmackliche Sinneseindrücke. Indem er diesen zunächst ganz isolierten und bedeutungslos erscheinenden »Gefühlserinnerungen« – *mémoire affective* – nachgeht, tauchen nach und nach längst vergessene Szenen seiner Kindheit wieder in seiner Erinnerung auf. In einem berühmt gewordenen Abschnitt, der *madeleine*-Episode, beschreibt Proust, »wie das Aroma eines in Lindenblütentee getauchten Gebäcks die bei der Tante Léonie in Combray verbrachte Jugendzeit wieder heraufbeschwört« (Jens 1996, S. 676):

»In einer Sekunde nun, wo dieser mit dem Kuchengeschmack gemischte Schluck Tee meinen Gaumen berührte, zuckte ich zusammen und war wie gebannt durch etwas Ungewöhnliches, das sich in mir vollzog. [...] Ich setze die Tasse nieder und wende mich meinem Geiste zu. Er muß die Wahrheit finden. [...] Und dann war mit einem Male die Erinnerung da. Der Geschmack war der jener Madeleine, die mir am Sonntagmorgen [...] meine Tante Léonie anbot. Sobald ich den Geschmack jener Madeleine wiedererkannt hatte, [...] trat das graue Haus mit seiner Straßenfront hinzu, und mit dem Haus die Stadt, der Platz, auf den man mich vor dem Mittagessen schickte [...]« (Proust I, S. 70–74).

Die Methode von Proust erinnert einerseits an den psychoanalytischen Prozess und andererseits an die von René Spitz (1965) beschriebene coenästhetische Wahrnehmung, die in der frühen Kommunikation zwischen Mutter und Kind eine zentrale Rolle spielt. Die »coenästhetische Wahrnehmung« – Spitz spricht auch von »Tiefensensibilität« – fußt auf folgenden Kategorien:

»Gleichgewicht, Spannungen (der Muskulatur und andere), Körperhaltung, Temperatur, Vibration, Haut- und Körperkontakt, Rhythmus, Tempo, Dauer, Tonhöhe, Klangfarbe, Resonanz, Schall und wahrscheinlich noch eine Reihe anderer, die der Erwachsene kaum bemerkt, und die er gewiss nicht in Worte fassen kann. [...] Diejenigen Erwachsenen, die die Fähigkeit behalten haben, sich einer oder mehrerer dieser gewöhnlich verschwundenen Wahrnehmungs- und Kommunikationskategorien zu bedienen, gehören zu den besonders Begabten. Sie sind Komponisten, Musiker, Tänzer, Akrobaten, Flieger, Maler und Dichter und vieles andere, und wir halten sie oft für ›übersensible‹ oder labile Persönlichkeiten« (Spitz 1965, S. 153).

Spitz verbindet also die Kreativität mit den frühkindlichen Kommunikations- und Wahrnehmungsmodi und der Fähigkeit des Kreativen, diese als Erwachsener reaktivieren zu können. Er argumentiert ähnlich wie Ferenczi (1913, S. 72), der die »Zauberer, Wahrsager und Magnetiseure« als Kronzeugen für seine These anführt, auch die Erwachsenen sehnten sich noch nach der »Wiederkehr eines Zustandes, der einmal bestanden hat, jener ›guten alten (verlorenen) Zeit‹« (ebd., S. 67), jener »im Mutterleib verbrachten Lebenszeit des Menschen« (ebd., S. 66), »in der sie allmächtig waren« (ebd., S. 67), da sie »immer alles, was zur Befriedigung ihrer Triebe notwendig ist« (ebd., S. 67), hatten. »Mit Hilfe magischer Gebärden« (ebd., S. 72) und der »Fähigkeit zur symbolischen Darstellung« (ebd., S. 74), die in der Entwicklung der Sprache gipfelt, gelingt es dem Menschen – so Ferenczi –, die »verlorene Allmachtssituation« (ebd., S. 83) durch Kreativität zu überwinden.

Dass Müller-Braunschweig Proust im Zusammenhang mit psychosomatischen Krankheiten erwähnt, ist insofern interessant, als hier offensichtlich ein Mensch seine frühkindlich erworbenen psychischen Belastungen zum einen mit Hilfe eines psychosomatischen Symptoms und zum anderen mit Hilfe seiner Kreativität aufzulösen versucht. Beides kann man als Selbstheilungsversuch verstehen, wobei die psychosomatische Störung eher als ein *gescheiterter* Selbstheilungsversuch und das schriftstellerische Werk eher als ein *kreativer* Versuch der Selbstheilung aufgefasst werden kann, dem aber offenbar auch keine vollständige Heilung vergönnt war. Die Frage bleibt spekulativ, ob Proust ohne Schriftstellerei noch kränker geworden und frühzeitig seinem Asthma erlegen wäre.

Kreativität, der eine Pol unseres Themas, kommt aus dem Französischen *creature* und dem Lateinischen *creatura* und heißt kreieren, erschaffen, schöpfen. Die Kreatur ist das Geschöpf, die Schöpfung. Folgt man der biblischen Schöpfungsgeschichte, ist der Mensch nur zum einen Teil ein Geschöpf Gottes – zum anderen Teil hat er sich selbst erschaffen, indem er vom Baum der Erkenntnis aß. Als Adam und Eva noch im Garten Eden in vollständiger Harmonie mit der Natur lebten, befanden sie sich – so schreibt Erich Fromm (1963, S. 367) – »in der Natur wie der Embryo im Mutterleib. Sie waren Menschen und gleichzeitig waren sie es nicht.« Erst indem sie Gottes Verbot, Früchte vom Baum der Erkenntnis zu essen, missachteten, durchtrennten sie die

Nabelschnur, die sie an die Mutter Natur gebunden hatte. Die Menschen lösen sich aus ihrer vollständigen instinkthaften Naturhaftigkeit teilweise heraus, entledigten sich damit – zumindest teilweise – den Naturgesetzen und wurden allererst Menschen, d. h. Wesen, die sich von anderen Lebewesen vor allem dadurch auszeichnen, dass sie über einen eigenen Entscheidungsspielraum und die Freiheit des Willens verfügen, dass sie aber auch um ihr »In-die-Welt-Geworfensein« (Heidegger), d. h. um ihre eigene Endlichkeit wissen. Mit dem Verlust des Paradieses trat auch das Bewusstsein des Todes und der Nichtigkeit der menschlichen Existenz in das Leben der Menschen.

Der Schöpfungs-Mythos beschreibt gleichnishaft die Frühgeburtlichkeit des Menschen, seine Unfertigkeit, seine Mängelhaftigkeit und die traumatischen Umstände seiner Menschwerdung. Mit dem »Trauma der Geburt« (Rank 1924) zerbricht die »Harmonie mit dem Grenzenlosen« (Balint 1968, S. 83), das Individuum erleidet einen »Urverlust« (Caruso 1968), eine »Urverunsicherung« (Henseler 1974). Die »Urverschmelzung« (Chasseguet-Smirgel 1981, S. 52) mit dem Mutterleib wird zerstört, »die narzißtische Vollkommenheit [...] unheilbar verwundet« (Auchter 1978, S. 55). Die frühzeitige Vertreibung aus dem paradiesischen Aufgehobensein im Mutterleib ist ein Prozess der »Entzweiung« – um mit Schelling zu sprechen –, bei dem das Eins-Sein mit der Mutter Natur zerrissen wird. Das »Losreißen« (Schelling) von der Natur, vom »Absolutflüssigen« – so Schelling – und die dabei erlebte »leibliche Angst« (Böhme & Böhme 1996, S. 155) bilden die Wurzeln des menschlichen Selbstbewusstseins.

Mit dem Stichwort Entzweiung ist der andere Pol unseres Themas – das Scheitern, das sich exemplarisch in der Neurose und der psychosomatischen Krankheit ausdrückt – angesprochen. Der seelisch oder psychosomatisch Kranke scheitert an der Aufgabe, mit inneren und sozialen Spannungen und Konflikten kreativ umzugehen und findet nur noch den selbstdestruktiven Weg der psychosomatischen Symptombildung. Scheitern kommt etymologisch vom Holzscheit und meint wörtlich das Gespaltene. Man sagte von Fahrzeugen oder Schiffen, die in Stücke brechen, dass sie »zu Scheitern« werden (vgl. Kluge 1989, S. 628). Die Existenz des Menschen zeichnet sich durch ihr Gespaltensein aus: Der Mensch ist Teil der Natur und hat sie doch transzendiert, er steht mitten im Leben und hat doch ein Bewusstsein seines eigenen Todes. Helmuth Plessner (1928) spricht von der »exzentrischen Position« und der »Weltoffenheit« des Menschen. Max Scheeler (1926, S. 115) betont den »ungeheuren Phantasieüberschuß des Menschen über das Umgebungsgebundene«. Da der Mensch ein »Mängelwesen« (Gehlen 1963) und »in keine spezielle Umwelt instinktsicher eingepaßt« (Safranski 1994, S. 185) ist, muss er sich seine Lebensziele selbst stecken und seine Lebenswege selbst suchen. Was ihm von Natur aus fehlt, muss er auf gesellschaftlicher Ebene als Kultur kreieren und auf individueller Ebene durch mitmenschliche Fürsorge und Kreativität ausgleichen. Er muss »durch ›Intelligenz‹ ersetzen, was ihm an spezifischer Anpassung« gebricht (Scheeler 1926, S. 114). Der Lohn für seine »Weltoffenheit« besteht in der Möglichkeit, sein Leben selbst schöpferisch zu gestalten.

Der Preis für seine »exzentrische Position« besteht darin, dass der Mensch an sich selbst scheitern kann, dass er an seinen selbst gesteckten Zielen scheitern kann, dass er sich von sich selbst und speziell von seinem eigenen Körper entfremden kann. Der Mensch nimmt eine exzentrische Position sowohl gegenüber der Welt, als auch gegenüber sich selbst und seinem Körper ein.

Aus der klinischen Arbeit mit schwer gestörten Patienten wissen wir, dass Störungen des Selbstgefühls, Minderwertigkeitsgefühle und selbstdestruktive Tendenzen sich häufig auf den eigenen Körper richten. Müller-Braunschweig (1980, S. 55) spricht in diesem Zusammenhang von der Entwicklung zum »sekundären Narzißmus«, der »die Abwendung von äußeren Liebesobjekten und die Hinwendung zur eigenen Person, einschließlich einer erhöhten Besetzung des eigenen Körpers zur Folge« hat. Jener wird wie ein fremder Gegenstand behandelt – er wird zum Fremdkörper. Es mag zunächst erstaunen, dass auch der eigene Körper, ohne den der Mensch nicht existent wäre, der also ganz und gar zur Person gehört, als etwas Fremdes, als Fremdkörper, empfunden werden kann. Der eigene Körper muss erst angeeignet werden. Das Selbst muss – schon als Säugling – lernen, den eigenen Körper zu bewohnen und sich in ihm zu Hause zu fühlen. Nach Hirsch (1989) kann der eigene Körper »durch seine Abspaltung wie ein Gegenüber, ein äußeres Objekt nicht nur erlebt, sondern in Agieren und Phantasie auch behandelt« (S. VI) werden. Die Krankheitsbilder der Hypochondrie, der Selbstbeschädigung der Haut, der Schädigung des Körpers durch Unfälle und artifizielle, das heißt vom Patienten selbst herbeigeführte Krankheiten, versteht Hirsch als Ausdruck eines »gegen den Körper gerichteten destruktiven Agierens« (S. VI). Der Körper wird wie ein äußeres Objekt behandelt, dem zur Strafe Schäden und Schmerz zugefügt werden. Um die drohende Fragmentierung des Selbst abzuwehren und um beängstigende Hassgefühle gegen nahe Bezugspersonen unter Kontrolle zu halten, wird die Desintegrationsbedrohung auf den abgespaltenen Körper gelenkt (vgl. Wirth 1996). Die gezielte Beschädigung des eigenen Körpers als umschriebenes Krankheitsbild muss zwar von den psychosomatischen Krankheiten unterschieden werden, doch ist beiden gemeinsam, dass der Körper als »Austragungsort« für unerträgliche psychische und soziale Konflikte ausgewählt wird. Bei selbstdestruktivem Körperagieren handelt es sich häufig um Patienten, die als Kinder schweren Traumata ausgesetzt waren (vgl. Hirsch 1989, S. 97), ausgeprägte Deprivationserfahrungen machen mussten oder sexuellem Missbrauch und Kindesmisshandlungen ausgesetzt waren (vgl. Plaßmann 1989; Sachsse 1989). Zu psychosomatischen Krankheitsbildern scheint es eher dann zu kommen, wenn das Kind zwar von der Mutter als Selbstobjekt benutzt wurde, diese missbräuchlich-ambivalente, häufig kalte und unterschwellig aggressive Haltung jedoch durch oberflächlich fürsorgliches oder gar anklammerndes Verhalten verdeckt wurde.

Es existiert eine interessante Schnittstelle zwischen psychosomatischen Krankheiten und pathologischem Körperagieren auf der einen und kreativen Prozessen auf der anderen Seite: Tätowierungen und Piercing sind einerseits künstlerische Prozesse, die sich auf den eigenen Körper richten. Ein Krankheitswert kann diesen kulturellen Modeerscheinungen nicht von vornherein zugesprochen werden. Allerdings ist nicht zu übersehen, dass Tätowierungen und Piercing auch Ausdruck eines destruktiven Körperagierens sein können, das häufig bei Patienten mit schwerwiegenden Persönlichkeitsstörungen als Begleitsymptom auftritt. Ähnliches ließe sich auch von der Magersucht sagen, die zumindest von den Patientinnen mit ästhetischen Absichten rationalisiert wird. Jedenfalls verweisen diese Phänomene auf den Umstand, dass psychische und psychosomatische Krankheiten nicht unabhängig von kulturellen und gesellschaftlichen Prozessen verstanden werden können.

Kreativität und Scheitern, Kunst und Neurose, schöpferisches Werk und psychosomatische Krankheit – das alles sind Existenzweisen, die nur dem Menschen eigen sind. Sie bezeichnen die Spannung zwischen selbst gesteckte Zielen und dem, was wir in Bezug auf diese Ziele erreichen können. Das Ich-Ideal als der Träger der Vorstellungen, wie wir gerne sein möchten, ist dabei von zentraler Bedeutung. Janin Chassguet-Smirgel hat im Anschluss an Sigmund Freud das Ich-Ideal als das Erbe des primären Narzissmus und als Ersatz der primär-narzisstischen Vollkommenheit aufgefasst. Kreativität stellt ein Mittel dar, um die Differenz zwischen Ich und Ich-Ideal auszugleichen. Wird aber diese Kluft unüberbrückbar, kommt es zur Krankheit. Besteht noch Hoffnung auf eine Überbrückung, entfaltet der Mensch Kreativität. Das schöpferische Werk entspringt dem narzisstischen Bedürfnis, die verlorene Vollkommenheit, die zerrissene Einheit mit der Mutter Natur (Schelling) wiederherzustellen (vgl. Chassguet-Smirgel 1981, S. 98).

259

Auch bei Kohut (1977, S. 158) finden wir die »Entzweiungs-Metapher«, wenn er in Bezug auf Marcel Proust schreibt: »Sein Selbst bricht in verschiedene Fragmente auseinander.« Kohut versteht den kreativen Akt als den Versuch, die Kohäsion des Selbst wiederherzustellen und die innere Fragmentierung auszugleichen. Der Künstler hebt die existenzielle Gebrochenheit des Menschen partiell auf, indem er im Kunstwerk eine Ganzheit schafft. »Prousts Wiedererlangen der Vergangenheit steht im Dienst der Heilung der Diskontinuität des Selbst. Das Gelingen einer solchen Heilung ist das Ergebnis intensiver psychologischer Bemühungen [...] des vom künstlerischen Genius vollzogenen Durcharbeitens« (Kohut 1977, S. 158). Im kreativ-künstlerischen Akt findet eine Erweiterung innerer »seelischer Räume« (vgl. Müller-Braunschweig 1998a, S. 329) statt, indem beispielsweise bedrängende Ängste »malend formuliert« und in eine »Form« (ebd.) gebracht werden.

> »Diese Weise des (magischen) Bannens von Ängsten ist uralt. Mit Tänzen, Bildern und Riten arbeiten auch schon die [...] Schamanen, und heute spaltet man diese alten heilenden Weisen des Umgangs in den psychosomatischen Kliniken in verbale Psychotherapie, Mal-, Musik- und Bewegungstherapie auf, deren Ergebnisse dann auch vom Team integriert werden können« (Kohut 1977, S.158).

Die psychosomatische Krankheit wiederum entsteht als Notfall-Produkt, wenn die Kohäsion des Selbst zu zerbrechen droht und keine Hoffnung auf Wiederherstellung mehr besteht.

Es ist kein Zufall, dass der kreative Akt metaphorisch als ein Zeugungs- und Geburtsakt in einem charakterisiert wird, der sich in der Person des Schöpfers abspielt (vgl. Müller-Braunschweig 1984, S. 139). Es beginnt mit einer ersten Idee, der Inspiration, die häufig wie ein blitzartiger Einfall beschrieben wird (Rauchfleisch 1990, S. 1127), geht über in das »lange Austragen einer Idee oder einer Problemlösung« (Müller-Braunschweig 1984, S. 139) und das In-sich-reifen-Lassen bis hin zur Geburt des kreativen Werkes (Rauchfleisch 1990, S. 1122). Müller-Braunschweig (1984) betont die verschiedenen Phasen, die der kreative Prozess durchläuft und zitiert in diesem Zusammenhang eine Äußerung von Heinrich Böll, in der dieser seine Art des Schreibens schildert:

> »Nun, ich fange an, den Roman niederzuschreiben, wenn er sozusagen überzulaufen droht, und dann schreibe ich zunächst einmal drauf los. Sehr lange Zeit, ohne zur Besinnung zu kommen. Das ist ein Zustand der hohen Gereiztheit, weil ich immer das Ganze

vor mir haben muß und einfach die Quantität mich erschreckt. Es ist sehr schön und erschöpfend. Wenn ich dann das Ganze des Romans in einer ersten Fassung habe, fange ich an, richtig zu arbeiten....« (Böll zitiert nach Müller-Braunschweig 1984, S. 126).

Müller-Braunschweig bezieht Bölls Formulierungen vom »drohenden Überlaufen«, vom »Zustand der hohen Gereiztheit, weil ich immer das Ganze vor mir haben muß«, »sehr schön und erschöpfend« auf die eher passiv erlebte Inspirationsphase des kreativen Prozesses, während er »die folgende, zielgerichtete und fokussierende Phase in ihrer bewussten Konzentration« eher »der Arbeit im üblichen Sprachgebrauch« (ebd.) ähnlich sieht. Bölls Aussage, er beginne mit dem Schreiben, wenn der Roman »sozusagen überzulaufen droht«, interpretiert Müller-Braunschweig als Hinweis darauf, dass »über längere Zeit hinweg offenbar organisierende, aber z. T. unbewußte Prozesse abgelaufen (sind), die nun bewußter werden und fast triebhaft zur Abfuhr drängen« (ebd.). Das Bild vom »drohenden Überlaufen«, vom »Ganzen«, das »einfach durch die Quantität erschreckt« und vom Prozess, der trotz »hoher Gereiztheit« als »sehr schön und erschöpfend« zugleich geschildert wird, lässt sich auch als Geburtsmetapher interpretieren. In die gleiche Richtung geht auch Müller-Braunschweigs Bemerkungen, dass der »Faktor ›Flüssigkeit‹ [...] ein wesentliches Moment der Kreativität bezeichnet« (Müller-Braunschweig 1984, S. 127).

In den Selbstbeschreibungen mancher Künstler wird die Inspiration als »Stimme des Göttlichen« oder »Stimme des Unbewußten« gekennzeichnet, als eine Eingebung, die dem Künstler von einer außerhalb liegenden Quelle eingepflanzt werde, während er selber nur das Gefäß bilde (ebd., S. 1126). Auch diese Beschreibung enthält die Geburtsmetapher. Die Schwangere ist ja auch »nur« Gefäß für das Kind, das sie auf die Welt bringt, ein Ereignis, das häufig als »Wunder« bezeichnet wird. Und tatsächlich kann man bei einer Geburt ein Gefühl der Ergriffenheit empfinden, das ganz ähnlich ist zu dem Ergriffenheitsgefühl, wenn man einem außerordentlichen künstlerischen Ereignis, beispielsweise einer musikalischen Aufführung, beiwohnt. Verschiedene Autoren sehen im Gebärneid des Mannes ein wichtiges Motiv, schöpferisch tätig zu sein (Rauchfleisch 1990, S. 1122), mit Rank (1924; 2000) kann man in der Kreativität aber auch den Versuch einer Überwindung von Geburtstraumen sehen. Niederland (1989) spricht von den »reparativen Tendenzen der Kreativität« (ebd., S. 113) und erwähnt in diesem Zusammenhang »Geburts- und Wiedergeburtsphantasien«. Er versteht Kreativität als den »unbewußte(n) Wunsch nach Wiedergeburt durch einen magischen, in das künstlerische Schaffen hineinprojizierten Wiederherstellungsprozeß« (ebd., S. 117). Kunz meint, »die Hervorbringung von Kunstwerken« sei »gewissermaßen ein Verbindungsglied zwischen dem absichtlich-willentlichen Tun«, das den Menschen auszeichnet »und dem Zeugen und Gebären« (Kunz 1975, S. 44f), also eindeutig naturhaften Prozessen. Müller-Braunschweig (1984, S. 139) bringt die »Qualität des ›Rauschhaften‹ beim kreativen Einfall [...] mit der Phantasie eines ›innerpsychischen Zeugungsaktes‹« in Verbindung, der auf die »kurzfristig erlebte Verschmelzung von sonst unüberbrückbaren inneren Gegensätzen« hinweise. In der Philosophie der Romantik, insbesondere bei Schelling, wird die Kunst als ein Versuch der Versöhnung mit der ursprünglichen Trennung von der Natur verstanden.

Kreativität und frühe Objektbeziehungen

Müller-Braunschweig (1964; 1974; 1984) sieht in der Kreativität die Chance zur »Objektivierung unbewußter Inhalte, die Möglichkeit, sie ›herauszustellen‹ und dann ›draußen‹ zu bearbeiten« (Müller-Braunschweig 1984, S. 133). Ähnlich wie im Traum und im Probehandeln können im kreativen Akt unbewusste Fantasien leichter zugelassen und bearbeitet werden, weil sie in diesem »Aggregatzustand« weniger Ängste auslösen. »Ursprünglich Verdrängtes wird weniger gefährlich, wenn es in einer künstlerischen Technik oder in einer wissenschaftlichen Sprache handhabbar wird« (ebd.).

Wie entwicklungspsychologische Studien, die Müller-Braunschweig (1984, S. 134) zitiert, zeigen, wirken sich bestimmte Erziehungsstile förderlich auf die Herausbildung kreativer Fähigkeiten beim Kind aus. Eltern, die ihre Kinder beispielsweise beim Zeichnen bestätigen und die generell die spielerische und schöpferische Produktion ihrer Kinder ermutigen und triebnahen Fantasien tolerant gegenüber stehen, befördern auf diese Weise die Fähigkeiten ihrer Kinder, ihren Fantasien angstfrei und kreativ Ausdruck zu verleihen. Diese Erklärungen verbleiben allerdings auf einer oberflächlichen Ebene und können nicht das tiefere Wesen des kreativen Prozesses erklären, denn »der dem kreativen Gestalten oft anhaftende drang- oder zwanghafte Charakter läßt die Frage aufkommen, warum ein Mensch kreativ sein *muß*, und nicht, warum er kreativ sein *kann*« (ebd., S. 122). Der drängende, bedrängende, quälende, schmerzvolle, rauschhafte, zwanghafte, mühevolle, spannungsreiche, einsame Charakter des schöpferischen Prozesses, wie er in den Selbstbeschreibungen vieler Künstler und Schriftsteller zum Ausdruck kommt, lässt sich mit den zitierten entwicklungspsychologischen Zusammenhängen nicht erklären. Unverständlich bleibt auch, warum so viele hervorragende Künstler unter schweren Traumatisierungen und schweren psychischen Krankheiten leiden, wie dies Rost (2001) am Beispiel zahlloser alkoholkranker und suizidaler Schriftsteller von Weltruhm gezeigt hat.

Wie Müller-Braunschweig (1984, S. 135) vermutet, haben »spannungsreiche frühe Objektbeziehungen« einen wesentlichen Anteil an der Motivation zur kreativen Tätigkeit. Offenbar wird die kreative Tätigkeit gesucht, weil sie eine Überwindung – zumindest eine Bearbeitung – früher Traumatisierungen ermöglicht, beispielsweise »indem das passiv Erlittene in aktive Bemeisterung umgewandelt« (ebd., S. 136) wird: »Internalisierte Objekte und die dazugehörigen, belastenden Objektbeziehungen können durch Verschiebung auf ein Ersatzgebiet beherrschbar werden und verlieren zumindest partiell ihren drohenden Charakter.« Aber nicht nur der Schaffensprozess, sondern auch das schöpferische Werk selbst hat eine hohe emotionale Bedeutung für den Künstler: »Mit dem entstehenden Werk ist gleichzeitig ein intensiver Austausch möglich. Besonders deutlich wird das an der künstlerischen Tätigkeit. Das entstehende Bild zum Beispiel wird zu einer Art ›Partner‹, mit dem ein intensiver Gefühlsaustausch möglich ist« (ebd.). Tatsächlich konstatieren viele Künstler und Schriftsteller die relative Autonomie oder gar Widerspenstigkeit des von ihnen zu schaffenden Kunstwerks. Es fügt sich oft nicht den Wünschen und Erwartungen seines Schöpfers, entwickelt sich in ungeahnte Richtungen, stellt dem Künstler quälende Aufgaben und Fragen oder nimmt – wenn der Schaffensprozess gut läuft – wie von selbst eine eigenständige Entwicklung, welcher sich der Künstler (scheinbar) nur anzuvertrauen braucht. Manche Künstler sprechen davon, dass das Schreiben oder Malen ein Prozess sei, der zeitweise gleichsam automatisch, ohne ihr bewusstes Zutun ablaufe. So hat André Breton im *Ersten surrealistischen Manifest* (1924) die *automatique psychique,* die spontane, unwillkürlich Umsetzung von Träumen in künstlerische Produktionen als neue Erkenntnismethode proklamiert. Solche Formulierungen drücken den Umstand aus, dass der kreative Prozess teilweise von unbewussten Fantasien, traumatischen Konflikten und triebhaften Impulsen gesteuert wird. Diese machen den drängenden, quasi-automatischen, quasi-autonomen Charakter des künstlerischen Prozesses aus, führen in anderen Phasen aber auch dazu, dass die künstlerische Produktion ins Stocken gerät.

Selbstpsychologisch gesprochen ist das gemalte Bild

»einerseits ein erweitertes ›Selbst-Objekt‹, es ist aber auch ein ›Gegenüber‹, das während des Malprozesses selbständiges Leben gewinnt. Der Maler ringt mit dem Bild, jede neue malerische Handlung – jeder Pinselstrich – löst eine ›Antwort‹ des entstehenden Bildes aus, die befriedigend oder enttäuschend sein kann. Es handelt sich also um einen engen, averbalen Kontakt mit einem selbst geschaffenen Objekt, das – eben dadurch, dass es selbst geschaffen und eng mit der Persönlichkeit des Künstlers verbunden ist – als beherrschbar und nicht als beängstigend erlebt werden kann.

Diese Eigenart macht es dem entstehenden Werk auch möglich, narzißtische Lücken der Persönlichkeit auszufüllen. Der Schaffende erlebt sich im Werk als ›heil‹, als ›ganz‹ (man vergleiche Bölls *Ganzheit*), er kann sozusagen an seiner Perfektion(ierung) arbeiten. Das fertige Werk wirkt dann wieder auf ihn selbst zurück, er kann sich mit ihm identifizieren« (Müller-Braunschweig 1984 S. 136f).

Anna Ornstein (1996, S. 145) versteht die künstlerische Kreativität als den Versuch, das von Fragmentierung bedrohte Selbst zu reparieren, indem die Kunst »für uns das (artikuliert), was wir in uns nur vage erkennen und nicht auszudrücken in der Lage sind«. Sie untersucht die Bedeutung der künstlerischen Kreativität für die Bewältigung extremer Traumatisierungen am Beispiel des Holocaust. Überlebende des Holocaust haben in ihren künstlerischen Produktionen Worte, Symbole und Metaphern gefunden, mit denen sie »den Gefühlen Ausdruck verleihen konnten, von denen sie selbst geglaubt hatten, sie seien unaussprechlich« (ebd., S. 158). Da das Schreiben eines Buches oder das Malen eines Bildes »die Vorstellung einer Zuhörerschaft, die Anwesenheit eines akzeptierenden empathischen ›Anderen‹« (ebd., S. 152) einschließt, kann ein Heilungsprozess stattfinden, indem die Kohäsion des Selbst durch bedeutende Selbstobjekterfahrungen wiederhergestellt oder gestärkt wird. Dieser Prozess spielt sich nicht nur beim Produzenten des Kunstwerkes, sondern auch beim Rezipienten ab, da dieser sich von den im Kunstwerk symbolisch ausgedrückten Gefühlen, Gedanken und Haltungen, die er selbst nicht in Worte fassen kann, verstanden, bestätigt und widergespiegelt fühlt.

»Das fertige Werk kann schließlich auch Anerkennung von seiten der Umgebung bringen und wiederum zu narzißtischer Zufuhr sowie auf indirektem Wege zu neuen Kommunikationsmöglichkeiten führen« (Ornstein 1996, S. 136f), die allerdings von etlichen Künstlern gemieden werden, weil sie befürchten, von der eigentlichen schöpferischen Tätigkeit abgelenkt zu werden, die offenbar noch befriedigender erlebt wird, als die narzisstische Anerkennung durch die Mitwelt.

Nach seiner Fertigstellung kann das Werk allerdings auch so selbständig wie ein autonomes Geschöpf werden, wie ein Kind, das den Erzeuger/ die Gebährerin verlässt und sein eigenes Leben lebt. Wie ein erwachsen gewordenes Kind kommt das in die Welt entlassene Werk – das veröffentlichte Buch, das ausgestellte Bild, das aufgeführte Theaterstück – dem Künstler mal sehr vertraut und nah, mal ganz fremd vor. Einerseits liebt der Künstler seine Werke und identifiziert sich mit ihnen, ist glücklich, wenn sie beim Publikum auf positive Resonanz stoßen, ist verletzt, wenn die Kritik sie zerreißt. Andererseits mag der Künstler seine (Früh-)Werke auch hassen, sie verachten oder als fremd empfinden, weil sie aus Phasen seines Schaffens stammen, die er weit hinter sich gelassen hat oder auch weil seine Werke in der Welt eine ungewollte Wirkung entfaltet und dabei ihren ursprünglichen Charakter so weit verändert haben, dass er sich selbst und seine Intentionen nicht mehr in ihnen wiederzuerkennen vermag.

Psychoanalyse zwischen Aufklärung und Romantik

Unter den Psychoanalytikern der ersten Stunde war Otto Rank derjenige, der sich am intensivsten mit dem Thema Kreativität auseinandersetzte. Wegbereitend für seine Forschungen war seine frühe Entdeckung, dass in den Geburtsmotiven der Helden im Mythos und in den Geburtsträumen vieler Patienten auffallende Parallelen bestanden (Rank 1909). In seinem Buch *Das Trauma der Geburt und seine Bedeutung für die Psychoanalyse* (1924) fand er erste Formulierungen für die lebensgeschichtliche Bedeutung der frühesten vorsprachlichen, vorgeburtlichen und geburtlichen Erfahrungen im Selbstverständnis des Einzelnen und der menschlichen Gesellschaft. In seinem Hauptwerk *Kunst und Künstler* (Rank 2000) entwickelte er auf psychoanalytischer Grundlage einen breit angelegten psychologisch-philosophischen Entwurf über das Verhältnis von Kreativität und Kunst, früher Erfahrung und Weltanschauung, Individuum und Gesellschaft. Rank erforschte den menschlichen »Schaffensdrang«, das anthropologisch angelegte Streben des Menschen, sich in kreativen Werken – von der Höhlenmalerei über die Kinderzeichnung bis hin zum Kunstwerk und der »Schöpfung der menschlichen kulturellen Werte« (Rank 2000) – auszudrücken und damit die Angst vor dem Tod zu überwinden. Allerdings wurden Ranks neue Ideen von Freud und seinem Kreis letztlich nicht angenommen, sondern führten zu seiner Ausgrenzung aus der psychoanalytischen Bewegung und zur vollständigen Tabuisierung seines gesamten Werkes (vgl. Janus 1998; Wirth 2000).

Im Streit um die psychologische Bedeutung der Geburt und der frühesten Mutter-Kind-Beziehung für die seelische Entwicklung des Menschen wurde deutlich, dass hier zwei diametral entgegengesetzte Menschenbilder aufeinander stießen. Freud verstand sich als Naturwissenschaftler und seine Konzepte waren durch mechanistische Vorstellungen geprägt, die sich am Vorbild der Physik und der Physiologie orientierten. In seinen philosophischen Überzeugungen war er den Idealen der Aufklärung verpflichtet. In Freuds Weltbild werden nicht nur die Neurosen der Menschen, sondern ihr gesamtes Seelenleben, die Kultur und letztlich auch die Geschichte regiert vom Ensemble der biologischen Triebe. Als Herr der menschlichen Verhältnisse, als Täter der Geschichte erscheint bei Freud die Triebnatur. Freud versteht im Anschluss an Schopenhauer unter dem Willen des Menschen den blinden Willen, die unbewussten Triebkräfte des Es.

Neben der großen kulturellen Bewegung der Aufklärung ist Freuds Denken noch durch eine andere bedeutungsvolle geistige Strömung geprägt worden, deren Einfluss auf sein eigenes Denken Freud jedoch verleugnet und bei seinen Mitarbeitern bekämpft hat: die Romantik. Freuds implizite Philosophie steht einerseits in der Tradition der modernen Naturwissenschaft, ihrem Rationalismus, ihrem Determinismus, ihrem Glauben an objektive Wahrheiten und an die Wertfreiheit der Wissenschaft und andererseits – wie beispielsweise Henry Ellenberger (1985), Odo Marquard (1987), Michael Düe (1988), Werner Bohleber (1989), Carlo Strenger (1989), Hartmut Böhme und Gernot Böhme (1996), Günter Gödde (1999) und Martin Bergmann (2000) gezeigt haben – in der Tradition der Romantik und der romantischen Naturphilosophie. Man kann die Romantik als eine kulturelle Gegenbewegung zur Aufklärung verstehen, man kann sie aber auch als deren Ergänzung und Weiterentwicklung auffassen. Während die Aufklärung die Werte der Vernunft und der Gesellschaft proklamierte, pflegte die Romantik eine Kultur, in der die Gefühle, die Träume, das Unbewusste, das Irrationale und die Subjektivität des Individuums einen zentralen Platz einnahmen. Die Romantik wandte sich dagegen, dass alles Menschliche nur noch am Maßstab der Vernunft gemessen wurde (vgl. Gödde 1999, S. 35) und sie wertete die Gefühle, die Sinne und die Leidenschaften auf. Sie hob die Inspiration, die Spontaneität, die Intuition und eine aufs äußerste gesteigerte Empfindungsfähigkeit hervor und sie forderte die Einfühlung in andere Kulturen, andere Geschichtsepochen und sogar in die Natur. Wie Ellenberger (1985, S. 289) in seiner Studie über *Die Entdeckung des Unbewußten* zeigt, gibt »es kaum ein Konzept bei Freud und Jung, das nicht schon von der Naturphilosophie und von der Medizin der Romantik vorweggenommen wäre.« Wenn der Wahlspruch der Aufklärung lautete: »Habe den Mut, dich deines eigenen Verstandes zu bedienen«, könnte der Wahlspruch der Romantik lauten: »Habe den Mut, dich deiner Gefühle zu bedienen«. Nach der heutigen Auffassung von Psychoanalyse, dürften beide Leitsprüche für die psychoanalytische Haltung unverzichtbar sein. Freud verleugnete die romantische Tradition seines Denkens, und dies führte ihn dazu, dass er sich mit denjenigen seiner Mitarbeiter überwarf, deren Ideen vom romantischen Denken besonders stark geprägt waren: insbesondere mit Carl Gustav Jung, Sandor Ferenczi und Otto Rank.

Jedoch existiert eine heimliche Tradition des romantischen Denkens in der Psychoanalyse, die von Ferenczi und Rank über Michael Balint und W. D. Winnicott bis zu Heinz Kohut und der Selbstpsychologie reicht. Diese Tradition ist zwar bereits bei Freud selbst angelegt, ihre Verleugnung und Bekämpfung beraubten die Psychoanalyse jedoch ihrer kreativsten Köpfe, da es zur wiederholten Spaltung der psychoanalytischen Bewegung kam (vgl. Wittenberger 1995). Zudem wirkten diese Zerwürfnisse traumatisierend und hatten Denkverbote, Tabus und Hemmungen der wissenschaftlichen Kreativität zur Folge, die sich bis zum heutigen Tage auswirken (vgl. Wirth 2000). Otto Kernberg (1998) hat unlängst in einer Satire die *Dreißig Methoden zur Unterdrückung der Kreativität von Kandidaten der Psychoanalyse* beschrieben.

Dass Freuds Persönlichkeit die eines Romantikers war, dafür gibt es zahlreiche Hinweise: Die leidenschaftlichen Liebesbriefe an seine Braut (ca. 1500 in 4 Jahren) sprechen eine ebenso romantische Sprache wie seine schwärmerische Beziehung zu Wilhelm Fliess. Seine Identifikation mit der Gestalt des einsamen Helden Robinson, der es sich einerseits in einer »›splendid isolation‹ behaglich einrichtet«, wie Freud (1914, S. 59 f) schreibt, und der andererseits gegen ein ganzes Heer von Feinden zu kämpfen hat, entspringt dem romantischen Weltbild ebenso wie die Gründung eines »geheimen Komitees« von sechs auserwählten treuen Schülern, die sich zur Verteidigung der Psychoanalyse feierlich verpflichteten und denen Freud zum Zeichen ihres Auserwähltsein einen Ring schenkte. Auch Freuds Identifikation mit Goethe, dessen Schönheitsideal, dessen Interesse für Kunst und Archäologie und dessen literarischem Stil ist ein Beleg für Freuds romantische Lebenseinstellung. Goethes romantische und pathetische Hymne *Die Natur* habe gar den Ausschlag gegeben – so Freud –, »daß ich Medizin inskribierte« (zit. n. Gay 1989, S. 34). Schließlich sind auch seine zentralen theoretischen Konzepte, die Idee des Unbewussten, die Bedeutung der Träume, sein Interesse für »Urphänomene«, ohne die Romantik gar nicht denkbar.

267

Erich Fromm (1977, S. 236) sieht den wichtigsten Grund für Freuds umfassenden Einfluss auf die Kultur in der »fruchtbaren Synthese« zwischen »Rationalität und Romantik«. Die »kreative Macht dieser Synthese« (Fromm) werde deutlich, wenn man Freuds Theorien mit denen von Adler und Jung vergleiche, die – jeder auf seine Weise – diese Synthese wieder aufgelöst hätten zugunsten der ursprünglichen Gegensätze: Adler sei zu einer »einseitig rationalistisch-optimistischen Theorie« (ebd.) zurückgekehrt, während Jung sich in romantischem Mystizismus verloren habe. Freud hingegen ist aufgeklärt und romantisch zugleich – auch wenn er selbst seine romantische Seite verleugnete. Freuds Romantik ist eine »entzauberte Romantik« (Marquard 1987). Seine romantischen Seiten sind hinter einem Skeptizismus, seinem Rationalismus und seinem geradezu demonstrativ hervorgehobnen Pessimismus versteckt. »Die von Freud betonte und ermächtigte Natur ist nicht mehr die ›Romantiknatur‹, sondern die ›Triebnatur‹« (Marquard 1987, S. 226).

Freud und die Dichter

Auch Freuds Einstellung zu den Dichtern und Künstlern ist von seiner Ambivalenz zur Romantik geprägt und teils von einer neidvollen Entwertung, teils von einer romantisch-schwärmerischen Sehnsucht gekennzeichnet. Dies wird exemplarisch deutlich an seiner ambivalenten Haltung zu seinem Wiener Zeitgenossen Arthur Schnitzler, der von Haus aus auch Arzt war, dann aber zur gleichen Zeit, als Freud die Psychoanalyse schuf, ein Schriftsteller von Weltruhm wurde. Freud nahm erst nach langem Zögern mit Schnitzler Kontakt auf. Als Freud ihm in seinem Brief vom 14. Mai 1922 zu seinem 60. Geburtstag gratulierte, legte er ihm folgendes Geständnis ab:

»Ich habe mich mit der Frage gequält, warum ich eigentlich in all diesen Jahren nie den Versuch gemacht habe, [...] ein Gespräch mit Ihnen zu führen. [...] Ich meine, ich habe Sie gemieden aus einer Art von Doppelgängerscheu. [...] Wenn ich mich in Ihre schönen Schöpfungen vertiefe, (habe ich immer wieder) hinter deren poetischen Schein die nämlichen Voraussetzungen, Interessen und Ergebnisse zu finden geglaubt, die mir als die eigenen bekannt waren. Ihr Determinismus wie Ihre Skepsis [...], Ihr Ergriffensein von den Wahrheiten des Unbewußten, von der Triebnatur des Menschen [...], das alles berührte mich mit einer unheimlichen Vertrautheit.

So habe ich den Eindruck gewonnen, daß Sie durch Intuition – eigentlich aber in Folge feiner Selbstwahrnehmung – alles das wissen, was ich in mühseliger Weise an anderen Menschen aufgedeckt habe« (Freud 1960, S. 339).

Freuds »Doppelgängerscheu« hängt mit der »unheimlichen Vertrautheit« zusammen, die er Schnitzler gegenüber empfindet. Wenn wir Freuds Ausführungen über *Das Unheimliche* (Freud 1919) zu Rate ziehen, so rührt das Gefühl der Unheimlichkeit daher, daß einem »das Altbekannte, Längstvertraute« (ebd., S. 231), »das Heimliche-Heimische, das eine Verdrängung erfahren hat und aus ihr wiedergekehrt ist« (ebd., S. 259), unheimlich anmutet. Die Gestalt des Doppelgängers wirkt unheimlich – so Freud –, weil er »alle unterbliebenen Möglichkeiten der Geschicksgestaltung, an denen die Phantasie noch festhalten will, und alle Ich-Stebungen, die sich infolge äußerer Ungunst nicht durchsetzen konnten« (ebd., S. 248), verkörpert.

Freud sieht offenbar in Schnitzler Wünsche, Fantasien und das schriftstellerisch-kreative Potential verwirklicht, das er gerne selbst zur Entfaltung gebracht hätte. Am 1. April 1884 schrieb der 28-jährige Freud an seine Braut: »Du wirst doch erstaunt sein zu hören, daß ich dichterische Neigungen verspüre...« (zit. n. Jones 1957, Bd. III, S. 485). Schnitzler repräsentiert Freuds eigene verdrängte Künstler- und Schriftsteller-Identität, die ihm zugleich fremd und vertraut ist und ihm deshalb unheimlich vorkommt (vgl. Worbs 1983, S. 180). Auf diesem Hintergrund wird auch Freuds ambivalente Haltung zu Schnitzler verständlich. Trotz aller Bewunderung entwertet er ihn in subtiler Weise, indem er Schnitzler Intuition zubilligt und dessen Werke als »poetischen Schein« bezeichnet, während er bezüglich seiner eigenen Arbeit als Wissenschaftler nicht müde wird, die Mühseligkeit zu betonen, mit der er die Realität illusionslos erforsche. Freud sieht sich selbst als einen Arbeiter des Geistes, als den »Medicus, der sich alle Stunden des Tages mit dem Verständnis der Neurosen quält« (Freud zit. n. Worbs 1983, S. 191). In einem Brief an Martha vom 11. 7. 1882 wird Freud noch deutlicher. Er schreibt:

»Ich glaube, es besteht eine generelle Feindschaft zwischen den Künstlern u. uns Arbeitern im Detail der Wissenschaft. Wir wissen, daß jene in ihrer Kunst einen Dietrich besitzen, der alle Frauenherzen mühelos aufschließt, während wir gewöhnlich vor den seltsamen Zeichen des Schlosses ratlos dastehen u. uns quälen müssen, auch erst für eins den passenden Schlüssel zu finden« (zit. n. Jones 1957, Bd. I, S. 139).

In Freuds Augen ist der Künstler ein leichtlebiger Geselle, dem ohne eigene Anstrengung, nämlich durch Intuition, sowohl die Erkenntnisse als auch die Gunst der Frauenherzen zufliegen, um die der ernsthafte, bodenständige und realitätszugewandte Wissenschaftler im Schweiße seines Angesichts tagtäglich ringen muss.

Freuds idealisierende Bewunderung für die Dichter und Künstler wird auch in folgenden Worten deutlich: Die Entdeckungen der Psychoanalyse, »über die sinnvolle Natur der Träume«, so schreibt Freud (1907, S. 33), haben »die Dichter« bereits vorweggenommen, deren »Zeugnis hoch anzuschlagen sei, denn sie pflegen eine Menge von Dingen zwischen Himmel und Erde zu wissen, von denen sich unsere Schulweisheit nichts träumen läßt.« »In der Seelenkunde gar«, so sagt Freud weiter, »sind sie uns Alltagsmenschen weit voraus, weil sie da aus Quellen schöpfen, welche wir noch nicht für die Wissenschaft erschlossen haben. [...] sie sind also wertvolle Bundesgenossen« (Freud 1907, S. 33). Freud war zwar bereit, die Künstler als wertvolle Bundesgenossen anzuerkennen, zu gleichberechtigten Partnern bei der Erkenntnisgewinnung wurden sie ihm jedoch nie. Letztlich – so war seine Überzeugung – werde die Wissenschaft die Quellen der künstlerischen Produktivität auch noch erschließen, und zwar ohne Illusionsbildung. Dass Illusionen nicht nur Lug und Trug und Selbsttäuschung bedeuten müssen, sondern als kreative Fantasien, als Gegenübertragungs-Fantasien, als freie Assoziationen viel tiefere Einsichten über die Realität enthalten können als distanzierte wissenschaftliche Betrachtungen, konnte Freud nicht explizit formulieren, auch wenn diese Haltung seine klinische Praxis durchaus prägte.

Vielleicht musste er deshalb resignierend feststellen, dass ihm das tiefere »Wesen der künstlerischen Leistung [...] psychoanalytisch unzugänglich« blieb (Freud 1910, S. 209). In seiner Studie über Leonardo da Vinci (Freud 1910) schreibt er ausdrücklich, dass er des Künstlers Genie nicht erklären könne: »Wir müssen hier einen Grad von Freiheit anerkennen, der psychoanalytisch nicht mehr aufzulösen ist« (ebd.), um allerdings nur wenige Sätze später den »organischen Grundlagen des Charakters« und »der biologischen Forschung den Platz« wieder zu räumen (ebd.). Und an anderer Stelle schreibt er lapidar: »Woher dem Künstler die Fähigkeit zum Schaffen kommt, ist keine Frage der Psychologie« (Freud 1913, S. 417). Trotz all seiner idealisierenden Bewunderung für die Dichter und Künstler blieb Freud bei der Ansicht, dass »der Wissenschaftler gegenüber dem Dichter das letzte und entscheidende Wort« (Stein & Stein 1987, S. 32) behalten werde. Ähnlich gelagerte Begrenztheiten seines Einfühlungsvermögens gestand Freud übrigens gegenüber dem »dark continent« der Weiblichkeit, gegenüber dem »ozeanischen Gefühl« (Freud 1930, S. 422) und gegenüber der Musik (vgl. Gay 1989, S. 193) ein. Dies prägte nicht nur Freuds Kunstverständnis nachhaltig, sondern auch sein Menschenbild und seine Vorstellung von der menschlichen Kreativität. Auf intellektueller Ebene hängt dieses Unvermögen mit der Verleugnung der Einflüsse der Romantik und auf biographischer Ebene mit seiner eigenen traumatischen Geburt und seiner konflikthaften Mutterbeziehung zusammen (vgl. Wirth 2000).

So sehr Freud die Kunst bewunderte, so war sie ihm doch »Illusion« (Freud 1933, S. 173), »milde Narkose« (Freud 1930, S. 439), ähnlich der Religion, jedoch »harmlos und wohltätig« (Freud 1933, S. 173), »denn ihre Daseinsberechtigung finde sie in ihrer kompensatorischen Funktion gegenüber den unerbittlichen Forderungen des Lebens« (Worbs 1983, S. 201). Mit seiner Entwertung der Kunst als harmlos-naive, folgenlose und unkritische Veranstaltung verkennt Freud jedoch, dass Kunst harte Arbeit sein kann, Gesellschaftskritik beinhalten kann – wahre Kunst enthält immer ein Moment von Kulturkritik – und dass Kunst auch realitätsverändernde Folgen zeitigen kann also keineswegs nur »harmlos und wohltätig« sein muss. Freud versteift sich geradezu auf einen unabdingbaren Glauben an die Allgemeingültigkeit der Naturgesetze und an die strenge Determiniertheit allen Geschehens. Er kann eine Sichtweise, die der Kreativität und dem freien Willen einen Platz im Leben des Menschen einräumt, nicht zulassen, weil er seine wissenschaftliche Distanziertheit als Abwehr gegen seinen verleugneten Wunsch nach »dichterischer Freiheit« benutzt.

Die Erforschung des Unbewussten, die sich im 19. und 20. Jahrhundert vollzog, findet zwar in der Psychoanalyse ihre prägnanteste Formulierung, jedoch haben die Künstler der Romantik wie Arnold Böcklin und die romantischen Schriftsteller und Dichter wie Schnitzler und auch die Philosophen der Romantik, wie Schelling, Carus, Hartmann und Nietzsche, den Boden bereitet, der die psychoanalytische Entdeckung des Unbewussten erst möglich machte. So zeichnen sich manche Bilder des romantischen Malers Arnold Böcklin durch eine romantisch-melancholische Stimmung, die in einigen Aufsätzen Freuds – z. B. in *Vergänglichkeit* (1915a), *Zeitgemäßes über Krieg und Tod* (1915b) und in *Trauer und Melancholie* (1916) – eine Parallele finden (vgl. Erdheim & Blaser 1998, S. 194). Diese Gemütslagen sind durch Freuds Annäherung an das Unbewusste entstanden und aufgrund seiner außerordentlichen literarischen Fähigkeiten vermag er es, die gleich seelische Gestimmtheit auch in seinen Lesern zu erzeugen. Nicht nur seine Krankengeschichten lesen sich »wie Novellen« – wie er einmal verwundert feststellte – sondern teilweise versetzen auch seine theoretischen Abhandlungen den Leser in einen Gemütszustand, wie man das sonst von der Lektüre literarischer Texte kennt. Freud (1895, S. 227) schreibt: »[...] es berührt mich selbst noch eigentümlich, daß die Krankengeschichten, die ich schreibe, wie Novellen zu lesen sind, und daß sie sozusagen des ernsten Gepräges der Wissenschaftlichkeit entbehren. «

Die Angst Freuds, als Wissenschaftler nicht anerkannt zu werden, könnte ein Grund für seine Verleugnung der Einflüsse der Romantik sein. Er wollte sich ganz der Aufklärung, der Rationalität, den Naturwissenschaften und dem Determinismus verpflichten. Interessanter Weise laborierte Schnitzler an dem gleichen Problem, nämlich der scheinbaren Unvereinbarkeit zwischen Wissenschaft und Literatur. Schnitzlers Feststellung »Meine Werke sind lauter Diagnosen!« ist eine Formulierung, die komplementär zu Freuds Aussage steht (vgl. Boetticher 1999). Beide Autoren fühlten sich dem positivistischen Wissenschaftsideal verpflichtet und waren irritiert über die neue Form der Erkenntnisgewinnung, für die sie noch keine wissenschaftstheoretische Legitimation und noch kein neues anthropologisches Menschenbild hatten.

Rank hingegen entfaltete offensiv die von Freud verleugnete romantische Denktradition, in der die Psychoanalyse auch steht. Dies lag für ihn auch nahe, denn er war kein Arzt, kein Naturwissenschaftler, sondern verstand sich als Geisteswissenschaftler und in einem weiten Sinn als Künstler. Der geisteswissenschaftliche Hintergrund und die Künstler-Identität erlaubtem ihm, das Freudsche Konzept der »Heilung durch Bewußtwerdung« durch den Gedanken zu erweitern, dass der Mensch dann »seelisches Heil« erlangt, wenn er »seine volle Schöpferkraft dem Leben und der Lebensgestaltung zuzuwenden vermag«, wenn er also »seine schöpferischen Kräfte direkt in den Dienst der Persönlichkeitsentwicklung« stellt und somit »das volle Glück der Persönlichkeitsschöpfung« erreicht, wie Rank in seinem Buch *Kunst und Künstler* schreibt. Ranks Kritik an Freuds ambivalentem Menschenbild öffnet den Blick dafür, dass Kreativität zu den grundlegenden Möglichkeiten des Menschen gehört, die ihn unter anderem dazu befähigen, einen Weg aus Neurose und psychischer Krankheit zu finden. Die Neurose selbst fasst Rank - ähnlich wie Alfred Adler (vgl. Bruder-Bezzel 2001) – als (gescheiterte) kreative Leistung auf.

Die Sublimierung zwischen Abwehrmechanismus und Kreativität

Freuds Menschenbild war auf merkwürdige Weise zwiespältig: Einerseits betrachtete er den Menschen als ein von seinen Trieben, dem Wiederholungszwang und den »himmlischen Mächten« (Freud 1930) – Eros und Todestrieb – strikt determiniertes Wesen. Andererseits hat die psychoanalytische Kur gerade die Befreiung des Menschen aus neurotischen Wiederholungszwängen und unbewussten Verstrickungen durch deren Bewusstmachung zum Ziel.

In Freuds energetischem Modell geht alle Energie vom Es aus, während das Ich über keinen eigenen Energievorrat verfügt. Das Ich hat bei Freud letztlich keinen Plan, es ist nicht Herr im eigenen Haus. Allerdings hält er die Position, den menschlichen Geist nur als Triebderivat gelten zu lassen,– ich möchte hinzufügen zum Glück – nicht ganz strikt durch, sondern lässt dem Geist, dem intentionalen Bewusstsein, der Schaffenskraft, der Kreativität, einige – wenn auch nur kleine – Schlupflöcher. Eines dieser Schlupflöcher ist mit dem Begriff der Sublimierung gekennzeichnet. Freud schreibt: Der Sexualtrieb stellt

>»der Kulturarbeit außerordentlich große Kraftmengen zur Verfügung, und [...] zwar infolge der bei ihm besonders ausgeprägten Eigentümlichkeit, sein Ziel verschieben zu können, ohne wesentlich an Intensität abzunehmen. Man nennt diese Fähigkeit, das ursprünglich sexuelle Ziel gegen ein anderes, nicht mehr sexuelles, aber psychisch mit ihm verwandtes, zu vertauschen, die Fähigkeit zur Sublimierung« (Freud 1908, S. 150).

Der Gesichtspunkt der Sublimierung bringt in Freuds Persönlichkeits-Modell eine alternative Komponente ins Spiel, die Freud allerdings nicht konsequent ausformuliert hat. Teilweise gewinnt man den Eindruck, dass Freud die Sublimierung so konzeptualisieren will, dass ein Triebschicksal denkbar wird, das die Ansprüche des Individuums mit denen der Gesellschaft versöhnbar macht. In der Sublimierung kommt das Subjekt zu seinem Recht, weil es die sexuellen Wünsche nicht unterdrücken muss und gleichzeitig wird auch den Interessen der Gesellschaft genüge getan, insofern die Sublimierung einen Beitrag zur Kultur leistet. Dann stößt man aber wieder auf Formulierungen, wonach der Mensch eben doch nur ein Spielball der blinden Triebnatur ist und das Ich ohnmächtig zwischen Trieb, Über-Ich und Realität eingeklemmt bleibt (vgl. Wirth 2001).

Freuds Schwierigkeiten, sein eigenes Konzept der Triebnatur des Menschen mit kritischer Distanz zu betrachten, wird auf dem Hintergrund der großen philosophischen, kulturellen und herrschaftspolitischen Kontroversen verständlich. Gerade mit seiner Triebtheorie gelang Freud ein epochaler Durchbruch im Selbstverständnis des Menschen. Freud brach vor allem mit der christlich geprägten Tradition. Geradezu zwangsläufig musste der Neuerer Freud an der Stelle ansetzen, die jahrhundertelang den stärksten Verdunklungen und Verdrängungen ausgesetzt war: der Sinnlichkeit, der Triebhaftigkeit, der Naturhaftigkeit des Menschen, war es doch vor allem das sogenannte »Tierische«, das »Sündige« im Menschen, das – nach christlicher

273

Auffassung – der Erlangung der ewigen Seligkeit im Wege stand (vgl. Kunz 1975, S. 250). Allerdings ist Freud in Gefahr, die Triebhaftigkeit zu verabsolutieren und damit die andere Seite des menschlichen Wesens, seine »Geistigkeit« abzuwerten. Unter der Geistigkeit des Menschen ist sein reflektierendes Bewusstsein, seine Freiheit, bewusste, willentliche Entscheidungen zu treffen und Handlungen zu vollziehen, seine Fähigkeit, sich selbst zu erschaffen und sein Leben schöpferisch zu gestalten, gemeint. Nur das Zusammenwirken dieser beiden Mächte, der naturhaften Verwurzelung in den Trieben einerseits und der reflektierenden Distanz des Bewusstseins, der freien Willensentscheidung und der schöpferischen Schaffenskraft andererseits, machen die menschliche Existenz in ihrer ständigen Bedrohtheit, Gebrochenheit und Tragik aus (vgl. Kunz 1975, S. 251, Schafer 1972).

Auch wenn der Sublimierungs-Begriff in der psychoanalytischen Diskussion nur ein Schattendasein spielt, ist er für das explizite oder implizite Menschenbild der Psychoanalyse von zentraler Bedeutung. Wenn man ihn unter die Abwehrmechanismen einreiht, wie dies Anna Freud in ihrem Buch *Das Ich und die Abwehrmechanismen* (1936) tut, verkennt man die anthropologische Bedeutung der Kreativität. Freud war weise genug, offen zu lassen, ob es sich bei der Sublimierung um einen psychischen Mechanismus besonderer Art handele. Fürstenau (1967) hat dafür plädiert, den Begriff der Sublimierung nicht unter die Abwehrmechanismen zu subsumieren, um überhaupt über einen theoretischen Begriff zu verfügen, der es erlaubt, einen nicht-pathologischen Umgang mit Triebimpulsen jenseits von direkter Befriedigung einerseits und Triebverzicht andererseits zu konzeptualisieren. Jüngst hat Whitebook (1996) die Sublimierung als einen »Grenzbegriff« bezeichnet, der eine Versöhnung zwischen Trieb und Vernunft, zwischen Sexualität und Geist, zwischen Intrapsychischem und Extrapsychischem denkbar macht. Kreativität baut auf der relativ wenig festgelegten menschlichen Sexualität auf und sucht Wege zu ihrer befriedigenden Integration ins Seelenleben. Es bedarf einer kreativen Suche nach Möglichkeiten der Sublimierung, weil der Mensch dem Überschuss an sexueller Energie weder durch die direkte Befriedigung noch durch ihre Unterdrückung Herr werden könnte. Die Kreativität steht also im Dienste einer sublimierten Integration der Sexualität in die Psyche und in die Objektbeziehungen und umgekehrt speist sich die Kreativität aus dieser Energie.

Die Frühgeburtlichkeit als anthropologisches Radikal

Freud hat in seinem Aufsatz *Hemmung, Symptom und Angst* (1926), der der kritischen Auseinandersetzung mit Otto Ranks Geburtstrauma-Theorie gewidmet ist, die extreme Hilflosigkeit des Menschen als Folge seiner Frühgeburtlichkeit ausdrücklich anerkannt:

>»Der biologische (Faktor) ist die lang hingezogene Hilflosigkeit und Abhängigkeit des kleinen Menschenkindes. Die Intrauterin-Existenz des Menschen erscheint gegen die meisten Tiere relativ verkürzt; es wird unfertiger als diese in die Welt geschickt. Dadurch wird der Einfluß der realen Außenwelt verstärkt, die Differenzierung des Ichs vom Es frühzeitig gefördert, und die Gefahren der Außenwelt in ihrer Bedeutung erhöht und der Wert des Objekts, das allein gegen diese Gefahren schützen und das verlorene Intrauterinleben ersetzen kann, enorm gesteigert. Dies biologische Moment stellt also die ersten Gefahrensituationen her und schafft das Bedürfnis, geliebt zu werden, das den Menschen nicht mehr verlassen wird« (Freud 1926, S. 168-169).

Die Frühgeburtlichkeit, die sich daraus ergebende extreme Hilflosigkeit, die wiederum zur Folge hat, dass die Sozialisation und Individuation einen so großen Anteil an der Menschwerdung haben, machen einen wesentlichen Anteil am anthropologischen Wesen des Menschen aus.

Interessanterweise erwähnt Freud auch das Bedürfnis, geliebt zu werden, als einen Ausfluss der frühen Schutz- und Hilfsbedürftigkeit des Menschen. Hinzuzufügen wäre noch das komplementäre Bedürfnis zu Lieben, das zunächst vor allem auf Seiten der Mutter notwendig ist. Das Bedürfnis nach Liebe sowohl in ihrer passiven als auch in ihrer aktiven Form wird jedoch zu einer anthropologischen Eigenschaft des Menschen schlechthin, da so am besten garantiert werden kann, dass ein Leben lang die notwendige Zufuhr an liebevoller Zuwendung, kommunikativer Resonanz und Anerkennung gewährleistet wird. Mir erscheint es bemerkenswert, dass Freud in diesem Zitat zumindest implizit eine Unterscheidung zwischen Liebe und Sexualität trifft. Die Liebe resultiert offenbar primär aus der Frühgeburtlichkeit und Resonanzbedürftigkeit des Menschen, die Sexualität aus dem Trieb. Wie ist das Verhältnis zwischen Liebe und Sexualtrieb zu charakterisieren? Beide gehen offenbar eine enge Liaison ein, ohne sich jedoch im jeweils anderen aufzulösen. Die Sexualität kann die Liebe zu ihrer Verstärkung ganz gut gebrauchen, wäre aber wohl nicht auf sie angewiesen. Umgekehrt mag die Verknüpfung der Liebe mit dem Sexualtrieb darin begründet sein, dass die Liebe als ein zartes, empfindsames und störanfälliges Wesen, sich gleichsam einen robusten und wirkmächtigen Partner im Seelenleben gesucht hat, um sich dauerhaft zur Geltung bringen zu können. Auf Grund seiner Frühgeburtlichkeit bleibt der Mensch Zeit seines Lebens von schutzgewährenden uterusähnlichen Gebilden abhängig, die zunächst in Gestalt der Mutter-Kind-Symbiose und später in Gestalt der menschlichen Kultur und der menschlichen Gemeinschaft hergestellt wird. Hier knüpft auch Peter Sloterdijks Sphären-Werk (1998; 1999) an, indem er unter Bezugnahme auf Otto Rank die These aufstellt, dass der Mensch sein ganzes Leben in Blasen, Sphären, Gehäusen verbringt, die ein lebenslanger Ersatz für die Fruchtblase, aus der der Mensch zu früh ausgetrieben wurde, dienen sollen. Alle Leistungen der Zivilisation und der Kultur haben auf einer unbewussten Ebene immer auch die Funktion, diese frühgeburtliche Verletzlichkeit zu kompensieren. Die Häuser, die Institutionen, die Familie, die Gruppen, die kulturellen Systeme, die ja jeweils eine Welt im kleinen bilden, sind solche Ersatzbildungen für den Mutterleib. Das alles hat Rank im *Trauma der Geburt* schon vorgedacht, aber es war bei ihm teilweise noch konkretistisch formuliert und ist auch konkretistisch missverstanden worden (vgl. Janus 1994), z. B. von Freud, der die Frage diskutiert, ob Kaiserschnitt-Kinder weniger traumatisiert seien als normal geborene Kinder (Freud in seinem Brief an Ferenczi vom 26. 3. 1924, zit. n. Wittenberger 1995, S. 312). Die sehr weitreichende Metapher vom Trauma der Geburt und insbesondere ihre anthropologische Bedeutung wurden dabei übersehen.

Aber zahlreiche Philosophen haben die Frühgeburtlichkeit des Menschen – meist in indirekter Weise – thematisiert und zum Zentrum ihres philosophischen Nachdenkens über den Menschen gemacht. Wenn beispielsweise Martin Heidegger das menschliche Dasein als ein »In-die-Welt-Geworfensein« charakterisiert, so hat er damit eine Formulierung gefunden, in der die Menschwerdung als Sturzgeburt aufgefasst und somit die traumatischen Aspekte der Geburt ausdrücklich hervorgehoben werden. Hannah Arendt wiederum hat als Antwort auf Heidegger eine »Philosophie der Geburtlichkeit [...], eine Philosophie des Anfangenkönnens« (Safranski 1994, S. 425) entwickelt, in der sie »die nackte Tatsache des Geborenseins« (Arendt 1958 S. 215), das »Faktum der Natalität, [...] der Gebürtlichkeit« (ebd., S. 217) zum Zentrum ihrer Bestimmung des Menschseins macht. Hannah Arendt schreibt: »Der Neubeginn, der mit jeder Geburt in die Welt kommt, kann sich in der Welt nur darum zur Geltung bringen, weil dem Neuankömmling die Fähigkeit zukommt, selbst einen neuen Anfang zu machen, d. h. zu handeln« (ebd., S. 18). Im Kunstwerk sieht Arendt – ähnlich wie Rank und Sloterdijk – das Bedürfnis verwirklicht, dem »sterb-

lichen Menschen eine irdische Behausung zu bieten« (ebd., S. 201), die Jahr-
hunderte oder gar Jahrtausende zu überdauern vermag, ohne ihren Sinn einzu-
büßen. Gerade aufgrund seiner Zweckfreiheit und Nutzlosigkeit symbolisiert
das Kunstwerk, in dem »sterbliche Menschen eine nicht-sterbliche Heimat
finden« (Arendt 1958, S. 202) können, die »Beständigkeit der Welt« (ebd.).

Kreativität und Scheitern als menschliche Daseinsweisen

Kreativität und Scheitern stellen Existenzweisen dar, die nur dem Menschen
eigen sind. Sie bezeichnen die Spannung zwischen einem gesteckten Ziel und
dem, was man in Bezug auf dieses Ziel erreicht hat. Es muss ein Wille dasein,
etwas in der Zukunft Liegendes erreichen zu wollen, damit man an etwas scheitern kann. Der Aspekt des Willens und der der Zukunft sind in der Psychoanalyse bislang nur wenig beachtet worden. Der freie Wille wurde in der psychoanalytischen Theorie ersetzt durch die Triebe, und um die Zukunft kümmerte
sich Freud nicht, da er von der alles determinierenden Bedeutung der Vergangenheit überzeugt war. Der Tod ist aber ein unausweichliches Faktum, das in
der Zukunft liegt und das einen weitreichenden Einfluss auf unser gegenwärti-
ges Leben hat. Die Verleugnung des Todes führt unweigerlich zu einem uner-
füllten und oberflächlichen Leben, das vom »falschen Selbst« im Sinne Winnicotts bestimmt ist. Die Abwehr von Unlust, die Rastlosigkeit in der Verfolgung
von Triebbefriedigungen (Stern 1974, S. 926), die Oberflächlichkeit der Lebensziele sind Ausdruck des verzweifelten Versuchs, die existenzielle Todesangst in
Schach zu halten. Nur wer sich der Endlichkeit seines Lebens bewusst ist, kann
kreativ mit seinem Leben umgehen. Schopenhauer, Heidegger, Sartre aber auch
Freud haben immer wieder betont, dass nur eine stete Bewusstheit des eignen
Todes dem Menschen die Fähigkeit verleiht, sein Leben voll auszuschöpfen.
Man könnte also das Freud-Zitat »Wenn du das Leben aushalten willst, richte
dich auf den Tod ein« mit Bezug auf unser Thema wie folgt abwandeln: »Wenn
das Leben nicht scheitern, sondern von Kreativität und Schaffenskraft geprägt
sein soll, richte dich auf den Tod ein.«

Der Kreativität, der Gruppenbildung und der Entwicklung der Kultur
kommt beim Umgang mit der Todesangst eine besondere Bedeutung zu. Ich will
versuchen, diesen Gedanken anthropologisch zu formulieren: Im Unterschied
zum Tier ist der Mensch nicht nur durch seine Gene mit seinen Vorfahren in der
Vergangenheit und über seine Nachkommen mit der Zukunft verbunden,

sondern der Mensch ist darüber hinaus durch die kulturelle Tradition in einem zeitlich und inhaltlich sehr viel umfassenderen Sinn mit der Vergangenheit, der Gegenwart und der Zukunft der menschlichen Kultur verbunden. Das einzelne kreative Individuum – man denke an das Genie – kann seine besondere Begabung nicht nur an seine biologischen Nachkommen weitervererben – wie das Tier –, sondern über die Kommunikation und die Tradition fließt seine individuelle Kreativität in die menschliche Kultur ein und hat das Potential, alle gegenwärtigen und alle nach ihm kommenden Generationen zu prägen. Die Kultur transzendiert mit Hilfe der Tradition die Lebensspanne des einzelnen Individuums und die Identifizierung des Individuums mit der Gruppe und der Kultur verleiht dem Individuum das Gefühl der Unsterblichkeit. Durch sie leben wir nicht nur in der Gegenwart, sondern auch in der Vergangenheit der Römer, der Ägypter, der Griechen, der Zeit Sigmund Freuds und auch in einer utopischen Zukunft (vgl. Stern 1974, S. 926).

Interessanterweise benötigen manche Kunstwerke, z. B. in der Architektur, mehrere Generationen, um fertiggestellt zu werden. Notre Dame beispielsweise wurde erst nach 300-jähriger Bauzeit vollendet. Aber gerade bei diesem Beispiel sieht man, dass der Wunsch des Schöpfers, sich im Werk unsterblich zu machen, ein wichtiges Motiv darstellt. Kreativität darf nicht auf den engen Bereich der Kunst eingeengt werden. Die Architektur, die wissenschaftliche Arbeit aber auch ganz andere gesellschaftliche Bereiche erfordern kreative Leistungen. Bei der Kunst im engeren Sinne steht nur das Schöpferische bereits intentional im Mittelpunkt, während bei kreativen Prozessen, beispielsweise im Bereich des Wirtschaftslebens, die Kreativität nur Mittel zum Zweck ist. Gleichwohl gibt es Künstler, die nur wenig schöpferisch sind und Wirtschaftsleute, die sehr kreative Leistungen vollbringen.

Kreativität ist keine strikte Alternative zur Neurose. Auch Künstler sind neurotisch. Sie sind sowohl neurotisch als auch kreativ, was Müller-Braunschweig (1974) dazu veranlasst hat, von einem relativ autonomen »kreativen System« zu sprechen. Das ist insofern zutreffend, als Kreativität und Neurose zwei voneinander unabhängige Variablen sind. Manchmal mag die Kreativität helfen, die Neurose zu überwinden, das ist aber nicht zwangsläufig der Fall. Oft fördert die therapeutische Behandlung eines Künstlers seine Kreativität und die Ängste vieler Künstler, eine psychotherapeutische Behandlung könne ihre Schaffenskraft austrocknen, ist unbegründet. Nach meinen Erfahrungen in der psychoanalytischen Arbeit mit Künstlern fördert eine psychotherapeutische Behandlung in der Regel ihre Kreativität. Es kann aber auch sein, dass die künstlerische Produktivität einen neurotischen Ursprung hat. In diesem Fall wird eine erfolgreiche Psychotherapie die bisherige Form der künstlerischen Produktivität in Frage stellen, allerdings die Kreativität des Künstlers insgesamt steigern, so dass er sich andern Sujets zuwenden oder seine Kreativität in einer Weise entfalten kann – auch wenn andere dies nicht unbedingt als künstlerische Weiterentwicklung empfinden mögen. Ihm selbst mag es wichtiger sein, seine Kreativität auf die Gestaltung seiner Persönlichkeit und seines Lebens zu richten, als auf die Produktion von Kunstwerken im üblichen Sinne. So erklärte einer meiner Patienten, ein begabter Maler und Bildhauer, der während der mit Unterbrechungen fast zwei Jahrzehnte währenden Therapie eine sehr gute Entwicklung durchmachte, er sei froh, vom künstlerischen Schaffen im engeren Sinne Abstand genommen zu haben. Er erlebe den künstlerischen Prozess – wenn er sich ganz auf ihn eingelassen habe – wie eine Droge, die ihn mit allen Fasern seiner Persönlichkeit in Anspruch nehme, ihn dabei auslauge und ihn an den Rand seiner Möglichkeiten führe.

Die Tragik der menschlichen Existenz ist eine Bedingung für die Möglichkeit, kreativ zu sein, ebenso wie für die Möglichkeit zu scheitern. Wie Roy Schafer (1972) ausgeführt hat, besteht die Aufgabe der Psychoanalyse darin, dem Analysanden wie dem Analytiker die tragische Dimension des Lebens näher zu bringen und bewusst zu machen. Das Leben muss als tragisches akzeptiert werden, um einerseits Kreativität entfalten zu können und um andererseits scheitern zu können und auch dieses Scheitern als Teil seines Lebens zu akzeptieren. Das Scheitern gehört ebenso zum Leben wie die Kreativität. Menschen, die das Leben nicht in seiner tragischen Dimension erfahren und akzeptieren, bleibt Kreativität verwehrt.

Wie Müller-Braunschweig (1984, S. 124) hervorgehoben hat, ist der kreative Prozess durch »das Aufbrechen alter Strukturen und die Schaffung von etwas Neuem« gekennzeichnet. »Dieser Auflösung alter Strukturen oder Probleme bzw. Formen entspricht auch eine vorübergehende Auflösung innerpsychischer Strukturen« (ebd.) und es kommt zu einem Prozess, bei dem »Regression und Progression zugleich« (ebd.) stattfinden. »Der kreative Prozeß führt daher über eine Phase der Labilisierung der Persönlichkeit zu einer neuen Synthese und hat damit [...] Beziehungen zum psychoanalytischen Prozeß« (ebd.).

Nach Schafer ist der Psychoanalytiker ein »selbstgefertigtes Werkzeug«. Er schreibt:

»Ein besonders wichtiges tragisches Element im Verständnis der eigenen Rolle liegt beim Analytiker in seiner Erkenntnis, daß er ungeachtet seiner Bindung an klassische und gut fundierte technische Prinzipien ein selbstgefertigtes Werkzeug bleibt und somit nur in der ihm gemäßen Weise analysieren kann« (Schafer 1972, S. 962).

Etwas später spricht Schafer von einem »schöpferischen Element« in der analytischen Arbeit, und er fasst »die sich in der Analyse ergebende Lebensgeschichte« des Patienten »als eine gemeinschaftliche Schöpfung von Patient und Analytiker auf« (Schafer 1972, S. 971). Die psychoanalytische Behandlung selbst wird also sowohl von Müller-Braunschweig als auch von Schafer als ein kreativer, schöpferischer Prozess verstanden, ebenso wie die Ausbildung zum Analytiker ein Prozess der Schöpfung und der Selbsterschaffung des Analytikers als Analytiker ist (vgl. das Sonderheft der Psyche zum Thema »Therapeutischer Prozess als schöpferische Beziehung«).

Die eine nicht-pathologische Möglichkeit, mit unbefriedigbaren Bedürfnissen, Traumata, Begrenzungen, Verlusten, schmerzhaften Trennungen und der Unausweichlichkeit des Todes umzugehen, ist die Kreativität. Die andere, ebenfalls nicht-pathologische Möglichkeit besteht in der Trauer. Trauer ist die Einsicht in die Unvermeidbarkeit des Scheiterns von Idealen, Hoffnungen und Wünschen. Indem wir die Trauer über das Scheitern zulassen, akzeptieren wir das Scheitern als unvermeidbaren Bestandteil unseres Lebens, und eben dieser Prozess bringt wieder die kreative Überwindung des Scheiterns mit sich. Wenn genug getrauert wurde, gibt es auch ein Leben nach dem Scheitern. Wenn die Trauer verweigert oder verdrängt wird, fixiert sich das Scheitern zum Trauma, das endlos wiederholt werden muss. Nur wer sein partielles Scheitern akzeptiert und betrauert und damit in sein Leben integriert, wird wieder frei, sein Leben selbstbestimmt, d. h. kreativ zu gestalten. Insofern gehören Kreativität und Trauer sehr eng zusammen.

»Kreativität ist eine Form des Umgehens mit der Versehrtheit menschlichen Lebens, eine Trauerarbeit, ausgelöst durch das Leben als Sterben. [...] Das kreative Individuum aber ist begabt mit einer spezifischen ›Fähigkeit zu trauern‹, den Schmerz über den Tod zu lindern, der in der Geburtsstunde beginnt« (Auchter 1973, S. 74).

In gewisser Weise muss der eigene Tod ein Leben lang betrauert werden in dem Sinne, dass uns seine Unausweichlichkeit immer – oder immer wieder – bewusst wird und er so zu einem Teil unseres Lebens wird. Die Begrenztheit des Lebens zu akzeptieren, so hat schon Freud erkannt, bedeutet auch, der beschränkten Lebenszeit eine erhöhte Kostbarkeit zuzuschreiben, es also mehr wertzuschätzen, als wenn man in der Illusion lebt, das Leben wäre unendlich.

Kreativität erstarrt im Ritual, wenn sie nicht ergänzt wird durch den Prozess der Trauer über erlittene Traumen oder auch über die Begrenztheit der eigenen kreativen Möglichkeiten – und seien es die der Zeit, denen auch das Genie unterliegt. Trauer und Kreativität gehören zusammen. Die Kreativität braucht die Trauer, um weiter existieren zu können. Die Künstler, denen erst lange nach ihrem Tod die gebührende Ehre zuteil wurde, mussten das schon immer erfahren. Aber dieser Zusammenhang gilt generell. Kein kreatives Werk ist vollkommen. Keine Schöpfung, die nicht ihre Kritiker fände, vom Zahn der Zeit überholt und relativiert würde. Nur der Kreative, der die Unvollkommenheit seines Werks und sein partielles Scheitern trauernd akzeptiert, findet die Kraft, weiter kreativ zu sein, ohne dass sein Werk zur rituellen Wiederholung des immer Gleichen führt, d. h. im Wiederholungszwang erstarrt. Der Begriff des Wiederholungszwanges, der bei Freud im Zusammenhang mit dem Todestrieb den Charakter einer unbarmherzigen »himmlischen Macht« – so Freud 1930, S. 506 – bekommt, könnte eine ähnliche Bedeutungserweiterung erfahren wie sie den Begriffen der Übertragung, der Gegenübertragung und der Regression bereits zuteil wurde: Alle diese Begriffe enthalten neben der negativen pathologischen Bedeutung einen positiven kreativen Bedeutungsanteil. Jede Wiederholung enthält die Chance, dass selbst durch winzige Variationen des wiederholten Grundkonfliktes, sich neue Perspektiven eröffnen. Jede Wiederholung stellt den Versuch der Bearbeitung und der Weiterentwicklung des ursprünglichen Konfliktmusters dar. Bekanntlich bearbeiten manchen Künstler ihr Leben lang den gleichen Konflikt, der ihr Lebensthema darstellt. So gesehen ist Wiederholung ein kreativer Akt, der es erlaubt, etwas Unerledigtes auf kreative Weise neu zu sehen. Nicht umsonst ist das Prinzip der Wiederholung ein Grundelement eines jeden künstlerischen Schaffens.

So wie die Kreativität die Wiederholung und die Trauer benötigt, so gilt umgekehrt auch: Trauer braucht Wiederholung und Kreativität. Denn nur wenn der Trauerprozess oft genug durchlebt wird und die seelischen Kräfte sich wieder neu organisieren und orientieren, kann der Prozess der Trauer wirklich abgeschlossen werden, die Trauer verfestigt sich nicht zur Depression und die psychischen Energien können sich wieder der kreativen Gestaltung des Lebens zuwenden.

Literatur

Arendt, H. (1958): Vita activa oder Vom tätigen Leben. München 1999 (Piper).

Auchter, T. (1978): Die Suche nach dem Vorgestern – Trauer und Kreativität. In: Psyche 32, S. 52–77.

Balint, M. (1968): Therapeutische Aspekte der Regression. Stuttgart (Klett).

Bergmann, M. S. (2000): Der Konflikt zwischen Aufklärung und Romantik im Spiegel der Geschichte der Psychoanalyse. In: Jahrbuch der Psychoanalyse 42. Stuttgart - Bad Cannstatt (frommann-holzboog), S. 773–103.

Boetticher, D. von (1999): Meine Werke sind lauter Diagnosen. Über die ärztliche Dimension im Werk Arthur Schnitzlers. Heidelberg (Universitätsverlag C. Winter).

Bohleber, W. (1989): Psychoanalyse, romantische Naturphilosophie und deutsches idealistisches Denken. In: Psyche 43, S. 506–521.

Böhme, H. & Böhme, G. (1996): Das Andere der Vernunft. Zur Entwicklung von Rationalitätsstrukturen am Beispiel Kants. Frankfurt/M. (Suhrkamp).

Brähler, E. (1986): Körpererleben. Neuausgabe Gießen 1996 (Psychosozial-Verlag).

Breton, A. (1924): Manifeste des Surrealismus. Reinbek 1968 (Rowohlt).

Bruder-Bezzel, A. (2001): Das Konzept der »Schöpferischen Kraft« bei Alfred Adler. In: Schlösser, A.-M., Gerlach, A. (Hg.): Kreativität und Scheitern. Gießen (Psychosozial-Verlag).

Chasseguet-Smirgel, J. (1981): Das Ichideal. Psychoanalytischer Essay über die »Krankheit der Idealität«. Frankfurt/M. (Suhrkamp).

Caruso, I. (1968): Die Trennung der Liebenden. Eine Phänomenologie des Todes. Bern (Huber).

Düe, M. (1988): Freudsche Psychoanalyse im Widerstreit von Romantik und Aufklärung. In: Luzifer-Amor. Zeitschrift zur Geschichte der Psychoanalyse 1, S. 32–48.

Ellenberger, H. (1985): Die Entdeckung des Unbewußten. Zürich (Diogenes).

Erdheim, M. & Blaser, A. (1998): Malend das Unbewußte erkunden. In: Arnold Böcklin, Giorgio de Chirico, Max Ernst. Eine Reise ins Ungewisse. Ausstellungskatalog. Bern (Benteli), S. 194–202.

Ferenczi, S. (1913): Entwicklungsstufen des Wirklichkeitssinnes. In: Ferenczi, S. (1927): Bausteine zur Psychoanalyse. Leipzig-Wien-Zürich 1925 (Internationaler Psychoanalytischer Verlag), S. 62–83.

Freud, A. (1936): Das Ich und die Abwehrmechanismen. In: Die Schriften der Anna Freud. Bd. I. München 1980 (Kindler). S. 193–355.

Freud, S. (1895): Studien über Hysterie. In: Freud GW, Bd. I, S. 75–312.

Freud, S. (1907): Der Wahn und die Träume in W. Jensens »Gradiva«. In: Freud GW, Bd. VII, S. 31–128.

Freud, S. (1908): Der Dichter und das Phantasieren. In: Freud GW, Bd. VII, S. 313–226.

Freud, S. (1910): Eine Kindheitserinnerung des Leonardo da Vinci. In: Freud GW, Bd. VIII, S. 127–212.

Freud, S. (1913): Das Interesse an der Psychoanalyse. In: Freud GW, Bd. VIII, S. 389–420.

Freud, S. (1914): Zur Geschichte der psychoanalytischen Bewegung. In: Freud GW, Bd. X, S. 43–113.

Freud, S. (1915a): Vergänglichkeit. In: Freud GW, Bd. X, S. 357–361.

Freud, S. (1915b): Zeitgemäßes über Krieg und Tod. In: Freud GW, Bd. X, S. 323–355.

Freud, S. (1916): Trauer und Melancholie. In: Freud GW, Bd. , S. 427–446.

Freud, S. (1919): Das Unheimliche. In: Freud GW, Bd. XII, S. 227–268.

Freud, S. (1926): Hemmung, Symptom und Angst. In: Freud GW, Bd. XIV, S. 111–205.

Freud, S. (1930): Das Unbehagen in der Kultur. In: Freud GW, Bd. XIV. S. 419–506.

Freud, S. (1933): Neue Folge der Vorlesungen zur Einführung in die Psychoanalyse. GW, Bd. XV.

Freud, S. (1960): Briefe 1873–1939. Frankfurt/M. (Fischer).

Fromm, E. (1963): Der Ungehorsam als ein psychologisches und ethisches Problem. In: Erich Fromm GA, Bd. IX, S. 367–373.

Fromm, E. (1977): Freuds Modell des Menschen und seine gesellschaftlichen Determinanten. In: Erich Fromm GA, Bd. VIII, S. 231–251.

Fürstenau, P. (1967): »Sublimierung« in affirmativer und negativ-kritischer Anwendung. In: Jahrbuch der Psychoanalyse 4, S. 43-62.

Gay, P. (1989): Freud. Eine Biographie für unsere Zeit. Frankfurt/M. (Fischer).

Gehlen, A. (1963): Studien zur Anthropologie und Soziologie. Neuwied.

Gödde, G. (1999): Traditionslinien des »Unbewußten«. Schopenhauer – Nietzsche – Freud. Tübingen (edition diskord).

Haland-Wirth, I.M. & Wirth, H.-J. (1981): Über die familientherapeutische Behandlung eines 13-jährigen asthmakranken Jungen und seiner Familie. In: Familiendynamik 3, S. 275–296.

Haland-Wirth, T., Spangenberg, N. & Wirth, H.-J. (Hg.), (1998): Unbequem und engagiert. Horst-Eberhard Richter zum 75. Geburtstag. Gießen (Psychosozial-Verlag).

Hensel, B.F., Nahrendorf, A. & Trenk-Hinterberger, S. (Hg.) (1998): Lebendige Psychoanalyse. Gerd Heising zum 70. Geburtstag. Gießen (Psychosozial-Verlag).

Henseler, H. (1974): Narzißtische Krisen. Reinbek (Rowohlt).

Hirsch, M. (Hg.) (1989): Der eigene Körper als Objekt. Zur Psychodynamik selbstdestruktiven Körperagierens. Neuauflage. Gießen (Psychosozial-Verlag) 1998.

Janus, L. (1994): Otto Rank – der unentdeckte Pionier einer erweiterten Psychosomatik. In: Meyer, A.-E., Lamparter, U. (Hg.) (1994): Pioniere der Psychosomatik. Beiträge zur Entwicklungsgeschichte einer ganzheitlichen Medizin. Heidelberg (Asanger), S. 182–1994.

Janus, L. (Hg.) (1998): Die Wiederentdeckung Otto Ranks für die Psychoanalyse. Schwerpunktthema von: psychosozial 73. Gießen (Psychosozial-Verlag).

Jens, W. (Hg.) (1996): Kindlers Neues Literatur Lexikon. Bd. 13. München (Kindler).

Jones, E. (1957): Das Leben und Werk von Sigmund Freud. Bände I–III. Bern (Huber)

Kernberg, O. (1998): Dreißig Methoden zur Unterdrückung der Kreativität von Kandidaten der Psychoanalyse. In: Psyche 52, S. 199–213.

Kluge, F. (1989): Etymologisches Wörterbuch der deutschen Sprache. Berlin (de Gruyter).

Kohut, H. (1977): Die Heilung des Selbst. Frankfurt/M. 1981 (Suhrkamp).

Kunz, H. (1975): Grundfragen der psychoanalytischen Anthropologie. Göttingen (Vandenhoeck & Ruprecht).

Marquard, O. (1987): Transzendentaler Idealismus, romantische Naturphilosophie, Psychoanalyse. Köln (Verlag für Philosophie).

Müller-Braunschweig, H. (1964): Frühe Objektbeziehungen und künstlerische Produktion. In: Jahrbuch der Psychoanalyse 3. Bern (Huber).

Müller-Braunschweig, H. (1967): Zur Bedeutung malerischer Produktion im psychoanalytischen Prozeß. In: Zeitschr. Psychother. Med. Psychol. 17, S. 8ff.

Müller-Braunschweig, H. (1974): Psychopathologie und Kreativität. In: Psyche 28, S. 600–634.

Müller-Braunschweig, H. (1975): Die Wirkung der frühen Erfahrung. Das erste Lebensjahr und seine Bedeutung für die psychische Entwicklung. Stuttgart (Klett).

Müller-Braunschweig, H. (1970): Zur Genese der Ich-Störungen. In: Psyche 24, S. 637–677.

Müller-Braunschweig, H. (1980): Gedanken zum Einfluß der frühen Mutter-Kind-Beziehung auf die Disposition zur psychosomatischen Erkrankung. In: Zeitschr. Psychother. Med. Psychol. 30, S. 48–59.

Müller-Braunschweig, H. (1984): Aspekte einer psychoanalytischen Kreativitätstheorie. In: Kraft, H. (Hg.) (1984): Psychoanalyse, Kunst und Kreativität heute. Die Entwicklung der psychoanalytischen Kunstpsychologie seit Freud. Köln (DuMont).

Müller-Braunschweig, H. (1986): Psychoanalyse und Körper. In: Brähler, E. (Hg.), (1986): Körpererleben. Ein subjektiver Ausdruck von Körper und Seele. Beiträge zur psychosomatischen Medizin. Gießen 1995 (Psychosozial-Verlag), S. 19–33.

Müller-Braunschweig, H. (1987): Zur gegenwärtigen Situation der körperbezogenen Psychotherapie. In: Der Psychotherapeut 42, S. 132–144.

Müller-Braunschweig, H. (1998a): Kunst, Kreativität, Bild, Magie – und ihre Rolle in den Aufbaujahren der Psychosomatischen Klinik Gießen. In: Haland-Wirth, T., Spangenberg, N. & Wirth, H.-J. (Hg.) (1998), a.a.O., S. 326–336.

Müller-Braunschweig, H. (1998b): Gerd Heising und die frühen Jahre der Psychosomatischen Klinik Gießen. In: Hensel, Nahrendorf & Trenk-Hinterberger (Hg.) (1998), a.a.O., S. 95–102.

Müller-Braunschweig, H. (2001): Geleitwort – Psychoanalyse und Körperpsychotherapie. In: Geißler, P. (Hg.): Über den Körper zur Sexualität finden. Gießen (Psychosozial-Verlag), S. 9–20

Niederland, W.G. (1989): Trauma und Kreativität. Frankfurt/M.(Nexus).

Ornstein, A. (1996): Künstlerische Kreativität, ihr Ausdruck, ihre Rezeption und der Heilungsprozeß. In: Milch, W. & Hartmann, H.-P. (Hg.) ((1999): Die Deutung im therapeutischen Prozeß. Gießen (Psychosozial-Verlag), S. 141–159.

Plaßmann, R. (1989): Artifizielle Krankheiten und Münchhausen-Syndrom. In: Hirsch (1989), a.a.O., S. 118–154.

Plessner, H. (1928): Die Stufen des Organischen und der Mensch.

Proust, M. (1913–1927): Auf der Suche nach der verlorenen Zeit. Frankfurt/M. (Suhrkamp).

Psyche (1999): Therapeutischer Prozess als schöpferische Beziehung. Übertragung, Gegenübertragung, Intersubjektivität. Psyche 53, Heft 9/10.

Rank, O. (1909): Der Mythos von der Geburt des Helden. Versuch einer psychologischen Mythendeutung. Zweite, wesentlich erweiterte Auflage (1922), Leipzig-Wien (Deuticke).

Rank, O. (1924): Das Trauma der Geburt und seine Bedeutung für die Psychoanalyse. Leipzig-Wien-Zürich (Internationaler Psychoanalytischer Verlag). Neuausgabe: Gießen 1998 (Psychosozial-Verlag).

Rank, O. (2000): Kunst und Künstler. Erstpublikation des Urmanuskriptes von 1932 mit einer Einleitung von L. Janus und H.-J. Wirth. Gießen (Psychosozial-Verlag)

Rauchfleisch, U. (1990): Psychoanalytische Betrachtungen zur musikalischen Kreativität. In: Psyche 44, S. 1113–1140.

Rost, D. (2001): Sucht und Kreativität. Zwei Seiten einer Medaille. Vortrag am Institut für Psychoanalyse und Psychotherapie Gießen e.V. am 30. 3. 2001.

Sachsse, U. (1989): Blut tut gut. Genese, Psychodynamik und Psychotherapie offener Selbstbeschädigungen der Haut. In: Hirsch (1989), a.a.O., S. 94–117.

Safranski, R. (1994): Ein Meister aus Deutschland. Heidegger und seine Zeit. München (Hanser).

Schafer, R. (1972): Die psychoanalytische Anschauung der Realität (II). In: Psyche 26, S. 952–973.

Scheeler, M. (1926): Der Mensch als der sorgenvolle Protestant. In: Scheeler, M. (1994): Schriften zur Anthropologie. Stuttgart (Reclam), S. 114–121.

Sloterdijk, P. (1998): Sphären I. Blasen. Frankfurt/M. (Suhrkamp).

Sloterdijk, P. (1999): Sphären II. Globen. Frankfurt/M. (Suhrkamp).

Spitz, R. (1965): Vom Säugling zum Kleinkind. Naturgeschichte der Mutter-Kind-Beziehungen im ersten Lebensjahr. Stuttgart 1974 (Klett).

Stein, A. & Stein, H. (1987): Kreativität. Psychoanalytische und philosophische Aspekte. Fellbach-Oeffingen (Bonz).

Stern, M. (1974): Trauma, Todesangst und Furcht vor dem Tod. In: Psyche 28, S. 902–928.

Strenger, C. (1989): The Classic and the Romantic Vision in Psychoanalysis. In: International Journal of Psycho-Analysis 70, S. 593–610.

Whitebook, J. (1996): Sublimierung: ein »Grenzbegriff«. In: Psyche 50, S. 850–880.

Wirth, H.-J. (1996): Zur Familiendynamik der AIDS-Phobie. Eine Fallstudie. In: Möhring, P. & Neraal, N. (1996): Psychoanalytisch orientierte Familien- und Sozialtherapie. Neuauflage. Gießen (Psychosozial-Verlag), S. 249–364.

Wirth, H.-J. (2000): Spaltungsprozesse in der psychoanalytischen Bewegung und ihre Auswirkungen auf die Theoriebildung. In: Schlösser, A.-M., Höhfeld, K. (Hg.) (2000): Psychoanalyse als Beruf. Gießen (Psychosozial-Verlag), S. 177–192.

Wirth, H.-J. (2001): Das Menschenbild der Psychoanalyse: Kreativer Schöpfer des eigenen Lebens oder Spielball dunkler Triebnatur? In: Schlösser, A.-M., Gerlach, A. (Hg.) (2001): Kreativität und Scheitern. Gießen (Psychosozial-Verlag).

Wittenberger, G. (1995): Das »geheime Komitee« Sigmund Freuds. Tübingen (edition diskord).

Worbs, M. (1983): Nervenkunst. Literatur und Psychoanalyse im Wien der Jahrhundertwende. Frankfurt/M. (Europäische Verlagsanstalt).

Interview mit Professor Dr. phil. Hans Müller-Braunschweig

durchgeführt von Wolfgang Milch in Wettenberg am 31. März 2001

Herr Müller-Braunschweig, Sie haben vielfältige Interessen, neben anderem Kunst und Bergwandern. Beruflich haben Sie sich immer für die Psychoanalyse engagiert. Ich möchte Sie deshalb als Erstes fragen, wie Sie zur Psychoanalyse gekommen sind und warum Sie sich entschieden haben, Psychoanalytiker zu werden?

Ich habe sicher einen anderen Weg als viele andere gemacht. Wenn man Erzählungen hört, wie jemand mit 17 oder 18 Jahren auf eine Arbeit von Freud gestoßen ist, durch Zufall, durch Anregung eines Lehrers oder Freundes z. B., wie ihn das dann sofort interessierte, er es dann durch das Studium hindurch weiter verfolgte und schließlich die Ausbildung machte – dann war es bei mir anders. Dieser Gedanke hat sich überhaupt erst gegen das dreißigste Lebensjahr bei mir entwickelt. Bis dahin war ich, jedenfalls bewusst, der Sache ziemlich fern, obwohl ich ihr von der familiären Umgebung her natürlich nie fern war, – das war ja sicher einer der Gründe für meine Zurückhaltung. Wenn ich das näher erklären soll, müsste ich eigentlich bis auf meine Kindheit zurückgehen.

Die Atmosphäre einer doppelten analytischen Praxis – also die meiner Eltern – hat ja von früh an irgendwie auf mich gewirkt – Ich sage »irgendwie«, weil ich es auch heute noch schwer benennen kann. Ich weiß zwar noch, dass meine Mutter, als ich noch ein Kind war, von irgend einem merkwürdigen Patienten erzählte, der absurde Zwänge hatte, und sie versuchte, uns das Symptom irgendwie kindgemäß zu erklären, aber das war das einzige Ereignis dieser Art. Ich kenne das auch nicht von meinem Vater. Oder, dass ich mit zwölf oder dreizehn Jahren Hans Zulliger las, den Kinder- und Jugendlichentherapeuten, den ich irgendwo im Bücherschrank entdeckte. Aber ansonsten kann ich bewusst nicht viel erinnern. – Ja, es ist die Frage, ob ich einfach mal mit dem Elternhaus anfange, um das zu erklären.

Sie sind in Berlin geboren, haben dann Ihre Kindheit und Jugend in Berlin verlebt. Haben Sie noch Geschwister?

Ich hab' eine zwei Jahre jüngere Schwester, die Anfang der fünfziger Jahre, zunächst »nur für zwei Jahre«, nach Kanada ging (wie ich zehn Jahre später nach Gießen). Sie ist da geblieben. Meine Schwester wusste, im Gegensatz zu mir, sehr früh und sehr genau, was sie wollte. Sie war elf und beschloss, Tierärztin zu werden. Das ist sie geworden und praktiziert bis heute, jetzt ist sie über siebzig. Und sie war geradlinig und kräftiger, auch entschiedener als ich. Das ist sie auch bis heute, darin ist sie meinem Vater ähnlicher, der eigentlich gegenüber meiner Mutter der Kräftigere war, auch der Spontanere mit niedersächsischen Bauernvorfahren, gleichzeitig aber auch eine sehr sensible, zuweilen fast sensitive Seite hatte. Eine schwierige Mischung, aber diese energische und geradlinige Seite plus Interesse für unbewusste Dinge, die war schon sehr wichtig, auch für mich, die hat die Familie sehr geprägt. Die Ehe mit meiner Mutter war seine zweite Ehe. Meine Mutter war 16 Jahre jünger. In erster Ehe war er mit Jousine Ebsen verheiratet, einer Ärztin und Psychoanalytikerin, die einige Arbeiten über die Psychoanalyse der Frau geschrieben hat. Diese Ehe wurde vermutlich auch geschieden, weil sie kinderlos blieb. Bei meiner Geburt war er dann schon 45 Jahre alt, und in seinem Beruf etabliert. Bereits 1920 arbeitete er im Ausbildungsausschuss des Berliner Instituts mit und entwarf zusammen mit Eitingon und Rado Anfang der 20er Jahre die Richtlinien für die Ausbildung zum Psychoanalytiker, die ja im wesentlichen noch heute gelten.

Von seiner Berufstätigkeit bekam ich nur so viel mit, wie andere Kinder von ihren Vätern. Ich hörte manchmal von Kongressen, zu denen er damals flog. Einmal flog er mit der Ju52 (dem damals viel benutzten Verkehrsflugzeug) nach Budapest, was mich natürlich neugierig machte (nicht auf die Psychoanalyse sondern auf die Ju52!). Sonst sahen wir ihn vorwiegend nur zu den Mahlzeiten, er behandelte oder schrieb hinter seinen Doppeltüren. Bei Einladungen war es etwas lebendiger. Einmal kam, als ich als vier- oder fünfjähriger schon im Bett lag, Karen Horney in Begleitung meiner Eltern oder meines Vaters an mein Bett und erklärte mir auf meine Frage, wie eine Dampfmaschine funktioniert. Das beschäftigte mich damals und sie hatte Verständnis für dieses Interesse. –

Mein Vater schlug mir in etwas späterer Zeit (um 1937) vor, als ich irgendwelche Probleme erwähnte, ich könne ein paar Stunden Analyse *bei ihm* (!) machen. Auch andere Analytiker-Eltern haben das ja in diesen und besonders vorhergehenden Zeiten bei ihren Kindern versucht. Man sieht, wie wenig man

(praktisch) von der Übertragung wusste.– Glücklicherweise war ich doch
gesund genug, nach zwei oder drei Stunden auf der Couch damit aufzuhören.
Ich sagte, es sei mir »zu langweilig«.

Zu der Frage der Übertragung ist auch interessant, dass mein Vater manche
seiner Patienten in den Ferien, wenn er mal alleine vereiste, zu meiner Mutter
schickte. Einer seiner Patienten, ein Schauspieler, hat es mir später mal erzählt:
Er saß im Wartezimmer und wartete auf meine Mutter, die meinen Vater
während seiner Abwesenheit »vertrat«. Er fühlte sich ganz wohl bei ihr. Aber
plötzlich ging überraschend die Tür zum Zimmer meines (zurückgekommenen)
Vaters auf, der ihn recht bestimmt hereinbat. Dieser Wechsel sei in der Stunde
dann nicht zur Sprache gekommen – so erzählte er jedenfalls. Nun weiß man,
dass das nicht eine Besonderheit meines Vaters war, sondern Analytiker ihre
Patienten auch an das gleiche Ferienziel fahren ließen, um die Analyse dort fort-
zusetzen usw.. Wenn es nur diesen Vater gegeben hätte und nicht meine Mutter
mit ihren komplizierteren Seiten, wäre ich vielleicht Arzt geworden, wie es sich
auch mein Vater wünschte und mir vorschlug. Damit hätte ich dann vielleicht
das Fach gewählt, das er nach seinem Philosophiestudium und nach seiner
Bekanntschaft mit der Psychoanalyse (vorher wollte er sich in Philosophie habi-
litieren) eigentlich noch studieren wollte. Mit 30 Jahren hatte er es aber dann,
wegen des dazu notwendigen »Paukens« (wie er sagte), nicht mehr geschafft.
Außerdem entwickelte sich seine analytische Praxis schnell. – Er war – trotz
seiner häufigen Abwesenheiten – aber auch eine Art ruhender Pol in der Familie, stabil und zuverlässig. – Und in meiner frühen Kindheit gab es auch zuweilen gemeinsame Unternehmungen an den Wochenenden.

Waren Praxis und Wohnung der Familie verbunden?

Ja, das war eine große Wohnung in einem Mietshaus, die ursprünglich aus zwei
Wohnungen bestand, wo man die Mauer durchgebrochen hatte. Der eine Teil war
die Praxis, in dem meine Eltern ihre Praxiszimmer hatten. Mein Vater nahm
wesentlich mehr Raum ein (wie auch sonst). Er hatte ein Behandlungszimmer
und ein Arbeitszimmer mit alten Eichenmöbeln noch aus der Werkstatt seines
Vaters, der eine große Tischlerei in Braunschweig hatte, die sich »königlich-preu-
ßisch« nannte. Da wog nur die Tür des Schreibtisches so viel, dass bei unserem
Umzug zwei Träger anfassen mussten. Das war irgendwie typisch für meinen
Vater: Das alte Haus, das die Familie in Braunschweig besaß, stammte aus dem

16. Jahrhundert und hatte im Keller eine Mauer von einem Meter Dicke und fünf übereinander liegende Böden, weil es mal ein Handelshaus gewesen war. Also das war fundiert und traditionsreich. Leider ist das Haus im Krieg abgebrannt.

Meine Mutter kam aus einem Pfarrhaus[1]. Sie war immer die sensible, schwache, kränkliche gewesen. Deshalb machte sie kein Abitur im Gegensatz zu ihrer Schwester, die das Abitur machen konnte und als eine der ersten Frauen in Plauen, wo sie lebte, Medizin studierte und Augenärztin wurde. Sie ist über neunzig geworden und ist vor einiger Zeit – nach der Wende – gestorben.

Mein Vater war meiner Mutter überlegen, sie wagte wenig gegen ihn zu sagen. Sie hatte eine Art mädchenhaften Charme, sensibel, liebenswert, liebenswürdig, das war die eine Seite. Viele kannten sie so: eher zart. Andererseits war sie auch zäh und konnte vieles aushalten. So machte sie einen langen Weg von der Kindergärtnerin über die Kinderanalytikerin zur Erwachsenenanalytikerin. Das war damals ohne Abitur und Studium noch möglich. Sie wechselte im Krieg von der Freud-Richtung zu Jung. Das war aber nicht Opportunismus in dieser Zeit (sie war immer sehr strikt und recht offen *gegen* den Nationalsozialismus), sondern sie versuchte da etwas Selbständiges für sich zu finden, sich etwas zu emanzipieren. Da die Analytikergruppe, die nach C.G. Jung arbeitete, auch Verbindung zu Atemtherapeuten hatten, die wiederum an Schauspielschulen und mit Schauspielern arbeiteten, bekam auch ich auf diesem Wege Eindrücke aus diesen Richtungen. (Meine spätere Frau kam in den frühen 50iger Jahren durch eine der noch bestehenden Verbindungen aus dieser Zeit zur Mitarbeit an einer Schauspielschule [Bewegung und Pantomime].) –

Das brachte also auch eine neue Farbe in das Leben meiner Mutter. Später wechselte sie wieder zurück zur Freudschen Psychoanalyse. – Mein Vater sah die Verbindung zur Jung-Gruppe ungern, fühlte sich wohl auch von meiner Mutter etwas verlassen und schimpfte zuweilen: »Die Jungianer verstehen nichts von Übertragung.« Diese Entwicklung – wie überhaupt die Ehe – war also wechselvoll.

Man muss aber auch sagen, dass das ganze Elternhaus durch vielfältige Interessen und durch Aufgeschlossenheit gekennzeichnet war.

Mein Vater hatte in Berlin und München studiert; seine Promotionsfächer waren Philosophie, Nationalökonomie und Geschichte. Er hatte sich aber meist mit Malern umgeben und hatte in München auch selber gemalt. In dem Pfarr-

---

1 Vgl. dazu Kapitel »Ada Müller-Braunschweig«. In: Christiane Ludwig-Körner (1999): Wiederentdeckt – Psychoanalytikerinnen in Berlin. Gießen (Psychosozial-Verlag).

haus, aus dem meine Mutter stammte, gab es für Musik und Literatur viel Interesse. Mein Großvater sang lebenslang in der Singakademie Berlin. Das waren die positiven Seiten. Ich weiß auch, dass beide Eltern mein Zeichnen von Beginn an – das war schon vor der Schulzeit – immer sehr ermunternd und interessiert begleitet haben.

Nun gab es im Elternhaus meiner Mutter eine Komplikation: Ihre Mutter, also meine Großmutter, war als Kind aus dem Pfarrhaus zu einer Tante aus dem Baltikum weggegeben worden. Bei dieser Tante hat sie Traumatisierungen erlitten, irgendwelche Übergriffe. Das hat die Großmutter sehr geprägt und das hat sich dann, wie häufig es ist, fortgesetzt über die Generationen, so dass die andere Seite meiner Mutter in einer plötzlichen Zurückhaltung, in der Schwierigkeit, Gefühle zu äußern, und in einer gebremsten Spontaneität bestand, obwohl sie eigentlich den Wunsch nach Spontaneität hatte. Da gab's also Schwierigkeiten.

Wie gesagt, all das hat meine weitere Entwicklung, auch die berufliche, – jetzt komme ich darauf zurück – stark beeinflusst. Meine Mutter hat die künstlerischen Interessen bei mir immer sehr gefördert. Heute bin ich ein bisschen skeptisch, wie weit das nicht auch ihre eigenen Wünsche waren nach eigenem Ausdruck, mehr Spontaneität usw.. Aber das könnte auch bei beiden Eltern der Fall gewesen sein. So kam es dann, dass ich mit dem Wunsch aufwuchs, Maler oder Schriftsteller zu werden. Das schien nach dem Krieg auch zunächst etwas zu werden: Eine Kurzgeschichte wurde von einer Wochenzeitschrift angenommen (Schultz-Hencke hatte die Geschichte gelesen, fand sie satirisch gut und vermittelte die Verbindung zu einem Redakteur. So förderte mich 1948 der spätere Kontrahent meines Vaters). Der Funk übernahm die Geschichte in einer Umarbeitung als Feature. Manche Freunde sagten: »Du macht jetzt Deinen Weg!« Dann wurde das Ganze aber doch wieder gebremst.

Die Jahre davor, also die Zeit, in der sich auch Berufsziele hätten entwickeln können, waren vom Krieg überschattet. Schon lange vorher, seit 1933, war die Stimmung im Elternhaus deutlich gedrückt. Besonders nach dem Lehrverbot, das mein Vater 1938 bekam, wurde er depressiv, das hat er bis Kriegsende nicht verloren. Oder: Ich fing – wenn auch relativ spät – mit Klavierstunden an, dann wurde die Klavierlehrerin, wie man damals sagte, »ausgebombt«, die Wohnung mit Klavier zerstört – also Schluss.

Dann wurde ich, nachdem ich sechzehn war, als Luftwaffenhelfer kaserniert. Wir wurden nachts an Scheinwerfern eingesetzt, um die angreifenden Bomber zu erfassen, und damit die Luftabwehr zu unterstützen. Es gab nur

noch Dienstplan, vormittags Schule, wenn nicht nachts Angriffe waren, nach-
mittags Geräte reinigen usw.. Dann musste ich ein Vierteljahr Arbeitsdienst
im damaligen Westpreußen ableisten. Ich spielte damals als Akkordeonist in
der Kapelle unseres Lagers. An einem Abend mussten wir zu einem Ab-
schiedsfest vor Fähnrichen spielen, die am nächsten Tag an die
Front nach Russland sollten. – Dazu fällt mir ein Traum ein, den ich bald nach
Kriegsende hatte: Im Traum sah ich die damalige Szenerie wieder vor mir, den
Saal, die Fähnriche, unsere Kapelle. Und wir spielten eine Melodie in Moll, es
ist die Eingangsmelodie zu einem Walzer von Strauß, den Titel habe ich
vergessen. Ich hörte sie im Traum wieder, – jedenfalls war das Eingangsthe-
ma in *Moll* wichtig. Dann sah ich, das neben dem Klavier der Tod stand. Das
muss die hintergründige Stimmung gewesen sein, die aber damals völlig
verleugnet wurde. Man lebte eigentlich so, als ob der Krieg und die Gefahr,
die ja auch auf uns zukam, nicht real wären.

Eine andere Szene im März 1945 nach langer Ausbildung bei der Wehrmacht
und nicht lange vor der Kapitulation im Mai: Als junge Soldaten wurden wir in
Richtung Front geführt. Die zurückkehrenden Truppen fluteten uns entgegen
und die »alten Landser« riefen: »Was wollt ihr denn hier noch?« Wir trotteten
dennoch weiter – mussten natürlich auch weitergehen – ich fühlte nichts dabei
… »es geschah«…

Dann, nach dem Überleben, kam man zurück in eine Trümmerwelt. Die
besten Freunde waren gefallen und ich fiel in einen depressive Zustand. Ich
machte meine erste analytische Psychotherapie (wöchentlich, zweistündig) –
damals nannte man es »Analyse« – ausgerechnet bei einer Lehranalysandin
meiner Mutter (Käthe Dräger). Es war damals wohl eher ein Ratschlag meiner
Mutter und vielleicht war es ihr unbewusst auch ganz recht. Das konnte natürlich nicht gut gehen. Käthe Dräger, an sich eine integre und feinfühlige Frau, sah
selbst offenbar diese Schwierigkeit nicht. Von Übertragungsdeutungen keine
Spur, direktere Einfälle meinerseits zur Beziehung wurden von ihr eher abgewehrt – jedenfalls erlebte ich es so.

Trotzdem hat sie mir damals in meinem Zustand geholfen: weniger oder gar
nicht durch ihre Deutungen, sondern einfach durch die entstandene Beziehung,
und durch das geduldige Zuhören. Mein erster starker Eindruck war: »Die *fühlt*
ja, was sie sagt.« Und: »Die ist ja innerlich, also ›in sich‹ verbunden …«. Das war
damals bei mir nicht so. Oft teilte sie mir in einer folgenden Stunde die Traum-
deutungen oder eigenen Einfälle zur letzten Stunde, sozusagen zusammengefasst, mit. Das nahm ich meistens kognitiv auf, obwohl es auch andere Momen-

te gab: Diese Therapie spielte sich etwa von 1946 bis 49 ab, also noch in der Hungerzeit nach dem Krieg, so dass sie mir einmal, als ich erschöpft und hungrig ankam, aus einem Carepaket zunächst einige Brote hinstellte und dann mit der Stunde begann (2mal wöchentlich auf der Couch).

Ich suchte ab Juli 1945 beruflich herum, nahm Zeichen-, Klavier-, auch etwas Schauspielunterricht, versuchte es auf der Kunstakademie und wurde dort erst einmal abgelehnt. Wir hatten leider nie Zeichenunterricht in der Schule gehabt, so dass es mir auch an Technik fehlte. Die Aufnahme habe ich dann sieben Jahre später doch noch geschafft. Als ich zur Medizinischen Fakultät kam, hatte der Unterricht noch nicht angefangen und ich wurde wieder weggeschickt. Mein Vater riet mir aber hartnäckig weiter, ein Studium zu machen, »etwas Richtiges zu lernen,« und ich ließ mich dann in der geisteswissenschaftlichen Fakultät einschreiben. Ich studierte wieder »herum« – Philosophie, Soziologie – dann längere Zeit Kunstgeschichte, bis ich nach einem gelungenen Referat über »typische Formen bildnerischen Gestaltens«, das den damaligen Ordinarius für Psychologie (Oswald Kroh) sehr ansprach, zur Psychologie wechselte. Ich sah auch im psychologischen Diplom eine Möglichkeit, das Studium endlich abzuschließen und Praktischeres zu tun als in der Kunstgeschichte. Ähnliche Motive hatten meinen Vater von der Philosophie zur Psychoanalyse geführt.

Der Abschluss erfolgte dann auch bald. Aber der Wunsch nach einer künstlerischen Tätigkeit bestand vorher und nachher weiter, und ich kann die fehlende Realisierung dieses Wunsches nicht nur auf die Zeitumstände schieben. Es war eine innere Unsicherheit, *Abhängigkeit*, auch ein Identitätsproblem, das im Wege stand. Dabei waren Begabungen vorhanden: So stieß ich nach dem Diplom auf eine Schauspielgruppe, machte Regieassistenz, war im Stück ein Akkordeon spielender Seemann in einer Seemannskneipe und hatte die zu singenden Texte – zwei Seemannslieder – auch vertont, (die eine Melodie ist gar nicht so schlecht, ich habe später mal versucht, sie bei einem Musikverlag unterzubringen). Anschließend habe ich mich noch mal an der Kunsthochschule beworben, wurde jetzt auch angenommen und habe dann drei Semester dort studiert. (D. h. – ich mußte damals ja auch Geld verdienen – zwei Tage in der Woche arbeitete ich in einer Erziehungsberatungsstelle gegen Stundenhonorar und drei Tage war ich in der Kunsthochschule.) In dieser Zeit – 1957 – habe ich auch geheiratet. Wir kannten uns schon längere Zeit.

Zeitlich noch mal zurück: Belastungen setzten sich in der Nachkriegszeit fort. 1951/52 muss das gewesen sein, da zog ich relativ spät aus dem Elternhaus aus, so mit 23 Jahren, und acht Tage, nachdem ich ausgezogen war, fiel

meine Mutter auf der Straße um und wurde ohnmächtig von einem Rettungs-
wagen ins Krankenhaus gebracht. Es wurde dann später von »Spasmen der
Hirngefäße« gesprochen, sie hatte deliriumartige Zustände mit Ohnmachten
und halluzinierte auch. Später habe ich gehört, das sei eine »Thrombangiitis
obliterans« gewesen, eine Entzündung der Hirngefäße mit kleinen Thromben.
Das hat mir Gerhard Scheunert, der ja auch Neurologe war, erstmals 1980
erklärt. In der Zeit damals wurde es nie so ganz klar. Wir mussten im Krankenhaus zum Teil Nachtwache machen, weil für dieses Krankheitsbild nicht
genügend Kräfte da waren. Nachts stand sie auf, wollte auf den Balkon und
auf die blühende Wiese gehen, die sie sah. Der Balkon war aber im dritten
Stock, glücklicherweise war er abgeschlossen. Ein Jahr lang wurde sie immer
wieder bewusstlos, zweimal von den Ärzten aufgegeben. Meine verspätete
Selbstständigkeit wurde dadurch natürlich nicht gerade gefördert: Die Mutter
fällt um, nachdem man acht Tage zuvor endlich ausgezogen ist. Ab 1955 litt
mein Vater außerdem an seniler Demenz. Andere sagten, es sei Alzheimer,
aber das Ergebnis war gleich.

Wie alt war Ihre Mutter damals?

Sie war etwas über 50 Jahre alt. Ja, diese Zeit war nicht einfach, das zog sich über
Jahre hin. Sie ist aber immer wieder rausgekommen, ohne einen Verlust der geistigen Fähigkeiten und machte Analysen. Das ging bis Weihnachten 1957, wo dann
beide Eltern in Krankenhäusern waren – meine Frau nach einer lebensgefähr-
lichen Geburt mit Komplikationen (Thrombose) und Kind ebenfalls.
In dieser Zeit war ich Psychologe in einer Erziehungsberatungsstelle und Dozent
einer Fachschule für Jugendpfleger. Das letztere war eine schwierige Sache, das
waren gestandene Leute, die in Berlin sozusagen als »street-worker« und in
»Heimen der offenen Tür« mit Heranwachsenden sehr handfest zu tun hatten. Ich
musste als Psychologe, zwar studiert, aber ohne praktische Erfahrung, unterrichten. Ich gewann sie dann erst, als ich einmal mit der Gitarre erschien und an einem
Wochenende an der Havel mit ihnen gesungen habe, danach wurde es besser.
Vorher dachte ich, mit wissenschaftlichem Über-Ich, ich müsste ihnen akademisch
Gediegenes beibringen, und das war sehr schwierig – weil zu praxisfern ...
  Ja, und dann habe ich 1957 mit der analytischen Ausbildung begonnen. Ich
wollte nicht auf reine Beratungsarbeit und psychologische Tests angewiesen
bleiben.

Heißt das auch, dass Sie durch die Krankheit Ihrer Mutter quasi forciert in die Autonomie gegangen sind, nach Jahren des Suchens und des Ausprobierens?

Ja, ... vielleicht ... ja ... nun hatte ich allerdings einige Zeit vorher meine Frau kennen gelernt, und hatte dadurch mehr Rückhalt. – Das war sehr wichtig in dieser belastenden Zeit, mit immer noch ungewissen Berufszielen. ... Kann ich das als »forciert« ansehen? Vielleicht, ja, sicher war ich oft überfordert ... und das führte damals auch zu sehr fragwürdigen Handlungen. ... Es wird das erste Mal diese Frage an mich gestellt und ich habe Schwierigkeiten, darauf zu antworten.

Es war einerseits ja alles verzögert mit der Entwicklung, und andererseits waren die Schwierigkeiten einfach real, waren zu bewältigen. Ich hatte vorher (1950–52) ein Zimmer für 15 Mark im Monat in einem Keller mit einem Kohleofen. Ich habe damals sehr einfach gelebt: aß Brot und Margarine, ab und zu Bratkartoffeln, und ich weiß noch, dass ich mir manchmal zur eigenen Belohnung für 25 Pfennig einen Rollmops leistete, wenn ich mit den Jugendlichen in der Erziehungsberatung fertig war und es »gut gelaufen« war. Gleichzeitig aber war es eine recht farbige Zeit in Berlin mit vielen Freunden, mit Musik, Gesang, Trinken, mit Lesen von Thomas Mann und Gottfried Benn (Benn in einem Gedicht:.»....als mir eine Mark fünfzig lebenswichtig waren...«) und allem möglichen Anderen Das war noch Anfang der fünfziger Jahre während des Studiums. – Damals verdiente ich mir Geld zuerst als sogenannter »Alleinunterhalter« mit Akkordeon (beim studentischen Kundendienst, der sich »Die Heinzelmännchen« nannte und Studenten Jobs verschaffte) und später mit einer kleinen Band zusammen mit 2 Kommilitonen, noch ohne elektrische Verstärkung von Instrumenten. ... Meine Frau begleitete ich auf dem Klavier bei ihrem Bewegungsunterricht in der Schauspielschule, improvisierte mit einigen Kenntnissen in der Harmonielehre.

Ja, und dann, ... für den Abschluss meiner analytische Ausbildung hätte man mir sogar die Analyse bei Frau Dräger als Lehranalyse angerechnet. Glücklicherweise kam es nicht dazu, sondern ich ging vorher zu Marie-Luise Werner und habe dann später noch andere, längere Analysenabschnitte gemacht, allerdings habe ich die heutige Kontinuität der Lehranalyse über sehr viele Jahre nicht erlebt. Aber da war ich in dieser und der vorherigen Generation nicht der Einzige.

Ein Kuriosum, das noch zu erwähnen wäre: Als ich etwa Mitte der 50er Jahre einige Probleme hatte und eine Beratung wollte, sagte jemand: »Da gibt es noch eine Jungianerin, Frau Lepsius, die könnte ein paar Stunden Beratung mit Ihnen machen.« Und sie sagte: »Ach ja, Sie studieren noch, haben kein Geld – Ich hab' gehört, Sie malen auch Zimmer aus, so mit Rauhputz – malen sie mir doch das Zimmer aus, dafür kriegen sie dann 20 Stunden Beratungsgespräche.« So war es dann auch, ich habe das Zimmer mit Rauhputz versehen und bekam dafür eine ganz handfeste Beratung.

Dann rief eines Tages (1961) – ich war gerade wieder zu Hause beim Renovieren – Horst Eberhard Richter an und fragte, ob ich mit nach Gießen kommen wollte. Ich wusste gar nicht, wo Gießen liegt, dachte aber, es wird ja mal Zeit, hier rauszukommen, und sagte zu. Der Umzug von Berlin nach Gießen war für meine Frau zunächst härter als für mich. Ich hatte eine neue Arbeit, die mich in Anspruch nahm. Sie aber gab in Berlin u. a. ihre interessante Unterrichtstätigkeit an einer Schauspielschule auf.

Mit dem Umzug nach Gießen änderte sich natürlich vieles. Es war der Beginn der Universitätsarbeit in einer Klinik, die völlig am Anfang stand, wo also sehr viele Organisatorisches notwendig war.

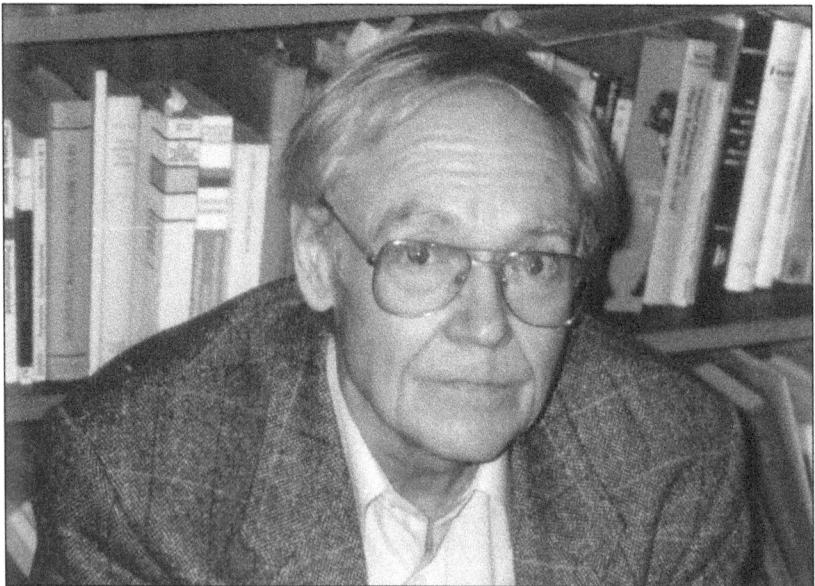

Prof. Dr. Hans Müller-Braunschweig

Darf ich Sie fragen, wo Sie Herrn Richter kennen gelernt haben?

Ja, Herr Richter – Ich war zunächst auf der Humboldt-Universität in Ostberlin und hörte Philosophie. Da war eine Frau Professor Richter, bei der Horst Eberhard Richter auch promoviert hat, über Max Scheler, soweit ich weiß. Ich erinnere mich noch, dass ich in die Bibliothek des philosophischen Seminars kam, 1946, 47 etwa, und da saß hinten ein junger Mann in der Ecke, der sehr konzentriert las. Auf meine Frage sagte jemand: »Der soll schon verheiratet sein und ein Kind haben.« Das lag unseren Vorstellungen noch sehr fern. Er studierte offenbar sehr zügig, musste das wohl auch. ...

Später habe ich ein philosophisches Seminar in Erinnerung, wo er plötzlich, sehr entschieden in der Diskussion den Satz sagte: »Das ist vitalistische Schwärmerei!« Diese Szenen sind mir in Erinnerung geblieben. Anschließend sah ich ihn längere Zeit nicht mehr. Einmal bemerkte ich ihn später bei einer Vorlesung meines Vaters über Psychoanalyse in der Freien Universität. Und dann im Berliner Psychoanalytischen Institut der DPV, das ja in der elterlichen Wohnung war, in der Sulzerstraße. Da habe ich mich ein-, zweimal mit ihm unterhalten. So kam er also auf mich zu, als er in Gießen Assistenten suchte, die evtl. mitkommen würden. Irgend jemand hatte gerade abgesagt.

Dann kam also dieser Klinikaufbau, der sehr anstrengend, aber auch vielseitig war, und mit viel Energie von Herrn Richter geleitet wurde. Natürlich gab es auch Spannungen mit einem ziemlich jungen Chef, der vor dieser neuen Aufgabe stand. Fürstenau sprach einmal von der »Richterschen Kur«, der er sich mit Absicht unterzogen hätte. Vielleicht wollte er zeitweilig mehr Struktur und Realitätssinn. Ich weiß es nicht genau. Aber auf mich traf es wohl zu. Ich bekam also meine umschriebenen Aufgaben und hatte mich auf manche Dinge zu konzentrieren. Dabei hatte ich neben den Pflichten nun allerdings auch das Glück, dass Horst Richter für vieles sehr aufgeschlossen war: So hatte ich eine Patientin in Berlin gehabt, zu Beginn meiner Ausbildung, eine deutsche Jüdin, die aus der Emigration gekommen war, behindert durch eine Kinderlähmung, die sie noch im Deutschland der Nazizeit durchgemacht hatte, bis sie 1939 mit den Eltern gerade noch emigrieren konnte. Richter hat diese Behandlung zeitweilig in Berlin supervidiert. Sie war mir von der Universitäts-Nervenklinik als »Hysterie« überwiesen worden. Ich hatte sie zu Beginn der Therapie auf der Couch liegen lassen und dachte, ich könnte eine Analyse machen. Diese sehr interessierte und interessante Patientin, die viel mit Malern zusammen war, erzählte einmal von ihren Malerfreunden und von deren Bildern. Ich fragte eher nebenbei: »Selber haben sie es nie versucht?« Sie kam dann sehr erregt in die nächste Stunde und sagte: »Das ist ja ungeheuer, ich habe das Malen versucht, ich könnte jetzt Tag und Nacht malen, ich habe so was noch nie erlebt!« Dann steigerte sich ihre Erregung noch, und es kam eine Episode, wo sie plötzlich wütend anrief, ich würde sie mit Fernhypnose beeinflussen. Sie entwickelte also überraschend den Wahn, von mir durch Fernhypnose nachts sexuell erregt zu werden. Als ich den Wahn bemerkte, führte ich die Therapie im Sitzen weiter. Es war natürlich für mich als Nichtpsychiater im Beginn der analytischen Ausbildung auch eine aufregende Sache. Richter half mir bei der Patientin, auch mit der Medikation, so dass sie therapiefähig blieb und auch nicht stationär aufgenommen werden musste. Wir saßen uns also in der folgenden Zeit gegenüber, sie klagte mich immer wieder an, brachte aber gleichzeitig – sie war Autodidaktin – große Ölbilder mit, die eine bemerkenswerte Fantasie zeigten. Sie ließ sich dann – (sie studierte bis dahin Psychologie), exmatrikulieren, bewarb sich an der Kunsthochschule. Dort wurde sie sofort genommen, bekam wegen ihres mühsamen Gehens einen Sonderstatus, so dass sie zu Hause malen konnte, und hat sich zur Malerin entwickelt. Der Wahn verschwand nach einem halben Jahr. Diese Therapie war für beide Beteiligte – intersubjektiv sozusagen – ungeheuer anregend. Ich bin ihr immer noch dankbar. Nach meiner Übersiedlung nach Gießen konnte sie die Behandlung bei einem Kollegen fortsetzen, und ich konnte nach einiger Zeit meine erste größere Arbeit darüber schreiben und das Thema weiter verfolgen. Richter hat das gefördert. Die Begegnung mit dieser Patientin war ein glückliche Zufall, wir haben beide davon profitiert. Ich hatte später mit ihr auch noch Kontakt als sie von Berlin weg- und ihrem Analytiker nachzog. Zwei Bilder, die sie mir geschenkt hat, hängen noch bei mir zu Hause ... Ja, es ist viel, was sich um diese Berufswahl herumrankt, die in vielen Zickzackwegen verlaufen ist. Ich bekam erst langsam alles mehr und mehr zusammen.

Haben Sie aus Ihrer Kindheit und Jugend für den Erwachsenen gelernt, der Sie später wurden?

Ja, da fällt mir zunächst etwas ein, das zu den positiven Erinnerungen an meinen Vater gehört, der immer sagte, manche Dinge müssen sich entwickeln. Man kann sie nicht mit Gewalt herbeiholen, man kann sie nicht forcieren, man sollte abwarten können und sie geschehen lassen, und sich entwickeln lassen. Das ist die eine Seite. Die andere Seite hat eher etwas mit zu viel Freiheit zu Hause zu tun, auch etwas von Laissez-faire von Seiten der Eltern, das auch zu einem Teil mit Allein-sein verbunden war. Der Vater, der hinter der Doppeltüre arbeitete, oder die Eigenarten der Mutter, führten auch zu Alleinsein. Nun war es gut, dass mein Zeichnen – das hat sich sehr früh entwickelt – und andere Produktionen immer mit Interesse von meinen Eltern begleitet wurden. Aber dieses »alleine für sich arbeiten« war dann sicher auch nötig, um sich sozusagen ein Objekt herzustel-len – eine Art »spiegelndes Selbstobjekt«, mit dem man kommunizieren kann.

Auf der einen Seite gab es also die Freude, alleine etwas herzustellen, und auf der anderen Seite den Druck, vielen Dingen alleine ausgesetzt zu sein. Aber dann wurden die Ergebnisse meiner Bemühungen wiederum anerkannt, und es gab in dieser Beziehung auch Förderung. Diese Mischung führte sicher – neben anderem – zu dem Wunsch, sich der Kunst beruflich zuzuwenden. Später zeig-te ich deutlicher Interesse an theoretischer Formulierung, was eher von der Seite meines Vaters stammt. – Jahrzehnte später hatte ich das Glück, über Jahre an der Arbeitsgemeinschaft »Subjektive Anatomie« unter der geistigen Leitung von Thure von Uexküll teilnehmen zu können. Dabei war auch Marianne Fuchs, die die Funktionelle Entspannung entwickelt hat. Dieser AG verdanke ich viele Einsichten über das Verhältnis von Körper und Psyche.

Da ich gerade meinen Vater erwähnte: Auf die Auseinandersetzungen über seine Rolle als einer der beiden Vorsitzenden der DPG zwischen 1933 und 45 kann ich hier nicht näher eingehen. Ich weiß, wie alle, die ihn persönlich kannten, dass er nie ein Anhänger des Nationalsozialismus war. Man kann darüber diskutieren, ob er zuviel taktiert hat, um die verbliebenen Möglichkeiten der Psychoanalyse im Hitler-Deutschland zu erhalten. – Hinterher ist man sicher klüger.[2]

Ich habe aus den Erfahrungen beim Malen – später auch beim Schreiben – viel gelernt, das auch für die analytische Tätigkeit zutrifft: Man muss zunächst abwarten, kann einen Einfall nicht erzwingen. Dann gibt es so etwas wie »Vorgestalten«, eine ungefähre Ahnung, wo es hingehen kann – eine noch diffu-se Vorstellung von etwas Ganzem (manchmal kann es allerdings auch plötzlich deutlich »da« sein). Man kann dann von diesem noch ungefährem Ganzen ausgehen und sich immer mehr ins Detail vorarbeiten. Für die psychoanalyti-sche Arbeit ist es ja – zum Teil – ähnlich formuliert worden. Wie sich für den Therapeuten im Zustand der »gleichschwebenden Aufmerksamkeit« langsam eine Idee darüber bildet, was das gemeinsame Thema im Fluss der Einfälle ist,

---

2 Näheres u. a. im Kongressband der DPV vom Herbst 1998, Arbeitsgruppe von Ludger Hermanns, auf Anforderung von Müller-Braunschweig zu erhalten.

ein gemeinsames Thema, das vielleicht wiederholt auftaucht, wie in der Musik. [...] Auch diese Prozesse kann man nicht kommandieren. Da muss man immer mal wieder länger abwarten. Aber man sollte das Abwarten nicht mit reiner Distanz und Neutralität verwechseln. Diese Neutralität war ja mal eine technische Regel. Nur glaube ich, dass das die meisten Patienten nicht aushalten. Es sei denn, sie wären sehr robust und gesund, vielleicht gesünder als der Analytiker. Man ist ja nie neutral, schwingt immer mit (es sei denn, man ist zu müde). Es hat mit Intersubjektivität zu tun, mit dieser ganzen Linie, der sich u. a. Stolorow zuerst zuwandte und auf die Thomae kürzlich wieder in der Psyche hingewiesen hat.

Man kann wohl umso eher abwartend sein – ich meine jetzt längere Zeit schweigen – je höher die Frequenz ist. Aber das Spiegelnde und das Responsive scheint mir das Element zu sein, das immer als Basis da sein muss.

Haben Sie den Eindruck, dass bei der neutralen Haltung des Therapeuten der Patient sehr alleine bleibt?

Ja, und ich kann zum Teil von eigenen Erfahrungen ausgehen – ich glaube, das mit dem Alleinbleiben kann bis zu Retraumatisierungen führen. Es kann auch einfach zu einer quasi künstlichen Haltung des Analysanden führen, indem er nämlich brav seine Einfälle und seine Erwartungen denen des Analytikers anpasst, um überhaupt etwas zu bekommen. Nun würde man heute allerdings sagen, der Analytiker muss das spüren und die Gegenübertragung nutzen, z. B. wenn er müde wird, ungeduldig, mit den Gedanken abschweift etc.. Die Beachtung der Gegenübertragung ist ein großer Fortschritt, auch wenn sie nicht zum Fetisch werden darf – aber das trifft ja auf alle analytischen Einsichten zu und nicht nur auf diese. Der Analytiker muss natürlich zwischendurch »auftauchen« und das Ganze mit mehr Distanz betrachten – also auch die eigene Gegenübertragung kritisch betrachten.

Höchstwahrscheinlich war ich gegen »künstliche« analytische Situationen schon früh sensibilisiert – seit den Versuchen meines Vaters – oder durch das Spüren unbewusster Probleme in der Familie, über die dann hinweggesprochen wurde, vielleicht sogar mit analytischen Ausdrücken. – Das wäre ein Stoff für einen absurden Roman.

Ich hatte das Glück, später verschiedene analytische Stile kennen zu lernen – in körperpsychotherapeutischen Workshops z. B. erlebte ich überraschende Emotionen. Nicht als Ziel wie in der klassischen Bioenergetik mit »großen

Ausbrüchen« – aber doch manchmal Überraschendes. Ich erinnere mich, dass ich mich in einer Gruppe bei Frauke Besuden in einer innerlich belastenden Situation fühlte: depressiv, innerlich – wie ich sagte – »zugebuddelt«, also auch abgeschlossen und eingeschlossen. Die Leiterin sagte: »Also da wollen wir ihn mal zubuddeln.« Sie schlug vor, ich solle mich hinlegen. Es wurden mir einige kleine Sandsäcke auf die Brust gelegt, die Teilnehmer legten sich um mich herum und traten leicht mit ihren Füßen an meine Rippen. (Damals hatte ich mit dem Atem Schwierigkeiten). Plötzlich war ich emotional tief erschüttert, mir kamen die Tränen. Dann fielen mir Worte aus dem *Märchen vom Froschkönig* ein: »Heinrich, der Wagen bricht! Nein Herr, der Wagen nicht, es ist das Band von meinem Herzen.« – Später entdeckte ich das Märchen in Holdereggers *Der Umgang mit dem Trauma* wieder. – Dieses Erlebnis war für mich ein Schlüsselerlebnis: Dass im Körper und der Körperhaltung Emotionen sozusagen »festgefroren« sein können, die anders als durch Körperarbeit häufig schwer zu erreichen sind. – Übrigens hätte ich damals kaum ohne weiteres gewagt, an solch einem Workshop teilzunehmen, wenn mir durch die Ausbildung meiner Frau in Konzentrativer Bewegungstherapie diese Form psychotherapeutischer Arbeit nicht schon bekannter gewesen wäre.

Ich muss dazu noch nachtragen, dass die Zeit auf der Schauspielschule, das Miterleben, wie man mit Atmung und Stimme umgeht und durch Haltung etwas ausdrückt, mich ebenso dafür sensibilisiert hat. Ich bin ganz froh, dass ich das dann später mit der Psychotherapie und der Psychoanalyse zusammenbringen konnte.

Obwohl ich etwas zu alt war, um die Körperpsychotherapie noch selber selbstverständlich anwenden zu können, kenne ich jetzt aber die Möglichkeiten. Allerdings bin ich beim klassischen psychoanalytischen Setting noch nicht ganz sicher, inwieweit es sich dort organisch einbauen lässt, im Unterschied zur Psychotherapie. Aber auch das klassische Setting sollte kein Tabu sein, sondern flexibel dort vorgeschlagen werden, wo es dem Patienten wirklich nützt. Zumindest trete ich dafür ein, dass jeder Teilnehmer an der psychoanalytischen Ausbildung zumindest einmal in einem Workshop ein anderes Setting und eine andere analytisch orientierte seriöse, szenische und/oder körperbezogene Methode erlebt. Das macht lockerer im Umgang, ergibt auch oft mehr Nähe zu nonverbalen Signalen, die gerade auch bei körperlichen Symptomen wichtig sein können.

Ist es also so, dass Ihr Interesse an körperlichen Prozessen und dem Körper als wichtiger Informationsquelle über den seelischen und emotionalen Zustand in der Schauspielschule begonnen hat und dann wie ein roter Faden neben dem Interesse an der Psychoanalyse von Ihnen immer weiter betrieben wurde?

Ja, ich denke heute, dass etwas, was zum Teil auch aus der Not geboren war, dann doch zu einem Interesse führte, das sich ausbauen ließ. Ähnliche war es schon vor der Schauspielschule mit dem Zeichnen gewesen: Ich erlebte dort, dass sich – ich komme gleich auf den Körper zurück – beim Zeichnen etwas zu einem Ganzen zusammenschließen kann. Das gilt auch für das Schreiben. Man spürt fast körperlich: *»Da fehlt noch etwas«*, und schließlich findet man die Lösung. Das sind Prozesse, die sich in einer analytischen Therapie ähnlich äußern: Es entsteht eine Spannung, weil etwas offen und ungelöst ist. Plötzlich hat der Patient einen Einfall; und mein Einfall, – zuweilen gleichzeitig – fügt sich damit zusammen, passt irgendwie, der Sinn wird klarer, man kommt weiter.

Aber es kann auch in der therapeutischen Stunde beim Abbrechen und bei Pausen langsam deutlicher werden, worum es eigentlich geht. Das zunächst schwer Greifbare manifestiert sich zunächst nonverbal auf eine sinnliche Weise: in der Art des Atmens, in einer Körperspannung – vielleicht an einer bestimmten Stelle – und wird dann zunehmend verbal greifbarer und verständlicher.

Damit sind wir wieder beim Körper. Ich denke auch, dass das Mimische und das Gestische – wenn man sich gegenüber sitzt – weiterhelfen kann. Auch die Körpergefühle in der Gegenübertragung gehören dazu. Und das ist ja auch nichts Neues, was ich hier sage, sondern darauf sind schon viele andere gekommen – auch in der Psychoanalyse beginnt es sich zögernd durchzusetzen: Im Szenischen kann sich ein bisher unbewusster Inhalt plötzlich manifestieren und lässt sich dann bildhaft besser ansehen, einordnen, verstehen.

Ja, ich suche da selbst nach Worten, da vieles immer noch konzeptuell im Entstehen ist. Aber es führt jedenfalls weg von der Gefahr der zu intellektuellen Analyse. Lichtenberg formulierte das mal – unter Bezug auf Gaensbauer – so: Wenn man bestimmte frühe, subtile, schwer zu fassende Niederschläge des unterschwelligen Versagens der Erziehungspersonen nicht analysiert, könnte das Resultat einer Analyse eine bestürzende Enttäuschung sein. Ich glaube, dass diese frühen Ereignisse, die präsymbolisch erlebt wurden, ebenso wie spätere Erlebnisse, die nicht in der Analyse erfasst werden, immer vorhanden bleiben und sich auf die Therapie auswirken. Da kann Sensibilität für den Körper und den Körperausdruck sehr viel dazu beitragen, dass man dem näher kommt.

Als ich meine Frau kennenlernte (die später noch eine Zusatzausbildung, zunächst als Eheberaterin und dann, in Anlehnung an ihren Ausgangsberuf Tänzerin, in Konzentrativer Bewegungstherapie machte), sagte sie manchmal plötzlich zu mir: »Das ist ja merkwürdig, wie der geht.« Sie machte irgend eine treffende Bemerkung über den Gang eines Menschen, die viel über dessen Wesen sagte. Das hat bei mir immer Eindruck gemacht: Wesenszüge, auf die ich nicht gekommen wäre, wurden in einer einzigen Bemerkung über das Gehen deutlich.

Eine andere Körperpsychotherapeutin sagte einmal über einen Analytiker, der immer gegen Körpertherapie wetterte: »Sehen Sie sich mal seinen Gang an, der hat den Kopf so vorgestreckt, als ob er immer aufpassen muss, was passiert. Der Körper bleibt zurück!« Diese vorsichtige Haltung, mit dem Kopf voran, den Körper mit seinen Gefühlen zurück lassend, war ein sehr deutlicher Hinweis, warum er eine so verbissene Gegnerschaft zeigte.

Vielleicht drückt sich ja auch im Stil meines Erzählens hier etwas aus, was eine jüngere Kollegin mal zu Beginn unserer Arbeit in der Psychosomatischen Klinik in Gießen sagte: Sie verglich mich mit einem Streuselkuchen. Nun sind Streusel ja eigentlich das Wohlschmeckendste bei diesem Gebäck, aber so positiv war es nicht gemeint. Sie meinte die Unordnung meiner Gedanken. Ich erinnerte mich dann daran, dass in einer Arbeitsgemeinschaft zu Beginn des Psychologiestudiums ein Kommilitone (später Lehrstuhlinhaber) über meine theoretischen Ausführungen herablassend sagte: »Das liegt Dir wohl nicht so!«

Die Möglichkeit, sich Einfällen zu überlassen, fällt mir weniger schwer. Beim Malen muss man die Einfälle nicht verbal ausformulieren, die visuelle Ausformung ist noch etwas anderes. Auch das literarische Schreiben muss zwar präzise sein – aber dort steht eher die Gewichtung von Inhalten, Sätzen und Worten im Vordergrund – es kommt auf die *Form* an, durch die der Inhalt vermittelt wird. ... Aber während ich das sage, fällt mir auf, dass es diese Vorgänge in der analytischen Arbeit auch gibt, und es gibt sie ja auch beim wissenschaftlichen Schreiben, besonders wenn der Text verständlich und lesbar sein soll. Jedenfalls war es für mich immer eine schwere Arbeit, die Einfälle, die mir leichter zuflogen, dann aus dem »Streusel-Zustand« in eine präzise und strukturierte Form zu bringen. Es ist fast wie eine schwere Bergtour mit allen Höhen und Tiefen – um auf das Wandern am Anfang zurückzukommen.

Eine Bergtour, bei der Sie erst mal mit Gedanken spielen und verschiedene Gedanken nebeneinander aufbauen, und dann erst in einen mühsamen Prozess die gedanklichen Zusammenhänge herstellen und ausformulieren?

Ja, ich muss es dann aufschreiben – mit der Hand möglichst – so stellt sich am ehesten beim Schreiben ein Fluss der Einfälle ein, mit dem sich auch das erwähnte »Ganze« oder neue gedankliche Verbindungen herstellen lassen. Offensichtlich ist dabei auch die Motorik wichtig. Oft geschah das Aufschreiben unter hoher Spannung. Da meine Schrift dann meist fast unleserlich war – auch für mich – musste ich es hinterher mühsam abtippen. Dann erst sah ich: zum Teil ist es brauchbar, zum Teil nicht, und viele Details mussten geändert werden. Also, gedanklich eine Präzision reinzubringen, das war dann noch mal eine Arbeit, die viele Umformulierungen nötig machte. Aber ich hatte das Ganze erst mal mit diesem schnellen handschriftlichen Schreiben *festgehalten*. Es ging handschriftlich zunächst einfach besser. Später habe ich gelesen, dass das bei Schriftstellern auch manchmal so ist, dass jemand sagt: »Ich kann natürlich den Roman nicht diktieren. Ich schreibe ihn erst mit der Hand auf und dann tippe ich ihn ab, mit einem Finger auf der Schreibmaschine.« Ich glaube, das ist Wolfgang Köppen gewesen. Es müssen ähnliche Prozesse sein, mal ganz abgesehen vom kreativen Niveau, auf dem man sich befindet, – auch beim wissenschaftlichen Schreiben, wenn es nicht vorwiegend um das reine Zusammenstellen von Forschungsergebnissen geht, wie das ja heute auch in der Psychosomatik sehr oft der Fall ist. Aber auch das kann auf verschiedene Weise geschehen. Der Weg von einer Vorgestalt bis zu dem, was den eigenen Kriterien stand hält, ist relativ lang. Es fiel mir auch immer schwer, Vorträge improvisiert zu halten, ich konnte sie nicht »aus dem Ärmel schütteln«.

Trotzdem haben Sie vieles zur Psychosomatik beigetragen und vor allen Dingen den Gedanken der Körperpsychotherapie in die Psychoanalyse und die Psychosomatik integriert.

Ich hoffe, dass ich etwas dazu beigetragen habe.

Vielen Dank für das Gespräch, Herr Müller-Braunschweig.

Frühe Beziehung, Trauma und Therapie

Hans Müller-Braunschweig

Einleitung

Die überwiegende Anzahl, der in diesem Band veröffentlichten Arbeiten beschäftigen sich mit der frühen Mutter-Kindbeziehung und mit der Frage, welche Rolle eine Beeinträchtigung der frühen Interaktion von Mutter und Kind bzw. der Pflegeperson bei der Entwicklung späterer psychosomatischer oder auch vorwiegend psychischer Störungen spielt. Die Aufmerksamkeit einiger Autoren gilt auch der *Therapie* präsymbolisch erworbener und traumatischer Störungen. Psychodynamisch-psychoanalytisch orientierte Therapeuten müssen dabei in spezifischer Weise Interaktionsweisen der präverbalen Zeit in ihre Behandlungen einbeziehen.

Die hier veröffentlichten Arbeiten meiner Kollegen über diesen Problemkreis sprechen jeweils für sich. Sie umfassen ein breites und sehr informatives Spektrum theoretischer, quantitativ-empirischer und klinischer Arbeiten. Ich werde im Folgenden auf einige Aspekte meiner beiden Arbeiten von 1970 und 1980 aus heutiger Sicht eingehen und dabei jeweils auch auf Bezüge zu den anderen hier veröffentlichten Arbeiten hinweisen. Dabei habe ich nicht die Absicht, akribisch die früheren Befunde mit dem heutigen Wissen zu vergleichen und dem Ganzen damit einen eher historischen Akzent zu geben. Das Rahmenthema ist – wie im gesamten Band – die *Auswirkung der frühen Interaktion*. Einer Interaktion, die sich vorwiegend in der Zeit vor dem Spracherwerb vollzieht und – je nach der Art, in der sie geschieht, – positive oder negative Auswirkungen haben kann. Ihr Beitrag zur Disposition für psychosomatische Erkrankungen ist dabei nur *ein* Faktor in einem multifaktoriellen Geschehen (siehe u. a. Thomae 1980).

Lassen Sie mich aber zunächst kurz einige persönliche Erlebnisse schildern, die mit den beiden Arbeiten von 1970 und 1980 verbunden sind. Heinz Kohut hat einmal sinngemäß gesagt, dass Psychoanalytiker häufig über Themen schrieben, die in der eigenen Analyse nicht genügend bearbeitet worden seien. Als ich aus Anlass dieses Buches die beiden Arbeiten von 1970 und 1980, nach langer Zeit wieder aus der Schublade holte und sie intensiver durchlesen musste, wurde ich mit diesem Problem auch emotional konfrontiert. Das geschah in besonderer Weise bei einem kurzen Winterurlaub, den ich allein im Gebirge verbrachte. Draußen gab es zwei Tage Sturm mit Schneeregen, und »drinnen« spürte ich beim Durchlesen der mitgebrachten Arbeiten – zunächst beim Lesen von »Genese der Ich-Störungen« – plötzlich wieder sehr lebhaft die damals oft bedrückenden, zeitweilig auch quälenden Gefühle, die ich bei der Behandlung dieser so schwer geschädigten Patientin hatte. Wer den Fall gelesen hat, wird das verstehen können. Ich konnte diese Therapie zeitweilig nur ertragen, indem ich über sie schrieb. Damit versuchte ich auch auf dem Papier eine Ordnung herzustellen, die in der Praxis immer wieder zerfiel. Außerdem hatte ich mir – einige Jahre nach dem Abschluss der eigenen Ausbildung – noch mal einen Supervisor (Johannes Cremerius) gesucht. Aber – bei aller Bewegtheit durch das Schicksal der Patientin – die eigene Beteiligung ging noch darüber hinaus.

Cremerius machte mich darauf aufmerksam. Die Ursache waren eigene schmerzliche, bis nahezu traumatische Erlebnisse, auch aus sehr früher Zeit, die sich mit den Erlebnissen der Patientin verbanden. Ohne Supervisor hätte das so zu einer heillosen Verstrickung führen können. Eine erlebnishafte Annäherung an diese Ursachen war später nur in Etappen über längere Zeitspannen möglich. Ähnliches passierte nach dem Artikel von 1980: Als ich auf den Druck wartete, der sich aus verschiedenen Gründen über mehr als zwei Jahre hinzog, entwickelte sich sehr unerwartet eine Erkrankung mit starken psychischen Anteilen. In einer somatischen Klinik, in der die physiologischen Komponenten behandelt wurden, zeigte ich den Artikel einer sehr aufgeschlossenen Stationsärztin. Sie sagte nach dem Lesen beeindruckt: »Das ist ja, als ob diese Arbeit Ihre Erkrankung aus der Latenz geholt hat!« Es dauerte einige Zeit bis ich das Symptom »im Griff« hatte. Es gab also vorher eine »Disposition« zur Erkrankung (zu der allerdings auch sehr deutliche familiär-genetische Anteile aus diesem Formenkreis gehörten). Über die körperlichen und psychischen Dispositionen bestand offenbar ein unbewusstes (implizites) Wissen. Nicht bewusst waren vor allem die emotionalen Anteile. Aber dieses unbewusste Wissen bestimmte offensichtlich die eigenen Forschungsinteressen mit.

Es war dann möglich, über ein dem ganzen Komplex nahestehendes Thema theoretisch zu schreiben, es also symbolisierend partiell zu erfassen. Aber nach der intensiven Beschäftigung mit ihm und weiteren belastenden »events« kam es zu der Erkrankung, die eine Eigendynamik entfaltete.

Bei der Suche nach Therapiemöglichkeiten entdeckte ich auch die körperbezogene Therapie, der ich in der Folge wichtige Einsichten verdankte, die zu einem
speziellen Interessengebiet wurde und sich auf meinen Therapiestil auswirkte,
u. a. auf die besondere Beachtung nonverbalerZeichen.[1] All das kam an dem
stürmischen Winterabend in meiner einsamen Klause an die Oberfläche des
Bewusstseins, verfolgte mich aber auch bis in den Traum.

Die Beschäftigung mit dem Thema hat also durchaus einen authentischen
Hinter- bzw. Untergrund. Vielleicht hat dieses latente Wissen auch dazu beigetragen, dass ich ältere psychoanalytische Auffassungen, wie die vom »normalen
Autismus« oder dem »primären Narzissmus« des Säuglings, nie teilen konnte,
mir dagegen die Thesen von Balint oder Äußerungen von Spitz über nonverbale Kommunikation zwischen Mutter und Kind sofort einleuchteten. Sie
halfen mir zunächst bei einer 1964 veröffentlichten Arbeit über eine traumatisch
geschädigte Patientin, die sich zur Malerin entwickelte (siehe Interview). Bei der
Beschäftigung mit dieser Thematik stieß ich auf den Satz von Spitz:

> »Die Zeichen und Signale, die vom Kind während der ersten Lebensmonate aufgenom-
> men werden, gehören folgenden Kategorien an: Gleichgewicht, Spannungen (der
> Muskulatur und anderer Organe), Körperhaltung, Temperatur, Vibration, Haut- und
> Körperkontakte, Rhythmus, Tempo, Dauer, Tonskala, Nuance der Töne und Klangfar-
> be« (Spitz 1960).

Die Entdeckung dieses Zitats war 1962 für mich eine Art »Aha-Erlebnis« und
ein wesentlicher Anstoß zur weiteren Beschäftigung mit der Bedeutung der
nonverbalen Kommunikation sowohl in der Kunst als auch zwischen Mutter
und Kind, sowie den nonverbalen Elementen in psychoanalytischen Therapien.
Die Wechselseitigkeit der Mutter-Kind Interaktion stand auch dem Trieb-
Abfuhrmodell entgegen, und führte zu einer Akzentuierung der Rolle realer
äußerer Einflüsse auf das Kind. Eine Behandlung, wie die von 1970, in der die
Rolle der Traumatisierung so offenkundig war, verstärkte diese Sichtweise.

Die frühe Mutter-Kind Interaktion konnte nun durch die Säuglingsforschung in den folgenden Jahrzehnten systematisch beobachtet werden. Ihre
Befunde haben die psychoanalytische Entwicklungspsychologie stark beeinflusst. Sie dürften auch einen wesentlichen Einfluss auf die bewusstere Beach-

---

1 Wertvolle Einsichten in das Thema »verbale und körperbezogene Psychotherapie« verdanke ich N. Roth, Basel.

tung nonverbaler Faktoren in der psychoanalytischen Behandlungstechnik gehabt haben, die sich in den letzten 10–15 Jahren entwickelte.

Teil I

Auswirkungen der Interaktion zwischen Mutter und Kind

(Zur Arbeit von 1980)
Die Zeit vor dem Spracherwerb wird inzwischen als eine Periode angesehen, in der der Säugling in der Interaktion mit den ersten Bezugspersonen u. a. wesentliche Möglichkeiten einer Regulation der eigenen Affekte erwirbt, und sich die ersten Niederschläge des Erlebens seines entstehenden »Selbst im Umgang mit Anderen« entwickeln. Perry et al. (1998/1993) sprechen von »*Zuständen*«, die zu »*Eigenschaften*« werden. Das heißt Säuglinge oder Kleinkinder, die z. B. in der Interaktion mit einer psychisch gestörten Mutter wiederholt verunsichernde, ängstigende Zustände erleben, werden eine erhöhte Neigung entwickeln, später unsichere und ängstliche Kinder zu werden, bzw. mit Unsicherheit, Angst und mit Somatisierung auf ein breites Spektrum von Reizen zu reagieren (vgl. Hartmann in diesem Band).

Eine wesentliche Rolle spielen für das spätere Erleben und Verhalten, die in der frühen Interaktion niedergelegten Selbst- und Beziehungserfahrungen. Sie beschreiben im wesentlichen Gedächtnisprozesse, in denen Einzelerlebnisse unmittelbar gespeichert, wiederholte ähnliche Erfahrungen als durchschnittliche, generalisierte Gedächtniskopien niedergelegt werden (Kapfhammer 2000). Diese als »generalisierte Repräsentanzen« (RIGS) bezeichneten Niederschläge (u. a. der Erfahrungen in der frühen Interaktion) führen schließlich auch zu einem inneren »Arbeitsmodell«, einem »Organisationsmuster der Vorstellungen von sich selbst, von Bindungspersonen und der Beziehung zu diesen« (Strauß 2000).

Es liegt nun nahe zu fragen, wie denn konkret die »Bausteine« aussehen können, aus denen sich beispielsweise bestimmte Vorstellungen über die Art möglicher Bindungen bilden. Die folgenden Überlegungen beschäftigen sich zunächst mit diesen »Bausteinen« (Episoden, Sequenzen etc.), aus denen Repräsentanzen und schließlich auch »innere Arbeitsmodelle« über Bindung entstehen. Sie schließen Erwartungen über die Erfahrungen in einer Bindung ein.

Krause hatte im deutschen Sprachraum schon zu Beginn der achtziger Jahre auf einige Charakteristika in der Mutter-Kind Interaktion hingewiesen: Er betonte, dass die »Affektvokalisierungen, die mimischen Interaktionen und die Körperrhythmen zwischen Mutter und Kind von Anfang an dialogähnliche Strukturen haben.« Und: »Offensichtlich sind nur sehr feine Abweichungen in der zeitlichen Verlaufsstruktur ursächlich für das Zusammenbrechen der dialogischen Interaktion« (Krause 1983, S. 1026). Hier fallen die Ähnlichkeiten zur Bedeutung von Rhythmus und Takt (in der Musik oder etwa der Bühnensprache) auf.[2] Und natürlich spielen nonverbale Anteile wie Sprachklang, Tonstärke, Sprachrhythmus auch in der analytischen Therapie eine wichtige Rolle. Sie können zeitweilig wichtiger sein als der Inhalt des Gesprochenen, und das gilt besonders für präsymbolische Störungen. Auch hier sind plötzliche Pausen wichtig, die z. B. unerwartet und »fremdartig« einen vorher bestehenden Austausch unterbrechen.

Krause betonte auch die *Folgen* einer gestörten Passung zwischen Mutter und Kind, die bis zur Traumatisierung oder auch kumulativen Traumatisierung gehen könne. Er erwähnt in diesem Zusammenhang die Rolle früher kumulativer Traumata, unter denen man besonders *repetitive Beziehungserfahrungen* beachten müsse. »Der Weg in die Persönlichkeitsstörung und die Organneurosen wird wohl eher über kumulative Traumata erfolgen« (Krause 1997, S. 32). Er schildert ein drastisches Beispiel für eine frühe Belastung:

Ein sechs Monate altes Mädchen entwickelte ein »somatisch nicht erklärbares Husten und Brechen«. Eine genaue Verhaltensanalyse zeigte, dass die Mutter auf jede negative Affektäußerung, gewissermaßen als Routinehandlung getarnt, ihre Brustwarze in den Mund des Kindes steckte, und zwar in einer sehr aggressiven Art, so dass die Luftversorgung nicht immer gewährleistet war. Das Schreien des Kindes aktivierte diese Versuche (Krause 1983, S. 1028).

(Ein derartiges Beispiel hat nicht den Zweck, eine »alleinschuldige Mutter« als Ursache aller frühen Störungen darzustellen. Die Gründe für ein Fehlschlagen der frühen Interaktion und entsprechende Belastungen bis hin zur Traumatisierung sind vielfältig und können auch auf Seiten des Kindes liegen, oder durch sozioökonomisch ungünstige Bedingungen, Erkrankungen, (s. u. Neurodermitis), genetische Ausstattung, prä- und perinatale Einwirkungen etc. bedingt sein.)

Während es in dem oben genannten Beispiel eher um eine traumatisierende Handlung ging (besonders wenn sie wiederholt erfolgen sollte), finden sich auf

---

2 Das gilt ebenso für einen erzählten Witz : eine kurze Pause, um sich wieder an die Pointe zu erinnern, »tötet« ihn.

der Skala der Dyspassungen auch weniger drastische Beispiele, die als fortdau-
ernde Belastungen entweder zu einem entsprechenden »inneren Arbeitsmodell«
(Bowlby 1980) führen, in dem negative Erwartungen an die Umwelt dominie-
ren, oder sich, wenn sie traumatischen Charakter haben, in einer abgespaltenen
psychischen Formation widerspiegeln können (vgl. Perry et al. 1998/1993).

Belastende Handlungen einer Mutter schildern Beebe und Stern: Eine
Mutter stimulierte ihren Säugling ständig und konnte ihn nicht in Ruhe lassen.

> »Die Abwehr dient der Mutter nicht als Hinweis darauf zu warten, sondern als Stimulus,
> den Kontakt weiter und mit anderen Mitteln zu suchen. Schließlich schaut das Kind nur
> noch durch sie hindurch, wird lahm, stellt sich völlig uninteressiert und reagiert überhaupt
> nicht. In dem Moment, in dem die Mutter den Kopf abwendet, richtet das Kind seinen
> Kopf auf. Das Ganze in Bruchteilen von Sekunden« (Beebe und Stern 1977).

In ähnlichem Zusammenhang führt Köhler (1990) aus:

> »Begreift die Mutter nicht, daß das Blickabwenden ein Indiz für eine benötigte Verarbei-
> tungsphase beim Säugling ist, wird dieser gezwungen, die Interaktion abzubrechen, um
> nicht in einen unerträglichen Erregungszustand zu geraten. Das kann bei einer selbstun-
> sicheren Mutter zur weiteren Folge haben, dass sie sich als Versager fühlt und mit immer
> stärkeren Annäherungen reagiert. Das Kind macht in diesem Fall die Erfahrung, daß sein
> Verhalten, statt der benötigten Beruhigung, eine Steigerung der mütterlichen Aktivität
> bewirkt, so daß *es sich selbst beruhigen muß*, indem es immer stärkere Rückzugsmanöver
> durchführt und zwar gegen den Widerstand der Mutter. Hier erfolgt eine pathologische
> Entkopplung von Interaktion und Selbstregulation« (Köhler 1996, Hervorhebungen von
> M.-Br.).

Hier ist also u. a. ein Rückzug aus der Interaktion die Folge.

Ein derartiges Verhalten der Pflegeperson könnte auch dazu führen, dass sich
menschliche Nähe mit den Qualitäten »einschränkend, bedrückend und
störend« verbindet und später auf verschiedene Weise gemieden wird. Die
Abwehr gegen bestimmte Außenreize kann sich dann offenbar auch generali-
sieren (s. u.). (Es wäre zu fragen, ob in der psychoanalytischen Praxis zu häufige Übertragungsdeutungen nicht zu ähnlichen Reaktionen führen müssen,
zumindest, wenn der Patient entsprechende frühe Vorerfahrungen hat.)

Ging es hier um Überstimulierung, geht es im Folgenden um Mangel: So
wurden ausbleibende Reaktionen der Mutter im »still-face-Versuch« experimentell überprüft: Die Mutter zeigte in diesen Versuchen keine mimische Reak-

tion auf die Kontaktsuche des Säuglings. Zunächst verstärkt dieser dann seine Bemühungen, eine Reaktion der Mutter zu erreichen (durch Lächeln, Bewegungen usw.). Dann zieht er sich offensichtlich aus der Interaktion zurück, u. a. werden die Augen »glasig«, die Atmung wird flach (Gusella et al. 1988). Die Körperbewegungen des Säuglings hören häufig auf. Stern (1995) erwähnt, dass sich das Kind, wenn es auf Dauer keinen Erfolg hat, d. h. die Mutter keine Reaktion zeigt, »aus dem Zustand des Belebtseins zurückzieht« und seine Bewegungen »einfrieren« (zit. n. Leuzinger-Bohleber und Röckerath 1995).

Auf klinische Konsequenzen weist u. a. Lichtenberg hin. Er zitiert Gaensbauer im Zusammenhang mit eigenen Schwierigkeiten, in einer analytischen Psychotherapie an frühe Ursachen einer Störung heranzukommen. Es handele sich um Störungen, die »aus wiederholten, subtilen und heimtückischen Formen von Versagen auf Seiten der Pflegeperson herrühren«. Ohne Erklärung des präsymbolischen Charakters, der daraus resultierenden Formen von Affektdefiziten oder auch mangelnder Regulation und Beachtung eigener Körpersignale, könne das Resultat einer analytischen Behandlung »eine bestürzende Enttäuschung« sein (Lichtenberg 1987).

Eine der Ursachen für diese Störfaktoren können auch unverarbeitete traumatische Erlebnisse der Mütter sein, die die Beziehung zum Kind stören. Auf den negativen Einfluss dieser Störungen auf Seiten der Mutter weisen auch Zimmermann et al. hin: »Mütter mit unverarbeiteten Traumata (verhalten) sich in bindungsspezifischen Situationen in ängstlicher oder beängstigender Art und Weise gegenüber ihren Kindern, was schließlich zur Desorganisation im Bindungsverhalten der Kinder beiträgt« (Zimmermann et al. 1995, S. 315). Hier tritt also ein transgenerationeller Effekt auf.

In der Arbeit von 1980 wurde auch die experimentelle Untersuchung an einem Säugling erwähnt (Müller-Braunschweig 1975), in der die Reaktionen eines Säuglings auf bestimmte standardisierte Situationen systematisch überprüft wurden. Diese Reaktionen sind im bisher erwähnten Sinne ebenfalls als »Bausteine« für spätere Repräsentanzen und Arbeitsmodelle anzusehen, die gegebenenfalls negativen Charakter haben und dann zu einer Disposition für psychosomatische Erkrankungen beitragen können. Sie werden unten kurz referiert.

Bevor ich weiter auf einzelne Untersuchungen eingehe, möchte ich noch einmal auf einige allgemeinere Folgen misslungener früher Interaktion hinweisen, die auch Folgen für die Disposition zu psychosomatischen Erkrankungen haben und beziehe mich dabei besonders auf die einleitende Arbeit von Milch in diesem Band.

311

Max Schur hatte bereits 1950 auf einige Charakteristika von Patienten mit psychogenen Hauterkrankungen hingewiesen. Er nannte u. a.: »narzißtische und präödipale Elemente, eine gewisse Schwäche der Ichfunktionen hinsichtlich Angst, Aggression, Identifikation« und »brüchige Objektbeziehungen«.

Die im folgenden beschriebenen Folgen misslingender früher Identifikation haben eine enge Beziehung zu diesen Charakteristika. Durchgehend wird die wichtige Rolle der Affekte in dieser frühen Lebenszeit betont. Eine nicht gelingende »Passung« zwischen Mutter und Kind, die auch ein mangelndes containing enthält, lässt u. a. überschießende Affekte entstehen, die das Kind überschwemmen. Das hat Folgen in verschiedenen Bereichen:

– die überschwemmenden Erregungen stören den Interaktionsprozess von Mutter und Kind, also den ersten sozialen Kontakt. Die ersten Kontakterlebnisse können sich dabei mit Erlebnissen des Schreckens, der Unruhe, der Ungesteuertheit und Ohnmacht verbinden. Nach Taylor et al. (1997) führt die Störung der affektiven Austauschprozesse auch zu einer Störung der affektiven und körperlichen Selbstregulation im späteren Leben.

– Die sich bildenden Objektrepräsentanzen können die Qualitäten angsterregend und unheimlich annehmen und zur Affektabwehr und/oder zu einem Rückzug auf den eigenen Körper führen. Thomae hat in seiner Arbeit über die Unspezifität psychosomatischer Erkrankungen u. a. diesen Ablauf an einem Fall von Neurodermitis beschrieben: »Der (Patient) zog sich, wie er selbst sagte, von seiner Frau auf die Haut zurück; die Symptomatik stand im Dienst seiner zwischenmenschlichen Auseinandersetzungen.« (Thomae 1980)

– Die starken Affekte lassen keinen Raum zur Bildung stabiler Repräsentanzen von sich, dem Anderen und der Beziehung. Sie lassen dem Kind auch keinen inneren Raum (vgl. die oben erwähnten Beispiele), in dem sich Neues entwickeln kann. »In der Raummetaphorik gesprochen, kann ein vom Begehren der Eltern, von ihrer Überfürsorglichkeit überfüllter Raum seine Funktion ebenso wenig erfüllen, wie ein Raum, der von Verlust oder beziehungsloser Leere erfüllt ist« (Küchenhoff 2000).[3]

---

[3] Vgl. die in der Arbeit v.1980 zitierte Untersuchung von Bell und Ainsworth (1972): Die im Kontakt mit der Mutter weniger zufriedenen Kinder zeigten weniger Freude an der Exploration der Umgebung (u. a. auch dem Laufen), und hatten weniger Möglichkeiten der differenzierten Kontaktaufnahme.

- Eine frühe Beziehung, in der der affektive Austausch nicht befriedigend von der Mutter moduliert wird, beeinflusst auch »das fließende Gleichgewicht neuronaler Erregung zwischen sympathischen und parasympathischen Komponenten des autonomen Nervensystems« (Milch).
- Werden die Handlungen und Äußerungen des Kindes nicht verlässlich gespiegelt, bleiben auch die Vorstellung vom eigenen Inneren, der eigenen Realität und der sich entwickelnde Identität schwach und unzuverlässig.
- (Das zeigt auch das Fallbeispiel der traumatisierten Patientin in der Arbeit von 1970: »Bin ich noch dieselbe B. oder bin ich schon vertauscht?«)

Nach Ansicht von Bucci (1997) werden durch eine sehr unlustvolle Interaktion mit dem primären Objekt eigene körpernahe Impulse (z. B. Wut) vom vorsprachlichen emotionalen Schema des Primärobjektes getrennt (und es dadurch geschützt, M.-Br.). Das begünstigt auch die Dissoziation von physiologischer Aktivierung und Emotion.

Diese Beeinträchtigung der Affektkontrolle, der kommunikativen Fähigkeiten, der kognitiven Entwicklung, des emotionalen Ausdrucks sowie der Trennung von körpernahem Affekt und emotionalem Bild begünstigt den Rückgriff auf die somatische Abfuhr von Affekten (vgl. auch Kutter 2001).

Beschreibung der Reaktionen eines Säuglings in einer eigenen Filmuntersuchung

Ich möchte nun direkt an eine Passage der Arbeit von 1980 anknüpfen. Als Ausgangspunkt können dort beschriebene Reaktionen des Säuglings in der Versuchssituation dienen: Überträgt man diese – im Folgenden näher geschilderten – Reaktionen auf die im Alltag ablaufenden Interaktionen zwischen Kind und Pflegeperson, wird ihre Rolle als mögliche »Bausteine« für spätere Repräsentanzen und die inneren Erwartungen des Kindes deutlich.

Zur Erinnerung: Es handelt sich um die Ergebnisse der Filmuntersuchung eines Einzelfalles (Müller-Braunschweig 1975[4]), auf die auch in meiner Arbeit von 1980 hingewiesen wird.

Wir wollten den Versuch machen, die Reaktion des Säuglings im Alter von drei bis fünf Monaten auf das Verhalten von zwei Bezugspersonen, auf einen

---

[4] Das Buch hielt sich längere Zeit auf dem Büchermarkt, versank dann aber in der Flut der rasch anschwellenden Säuglingsliteratur und ward nicht mehr gesehen.

unbelebten Gegenstand und auf die Situation des Alleinseins in einem festgelegten Untersuchungsdesign zu überprüfen. Die sofortige Wirkung bestimmter Umweltbedingungen lässt dann Hypothesen zu, wie sich diese Bedingungen bei häufigerer Wiederholung auf das spätere Erleben und Verhalten auswirken könnten. Die bei dem Säugling erfassten Reaktionen wurden als Zeitreihe statistisch überprüft.

Bewegungs- und Ausdrucksverhalten des Säuglings wurden dazu auf Ratingskalen eingeschätzt. So wurden z. B. Mundbewegungen (»Weinen, über unbewegt bis Lachen«) oder das Öffnen der Hände (von »Faust bis geöffnete Hand«) usw. in Skalen benotet, weiterhin Einzelmerkmale wie z. B. »Stirnrunzeln« und schließlich qualitative Eindrücke wie »Passivität, Freude, Müdigkeit, kritisches Beobachten« etc.. Die Rater konnten nicht erkennen, auf welche Situation die Versuchsperson jeweils reagierte.

Die Frage nach zusammengehörigen Gruppen von Reaktionen wurde durch eine Faktorenanalyse beantwortet. Sie führte zu drei Faktoren mit jeweils zwei Reaktionsgruppen. Wir gewannen damit also typische Reaktionen dieser Altersstufe auf relativ typische Umweltreize, d. h. auf bestimmte Verhaltensweisen der Mutter oder einer »Fremden«, wie zum Beispiel: »freundlich mit dem Säugling sprechen«, ihm »eine Klapper zeigen und rasseln«, »aufstehen und aus seinem Blickfeld gehen« etc..

Es wird dabei aus heutiger Sicht sehr deutlich, dass die ständige Wiederholung dieser negativen (oder auch positiven) Eindrücke Auswirkungen auf die Art der sich entwickelnden Bindung haben muss (s. u.).

Wir machten die Filmaufnahmen 1965.[5] Aus äußeren Gründen konnten sie nach Unterbrechungen und nach der Auswertung erst 10 Jahre später (1975) als Buch veröffentlicht werden. Ainsworth hatte inzwischen die Fremde-Situation entwickelt (Ainsworth und Wittig 1969), die eine Operationalisierung der Feststellung des kindlichen Bindungstyps erlaubte, (»sichere Bindung«, »unsicher-vemeidende Bindung«, »unsicher ambivalente Bindung«, »desorganisierte/desorientierte Bindung«). Diese Bindungsformen konnten damals bei Auswertung und Diskussion noch nicht berücksichtigt werden.

Unsere damalige Untersuchung wies trotzdem »in die richtige Richtung«. Die gefundenen Grunddimensionen des Verhaltens eines Säugling waren:

---

[5] Die Entwicklung der Videotechnik hat stärkeren Anteil an der raschen Entwicklung der Säuglingsforschung. Wir machten die Aufnahmen des Säuglings damals mit einer 16mm Schmalfilmkamera. Besonders die Arbeiten am Schneidetisch waren außerordentlich zeitaufwendig.

- vorwiegend sozialbezogene Entspannung versus Spannung
- Erregungsabfuhr mit Tendenz zu positiver Stimmungslage und »progressiver« Reaktion versus Erregungsabfuhr mit Tendenz zu negativer Stimmungslage und »regressiver« Reaktion
- vorwiegend sozialbezogene Aktivierung mit positiver Zuwendung versus vorwiegend sozialbezogene Abwehr, Ablehnung und Passivität

Ich möchte an Hand des zweiten Faktors: (Erregungsabfuhr mit Tendenz zu »progressiver« oder »regressiver« Reaktion) das Ergebnis aus heutiger Sicht kommentieren. Nachzutragen ist, dass sich der Faktor vorwiegend auf Reaktionen bezieht, die auftraten, wenn sich die Mutter vom Bett des Säuglings entfernte und das Zimmer verließ. Offensichtlich hatte der Säugling zwei Möglichkeiten, auf dieses (frustrierende) Erlebnis zu reagieren: Es zeigte sich:
- ein seitliches Rollen des Kopfes, das aber mit *geöffneten* Augen erfolgte und einen suchenden Eindruck machte. Insofern ging es in die Richtung eines *aktiven explorativen Verhaltens.*
Auf der anderen Seite stand
- ein »blindes Kopfrollen«, das mit *geschlossenen* Augen erfolgte. Es wirkte dranghafter als die »suchende« Kopfbewegung. Der Säugling machte dabei einen negativ gestimmten Eindruck. (Eine differenziertere Schilderung findet sich in dem erwähnten Buch.)
Wir interpretierten, unter Beachtung aller Merkmale, entsprechender Hinweise aus der Literatur und im Unterschied zur aktiv-suchenden Kopfbewegung, die zuletzt beschriebene Reaktion als eine vorübergehende »*Desorganisation nach dem Verschwinden des Objektes*« (vgl. Cobliner 1967). Sie hatte eher regressiven Charakter, da sie auch als Suchbewegung an der Brust der Mutter bei Mensch und Tier nach der Geburt auftritt, später aber verschwindet.[6] (Die Kopfbewegungen erinnerten außerdem an das Verhalten der traumatisch geschädigten Patientin von 1970. Sie traten in der Behandlung häufiger als Reaktion auf die Erwähnung des traumatischen Ereignisses auf. Die Patientin fiel dann in einen tranceartigen halbbewussten Zustand, drehte den Kopf seitlich hin und her und murmelte wiederholt: »Ich kann mich nicht erinnern«. Ihr Kopfdrehen wirkte wie Erregungsabfuhr, erinnerte natürlich auch an eine »Nein«-Geste gegenüber der andrängenden traumatischen Erinnerung.)

---

[6] Das Weggehen der Mutter erfolgte nach Versuchsplan in Variationen: stumm, freundlich redend usw.. Die beiden entgegengesetzten Reaktionen des Säuglings ließen sich aber den Arten des Weggehens nicht eindeutig zuordnen.

Es zeigen sich hier also zwei entgegengesetzte Möglichkeiten, um auf eine beeinträchtigende Situation zu reagieren: Im »progressiven« Fall des aktiven Suchens wurde vom Säugling wacher reagiert, und die Außenwelt weiter wahrgenommen. (Hätte das Suchen Erfolg, könnte auch eigene Effektanz erlebt werden.) Im »regressiven« Fall wirkte die Kopfbewegung dranghafter, das Geschehen hatte eher den Charakter des Rückzuges, der Säugling erschien als »Getriebener«, die Außenwelt wurde nicht beachtet, die Augen waren ganz oder fast geschlossen.

Dieser *Rückzug* trat auch im 3. Faktor (Aktivierung, Zuwendung versus Abwehr, Passivität) sehr häufig in einer Situation der »Unstimmigkeit« mit der Mutter auf. Die Mutter hatte hier nach der Versuchsanweisung den Säugling auf dem Arm leicht zu bewegen. Dieses auf Anweisung durchgeführte Bewegen des Kindes wirkte aber unnatürlich, da es ja nicht spontan erfolgte und seine Wirkung auf den Säugling war entsprechend negativ.

Kommen wir auf den Faktor II zurück, so konnte hier also ein vorübergehender Zustand der Desorganisation beobachtet werden, der eher mit Rückzug von der Außenwelt und dem Verlust an sich schon vorhandener Möglichkeiten (Exploration) einherging – also auch mit dem *Verlust der im Ansatz auftretenden kognitiven Fähigkeiten.* Dass es aber auch das aktive Suchen gab, weist darauf hin, dass »milde Frustration« auch progressiv wirken kann.

Der Gegensatz von »zukunftsweisender« Kognition einerseits und ungesteuerter Erregung mit Rückzug und/oder Verwirrung andererseits trat schließlich ebenfalls beim Faktor I (Entspannung versus Spannung) auf. Es gab einerseits eine motorisch-mimische Reaktion auf die Klapper, die wie »*gespannte Aufmerksamkeit*« wirkte (Exploration), es konnte in dieser Situation aber auch eine unlustvoll getönte allgemeine Spannung, mit Tendenz zur *Verkrampfung* auftreten.

Es wird also deutlich, wie wichtig eine *Dosierung* der Reize – auch je nach Gestimmtheit des Säuglings – ist, um ihn nicht zu überfordern und weitere Reifungsschritte möglich zu machen. Die häufige Wiederholung von Situationen, die die Verarbeitungskapazität des Säuglings immer wieder überfordern, z. B. ein abruptes Weglegen und Verlassen des Kindes und ihm damit auch im oben erwähnten Sinne keinen inneren Raum zu lassen, wird auf Dauer weitere Reifungsschritte – z. B. auch die Affektregulation – erschweren.

(Vgl. auch die Untersuchung von Papousec (1975), in der die Kinder auf ein unabgestuftes Sichentfernen der Mutter sehr heftig reagierten, siehe dazu Müller-Braunschweig 1980).

Faktoren, die die Neigung zur Psychosomatose verstärken

Auf die Folgen einer gelingenden oder misslingenden Affektregulation und die erschwerte Entwicklung differenzierter Kommunikation durch die jeweilige Art der Interaktion wurde schon hingewiesen. Interessant ist in diesem Zusammenhang der Befund, dass im Tierversuch Affenjungen mehr Cortisol ausschütteten, wenn sie von ihrer Mutter isoliert wurden. Der Cortisolanstieg fiel weniger stark aus, wenn sie über eine *Verhaltensstrategie* verfügten, um die Nähe zur Mutter wieder herzustellen (Spangler &Grossmann 1993, zit. n. Milch a.a.O., Hervorhebung M-Br.). Das erinnert wieder an die oben dargestellten verschiedenen Reaktionsweisen, auf das Weggehen der Mutter und die notwendige Förderung der progressiven Reaktionen durch die Pflegeperson, um die psycho-somatische Entwicklung zu fördern.

Hier scheint mir ein Zusammenhang zum Anstieg der Hautleitfähigkeit zu bestehen, auf die Strauß u. Schmidt (1997) hinweisen. »Erwartungsgemäß zeigte sich, dass Personen, die im AAI mit Bindungsthematiken im Sinne einer *deaktivierenden Strategie* umgingen, im Vergleich zu den Baselinewerten einen deutlichen Anstieg in der Hautleitfähigkeit aufwiesen« (Hervorhebung MB).

Eine Deaktivierung von Verhaltensweisen einerseits kann verstärkte physiologische Erregungen andererseits zur Folge haben. So kann eine Nichtbeachtung bestimmter Affekte (z. B. Wut und Ärger) durch die Mutter auf Dauer auch zur Löschung des »Signalanteils« beim Kind (also des Ausdrucksanteils) führen. Beim Wegfallen der Ausdruckskomponente verstärkt sich aber nach Anderson der physiologische Anteil des Affekts – präziser: »Es besteht eine negative Korrelation zwischen motorisch-expressivem System und bestimmten physiologischen Abläufen« (Anderson 1981). *Ein Wiederbeleben des Ausdrucksanteils kann also auch aus diesem Grunde heilsam sein* und ist für die Klinik von Bedeutung.

Ein Kind mit einem vermeidenden Bindungsstil, das negative Gefühle nicht äußern kann, weil es den mütterlichen Rückzug fürchtet, hat schließlich auch ein »unrealistisches Arbeitsmodell« erworben. Grossmann et al. (1991) betonen in diesem Zusammenhang, welche ständige Belastung es bedeute, trotz ständigem Einflusses von (in diesem Falle negativen) Affekten eine innere Nichtakzeptanz aufrechtzuerhalten (sie also ständig abwehren zu müssen).[7]

---

[7] Diese ständige Belastung sollte verstärkt in ihrer Wirkung auf das Immunsystem und auf den Zusammenhang mit dem Ausbruch chronischer Erkrankungen untersucht werden – vgl. auch die Arbeit von Brosig.

Die oben erwähnten Beispiele für eine misslungene gegenseitige Einstimmung zeigen auch, dass sich die Kinder mit der ihnen gebotenen Beziehungsrealität irgendwie »arrangieren« müssen. Es kommt dann zu maladaptiven Haltungen (z. B. Rückzugsmanövern, erzwungener Autarkie, Erregungsabfuhr durch Somatisierung etc.), wie sie oben von Köhler beschrieben werden. In der Arbeit von 1980 sprach ich in Anlehnung an Spitz von »Sequenzen« und verstand darunter eine »Handlungseinheit«, die mit einer dazugehörenden »Erlebniseinheit« verbunden ist und, aus heutiger Sicht, zum »Baustein« einer psychischen Repräsentanz, schließlich zu dem schon genannten »inneren Arbeitsmodell« wird. Diese Arbeitsmodelle führen bei negativen Eindrücken, z. B. zu einer psychischen Haltung des »Rückzugs«, zu ständiger Gespanntheit, Wachsamkeit, Angst und Vermeidung von menschlicher Nähe.

Exkurs: Zur psycho-somatischen Haltung

Die *psychischen* Haltungen haben auch ihre Entsprechung in der *Körper*-Haltung. Allgemeine »Zurück-Haltung« kann schließlich auch zur Einschränkung der Motorik und des Atmens führen. Wer sich als Erwachsener selbst beruhigen, sich selbst »halten«, »aufrechthalten« muss, weil er diese Unterstützung in der frühen Kindheit nicht ausreichend erhielt, wird oft zu einer übermäßigen Anspannung der Rückenmuskulatur tendieren (häufig mit dem Resultat Rückenschmerz). Diese Haltung kann sich auch mit der Tendenz verbinden, ständig die kognitive Kontrolle zu behalten. Zuweilen drückt sich das in der Körperhaltung so aus, dass der Kopf beim Laufen immer ein Stück vorangeschoben wird und der Körper sozusagen zurückbleibt.[8] Aber vor allem kann es auch zu einer Anspannung im Kopfbereich führen, mit der Neigung zu Spannungskopfschmerz. Hier gilt dann oft nur die Devise »oben bleiben«, also das (eher unbewusste) Bestreben, in jedem Fall die äußeren (und inneren!) Kräfte steuern zu können. Auch in solchen Fällen wird der von Milch (nach Schore 1994) genannte Ausgleich zwischen sympathischen und parasympathischen Komponenten des autonomen Nervensystems nicht gewährleistet sein. Um diesen Ausgleich bemüht sich unter den Körperpsychotherapien besonders die Funktionelle Entspannung nach Fuchs (vgl. d. Beitrag von v. Arnim, siehe auch Uexküll et al. 1997). In der eigenen Arbeit von 1980 wurde auch auf die

---

8 F. Besudan, Stade-Bützfleth ‚danke ich für wichtige Erfahrungen in diesem Bereich, für entsprechende Anregungen auch G. Maass, Wiesbaden.

»Haltungsspezifität« (nach Grace & Graham 1952) hingewiesen, die Bräutigam und Christian (1975) aufgriffen. »Haltung« bezeichnet, wie erwähnt, körperliche und seelische Phänomene. Bräutigam und Christian sehen das Asthma, dessen körperliche Symptome ursprünglich der Abwehr unerwünschter Fremdkörper in der Lunge dienen sollen (Bronchiolenverengung, vermehrte Schleimbildung), in diesem erweiterten Zusammenhang der Abwehr körperlicher *und* seelischer Reize. C. Scheid (1999) hat in einer neueren Publikation psychosomatische Erkrankungen als »sinnstrukturiert« gesehen und meint damit auch das »Sichverschließen« in Verbindung mit dem Asthma. (Sie deutet z. B. auch den Morbus Crohn in einem bestimmten »Sinnzusammenhang«, vgl. dazu Brosig et al. 1998).

Auf dieses Thema kann hier nicht näher eingegangen werden. Es ist aber eine interessante Frage, ob die frühen Bedingungen, denen Säuglinge in der präsymbolischen Phase ausgesetzt sind, auch zu bestimmten Krankheitsdispositionen, im Sinne einer früh erlernten maladaptiven »Gesamthaltung« des psychophysischen Organismus führen können. Es gehört zu den Ureigenschaften, auch primitiver Lebewesen, sich bei Gefahr zusammenzuziehen, die Oberfläche zu verkleinern, sich zurückzuziehen oder auch unerwünschte, schädliche Nahrung wieder auszustoßen. – Wie weit in die organische Funktion, in eine »Gesamthaltung des Organismus« reichen also früh erlebte unlustvolle Reize?

Adler und v. Uexküll (1987) sprechen von der »individuellen Physiologie« von Organen, bei denen eine Konditionierung erfolgt ist. »Die individuelle Physiologie kann nur biographisch verstanden werden.« (Wie populär ist dieser Gedanke bei den heutigen Medizinern?) Jedenfalls können früh erlebte unverträgliche physische *und* psychische Reize offenbar zu einer allgemeinen Abwehrbereitschaft des Organismus führen. Sie können mit einer Sensibilisierung der Haut als der äußeren Abgrenzung verbunden sein, sich aber ebenso psychisch in der Art des Kontaktes zeigen.

Gieler hat in seinem Beitrag auch auf die schwere Belastung der Mutter Kind-Beziehung bei Kindern hingewiesen, die früh an Neurodermitis erkrankt sind. Nähe zur Mutter verbindet sich u. a. mit schmerzender Körperpflege.

Eine Patientin die seit ihrer Kindheit an Neurodermitis litt, war in der verbalen Psychotherapie lange Zeit nicht erreichbar. Obwohl die Therapeutin lange Schweigepausen vermied und versuchte, die Patientin aktiv und empathisch anzusprechen, schwieg diese hartnäckig. Therapeutin: »Ich stieß auf Beton.« Allerdings beobachtete sie, dass die Patientin während des Redens der Therapeutin immer häufiger feuchte Augen bekam. Trotz allem »berührte« sie sie also mit Worten. Da die Patientin aber trotzdem weiterhin schwieg, spürte die Therapeutin wachsende Resignation und schwieg ebenfalls häufiger. In einer Stunde wurde die Therapeutin dann von einem quälenden Reizhusten überfallen. Sie versuchte ihn längere Zeit vergeblich zu unterdrücken, dabei traten ihr Tränen in die Augen. In der nächsten Stunde fragte sie die Patientin, wie sie diese Stunde erlebt habe, und die Patientin erklärte: »Ich habe gemerkt, ich bin stärker als Sie.« Diese Stunde war ein Wendepunkt. Die Patientin konnte plötzlich darüber sprechen, dass sie von den bisherigen Stunden einen Gewinn hatte, dass sie wichtige Dinge in ihrem Leben bereits geändert habe usw.. Sie erzählte auch, dass sie sich jetzt in Ruhe hinsetzen und ein Buch lesen könne, was vorher nicht möglich war. Sie hatte also mehr inneren Raum gewonnen.

Offensichtlich hatte die Patientin zunächst die frühen Rollen umgedreht, in der sie die Mutter als quälend erlebt hatte. Nun ließ sie unbewusst die Therapeutin auflaufen. Als sie (u. a. über das *körperliche* Symptom der Therapeutin!) bemerkte, dass diese mit »Schwäche« reagierte, also von ihr emotional berührt wurde, konnte sie die Abwehrhaltung aufgeben. In diesem Zusammenhang sprach sie auch von einem »ganz ungewohnten Gefühl«.[9]

Ein Patient mit zwanghaften Zügen und Neurodermitis bat in einer Körperpsychotherapie die Therapeutin, seinen schmerzenden Nacken »mit einem schnellen Ruck in Ordnung« zu bringen. Die Therapeutin berührte stattdessen einfühlend Hals, Nacken und Schultern, folgte dabei auch winzigen Körpersignalen des Patienten. Sie nahm einen »Körperdialog« auf. Der Schmerz verschwand. Diese Handlung der Therapeutin machte den Patienten »fassungslos«. Er hatte erwartet, dass sie »in die schmerzende Stelle hineinbohren würde« (Carl 1995).

Auch hier bestand also die Erwartung, unempathisch bei naher Körperberührung gequält zu werden. Gemeinsam ist hier der verbalen und der Körperpsychotherapie die empathische Annäherung bei stärkerer Aktivität der Therapeuten (vgl. auch Heisterkamp, v. Arnim, Heide Müller-Braunschweig, Milch und Putzke, Volz in d. Band).

Kelleter weist in ihrer Arbeit über »Haut und Primärbeziehung« (1990) auf die frühen Wurzeln der Neurodermitis hin, und spricht vom »kumulativen Trauma«, das »zum großen Teil präsymbolischen Charakter hat.«

---

[9] Frau D. Spyth, Schmitten, verdanke ich die Informationen über diesen Fall.

Weitere Befunde zur psychosomatischen Disposition

Brähler et al. haben in einer breit angelegten Untersuchung in diesem Band den Zusammenhang zwischen bindungsbezogener Selbstbeschreibung und der körperlichen Befindlichkeit Erwachsener untersucht. Insgesamt zeigt sich eine gesicherte Beziehung zwischen Bindungstyp (u. a. mit »geringer Offenheit für Nähe in Beziehungen und geringem Vertrauen in andere«) und der Neigung zu psychosomatischen Störungen.

Einige der Situationen und Faktoren, die die Wirkung früher Einwirkungen auf Säuglinge in Richtung einer psychischen/psychosomatischen Erkrankung mitbestimmen könnten, wurden auch von Beckmann untersucht (»Die Frühgeburt als Schicksal für spätere Störungen«, in diesem Band). Hier scheint mir u. a. das Resultat wichtig, dass Frühgeborene weniger Möglichkeiten haben, die Grundaffekte interaktiv auszuleben. Andere Arbeiten, so die stationär-psychiatrische Behandlung von Müttern mit ihren Kindern in der Psychiatrie (Hartmann) oder der Psychoneuroimmunologie (Brosig) sind eigene hochinteressante Beobachtungsfelder, die beide ebenfalls der Frage nach der Wirkung früher Einwirkungen nahe stehen. Im Falle der Psychoneuroimmunologie war es der wichtige Nachweis, dass die therapeutische Beziehung und auch eine Trennungserfahrung, Einfluss auf somatische Abwehrvorgänge haben. Das weist wieder auf mögliche Verbindungen mit dem frühen Kindheitsschicksal hin. In dieser Untersuchung beeindruckt die Verbindung von intrapsychischen Reaktionen, psychobiologischen Prozessen und deren messbaren somatischen Indikatoren bei einer erwachsenen Patientin.

In einer größeren Arbeit hat Brosig in ähnlichem Zusammenhang die Untersuchung eines Einzelfalles beschrieben. Beeindruckt hat mich dabei u. a. die Fortentwicklung der statistischen Methoden, seitdem ich selbst, mit Hilfe von D. Beckmann und J. Scheer, die oben erwähnte Filmuntersuchung auswertete. Der selbständige Umgang mit statistischen Methoden ist mir immer weitgehend verschlossen geblieben. Um so eindrucksvoller finde ich Anwendungen dieses Instrumentes, z. B. in Zeitreihenanalysen bei den beschriebenen Einzelfällen. Sie erlauben die Beobachtung und Sicherung von psychosomatischen Phänomenen, die bei Querschnittsuntersuchungen häufig nicht erfasst werden können.[10]

---

10 Die eigenen Vermutungen in der Arbeit v. 1980 über etwaige Auswirkungen des mütterlichen Pflegeverhaltens auf die »Organwahl« bei psychosomatischen Erkrankungen sind offensichtlich nicht weiter untersucht worden. Dafür wären mikroskopische Beobachtungen der Art der Zuwendung zum Säugling und eine anschließende Längsschnittuntersuchung notwendig.

Diskussion über das Fortwirken früher Eindrücke

Kapfhammer (2000) wendet sich gegen eine »psychoanalytische Überbetonung der frühkindlichen Entwicklung und eine krasse Vernachlässigung späterer Entwicklungsgeschichte, speziell im Erwachsenenalter«. Kächele et al. äußern:

> »Man kann die Auffassung vertreten, dass die frühen Prozesse in der Säuglingszeit zwar in sich hoch interessant seien, aber auf die komplizierten Prozesse der Symptombildung in Neurosen und anderen Störungen deshalb keinen wesentlichen Einfluss haben dürften, weil die psychologische Organisationsweise des Erwachsenen sich grundlegend davon unterscheide«. Die frühen Erfahrungen würden durch die »mit der Sprachentwicklung verbundenen Symbolisierungsprozesse so umgeformt, dass der dem Psychotherapeuten vertraute Boden davon nicht grundlegend berührt würde. Dem entspricht in gewisser Weise ein ebenfalls aus der Entwicklungsbiologie belegtes Phänomen, dass der Kontext der Entwicklung des Kindes sich im Sinne einer fortlaufenden Entwicklungslinie ständig wandelt und man späteres Verhalten nicht aufgrund früherer Ereignisse, die zu einer festgelegten sensiblen Phase passiert sind, voraussagen kann« (Kächele et al. 2000, S. 613).

Zunächst kann man zustimmen, dass späteres Verhalten aufgrund früher Einflüsse in einer sensiblen Phase nicht sicher vorauszusagen ist. Die mitwirkenden Faktoren sind zu zahlreich und nicht zu überschauen. Allerdings sind die erworbenen Bindungsstile relativ stabil.

Die (vorsichtig formulierte) Äußerung von Kächele et al. über die fehlende Relevanz frühkindlicher Erfahrungen für die Psychotherapie des Erwachsenen, erfordert aber einen Kommentar. Der Satz fällt aus dieser sonst sehr informativen Arbeit heraus und widerspricht der Bedeutung präsymbolischer Ereignisse für die Entwicklung späterer psychosomatischer und anderer schwerwiegender Störungen, wie sie in diesem Band vertreten wird. Träfe diese Ansicht zu, würde sich die Arbeit des Psychotherapeuten auf »milde Neurosen« beschränken. Mir würde die Aussage von Brosig näher liegen, in der er sich in diesem Band auf frühe Ursachen psychosomatischer Symptombildung bezieht. Er sagt: »Die Geschichte der Nichtwahrnehmung psychosomatischer Bezüge, und jede Wissenschaftsgeneration lernt sie erneut kennen, lehrt uns, wie schwer es ist, sich diese früh erlebten existentiell bedrohlichen Abhängigkeiten einzugestehen, sie immer wieder der Verdrängung zu entreißen«. Krystal (1978) hat in ähnlichem Zusammenhang auf kindliche Traumata hingewiesen. Dieses frühe Erleben sei »ein zeitloser Horror«, da das Kind ja keine Vorstellung vom Ende dieses Zustandes habe. Hardt hat in seinen Ausführungen über Descartes gezeigt, dass der Philosoph nicht nur die Getrenntheit von Körper und Seele behauptete, sondern auch die Möglichkeit einer organischen Ganzheit sah, die er u. a. aus den basalen Körperempfindungen ableitete. (Descartes: »Dunkle und verworrene Empfindungen belegen dies.«) Man kann spekulieren, ob Descartes zeitweilig die Seele als bloßes »Denkding« (s. Hardt) sehen musste, weil er (u. a.) den traumatischen Verlust der Mutter im ersten Lebensjahr erlebte.

Psychoanalytische Autoren haben die starken Abwehrformationen beschrieben, die gegen ein Wiederauftauchen früher sehr belastender Erlebnisse aufgerichtet werden. Es wird dabei von »Schale«, »Fassade«, »Panzer« oder »Kokon« gesprochen (vgl. Kinston & Cohen 1987, Müller-Braunschweig 1996, Steiner 1998). Es ist schwer vorstellbar, dass diese frühen Gedächtnisspuren völlig verschwinden. Allerdings betonen Kächele et al. in der gleichen Arbeit auch, dass »die verschiedenen Entwicklungsschritte, – die Freud als Phasen bezeichnet hatte – zwar zeitlich linear entstehen, aber als funktionale Kontexte parallel weiter interagieren«. So könnten Störungen zu irgendeiner Lebenszeit in einem der 4 Bereiche der Selbstempfindung entstehen, »des auftauchenden Selbst, des Kernselbst, des subjektiven Selbst und des verbalen Selbst« (Kächele et al. 2000).

Freud hat sich in einem Brief an Fließ zu dem Thema geäußert:

»Du weißt, ich arbeite mit der Annahme, dass unser psychischer Mechanismus durch Aufeinanderschichtung entstanden ist, indem von Zeit zu Zeit das vorhandene Material eine Umordnung ... eine Umschrift erfährt. Das wesentlich Neue an meiner Theorie ist also die Behauptung, dass das Gedächtnis nicht einfach, sondern mehrfach vorhanden ist, in verschiedenen Arten von Zeichen niedergelegt« (Freud 1896 zit. n. Otte 2001).

Von Uexküll spricht von »leib-seelischen Erlebnispaketen« aus der frühen Lebenszeit (v. Uexküll et al. 1997).

Zur möglichen Änderung von Bindungsstilen im Lauf des Lebens sagen Kächele et al. unter anderem, dass die »replizierbare Bindungsqualität des Kindes von 1–10 Jahren nachgewiesen wurde« (Grossmann & Grossmann 1991, vgl. Kächele et al. 2000). »Frühe vermeidende oder ambivalente Bindungserfahrungen mögen hingegen eher einen negativen Kreislauf anstoßen, der zu einer Verhärtung von unangepassten psychischen Strukturen führen kann« (Fonagy 1993, vgl. Kächele et al. 2000). Es könnten sich Bindungsstile durch intensive emotionale Erfahrungen, z. B. negativ bei Trennungen oder Verlusten, positiv durch geglückte Erfahrungen mit einem Partner in der Psychotherapie verändern (Kächele et al. 2000, S. 620).

Perry et al. (1998/1993) weisen im Zusammenhang mit der Traumatisierung von Säuglingen und Kleinkindern und aus der Sicht der Neurowissenschaft zunächst allgemein darauf hin, dass sich Neuronen im Nervengewebe des Gehirns als Reaktion auf äußere Einflüsse »grundsätzlich verändern«. Diese molekularen Veränderungen ermöglichen die Speicherung von Informationen. Je häufiger ein bestimmtes neuronales Aktivierungsmuster aufträte, desto dauerhafter würde die innere Repräsentation. So begründen die Autoren ihre These, dass aus vorübergehenden Zuständen des Gehirns *dauerhafte Eigenschaften* werden können: »*Auf diese Weise lässt das Erleben eine Arbeitsschablone entstehen, durch die jede neue Information gefiltert wird*« (Perry et al. 1998/1993, S. 282, Hervorhebungen M-Br.). Dabei sind insbesondere Intensität und Frequenz der hervorgerufenen neuronalen Aktivität wichtig. Für die Folgen traumatischer Einwirkungen sind also beide Faktoren von Bedeutung:

> »Die spezifischen Symptome und Züge, die sich im Anschluß an ein Trauma entwickeln, sind mit dem Reaktionsmuster verbunden, das ein Individuum in der akuten Situation zeigt. Wenn das Kind auf dem Höhepunkt eines traumatischen Erlebens dissoziiert und über einen längeren Zeitpunkt hinweg in der Dissoziation verharrt (weil es z. B. den Erinnerungsreizen erneut ausgesetzt wird), *internalisiert* es eine mit der Dissoziation verbundene Neurobiologie, die es für die Entwicklung von Dissoziationsstörungen *prädisponiert*«. Das gleiche gelte auch für den Zustand der Übererregung« (Perry et al. a.a.O., S.295, Hervorhebungen MB).

(Das würde also in der Folgezeit auch die Möglichkeit der Affektregulation betreffen.)

Traumatische Erlebnisse erhöhen so in der Kindheit das Risiko, dass sich in der Adoleszenz oder im Erwachsenenalter verschiedenartige neuropsychiatrische Symptome entwickeln (Perry et al., S.279).

Teil II

Über das Trauma

(Zur Arbeit von 1970)

Der Begriff »Trauma« taucht in der alten Veröffentlichung von 1970 nur vereinzelt auf. Heute verfügen wir über wesentlich differenziertere und breitere

Kenntnisse über das Thema, als es damals der Fall war. Das Trauma ist besonders in den letzten zehn bis fünfzehn Jahren intensiv in die Diskussion gekommen. Der Begriff Borderline hat eine etwas längere Geschichte als die Wiederaufnahme der Diskussion um das Trauma, befand sich damals jedoch ebenfalls in den Anfängen.

Sicher sind die Berichte dieser Patientin über ihre frühen Kindheitserlebnisse und über das Verhalten ihrer gestörten Mutter mit einiger Vorsicht zu betrachten. Aber die Tatsache, dass die Mutter einen Suizid der Familie initiierte, obwohl die Suizidwelle in der Bevölkerung vor und während der Eroberung der Stadt durch russische Truppen zu dieser Zeit schon vorüber war, scheint mir ein weiterer Hinweis auf ihre schwere psychische Störung zu sein. Die Aufzeichnungen aus den Krankenakten vorangegangener Klinikaufenthalte verstärkten diesen Eindruck.

Das Trauma wird im Sinne Freuds als psychische Reizüberflutung beschrieben, »die die gewohnte Funktionsweise des psychischen Apparates außer Kraft setzt und das Ich mit dem Zustand totaler Hilflosigkeit konfrontiert« (Schrader 1993). Die traumatische Einwirkung, die im Moment des Auftretens nicht verarbeitet werden kann, stellt eine Überlastung des psychischen Systems dar, die deshalb zunächst zu Panik, Übererregung oder Dissoziation (mit Abspaltung des psychischen Erlebens) führt (vgl. Perry et al. 1998/1993) und sich in der folgenden Zeit in einer abgespaltenen psychischen Formation widerspiegelt. Diese abgespaltene Formation kann sich in überfallsartigen und flüchtigen Bruchstücken der schreckhaften Erinnerung (»flash backs«), Alpträumen, Neigung zur Dissoziation oder innerer Erstarrung zeigen.

Bohleber hat in letzter Zeit neben diesem, im psychoanalytischen Sinne ökonomischen Gesichtspunkt, auch die objektbeziehungstheoretische Sicht betont. Er sagt, dass auch im Zusammenhang mit Opfern des Holocaust und ihren Nachkommen, bei der Wirkung der Traumatisierung, der »Zusammenbruch empathischer Prozesse« im Mittelpunkt stände. Unter Hinweis auf Laub (1998) schreibt Bohleber, dass »die kommunikative Dyade zwischen dem Selbst und seinen guten inneren Objekten auseinanderbricht, was absolute innere Einsamkeit und äußerste Trostlosigkeit zur Folge hat.« (Bohleber 2000, S. 821)

Betrachtet man die Situation der Patientin, so sind beide der oben erwähnten Momente vertreten: Ein (äußerer) Objektverlust, der sie in Trostlosigkeit und Einsamkeit zurücklässt, aber auch der wahrscheinlich weitgehende Verlust des inneren guten Objektes, der Mutter, die ja diesen Suizid plante und ausführte. Das kommt zu den bereits bestehenden Schädigungen hinzu. Die Realität des

Todes von Mutter und Bruder bricht außerdem – nach Auflösung des Schutzes durch Derealisation – mit brutaler Wucht in ihr Selbst ein und führt nach einiger Zeit wiederum zu dem Zustand des »Abschaltens«, also auch einer Dissoziation als Traumafolge.

Später treten die Blutdruckerhöhungen auf. Das hereinbrechende Geschehen hat eine Regulierung der damit verbundenen Affekte unmöglich gemacht. In diesem Falle ist es aber nicht allein das Trauma in der Pubertät, sondern sehr wahrscheinlich sind es auch kumulative Traumen in der Kindheit, die bereits früh eine Selbstregulation erschwerten. Affekte, die nicht in einer Beziehung »containt« werden, können sich oft nur noch physiologisch äußern (vgl. Milch in diesem Band). In diesem Falle läuft ein gewaltsames Geschehen – das Erhängen des Bruders, der Suizid der Mutter – ab, und die Patientin bleibt mit ihren Affekten alleine.

Auch Aggression gegen eine Mutter, die so ein schreckliches Geschehen auslöst und dann »verschwunden« ist, kann, darf sich nicht mehr äußern. Das spielt in den Blutdruckerhöhungen eine wesentliche Rolle. Das Verschwinden der hypertonen Krisen in dieser Behandlung wird auch damit verbunden sein, dass die Patientin einen Therapeuten fand, der an ihren Affekten teilnahm – an dem sie sie dann allerdings auch ausagierte. Eine wirkliche Auflösung dieses agierenden Verhaltens war in der Therapie nicht möglich. Das wäre bei anderer Behandlungstechnik vielleicht anders abgelaufen (vgl. dazu beispielsweise die Ausführungen von Heisterkamp, besonders den Schluss seiner Arbeit).

Es stellt sich hier auch die Frage nach einer Abgrenzung zwischen *belastenden* und *traumatischen* Ereignissen in der frühen Kindheit. Im allgemeinen wird angenommen, dass die Vulnerabilität um so stärker ist, je früher die Belastung erfolgt. Im Sinne der in diesem Band auch erwähnten »Mentalisierung« (vgl. Mitrani 1993), die sich im frühen Alter erst vorbereitet, liegt es nahe anzunehmen, dass wiederholte negative »repetitive Beziehungserfahrungen« in vielen Fällen traumatisch wirken, da sie die Mentalisierung stören und sich auf den Bindungstyp, die späteren unbewussten Erwartungen und die inneren Arbeitsmodelle, sowie die Selbstregulation auswirken.

Da die Patientin nicht dem »sicheren Bindungstyp« angehörte, wirkte sich das Trauma noch stärker aus. Dieser Zusammenhang wurde auch im Adult Attachment Interview festgestellt (vgl. Hartmann et al., im Druck).

Zur *Traumafolge* sind auch die Funde van der Kolks für unsere Betrachtung wichtig. Van der Kolk und Mitarbeiter konnten durch bildgebende Verfahren nachweisen, dass

»traumatische Erfahrungen – im Gegensatz zu normalen – im limbischen System als sensormotorisches, visuelles und affektives Geschehen gespeichert werden. Die exzessive Stimulierung verhindert das Aufsteigen der Aktivierung in die Neocortex. Damit ist die kognitive Bewertung der Erfahrung und ihre semantische Repräsentation gestört. Das verschafft den traumatischen Erinnerungen den Charakter der Zeitlosigkeit.« (Bohleber in Leuzinger-Bohleber 1996, S. 225).

Das weist wieder auf die interessante Frage hin, ob das wiederholte Misslingen der frühen Interaktion, die ja kumulativ traumatischen Charakter annehmen kann und die sich vornehmlich im Bereich visueller, sensomotorischer und affektiver Phänomene abspielt, neurophysiologisch ähnliche Folgen hat, also als »unerlöste« Erinnerung in tieferen Anteilen des Gehirns erhalten bleibt und dann entsprechend störende Wirkungen entfaltet.

Im theoretischen Teil meiner Arbeit von 1970 sind die damals verwendeten Konzepte z. T. noch vertreten. Im Unterschied zu heute ist mehr vom Konstrukt »Ich« (steuernde Struktur) im Vergleich zum Begriff »Selbst« die Rede, der stärker das Erleben einschließt.

Noch eine Bemerkung zu der Definition von »Introjekt« in der Arbeit von 1970: Kächele sagt in ähnlichem Zusammenhang:

»[...] liegt es aus heutiger Sichtweise nahe, das ›innere Objekt‹ nicht als isolierten Gegenstand zu sehen, sondern als ein Erinnerungsbild, das von einem *Handlungskontext* eingerahmt ist. Die Objektabbildungen vollziehen sich von Geburt an innerhalb eines qualitativ vielfältigen Handlungskontextes. Durch wiederholte kommunikative Akte entstehen unbewusste Schemata, die eine große Stabilität erreichen können.« (Kächele et al. 2000, S.612, Hervorhebungen M-Br.)

Der hier betonte »Handlungskontext« spielte in meiner damaligen Definition eine wesentliche Rolle. Er ist aber auch einer der wesentlichen Gründe für die Wirkungen der Bewegung und/oder szenischer Darstellungen in der analytischen Körperpsychotherapie und der Konzentrativen Bewegungstherapie, in denen jeweils durch Handlungen überraschende Emotionen und Erinnerungen ausgelöst werden können (vgl. Müller-Braunschweig 2001a und b).

Sachsse (1995) hat in der Vorgeschichte von Borderline-Patienten häufig traumatisierenden sexuellen Missbrauch gefunden. Als Folge tritt also auch hier wieder eine Persönlichkeitsstörung oder (nach Sachsse) eine Störung »vom Phänotyp der Borderline-Störung« auf.

Die Neigung zu einer späteren mangelnden Kohäsion, zur Fragmentierung des Selbst, zur Trennung verschiedener Persönlichkeitsbereiche, könnte also auch eine Verbindung mit den Befunden van der Kolks haben, in denen jeweils einzelne Erfahrungen in präverbaler und in relativ isolierter Form im limbischen System gespeichert werden, ohne dass eine Integration möglich ist. Ich äußere hier diese z. T. spekulativen Annahmen über mögliche Zusammenhänge in der Hoffnung, dass eine spätere gründlichere Betrachtung möglich ist.

Zur Therapie traumatischer Schädigungen

Die *Therapie* der traumatischen Schädigung hat in den letzten Jahren eine differenzierte Ausarbeitung erfahren. Unter anderem hat van der Kolk auf Therapieformen hingewiesen, die seiner Ansicht nach bei traumatisierten Patienten wirkungsvoller sind als die »herkömmlichen einsichtsorientierten Therapien« (van der Kolk et al. 1998). Auch andere Autoren betonen, dass die frühen protektiven Maßnahmen, die gegen das ohnmächtig erlebte Trauma errichtet wurden, »im freien Assoziieren nicht aufgegeben werden können« (Fischer et al. 1996). Als empfehlenswerte psychotherapeutische Maßnahmen nennt van der Kolk et al. »neuere körperorientierte Therapien, sowie Verhaltenstherapie und EMDR«. Tatsächlich zeigt die Körperpsychotherapie, z. B. bei Folteropfern, also bei Extremtraumatisierung, gute Erfolge (vgl. Karcher 2000, sowie v. Arnim und Heisterkamp in diesem Buch). Es wird auch darauf hingewiesen, dass sich integrative Psychotherapieansätze bewährt haben. Fischer et al. (1996) nennen kognitiv-behaviorale Techniken, Hypnotherapie, Reexperience als therapeutische Reinszenierung der traumatischen Erlebnisse, Physiotherapie, Konzentrative Bewegungstherapie sowie soziale Integration.

Fischer et al. erwähnen auch, dass die Therapie traumatisierter Patienten in einer Abfolge konstruktiver Schritte erfolgen könne, »in denen jeweils von einem neu gewonnenen oder wiedergewonnenen höheren Strukturniveau aus, die frühere traumatische Erfahrung aufgearbeitet werden kann«. Bei Beachtung dieser Voraussetzungen lasse sich auch eine psychoanalytische Langzeittherapie für die Behandlung langfristig bestehender psychischer Traumatisierung empfehlen (vgl. Küchenhoff 1990, Barwinski-Fäh 2001).

Wir sehen auch, dass das beschriebene integrative Behandlungskonzept in mancher Hinsicht dem Therapieprogramm Psychosomatischer Kliniken ähnelt. Bei schweren posttraumatischen Schädigungen ist es in den meisten Fällen vorteilhaft, die traumatischen Erfahrungen zunächst an etwas »Drittem« aufzuarbeiten (Zeichnungen, Imaginationen, anderen Materialien), das sich Therapeut und Patient gemeinsam betrachten können. Als Übertragungsfigur könnte der Therapeut zu rasch in die Rolle des gefährlichen Täters kommen. Wird eine verbale Psychotherapie durchgeführt, wird sie zum Teil der Linie folgen, die Milch in diesem Buch für Psychosomatosen beschreibt.

Soweit eine traumatische Schädigung in einer höherfrequenten psychoanalytischen Behandlung mit Übertragungsdeutung durchgearbeitet wurde, dürfte es sich um das von Fischer erwähnte »höhere Strukturniveau« und um kumulative Traumatisierungen in der Kindheit handeln, die jedoch keine so zerstörerische Wirkung auf psychische Strukturen hatten, wie es bei schwerer oder Extremtraumatisierung der Fall sein kann (vgl. die von Volz in diesem Buch beschriebene Therapie, die allerdings mit besonderer Sensibilität – auch für nonverbale Signale – durchgeführt wurde).

Diese Überlegungen zur Therapie zeigen auch, dass die behandelte Patientin in der zu Beginn dieses Buches beschriebenen Behandlung zum Teil überfordert war. Aber in der zweiten Hälfte der sechziger Jahre standen viele der hier teilweise referierten Einsichten noch nicht zur Verfügung.

So hätte die Patientin nicht liegen dürfen, sie hätte ein flexibleres Setting (vgl. die Vorschläge von Heisterkamp) oder andere unterstützende Therapieformen gebraucht – zunächst möglichst in einer Psychotherapeutischen Klinik mit einem integrativen Konzept (Körperpsychotherapeutische Interventionen waren damals außerhalb der Diskussion, jedenfalls bei den meistens Psychoanalytikern). Man hörte vielleicht – sozusagen gerüchteweise – etwas von obskuren Experimenten und wilder Gruppendynamik unter Nackten in Kalifornien. Heute ist es – auch auf Grund der Funde der Säuglingsforschung und der Neurobiologie – sehr viel einsichtiger, dass die Aufnahme nonverbaler Zeichen, der Umgang mit der Sensomotorik, wichtig sein kann und Emotionen häufig leichter über Körpererfahrung erreicht werden können.

Ich erinnere an die oben zitierte Bemerkung von Lichtenberg über das wiederholte subtile Versagen von Pflegepersonen. Diese Eindrücke sind häufig im impliziten Gedächtnis gespeichert. Die frühen Irritationen können sich in zuweilen schwer fassbarer Weise in der therapeutischen Situation wiederholen, sich dann z. B. in zunächst unverständlichen atmosphärischen Veränderungen, Kontaktabbrüchen, überraschenden Missverständnissen, in »Unerreichbarkeit« und anderen Besonderheiten zeigen. Sie können sich auch als »Modellszenen« (Lichtenberg 1988) manifestieren.

Das implizite Gedächtnis hat seinen Schwerpunkt in den ersten Lebensmonaten und betrifft das Verhalten, speziell die Sensormotorik, aber auf Dauer auch das Entstehen von Erwartungen auf die Folgen einer Handlung. »Zu den Inhalten des impliziten Gedächtnissystems gehören nicht nur die Sinneswahrnehmungen, sondern ebenfalls Bewegungs- und Verhaltensmuster, zusammen mit den gleichzeitig erlebten Affekten« (Köhler 1998, S. 144).

Terr untersuchte Kinder, mit denen im Alter von 15–19 Monaten Pornofilme gedreht worden waren, in denen sie auch sexuell missbraucht wurden. Diese Kinder hatten Jahre später keinerlei Erinnerung an dieses Geschehen. Sie wiederholten in ihrem Spielverhalten (z. B. im Umgang mit Puppen) oder im Umgang mit ihrem Körper aber Teile der frühen sexuellen Traumatisierung (Terr 1988).

Derartige Ereignisse weisen auch auf die Möglichkeit hin, präsymbolisch niedergelegte Erinnerungsspuren später durch Handlung, d. h. durch spielerischen Umgang, Gestaltung, szenische Arbeit, Bewegung etc., wieder zu erleben, wie es z. B. die körperbezogene Psychotherapie tut (vgl. die Beiträge von Angela v. Arnim, Günther Heisterkamp, Wolfgang Milch und Michael Putzke sowie von Heide Müller-Braunschweig in diesem Band).

»Störungsinseln« aus präsymbolischer Zeit?

In diesem Zusammenhang möchte ich noch einige Fragen der psychoanalytischen Behandlungstechnik ansprechen, die auch eine Beziehung zum Weiterwirken präsymbolischer Eindrücke haben.

Viele Kollegen werden ein Phänomen kennen, das auch in höherfrequenten und lang andauernden analytischen Behandlungen auftreten kann: Trotz vieler wichtiger emotional erlebter Einsichten, Übertragungsprozesse, Erinnerungen etc., hat der Analytiker das unangenehme Gefühl, es bliebe trotz langwieriger Arbeit etwas Wichtiges verborgen. Aber man kommt diesem »Wichtigen« nicht näher, es bleibt wie hinter einer Nebelwand verborgen, man tritt sozusagen auf der Stelle, versteht (vielleicht) kognitiv ein wenig, erreicht den Patienten in diesem Bereich aber nicht emotional. In so einem Fall handelt es sich meinem Eindruck nach oft um präsymbolische Erlebnisse, bzw. um die erwähnten repetitiven (negativen) Beziehungserfahrungen, die belastenden bis traumatischen Charakter hatten und im impliziten Gedächtnis niedergelegt wurde. Wegen der damit verbundenen schmerzlichen und verwirrenden Gefühle wurde dann eine später schwer zu überwindende Abwehr aufgerichtet, die sich in der therapeutischen Beziehung zeigt, aber zuweilen kaum aufzulösen ist. Es handelt sich dabei jedoch nicht nur um schwer gestörte Patienten. Diese kaum fassbaren Erfahrungen treten nicht selten wie eingestreute, oder eher eingekapselte »Störungsinseln« in einer sonst relativ intakten Persönlichkeit auf. Sie können sich dann als besondere Empfindsamkeit bei bestimmten Themen oder auch einer »dunklen« Grundstimmung zeigen, die plötzlich »aufsteigen« kann und starke Wirkung hat. Sie ähnelt auch einer Grundierung in der Malerei, die die folgenden Schichten tönt. Vielleicht entstand so ein Phänomen im Umgang mit Pflegepersonen, die ähnlich eingekapselte Bereiche hatten. Diese Bereiche könnten sich – führt man diese Vorstellung weiter – im Umgang mit dem Säugling oder Kleinkind durch plötzliche Nicht-Responsivität oder andere unverständliche Verhaltensweisen gezeigt haben. Damit wäre dann die Abstimmung zwischen Mutter und Kind immer wieder in bestimmten Situationen gestört worden. Das könnte von Irritation bis zum erwähnten kumulativen Trauma gehen. Sehr häufig könnte dabei auch ein »Nicht-erreichen« der Mutter erlebt worden sein. Das geschähe besonders dann, wenn in der Mutter selbst der gestörte Bereich während der Kommunikation mit dem Kind getroffen wird. Im späteren Erwachsenen könnte sich dann ein relativ abgekapselter Bezirk erhalten, der schwer erreichbar ist, der aber besonders empfindlich auf bestimmte Konstellationen reagiert, die dann dunkles Unbehagen, ein hintergründiges Trauergefühl oder das Gefühl von Ungeschütztheit auslösen können.[11]

Das Phänomen kann auch in Lehranalysen auftreten. Da es sich bei diesen Analysanden in der Mehrzahl um sonst relativ gut integrierte Persönlichkeiten handelt, und die Ausbildungsregeln die klassische Couchsituation vorschreiben, besteht die Neigung, das klassische Setting auf jeden Fall beizubehalten. Tritt ein Stillstand in der Analyse ein, vielleicht weil ein solch früher und stark abgewehrter Bereich berührt wurde, kann ein – auch vorübergehender – Wechsel des Settings Bewegung in die Analyse bringen, ein Wechsel zum Gegenübersitzen, neben der Couch sitzen, die Verminderung der Frequenz, ja, auch eingeschobene szenische Arbeit und/oder – so bedenklich es manchem Kollegen erscheinen mag – die *zeitweilige* begleitende szenische oder Körperarbeit bei einem anderen dafür ausgebildeten Kollegen oder Kollegin alternativ – zuweilen

---

11 Ein Psychotherapeut berichtete mir vor einiger Zeit von einer beruflich recht erfolgreichen Kollegin, die bei der Erwähnung eines bestimmten Sachthemas »ausrastete« und eine absolut unkorrigierbare, obwohl sehr fragwürdige Ansicht vertrat. Hier zeigt sich die »Insel« als sensitiv-paranoid getönte Idee.

günstiger – in einer Gruppe. Natürlich kann das die Übertragungsvorgänge unübersichtlicher machen. Ich meine aber, dass es zunächst wichtiger ist, den Prozess an diesen wichtigen Stellen wieder in Bewegung zu bringen.

Ein Wechsel des Settings (z. B. vom Liegen zum Sitzen) erhöht bei manchen Analysanden, mit diesen »inselartigen« Störungsanteilen, die Lebendigkeit des Umgangs in auffälliger Weise. So kann die *Sichtbarkeit* beider Teilnehmer dann offensichtlich aus der Okkupation des Prozesses, durch unintegrierte präsymbolische Erlebnisse, wieder herausführen. Der von mir häufiger zitierte Satz von Krause, dass »schwer gestörte Patienten, die eine stützende, fortlaufende Bestätigung des Gehaltenwerdens benötigen, im Couchsetting ins Leere fallen« (Krause 1997), würde also auch dann zutreffen, wenn es sich um die erwähnten »Inseln« bei Patienten handelt, die sich im übrigen nicht auf einem niedrigen Strukturniveau befinden oder andere tiefere Störungsmerkmale aufweisen. Vielleicht wird durch das Liegen im klassischen Setting zuweilen gerade die oben erwähnte Situation des »Nicht-Erreichens« angesprochen, in der die Mutter früher emotional »unsichtbar« wurde (vgl. a. Lichtenberg 1995, Müller-Braunschweig 1997).

Damit plädiere ich für eine Flexibilität des Settings besonders dort, wo der analytische Prozess besonders hartnäckig und über längere Zeit stockt. Die Entscheidung darüber ist natürlich nicht leicht zu treffen, da es immer wieder Phasen gibt, in denen eine Stockung aus anderen Gründen eintritt. Aber man sollte diese Möglichkeit im Kopf haben. (Es gibt eine Reihe von Psychoanalytikern, die nicht nur bei »hartnäckigem Stocken« in dieser Weise arbeiten.)[12]

Wenn eine psychoanalytische Therapie unter Beachtung der oben erwähnten Merkmale geschieht (Empathie, Beachtung des Nonverbalen, der Körpergefühle, bildhafter Formulierungen etc.), wird die Gefahr, an derartigen präsymbolisch entstandenen Eindrücken zu scheitern, vermindert sein. Immer braucht die Annäherung an die frühen Erlebnisse aber längere Zeit, ganz gleich ob man im gewohnten analytischen Rahmen bleibt oder Variationen der Technik einführt. Patentlösungen gibt es nicht.

Schließlich kann sich dann ereignen, was dem »now moment« oder dem »moment of meeting« Sterns ähnelt (Stern 1998): Das Erlebnis eines Momentes von tiefem gegenseitigem Verstehen von Therapeut und Patient, der auch durchaus überraschend auftreten kann. Hier kann sich für den Patienten das Wieder-

---

12 Weniger ungewohnt ist der Wechsel vom niederfrequenten zum höherfrequenten Setting. Es bedarf keiner besonderen Betonung, dass die Erfahrung des »langen Atems« in höherfrequenten Therapien – wenn sie indiziert ist – außerordentlich förderlich sein kann.

erleben alter Wunden mit dem Gefühl einer anderen, neuen Möglichkeit verbinden. Zuweilen auch das erstmalige Erleben, dass so eine innere Nähe nicht gefährlich ist, sondern dass er sich ihr überlassen kann. Dass also dieses Angenommen- und Verstandenwerden tatsächlich grund-legend sein kann.

Wie Stern ausführt, kennzeichnet so ein Moment zunächst eine Störung des (bisher bestehenden) Systems. Er eröffnet die Möglichkeit des Überganges zu einem neuen Zustand der Organisation.

So etwas kann prinzipiell in jedem Setting geschehen. Gerade für die Behandlung präsymbolischer Störungen ist es aber wichtig und hilfreich, um die Möglichkeit der Änderung des Settings im oben erwähnten Sinne zu wissen. Aber: ein vertrautes Setting aufzugeben ist nicht so einfach. Es sollte deshalb zur psychoanalytischen Ausbildung gehören, die Möglichkeiten anderen Umganges zu erfahren. Zum Beispiel in Workshops, in denen seriöse szenische, körperbezogene, imaginative Verfahren angeboten werden. Sie müssen dann nicht unbedingt als eigene Methode angewandt werden, da das praktisch eine Zusatzausbildung erfordert (die Ausbildung ist schon aufwendig genug). Aber derartige Erfahrungen führen zumindest zu einem Wissen um andere Möglichkeiten, machen flexibler (vielleicht auch neugieriger) und mildern nicht selten ein analytisches Über-Ich, das dazu zwingt, auch ungeeignete Patienten über lange Zeit in einem klassischen Setting »festzulegen«. Gründlichere Kenntnisse in den erwähnten Verfahren erweitern allerdings die therapeutische Kompetenz, besonders bei schweren Störungen.

Wenn es gelingt, präsymbolische Störungsanteile – meist in einem längeren Prozess – zu erreichen, dann kann das auch die Folgen früher Passungsstörungen verändern.

Sie sind eine der wichtigen Ursachen für schwerere Beeinträchtigungen im Erwachsenenalter. So wie die Signale (Zeichen) innerhalb des Körpersystems zwischen Zellen, Organen etc. »stimmen« müssen, kommt es auch entscheidend auf die frühen Signale zwischen Kind und Pflegeperson an (vgl. zum »Zeichen« auch v. Uexküll 1996, Otte 2001, Plaßmann 2000 u. v. Arnim in diesem Band). Häufige Unterbrechungen der gegenseitigen Signale in der frühen Verbindung führen zu unaufgelösten affektiven Spannungen. Diese können dann nicht selten nur noch durch den Rückgriff auf *physiologische* Spannungsabfuhr gelöst werden.

Trotz aller oft schwerwiegenden Folgen früher negativer Einwirkungen finden sich in der menschlichen Entwicklung immer wieder Konstellationen, die neue Möglichkeiten eröffnen. Braun und Bogerts (2000) weisen auch von der Seite der

Neurowissenschaften auf Möglichkeiten der Änderung im Erwachsenenalter hin, wenn limbische Strukturen aktiviert werden (also Emotion beteiligt ist). Psychisch können sich in diesem Falle aus »*heilen* Inseln«, auch in späterer Zeit, neue innere Räume entwickeln, die einen positiven Prozess fördern.

Diese »heilen Inseln« haben auch einen Bezug zur »ressourcenorientierter Arbeit«, die besonders in der systemischen Therapie betont wird. Es überzeugt, wenn ein Vertreter dieser Therapierichtung hervorhebt, dass z. B. in der Sucht-therapie, abweichend von der üblichen Gepflogenheit, nicht der Krankheit-scharakter des Symptoms stark betont, sondern eher an die Erfahrungen ange-knüpft werden sollte, bei denen etwas »ging«, etwas jenseits der Sucht gelang. Dass ein sich Erinnern, sich Vergegenwärtigen, evtl. Imaginieren dieser »heilen Momente«, ebenso das Wiedererleben des mit ihnen verbundenen Körperge-fühls und der Emotion, die gesunden psychischen Anteile allmählich verstär-ken kann, und damit Alternativen zum Suchtverhalten ermöglicht. Sie führen nach Angaben des Verfassers in Einzel- oder Familiensitzungen oft in relativ kurzer Zeit zur positiven Veränderung des Symptoms. »Die Ressourcen wurden ja schon praktiziert, sind also im Gehirn gespeichert und somit grundsätzlich verfügbar« (Schmidt 1992). Ich erinnere an den oben erwähnten Satz von Perry, der sich allerdings auf die Entstehung von Pathologie und nicht auf Ressourcen bezog. (Eine Diskussion über systemische versus psychoanalytisch orientierte Arbeit ist hier nicht möglich, vgl. dazu a. Fürstenau 1994.) Während es in der systemisch orientierten Arbeit häufig um bestimmte Fehlentwicklungen im Familiensystem geht, kann aber auch die Förderung von Begabungen neue Ressourcen freilegen, die z. B. zu besonderen Gestaltungsmöglichkeiten führen und damit auch einen veränderten, evtl. »spielerischen«, auch kreativeren Umgang mit frühen Belastungen ermöglichen. Dazu gehören dann fördernde Bedingungen, die häufig auch eigene Gestaltungsmöglichkeit im weitesten Sinne anregen können.[13] Das führt auch zum Problem der Kreativität, das Wirth in einer längeren Arbeit über »Die Wirkung der frühen Erfahrung auf Kreativität und Scheitern« in diesem Band behandelt, und in der er auch eine Verbindung zu frühen Traumatisierungen herstellt. Rost (2001) hat im Zusammenhang mit dem Thema »Kreativität und Sucht« darauf hingewiesen, dass auch die erlebte

---

[13] In der Arbeit von 1980 habe ich gegen Ende auf einen Versuch von Papousec (1975) hinge-wiesen, der es Säuglingen ermöglichte, durch Kopfbewegungen farbige Lampen aufleuch-ten zu lassen. Diese eigene Möglichkeit etwas zu bewirken, stimulierte die Säuglinge außer-ordentlich, sie führten diese Handlung mit wachsender Freude aus (»sense of agency«).

Nähe zum Tod süchtige Schriftsteller dazu zwang, sich mit den zentralen Fragen des menschlichen Daseins zu befassen. (In diesen Fällen steht die diffizile Beherrschung verbalen (symbolischen) Ausdrucks neben offenbar früh entstandener Destruktivität und macht (in nüchternen Phasen) oft bedeutende produktive Arbeit möglich, vgl. a. Erdély 1998, S. 146 ff.)

R. Singer erwähnte in einem Vortrag vor Psychoanalytikern die höhere Plastizität des Gehirns bis zur Pubertät und gab deshalb seinem Fachpublikum den (nicht ganz ernst gemeinten) Rat, ihre Psychotherapien *vor* der Pubertät (der Patienten) durchzuführen (Singer 1998). Die oben angesprochene Plastizität kann jedoch in gewissem Ausmaß im Verlauf des Lebens immer wieder eintreten und neue innere Räume eröffnen. Auch wenn es sich um einen besonderen Einzelfall handelt, möchte ich in diesem Zusammenhang auf die Tänzerin und Tanzpädagogin Trudi Schoop hinweisen, die sich in der Pubertät durch selbstkreierte Tänze von starken Ängsten und Zwängen befreite. Später leitete sie eine Tanzgruppe in den USA und wandte sich schließlich der tanztherapeutischen Behandlung von Schizophrenen zu (vgl. a. Krietsch und Heuer 1997). Die 90jährige gab in einem Filminterview lebhaft und farbig Auskunft über ihren Lebensweg. Sie hatte ihren ganz eigenen Stil gefunden und sich in jeder Hinsicht »bewegt« (Schoop 1981).

Analytisch orientierte Behandlungstechniken, die Empathie und Emotionalität mit Bildhaftigkeit, Körpergefühl und Kognition verbinden, können zu positiven Veränderungen und produktiven Entwicklungen führen. Durch sie können auch frühe Eindrücke wieder »verflüssigt« und aus ihrer Erstarrung erlöst werden.

Abschließend möchte ich allen Kollegen danken, die die Mühe auf sich nahmen, Beiträge für dieses Buch zu verfassen. Mein besonderer Dank gilt W. Milch, B. Brosig und E. Brähler, die den Einfall hatten, so ein Projekt zu beginnen, für das W. Milch in der folgenden Zeit die umfangreiche redaktionelle Arbeit übernahm. Ihm verdanke ich auch viele Anregungen aus Gesprächen. Weiterhin danke ich H-J. Wirth, der als Kollege und Verleger das Buch herausbrachte. Da die eigenen älteren Arbeiten am Beginn stehen, möchte ich meinen Dank auch Horst-Eberhard Richter sagen, der mir in der damaligen Zeit großzügige Möglichkeiten gab, diese Arbeiten zu schreiben und die Filmuntersuchung eines Säuglings (seine Idee) durchzuführen. Es ist schön, dass diese länger zurückliegenden Untersuchungen nun noch einmal lebendig werden, und jüngeren Kollegen in der Gegenwart ein Anlass zu eigener Produktivität sein können.

Literatur

Adler, R.H. & Uexküll, Th. von (1987): Individuelle Phisiologie als Zukunftsaufgabe der Medizin. In: Schweiz. Rundschau f. Medizin Praxis, S. 1275–1280.
Ainsworth, M.D S. & Wittig, B.A. (1969): Attachment and the Exploratory Behavior One-Year-Olds in a Strange Situtation. In: Foss, B.M. (Hg.) Determinants of Infant Behavior. Bd. 4. London (Methuen), S. 113–136.
Anderson, C.D. (1981): Expression of Affect and Physiological Response in Psychosomatic Patients. In: Journ. Psychosomatic Res. 25, S. 143–149.
Barwinski-Fäh, R. (2001): Trauma, Symbolisierungsschwäche und Externalisierung im realen Feld. In: Forum Psychoanal 17, S. 20–37.
Beebe, B. & Stern, D (1977): Engagement-Disengagement and Early Object Experiences. In: Freedman, N. & Gramd, D. (Hg.): Communicative Structures and Psychic Structures. New York (Plenum Press), S. 35–56.
Bell, S.M. & Ainsworth, M.D.S. (1972): Infant Crying and Maternal Responsiveness. In: Rebelsky, F. & Dorman, L. (Hg.): Child Development and Behavior. New York (A. Knopf).
Bohleber, W. (2000): Die Entwicklung der Traumatheorie in der Psychoanalyse. In: Psyche 54, S. 797–839.
Bowlby, J. (1980): Attachment and Loss. Vol. 3: Loss, sadness and depression. New York (Basic Books).
Braun, K. & Bongerts, B. (2000): Einfluss frühkindlicher Erfahrungs- und Lernprozesse auf die funktionelle Reifung des Gehirns. In: PPmP 50, S. 420–427.
Bräutigam, W. & Christian, P. (1975): Psychosomatische Medizin. Stuttgart (Thieme).
Brosig, B., Möhring, P., Overmann, U. & Scheid, C. (1998): Morbus Crohn. Ein Einzelfall im interdisziplinären Dialog. Kongressband der Frühjahrstagung der Deutschen Psychoanalytischen Vereinigung. Gießen.
Bucci, W. (1997): Symptoms and Symbols. A Multiple Code Theory of Somatization. Psychoanalytic Inquiry. Vol 17/2, S. 151–172.
Carl, A. (1995): Ambulante Einzeltherapie eines Patienten mit zwanghafter Persönlichkeitsstörung über 50 Stunden. In: Budjuhn, A., Carl, A. & Lechler, H.: Konzentrative Bewegungstherapie. Skript des Deutschen Arbeitskreises für Konzentrative Bewegungstherapie (DAKBT). Reutlingen.
Cobliner, W.G. (1967): Die Genfer Schule der genetischen Psychologie und Psychoanalyse: Parallelen und Gegensätze. In: Spitz, R.A.: Vom Säugling zum Kleinkind. Stuttgart (Klett).
Erdély, E.Z. (1998): Und die Wirklichkeit – es gibt sie doch. Gießen (Psychosozial-Verlag).
Fischer, G., Gurris, N., Pross, Ch. & Riedesser, P. (1996): Psychotraumatologie – Konzepte und spezielle Themenbereiche. In: von Uexküll, Th. et al.: Psychosomatische Medizin . 5. Aufl. München (Urban & Schwarzenberg).
Fonagy, P. (1993): Psychoanalytic and Empirical Approaches to Developmental Psychopathologie. An Object-Relations Perspective. In: Shapiro, T. & Emde, R.: Research in Psychoanalysis. Process, Development, Outcome. New York (Int. Univ. Press), S. 245–260.
Freud, S. (1896): Brief an Wilhelm Fließ vom 6. Dezember 1896. In: Masson, J.M. (Hg.) (1986): Sigmund Freud, Briefe an Wilhelm Fließ. Frankfurt/M., S.217.
Fürstenau, P. (1994): Entwicklungsförderung durch Therapie. Grundlagen systemisch-psychoanalytischer Psychotherapie. 2. Aufl. München (Pfeiffer)
Grace, W.J. & Graham, D.T. (1952): Relationship of Specific Attitudes and Emotions to Specific Bodily Diseases. Psychosom Med 14, S. 213–251.

Grossmann, K.E., August, P., Fremmer-Bombick, E., Friedl, A., Grossmann, K., Scheuerer-Englisch, H., Spanngler, G., Stephan, C. & Suess, G. (1991): Die Bindungstheorie. Modell und entwicklungspsychologische Forschung. In: Keller, H. (Hg.): Handbuch der Kleinkindforschung. Berlin-Heidelberg-New York (Springer).

Grossmann, K. & Grossmann, K. (1991): Attachment Quality as an Organizer of Emotional and Behavioral Responses in a Longitudinal Perspective. In: Parkes, C.M., Stevenson-Hinde, J. & Marris, P. (Hg.): Attachment Across the Life Cycle. London-New York (Tavistock/Routledge), S. 93–114.

Gusella, J., Muir, D. & Tronik, E. (1988): The Effect of Manipulating Maternal Behavior During Interaction on Three and Six Month-Olds Affect and Attention. In: Child Devel. 59, S. 1111–1124.

Hartmann, H.P., Beutel, M. & Milch, W. (im Druck): Verlust und Trauer. In: Uexküll, Th. v. & Adler, R.H. et al.: Psychosomatische Medizin. 6. Aufl. München (Urban & Fischer).

Kächele, H., Buchheim, A., Schmücker, G. & Brisch, K.H. (2000): Entwicklung, Bindung und Beziehung – Neuere Konzepte zur Psychoanalyse. In: Helmchen, H., Henn, F., Lauter, H. & Sartorius, N.: Grundlagen der Psychiatrie. 4. Aufl. Berlin-Heidelberg-New York (Springer).

Kapfhammer, H.P. (2000): Entwicklung, Entwicklungspsychologie. In: Mertens, W. & Waldvogel, B.: Handbuch psychoanalytischer Grundbegriffe. Stuttgart (Kohlhammer).

Karcher, S. (2000): Therapeutische Erfahrungen mit Konzentrativer Bewegungstherapie bei Folterüberlebenden. Psychotherapie im Dialog 1, S. 28–37.

Kelleter, R. (1990): Haut und Primärbeziehung. Zeitschr. f. psychoanal. Theorie und Praxis V, 2, S. 122–144.

Kinston, W. & Cohen, J. (1987): Urverdrängung und andere seelische Zustände. Der Bereich der Psychostatik. Kongressband der Arbeitstagung der Deutschen Psychoanalytischen Vereinigung. Wiesbaden 1990.

Köhler, L. (1990): Neuere Ergebnisse der Kleinkindforschung. Ihre Bedeutung für die Psychoanalyse. In: Forum Psychoanal 6, S. 32–51.

Köhler, L. (1996): Entstehung von Beziehungen. Bindungstheorie. In: Adler, R.H. et al.: Psychosomatische Medizin. 5.Aufl. München (Urban & Schwarzenberg).

Köhler, L. (1998): Einführung in die Entstehung des Gedächtnisses. In: Kokkou M., Leuzinger-Bohleber, M. & Mertens, W.: Erinnerung von Wirklichkeiten. Psychoanalyse und Neurowissenschaften im Dialog. Bd. 1. Stuttgart (Verlag Internationale Psychoanalyse).

Kolk, B.A. van der, Burbridge, J.A. & Suzuki, J. (1998): Die Psychobiologie traumatischer Erinnerungen. In: Streek-Fischer, A. (Hg.): Adoleszenz und Trauma. Göttingen (Vandenhoek & Ruprecht).

Krause, R. (1983): Zur Onto- und Phylogenese des Affektsystems und ihrer Beziehung zu psychischen Störungen. In: Psyche 11, S. 143–1016.

Krause, R. (1997): Allgemeine psychoanalytische Krankheitslehre. Bd.1 Grundlagen. Stuttgart (Kohlhammer).

Krietsch, S. & Heuer, B. (1997): Schritte zur Ganzheit. Bewegungstherapie mit schizophren Kranken. Frankfurt/M. (Fischer).

Krystal, H. (1978): Trauma and Affects. Psychoanal Study Child 33, S. 81–116.

Küchenhoff, J. (1990): Die Repräsentation früher Traumata in der Übertragung. In: Forum Psychoanal 6, S. 15–31.

Küchenhoff, J. (2000): Psychosomatik. In: Mertens, W. & Waldvogel, B. (Hg.): Handbuch psychoanalytischer Grundbegriffe. Stuttgart (Kohlhammer), S. 588–594.

Kutter, P. (2001): Affekt und Körper. Neue Akzente der Psychoanalyse. Göttingen (Vandenhoek & Ruprecht).

Laub, D. (1998): The Empty Circle: Children of Survivors and the Limits of Reconstructions. In: JAPA 46, S. 507–529.

Leuzinger-Bohleber, M. & Röckerath, K. (1995): »Das Ich ist vor allem ein körperliches (...)« (S. Freud 1923). Zum aktuellen Diskurs zwischen der Psychoanalyse und der biologischen Gedächtnisforschung (G.M. Edelmann). In: Herbsttagung der Deutschen Psychoanalytischen Vereinigung, Nov. 1995 (Kongressband).

Leuzinger-Bohleber, M. (1996): Erinnern in der Übertragung – zum interdisziplinären Dialog zwischen Psychoanalyse und biologischer Gedächtnisforschung. In: Psychother Psychosom med Psychol 46, S. 132–144.

Lichtenberg, J.D. (1987): Die Bedeutung der Säuglingsbeobachtung für die klinische Arbeit mit Erwachsenen. In: Zeitschr. psychoanal Theorie und Praxis 11, S. 123–145.

Lichtenberg, J.D. (1988): Modellszenen, Affekte und das Unbewußte. In: Wolf, E., Ornstein, P., Ornstein, A., Lichtenberg, J. & Kutter, P. (Hg.): Selbstpsychologie. München-Wien (Verlag Internationale Psychoanalyse).

Lichtenberg, J.D. (1995): Forty-Five Years of Psychoanalytic Experience On, Behind, and Without the Couch. Psychoanalytic Inquiry 15/3, S. 280–303.

Mitrani, J.L. (1993): »Unmentalized« Experiences in the Etiology and Treatment of Psychosomatic Asthma. Contemp. Psychoanal, S. 314–343.

Müller-Braunschweig, H. (1964): Frühe Objektbeziehung und künstlerische Produktion. Jahrbuch der Psychoanalyse. Bd. III.

Müller-Braunschweig, H. (1970): Zur Genese der Ich-Störungen. In: Psyche 9/70, S. 657–677.

Müller-Braunschweig, H. (1975): Die Wirkung der frühen Erfahrung. Das erste Lebensjahr und seine Bedeutung für die psychische Entwicklung. Stuttgart (Klett) (vergriffen).

Müller-Braunschweig, H. (1980): Gedanken zum Einfluß der frühen Mutter-Kind-Beziehung auf die Disposition zur psychosomatischen Erkrankung. In: Psychother med Psychol 30, S. 48–59.

Müller-Braunschweig, H. (1996): Zur Wirkung analytisch orientierter Körperarbeit bei frühen Störungen. Bemerkungen zur Diskussion zwischen J. Scharff und T. Ettl über szenische und körperbezogene Intervention im analytischen Prozess. In: Zeitschr. f. psychoanal. Theorie und Praxis XI, 2 – 1996.

Müller-Braunschweig, H. (1997): Zur gegenwärtigen Situation der körperbezogenen Psychotherapie. In: Psychotherapeut 42, S. 132–144.

Müller-Braunschweig, H. (2001a): Nonverbale Mitteilung, Szene und Empathie. Selbstpsychologie Heft 3/1, S. 75–83.

Müller-Braunschweig, H. (2001b): Psychoanalyse und Körperpsychotherapie. In: Geißler, P. (Hg.): Über den Körper zur Sexualität finden. Gießen (Psychosozial- Verlag).

Otte, R. (2001): Thure von Uexküll. Von der Psychosomatik zur Integrierten Medizin. Göttingen (Vandenhoek & Ruprecht).

Papousec, H. (1975): Soziale Interaktion als Grundlage der kognitiven Frühentwicklung. In: Fortschritte der Sozialpädiatrie 2. Kindliche Sozialisation und Sozialentwicklung. München (Urban & Schwarzenberg).

Perry, B.D., Pollard, R.A., Blakley, T.L., Baker, W.L. & Vigilante, D. (1998): Kindheitstrauma, Neurobiologie der Anpassung und »gebrauchsabhängige« Entwicklung des Gehirns. Wie »Zustände« zu »Eigenschaften« werden. Analytische Kinder- und Jugendlichen Psychother 29, S. 277–307 (Engl. Fassung 1993).

Plassmann, R. (2000): Biosemiotische Krankheitsmodelle. Vortrag Psychiatrisches Krankenhaus Gießen.

Rost, W.D. (2001): Kreativität und Sucht – zwei Seiten einer Medaille. In: Schlösser, A. M. & Gerlach, A. (Hg.): Kreativität und Scheitern. Gießen (Psychosozial-Verlag).

Sachsse, U. (1995): Die Psychodynamik der Borderline-Störung als Traumafolge. Ein Entwurf. In: Forum Psychoanal 11, S. 50–61.

Scheid, C. (1999): Krankheit als Ausdrucksgestalt. Konstanz (UVK Universitätsverlag).

Schmidt, G. (1992): Sucht-»Krankheit« und/oder Such(t)-Kompetenzen. Lösungsorientierte systemische Therapiekonzepte für eine gleichrangig-partnerschaftliche Umgestaltung von »Sucht« in Beziehungs- und Lebensressourcen. In: Richelshagen, K. (Hg.): Süchte und Systeme. Freiburg (Lambertus).

Schoop, T. (1981): Komm tanz mit mir! Ein Versuch, dem psychotischen Menschen durch die Elemente des Tanzes zu helfen. Zürich (Musikhaus Pan).

Schore, A.N. (1994): Affect Regulation and the Origin of the Self. Hillsdale (Lawrence Erlbaum).

Schrader, Ch. (1993): Trauma und Traumatisierung. In: Schlüsselbegriffe der Psychoanalyse. Stuttgart (Verlag Internationale Psychoanalyse).

Schur, M. (1950): Comments on the Metapsychology of Somatization. Psa Study Child 10, S. 119–164.

Singer, W. (1998): Die Entwicklung und Struktur von Repräsentanzen im Gehirn. Vortrag vor dem Frankfurter Psychoanalytischen Institut Mai 1998.

Spangler, G. & Grossmann, K.E. (1993): Biobehavioral Organization in Securely and Insecurely Attached Infants. In: Child Devel. 64, S. 1439–1415.

Spitz, R.A. (1960): Die Entstehung der ersten Objektbeziehungen. 2. Aufl. Stuttgart (Klett).

Steiner, J. (1998): Orte des seelischen Rückzugs. Pathologische Organisationen bei psychotischen, neurotischen und Borderline-Patienten. Stuttgart (Klett-Cotta).

Stern, D. (1995): The Motherhood Constellation. A Unified View of Parent-Infant In: Psychotherappy. New York (Basic Books).

Stern, D.N. (1998): The Process of Therapeutic Change Involving Implicit Knowledge: Some Implications of Developmental Observations for Adult Psychotherapy. In: Infant Mental Health Journal 19, S. 300–308.

Strauß, B. & Schmidt, S. (1997): Die Bindungstheorie und ihre Relevanz für die Psychotherapie. In: Psychotherapeut 42, S. 1–16.

Strauß, B. (2000): Bindung. In: Mertens, W. & Waldvogel, B. (Hg.): Handbuch psychoanalytischer Grundbegriffe. Stuttgart (Kohlhammer).

Taylor, G.J., Bagby, R.M. & Parker, J.D.A. (1997): Disorders of Affectregulation. Alexithymia in Medical and Psychiatric Illness. New York (Cambridge Univ. Press).

Thomae, H. (1980): Über die Unspezifität psychosomatischer Erkrankungen am Beispiel einer Neurodermitis mit zwanzigjähriger Katamnese. In: Psyche 7/80, S. 589–624.

Terr, L. (1988): What Happens to Early Memories of Trauma? A Study of Twenty Children Under Age Five at the Time Documented Traumatic Events. In: Journal of the Academie of Child and Adolescent Psychiatry 27, S. 96–104.

Uexküll, Th. v., Fuchs, M., Müller-Braunschweig, H. & Johnen, R. (1997): Subjektive Anatomie. Stuttgart (Schattauer).

Uexküll, Th. v. (1996): Das Placebo-Phänomen. In: Adler, R. H., et al. (Hg.): Psychosomatische Medizin. 5. Aufl. München (Urban & Schwarzenberg).

Zimmermann, P., Spangler, G., Schiche, M. & Becker-Stoll, F. (1995): Bindung im Lebenslauf. Determinanten, Kontinuität, Konsequenzen und künftige Perspektiven. In: Spangler, G. & Zimmermann, P. (Hg.): Die Bindungstheorie. Stuttgart (Klett-Cotta).

Hans Müller-Braunschweig
Auszug aus seinen Veröffentlichungen

Frühe Objektbeziehung und künstlerische Produktion. In: Jahrbuch d. Psychoanalyse Bd. III. Bern (Huber), 1964.

Zur Psychologie hysterischer Anfälle. Tonfilm. 16 min. Göttingen. (Institut f. d. wiss. Film), 1967.

Zur Bedeutung malerischer Produktion im psychoanalytischen Prozess. In: Zeitschr. Psychother. Med. Psychol. 17/1967, S. 8–17.

Zur Genese der Ichstörungen. Psyche 9, (1970), S. 657–677.

Psychopathologie und Kreativität. In: Psyche 28/1974, S. 600–634, (Engl. Fassung im Psa. Study of Society 1975).

Die Wirkung der frühen Erfahrung. Das erste Lebensjahr und seine Bedeutung für die psychische Entwicklung. Stuttgart (Klett), 1975 (vergriffen).

Aspekte einer psychoanalytischen Kreativitätstheorie. In: Psyche 31/1977, S. 821–843.

Gedanken zum Einfluss der frühen Mutter-Kindbeziehung auf die Disposition zur psychosomatischen Erkrankung. Psychother. med. Psychol. 30 (1980), S. 48–59.

Bericht über die stationäre Behandlung eines Patienten mit einem psychogenen Anfallsleiden unter besonderer Berücksichtigung der averbalen Therapieformen. (mit K. Möhlen) In: Psyche 34/1980, S. 1073–1091.

Zur therapeutischen Funktion der Mal- und Bewegungstherapie. (mit Hannelore Korn und Heide Müller-Braunschweig) In: Musik und Medizin 17/1981.

Fünfzig Jahre danach. Stellungnahme zu den in Psyche 11/1982 zitierten Äußerungen von Carl Müller-Braunschweig. In: Psyche 27/1983, S. 1140–1145.

Tendenzen der Psychoanalytischen Psychosomatik. In: Arbeitstagung der Deutschen Psychoanalytischen Vereinigung. Kongressband. Wiesbaden, 1983.

Unbewußter Prozeß und Objektivierung. Gedanken zum kreativen Schreiben: In: Cremerius, J., Mauser, W., Pietzker, C. & Wyatt, F. (Hg.) (1884): Freiburger literaturpsychologische Gespräche 3. Frankfurt/M.-Berlin-New York (Verlag Peter Lang).

Zu H. Dahmers Kommentar »Kapitulation vor der Weltanschauung«. In: Psyche 39/1985, S. 355–366.

»Führer befiehl...« Zu Hitlers Wirkung in Deutschland der dreißiger Jahre. In: Psyche 39/ 1985, S. 301–32.

Bild, Körperbild und Psychoanalyse. In: Janssen, P. & Paar, G.H. (Hg.) (1989): Reichweite der psychoanalytischen Therapie. Berlin-Heidelberg- New York (Springer).

Das kunsttherapeutische Interesse an KUNST. Symposium Berlin »Kunst und Therapie«. Hg. von Helmut Hartwig (1989). Veröffentlichung: Hochschule der Künste Berlin,1992.

Psychohygiene und körperorientierte Psychotherapie: Allgemeine Grundlagen. In: Bühring, M. & Kemper, F.H. (Hg.) (1992): Naturheilverfahren und unkonventionelle medizinische Richtungen. Berlin-Heidelberg-New York (Springer).

Der unheimliche Körper. In: Psychother. Psychosom., Med. Psychol. 42/1992, S. 16–23.

Psychoanalyse und Körper. In: Brähler, E. (Hg.) (1986): Körpererleben. Ein subjektiver Ausdruck von Leib und Seele. Berlin-Heidelberg-New York (Springer) Neudruck im Psychosozial-Verlag Gießen, 1995 (Engl. Fassung bei Springer 1988).

Körperorientierte Psychotherapie. In: Adler, R.H., Herrmann, J.M., Köhle, K., Schonecke, O.W. Uexküll, Th. v. & Wesiak, W. (Hg.): Psychosomatische Medizin. 4. Aufl. 1990. 5. Aufl. 1996. München (Urban & Schwarzenberg) 6. Aufl. 2002. München (Urban & Fischer). (Engl. Fassung 1997 München-Baltimore (Urban & Schwarzenberg).

Psychoanalytische Aspekte der Funktionellen Entspannung. (mit R. Johnen) In: Fuchs, M. (Hg.) (1997): Funktionelle Entspannung. 6. Aufl. Stuttgart (Hippokrates).

Zur Wirkung analytisch orientierter Körperarbeit bei frühen Störungen. Bemerkungen zur Diskussion zwischen J. Scharff und T. Ettl über szenische und körperbezogene Intervention im analytischen Prozeß. In: Zeitschr. f. psychoanal. Theorie u. Praxis XI/1996, S. 227–238.

Uexküll, Th. v., Fuchs, M., Müller-Braunschweig, H. & Johnen, R. (Hg.) (1997): Subjektive Anatomie. 2. Aufl. Stuttgart (Schattauer).

Zur gegenwärtigen Situation der körperbezogenen Psychotherapie. Psychotherapeut 42/1997, S. 132–144 (Übersicht).

Psychoanalyse und Kunsttherapie. Zur Frage der Erweiterung analytischer Psychotherapie durch nonverbale Verfahren. In: Janssen, P. et al. (Hg.) (1997): Psychoanalyse und Kunst. Frühjahrstagung der Deutschen Psychoanalytischen Vereinigung in Köln.

Kurzrezension Peter Jacoby: Die Feldenkrais-Methode in Musikpädagogik und Stimmbildung. Mit einem Geleitwort von Yehudi Menuhin. Lose-Blatt-Sammlung »Naturheilverfahren«. Springer,1998.

Zur Bedeutung körperorientierter Verfahren für die (analytische) Psychotherapie. In: Deter, H.C. (Hg.) (2001): Psychosomatik am Beginn des 21. Jahrhunderts. Bern, Göttingen, Toronto, Seattle (Huber).

The Effects of Body-Related Psychotherapy in Psychosomatic Ilnesses. In: Psychoanalytic Inquiry. Vol. 18, 3/1998, S. 424–444.

Zur Funktion extraverbaler Psychotherapieformen in der Behandlung frühtraumatisierter Patienten. In.: Vandieken, R., Häckl, E. & Mattke ,D. (Hg.) (1998): Was tut sich in der stationären Psychotherapie? Gießen (Psychosozial-Verlag).

Psychoanalyse und Körperpsychotherapie. Geleitwort zum II. Wiener Symposium. In: Geißler, P. (Hg.) (2001): Über den Körper zur Sexualität finden. Gießen (Psychosozial-Verlag), S. 4–27.

Nonverbale Mitteilung, Szene und Empathie. In: Selbstpsychologie 3 (2001), S. 75–83.

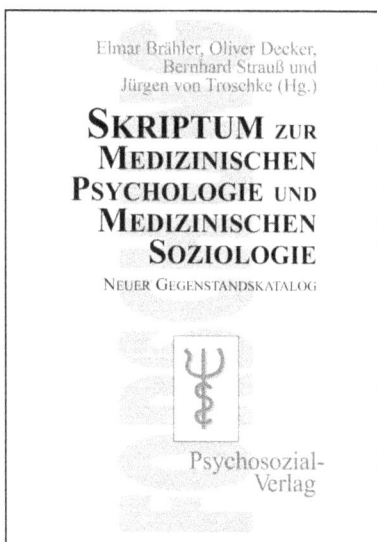

Elmar Brähler, Oliver Decker,
Bernhard Strauß und
Jürgen von Troschke (Hg.)

SKRIPTUM ZUR
MEDIZINISCHEN
PSYCHOLOGIE UND
MEDIZINISCHEN
SOZIOLOGIE
NEUER GEGENSTANDSKATALOG

Psychosozial-
Verlag

Januar 2002 · 128 Seiten
Broschur
EUR (D) 9,90
ISBN 3-89806-160-4

Das Skriptum dient der übersichtlichen Einführung in das Fachgebiet der Medizinischen Psychologie und Medizinischen Soziologie. Es ist am neuen Gegenstandskatalog orientiert und ist damit ideal geeignet für die Prüfungsvorbereitung. Alle im Gegenstandskatalog genannten Begriffe sind erläutert und besonders markiert. So kann schnell ein guter Einblick gewonnen werden. Das Buch behandelt als erstes Lehrbuch die mit dem neuen Gegenstandskatalog gültigen Prüfungsfragen für das Physikum. Es bietet eine kurze und prägnante Einführung.

P🔲V
Psychosozial-Verlag

WOLFGANG E. MILCH
HANS-PETER HARTMANN (HG.)
DIE DEUTUNG IM THERAPEUTISCHEN PROZESS

BIBLIOTHEK
DER PSYCHOANALYSE
PSYCHOSOZIAL-
VERLAG

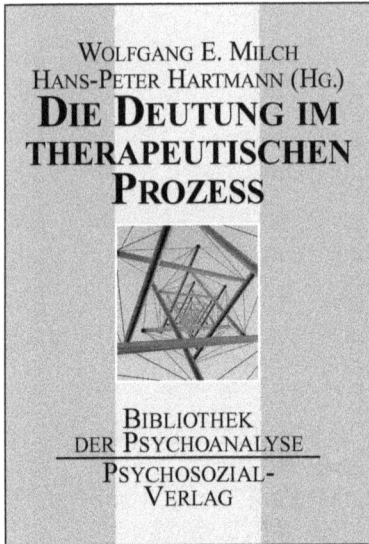

1999 · 159 Seiten
Broschur
EUR (D) 24,90 · SFr 42,30
ISBN: 3-932133-66-8

Die mentale Evolution, die gesellschaftlichen Bedingungen und die Entwicklung der Psychoanalyse führten zu einem historischen Wandel im Deutungsprozeß. Für die Selbstpsychologie bezieht sich die Deutung auf die Entwicklung des Selbst im Lebenszyklus und hat therapeutisch tiefgreifende Konsequenzen, wie die Auswirkungen der Deutung auf das Erleben von Patienten, die Bedeutungen der Unterbrechung und Wiederherstellung der therapeutischen Beziehung und die Einbeziehung einer Perspektive multidimensionaler Motivationssysteme, die eine duale Triebtheorie ablösen.

P☒V
Psychosozial-Verlag

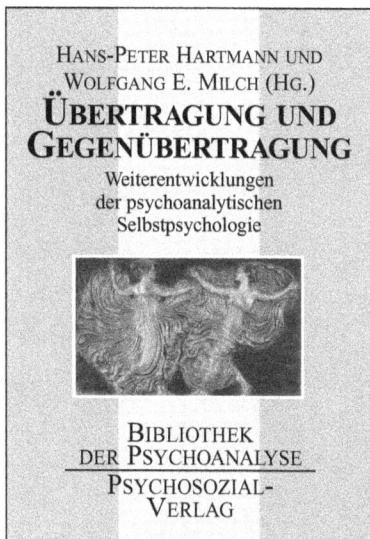

HANS-PETER HARTMANN UND
WOLFGANG E. MILCH (HG.)
ÜBERTRAGUNG UND
GEGENÜBERTRAGUNG
Weiterentwicklungen
der psychoanalytischen
Selbstpsychologie

BIBLIOTHEK
DER PSYCHOANALYSE
PSYCHOSOZIAL-
VERLAG

2001 · 174 Seiten
Broschur
EUR (D) 24,90 · SFr 42,30
ISBN 3-89806-059-4

Das Konzept von Übertragung und Gegenübertragung hat sich seit Freud gewandelt. Die psychoanalytische Selbstpsychologie hat gerade dadurch, dass sie den Schwerpunkt auf das Erleben beider am therapeutischen Prozess beteiligten Personen legte, eine neue Klasse von Übertragungen, sogenannte Selbstobjektübertragungen, entdeckt. Übertragungswiderstände werden unter dem Gesichtspunkt befürchteter Retraumatisierung betrachtet. Dadurch entsteht eine weniger negative Wirkung auf das intersubjektive Beziehungsklima. Der Analytiker trägt durch die von ihm mit erzeugte Atmosphäre in der Behandlung wesentlich zu der sich entwickelnden Übertragung bei.

P⊞V
Psychosozial-Verlag

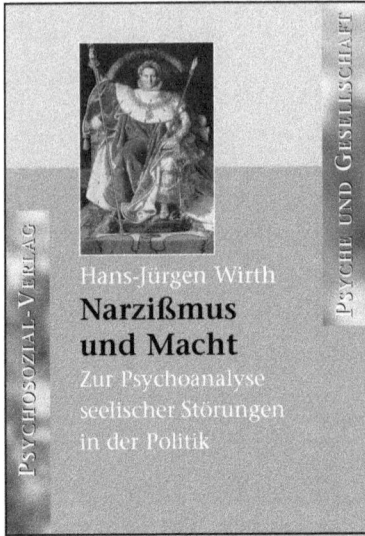

PSYCHOSOZIAL-VERLAG

PSYCHE UND GESELLSCHAFT

Hans-Jürgen Wirth
**Narzißmus
und Macht**
Zur Psychoanalyse
seelischer Störungen
in der Politik

*Juni 2002 · 439 Seiten
Broschur
EUR 24,90 · SFr 42,30
ISBN 3-89806-044-6*

Die Möglichkeit, politische oder ökonomische Macht auszuüben, nährt Größen- und Allmachtsphantasien. Umgekehrt bahnen Karrierestreben und Rücksichtslosigkeit den Weg zu den Schaltzentralen der Macht. In detaillierten Fallstudien – u. a. über den Skinhead Max, den Pädophilen Ivo, Ministerpräsident Uwe Barschel, Ex-Bundeskanzler Helmut Kohl und Serbenführer Slobodan Milosevic – analysiert der Autor die Verflechtungen zwischen der individuellen Psychopathologie und den ethnischen, religiösen und kulturellen Identitätskonflikten der Gruppe.

Gewaltherrschaft und Krieg bedeuten immer tiefgreifende individuelle und gesellschaftliche Traumatisierungen, die transgenerational weitergegeben werden. Am Beispiel der Auseinandersetzung mit dem Nationalsozialismus, die in den beiden deutschen Staaten recht unterschiedlich verlief, demonstriert der Autor einerseits, wie prägend die Schatten einer traumatischen Vergangenheit sein können. Er zeigt andererseits aber auch Möglichkeiten auf, sich mit der eigenen unheilvollen Vergangenheit konstruktiv auseinanderzusetzen.

P🔲V
Psychosozial-Verlag

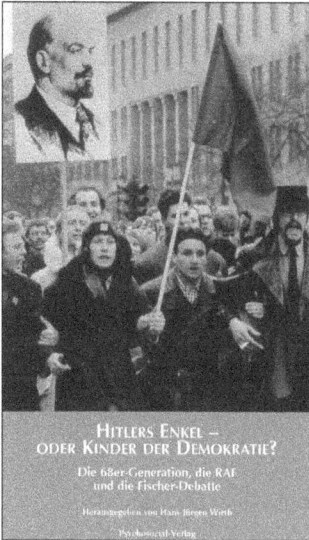

April 2001 · 236 Seiten
Broschur
EUR (D) 14,90 · SFr 25,90
ISBN 3-89806-089-6

Mit der Diskussion um Joschka Fischers Vergangenheit als militanter Straßenkämpfer soll auch die 68er-Bewegung diskreditiert werden. Den Konservativen geht es um eine späte Abrechnung mit den 68ern und um die Deutungsmacht über die Zeitgeschichte. Jedoch müssen auch die Irrwege der 68er-Bewegung, besonders der Terrorismus und die Militanz kritisch analysiert werden. Am Beispiel von Birgit Hogefeld, deren Lebensweg als exemplarisch für die gesamte Protest-Generation gelten kann, zeigen die Autoren, dass die Gewalt, der moralische Rigorismus, die übersteigerte Ideologisierung der 68er-Bewegung als eine unbewusste Antwort auf die Verleugnung der nationalsozialistischen Vergangenheit verstanden werden kann.

P🔲V
Psychosozial-Verlag

Gerhard J Suess,
Walter-Karl P. Pfeifer
(Hg.)

Frühe Hilfen

Die Anwendung
von Bindungs-
und Kleinkindforschung
in Erziehung, Beratung

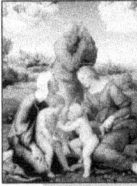

edition ■ psychosozial

1999 · 290 Seiten
Broschur
EUR 34,90 · SFr 62,–
ISBN 3-932133-88-9

Die Brauchbarkeit der Bindungstheorie als Anleitung zum helfen-den Handeln wird dokumentiert. Schwerpunkt ist der Praxisbe-zug. Die Bandbreite der Beiträge reicht von einer neuen Sichtweise von Kindheit, Psychopathologie und Prävention über Therapie und Beratung bei Kindern, Eltern sowie Erwachsenen in unterschiedlichen Settings bis zur Fremdunterbringung von Kindern.

Die Autorinnen und Autoren des Bandes tragen damit zum Verständnis helfender und problemlösender Interventionen bei. Da sie alle auch als Praktiker tätig sind, stehen der Praxisbezug und die Wirkung helfenden Tuns im Vordergrund.

P🎲V
Psychosozial-Verlag

Gerhard J. Suess, Hermann Scheuerer-
Englisch und Walter-Karl P. Pfeifer (Hg.)

Bindungstheorie und Familiendynamik

Anwendung der Bindungstheorie
in Beratung und Therapie

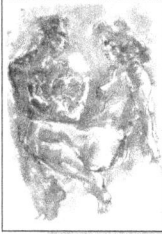

edition
■ psychosozial

2001 · 366 Seiten
Broschur
EUR 35,50 · SFr 59,30
ISBN 3-89806-045-4

Die Bindungsforschung hat die engen Grenzen der Grundlagenforschung hinter sich gelassen: Ausweitungen der Mutter-Kind-
Dyade auf Beziehungen im gesamten Familiensystem, von der frühen
Kindheit auf die gesamte Lebensspanne, von der Grundlagenforschung
zur Anwendung in Beratung und Therapie kennzeichnen die fachliche
Entwicklung. Die Chance auf Integration unterschiedlicher therapeutischer Methoden führt zur Anwendung der Bindungstheorie innerhalb des
Gesundheits- und des Jugendhilfebereiches. In theoretischen und praktisch orientierten Ausführungen werden die Entwicklung der Bindungsforschung, neue Befunde und wesentliche Konzepte ihrer Anwendung in
Beratung und Therapie von Kindern, Jugendlichen und Eltern vorgestellt
und diskutiert.

P🔲V
Psychosozial-Verlag

ANNA UND PAUL H. ORNSTEIN
EMPATHIE UND THERAPEUTISCHER DIALOG
Beiträge zur klinischen Praxis
der psychoanalytischen
Selbstpsychologie

BIBLIOTHEK
DER PSYCHOANALYSE
PSYCHOSOZIAL-
VERLAG

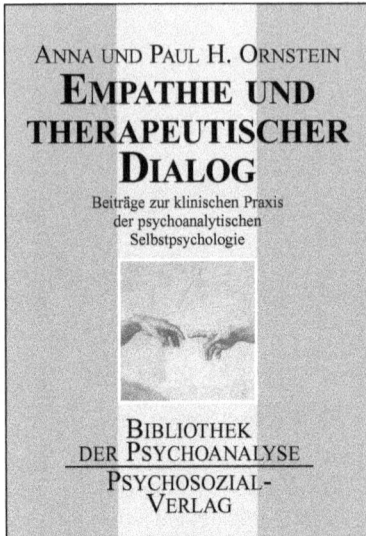

2001 · 300 Seiten
Broschur
EUR 20,50 · SFr 34,90
ISBN 3-89806-047-0

Die psychoanalytische Selbstpsychologie hat als eine der drei wesentlichen Richtungen innerhalb der Psychoanalyse zu einem veränderten Zugang zum Patienten geführt. Grundlage dieser Veränderungen sind im Unterschied zur Triebpsychologie und den Objektbeziehungstheorien andere anthropologische Grundannahmen. Im Mittelpunkt der Behandlung steht der Selbstzustand des Patienten, der den motivationalen Primat vor den Trieben genießt. Unter Berufung auf die Beobachtungsmethode der Empathie und Introspektion erhält die subjektive Erfahrung des Patienten einen sehr viel größeren Spielraum. Es entsteht ein anderes Übertragungsverständnis – Selbstobjektübertragungen – und eine veränderte Schwerpunktsetzung in der therapeutischen Technik.

PℲV
Psychosozial-Verlag

www.ingramcontent.com/pod-product-compliance
Lightning Source LLC
Chambersburg PA
CBHW021028210326

41598CB00016B/942